Gesundheit als gesamtgesellschaftliche Aufgabe

Katharina Böhm · Stefan Bräunling ·
Raimund Geene · Heike Köckler
(Hrsg.)

Gesundheit als gesamtgesellschaftliche Aufgabe

Das Konzept Health in All Policies
und seine Umsetzung in Deutschland

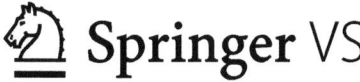

Hrsg.
Katharina Böhm
Fakultät für Sozialwissenschaft
Ruhr-Universität Bochum
Bochum, Nordrhein-Westfalen, Deutschland

Stefan Bräunling
Geschäftsstelle, Kooperationsverbund
Gesundheitliche Chan
Berlin, Deutschland

Raimund Geene
Gesundheitsförderung und Prävention
Alice Salomon Hochschule
Berlin, Deutschland

Heike Köckler
Community Health, Hochschule für Gesundheit
Bochum, Deutschland

ISBN 978-3-658-30503-1   ISBN 978-3-658-30504-8 (eBook)
https://doi.org/10.1007/978-3-658-30504-8

Die Deutsche Nationalbibliothek verzeichnet diese Publikation in der Deutschen Nationalbibliografie; detaillierte bibliografische Daten sind im Internet über http://dnb.d-nb.de abrufbar.

© Springer Fachmedien Wiesbaden GmbH, ein Teil von Springer Nature 2020
Das Werk einschließlich aller seiner Teile ist urheberrechtlich geschützt. Jede Verwertung, die nicht ausdrücklich vom Urheberrechtsgesetz zugelassen ist, bedarf der vorherigen Zustimmung des Verlags. Das gilt insbesondere für Vervielfältigungen, Bearbeitungen, Übersetzungen, Mikroverfilmungen und die Einspeicherung und Verarbeitung in elektronischen Systemen.
Die Wiedergabe von allgemein beschreibenden Bezeichnungen, Marken, Unternehmensnamen etc. in diesem Werk bedeutet nicht, dass diese frei durch jedermann benutzt werden dürfen. Die Berechtigung zur Benutzung unterliegt, auch ohne gesonderten Hinweis hierzu, den Regeln des Markenrechts. Die Rechte des jeweiligen Zeicheninhabers sind zu beachten.
Der Verlag, die Autoren und die Herausgeber gehen davon aus, dass die Angaben und Informationen in diesem Werk zum Zeitpunkt der Veröffentlichung vollständig und korrekt sind. Weder der Verlag, noch die Autoren oder die Herausgeber übernehmen, ausdrücklich oder implizit, Gewähr für den Inhalt des Werkes, etwaige Fehler oder Äußerungen. Der Verlag bleibt im Hinblick auf geografische Zuordnungen und Gebietsbezeichnungen in veröffentlichten Karten und Institutionsadressen neutral.

Planung/Lektorat: Jan Treibel
Springer VS ist ein Imprint der eingetragenen Gesellschaft Springer Fachmedien Wiesbaden GmbH und ist ein Teil von Springer Nature.
Die Anschrift der Gesellschaft ist: Abraham-Lincoln-Str. 46, 65189 Wiesbaden, Germany

Inhaltsverzeichnis

Einleitung... 1
Stefan Bräunling, Katharina Böhm, Heike Köckler und Raimund Geene

Grundlagen

**Gesundheit in allen Politikbereichen: Die Entwicklungsgeschichte
eines Kernkonzepts der Gesundheitsförderung**......................... 17
Alf Trojan

**Health in All Policies – Internationale Entwicklungen,
Umsetzungsbeispiele und Perspektiven für Deutschland**................ 37
Raimund Geene

Politikfelder

Die Perspektive der Kinder- und Jugendhilfe auf gesundes Aufwachsen...... 55
Alexander Mavroudis

Bildung.. 67
Beate Proll

Familienpolitik... 81
Christiane Dienel

Soziales... 91
Regine Merkt-Kube, Tobias Arthur Müller und Alexandra Schmider

Einwanderung... 99
Oliver Razum und Patrick Brzoska

Arbeitsmarkt... 109
Alfons Hollederer

Arbeitsschutz und Betriebliche Gesundheitsförderung 121
Gudrun Faller

Verbraucherschutz 131
Petra Fuhrmann und Kai Helge Vogel

Umwelt 143
Christiane Bunge

Klimapolitik 159
Heike Köckler

Wasserwirtschaft 173
Thomas Kistemann

Energieversorgung 183
Dirk Jansen

Mobilität und Verkehr 193
Thilo Becker und Julia Gerlach

Stadtentwicklung 209
Sabine Baumgart

Wohnen: Gesundheit im Politikfeld Wohnen 223
Andrej Holm

Innere Sicherheit 235
Bernhard Frevel und Hermann Groß

Engagementpolitik: Engagement und Gesundheit in einer solidarischen Bürgergesellschaft 245
Serge Embacher und Ansgar Klein

Praxisbeispiele

Nationale Präventionsstrategie 255
Stefanie Liedtke, Guy Oscar Kamga Wambo, Sieglinde Ludwig und Mathias Finis

Ressortübergreifende Strategie Soziale Stadt 263
Nicole Graf

Pakt für Prävention – Gemeinsam für ein gesundes Hamburg! 269
Klaus-Peter Stender

Koordinierungsstelle Gesundheitliche Chancengleichheit Rheinland-Pfalz 277
Sabine Köpke und Silke Wiedemuth

Inhaltsverzeichnis

Die Strategie „Quartier 2030 – Gemeinsam.Gestalten." in Baden-Württemberg 283
Tobias Arthur Müller und Alexandra Schmider

Die Präventionsnetzwerke „Gegen Kinderarmut und für Kindergesundheit" in Baden-Württemberg 289
Christine Weber-Schmalzl und Saskia Exner

Das Präventionsnetzwerk Ortenaukreis (PNO): Eine kommunal verankerte Strategie der Gesundheitsförderung in Kindertageseinrichtungen und Schulen 297
Ullrich Böttinger

Das Gesunde Städte-Netzwerk 305
Claus Weth

Von der Vision zur Wirklichkeit: Etablierung einer Koordinierungsstelle kommunale Gesundheit in Leipzig 313
Ulrike Leistner, Karoline Schubert und Astrid Sonntag

Ämterübergreifende Zusammenarbeit in Kassel 321
Anja Starick, Katja Schöne und Sabine Schaub

Der „Aktionsplan für ein Gesundes Aufwachsen in Berlin-Mitte" als Umsetzungsstrategie für die bezirklichen Ziele zur Kindergesundheit 329
Tobias Prey

Das Stadtteilmanagement als Koordinierungsinstanz für einen gesundheitsförderlichen Stadtteil 337
Carolin Genz, Susanne Borkowski und Benjamin Ollendorf

Gesundheitsförderliche Effekte des Emscher-Umbaus 343
Uli Paetzel und Alexander Knickmeier

Kommunale Bildungslandschaften 351
Anika Duveneck und Gerhard de Haan

Die GemüseAckerdemie – ein wirkungsvolles Bildungsprogramm 363
Julia Günther und Franziska Lutz

Naturerfahrungsräume in Großstädten – Eine Möglichkeit für Gesundheitsförderung in der Nachbarschaft 369
Claudia Friede, Dörte Martens, Jutta Heimann, Maren Pretzsch, Heike Molitor, Bettina Bloem-Trei und Jürgen Peters

Gesundheitsfolgenabschätzung 377
Odile Mekel

Good Practice-Kriterien: ein Werkzeug für die politikfeldübergreifende Zusammenarbeit 387
Holger Kilian, Jennifer Hartl und Susanne Jordan

Fachplan Gesundheit und Leitfaden Gesunde Stadt – Instrumente für eine gesundheitsorientierte kommunale Planung in Nordrhein-Westfalen 397
Thomas Claßen und Odile Mekel

Abschluss

Wie kommt Gesundheit auf die Agenda der Politikfelder? Das Beispiel der Stadtentwicklung 409
Rainer Fehr

Health in All Policies: Wo stehen wir und was braucht es für die weitere Entwicklung? 427
Katharina Böhm, Janina Lahn, Heike Köckler, Raimund Geene und Stefan Bräunling

Herausgeber- und Autorenverzeichnis

Über die Herausgeber

Katharina Böhm ist Juniorprofessorin für Gesundheitspolitik an der Ruhr Universität Bochum. Sie lehrt und forscht insbesondere zur Umsetzung von HiAP, Gesundheitsförderung und Prävention, zu kommunaler Gesundheitspolitik und zum internationalen Vergleich von Public Health.

Stefan Bräunling Diplom-Psychologe und Master of Public Health, leitet die Geschäftsstelle des bundesweiten Kooperationsverbundes Gesundheitliche Chancengleichheit und die Redaktion des Austauschportals inforo.online bei Gesundheit Berlin-Brandenburg e. V. in Berlin.

Raimund Geene ist Professor für Gesundheitsförderung und Prävention an der Alice Salomon Hochschule und der Berlin School of Public Health. Zuvor war er Professor für Kindergesundheit an der Hochschule Magdeburg-Stendal (2005–2018) und Geschäftsführer von Gesundheit Berlin e. V. (1998–2005). Seine Promotion im Jahre 2000 an der FU Berlin behandelte das Thema „AIDS-Politik – Ein neues Krankheitsbild zwischen Politik, Medizin und Gesundheitsförderung".

Heike Köckler ist Professorin für Sozialraum und Gesundheit am Department of Community Health der Hochschule für Gesundheit in Bochum. Sie hat Raumplanung studiert und arbeitet zu gesundheitsfördernder Stadtentwicklung, umweltbezogener Gerechtigkeit und partizipativen Methoden digitaler Sozialraumanalyse. Sie ist ordentliches Mitglied der Akademie für Raumforschung und Landesplanung und der IAPS (International Association of People and Environment Studies).

Autorenverzeichnis

Sabine Baumgart Technische Universität Dortmund (bis 2018), Bremen, Deutschland

Thilo Becker Stadt Offenburg, Offenburg, Deutschland

Bettina Bloem-Trei Hochschule für nachhaltige Entwicklung Eberswalde, Deutschland

Katharina Böhm Ruhr Universität, Bochum, Deutschland

Susanne Borkowski KinderStärken e. V., Stendal, Deutschland

Ullrich Böttinger Landratsamt Ortenaukreis, Offenburg, Deutschland

Stefan Bräunling Gesundheit Berlin-Brandenburg e.V, Berlin, Deutschland

Patrick Brzoska Universität Witten/Herdecke, Witten, Deutschland

Christiane Bunge Umweltbundesamt, Berlin, Deutschland

Thomas Claßen Landeszentrum Gesundheit Nordrhein-Westfalen (LZG.NRW), Bochum, Deutschland

Gerhard de Haan Freie Universität Berlin, Berlin, Deutschland

Christiane Dienel nexus Institut für Kooperationsmanagement und angewandte Forschung GmbH, Berlin, Deutschland

Anika Duveneck Freie Universität Berlin, Berlin, Deutschland

Serge Embacher Bundesnetzwerk Bürgerschaftliches Engagement, Berlin, Deutschland

Saskia Exner Ministerium für Soziales und Integration, Baden-Württemberg, Deutschland

Gudrun Faller Hochschule für Gesundheit Bochum, Bochum, Deutschland

Rainer Fehr Hamburg, Deutschland

Mathias Finis Sozialversicherung für Landwirtschaft, Forsten und Gartenbau, Kassel, Deutschland

Bernhard Frevel Hochschule für Polizei und öffentliche Verwaltung Nordrhein-Westfalen, Münster, Deutschland

Claudia Friede Hochschule für nachhaltige Entwicklung Eberswalde, Deutschland

Petra Fuhrmann Verbraucherzentrale Bundesverband e.V., Berlin, Deutschland

Raimund Geene Alice Salomon Hochschule, Berlin, Deutschland; ASH, Berlin School of Public Health, Berlin, Deutschland

Carolin Genz KinderStärken e. V., Stendal, Deutschland

Julia Gerlach Technische Universität Dresden, Dresden, Deutschland

Nicole Graf Bundesministerium des Innern, für Bau, Heimat, Berlin, Deutschland

Hermann Groß Hessische Hochschule für Polizei und Verwaltung, Mühlheim, Deutschland

Julia Günther Ackerdemia e. V., Potsdam, Deutschland

Jennifer Hartl Gesundheit Berlin-Brandenburg e. V., Berlin, Deutschland

Jutta Heimann Hochschule für nachhaltige Entwicklung Eberswalde, Deutschland

Alfons Hollederer Universität Kassel, Kassel, Deutschland

Andrej Holm Humboldt Universität Berlin, Berlin, Deutschland

Dirk Jansen Bund für Umwelt und Naturschutz Deutschland Landesverband Nordrhein-Westfalen e.V., Düsseldorf, Deutschland

Susanne Jordan Robert Koch-Institut, Berlin, Deutschland

Guy Oscar Kamga Wambo Berlin, Deutschland

Holger Kilian Gesundheit Berlin-Brandenburg e. V., Berlin, Deutschland

Thomas Kistemann Universität Bonn, Bonn, Deutschland

Ansgar Klein Bundesnetzwerk Bürgerschaftliches Engagement, Berlin, Deutschland

Alexander Knickmeier Emschergenossenschaft/Lippeverband, Essen, Deutschland

Heike Köckler Department of Community Health, Hochschule für Gesundheit, Bochum, Deutschland

Sabine Köpke Landeszentrale für Gesundheitsförderung in Rheinland-Pfalz e.V., Mainz, Deutschland

Janina Lahn Gesundheit Berlin-Brandenburg e.V., Berlin, Deutschland

Ulrike Leistner Stadt Leipzig, Leipzig, Deutschland

Stefanie Liedtke GKV-Spitzenverband, Berlin, Deutschland

Sieglinde Ludwig Deutsche Gesetzliche Unfallversicherung, Sankt Augustin, Deutschland

Franziska Lutz Ackerdemia e. V., Potsdam, Deutschland

Dörte Martens Hochschule für nachhaltige Entwicklung Eberswalde, Deutschland

Alexander Mavroudis LVR-Landesjugendamt Rheinland, Köln, Deutschland

Odile Mekel Landeszentrum Gesundheit Nordrhein-Westfalen (LZG.NRW), Bochum, Deutschland

Regine Merkt-Kube Ministerium für Soziales und Integration Baden-Württemberg, Stuttgart, Deutschland

Heike Molitor Hochschule für nachhaltige Entwicklung Eberswalde, Deutschland

Tobias Arthur Müller Ministerium für Soziales und Integration Baden-Württemberg, Stuttgart, Deutschland

Benjamin Ollendorf KinderStärken e. V., Stendal, Deutschland

Uli Paetzel Emschergenossenschaft/Lippeverband, Essen, Deutschland

Jürgen Peters Hochschule für nachhaltige Entwicklung Eberswalde, Deutschland

Maren Pretzsch Hochschule für nachhaltige Entwicklung Eberswalde, Deutschland

Tobias Prey Bezirksamt Mitte von Berlin, Gesundheitsamt, Berlin, Deutschland

Beate Proll Landesinstitut für Lehrerbildung und Schulentwicklung, Hamburg, Deutschland

Oliver Razum Universität Bielefeld, Bielefeld, Deutschland

Sabine Schaub Stadt Kassel, Kassel, Deutschland

Alexandra Schmider Ministerium für Soziales und Integration Baden-Württemberg, Stuttgart, Deutschland

Katja Schöne Stadt Kassel, Kassel, Deutschland

Karoline Schubert Stadt Leipzig, Leipzig, Deutschland

Astrid Sonntag HTWK Leipzig, Leipzig, Deutschland

Anja Starick Stadt Kassel, Kassel, Deutschland

Klaus-Peter Stender Behörde für Gesundheit und Verbraucherschutz, Hamburg, Deutschland

Alf Trojan Universitätsklinikum Hamburg-Eppendorf, Hamburg, Deutschland

Kai Helge Vogel Verbraucherzentrale Bundesverband e.V., Berlin, Deutschland

Christine Weber-Schmalzl Ministerium für Soziales und Integration, Baden-Württemberg, Stuttgart, Deutschland

Claus Weth Münster, Deutschland

Silke Wiedemuth Landeszentrale für Gesundheitsförderung in Rheinland-Pfalz e.V., Mainz, Deutschland

Einleitung

Stefan Bräunling, Katharina Böhm, Heike Köckler und Raimund Geene

Gesundheit in gesellschaftlicher Verantwortung – so lautet die zentrale Forderung des Konzeptes „Health in All Policies" (HiAP; deutsch „Gesundheit in allen Politikfeldern"), das auf der 7. Ottawa-Nachfolgekonferenz der Weltgesundheitsorganisation (WHO) 2013 in Helsinki verabschiedet wurde. HiAP gilt als zentrale Weiterentwicklung des Konzeptes der Gesundheitsförderung, weil es in einer gesamtgesellschaftlichen Perspektive eine Antwort darauf gibt, wie die Gesundheit der Bevölkerung wirksam und nachhaltig verbessert werden kann.

Erforderlich sind dafür Strategien der Gesundheitsförderung bei sozial benachteiligten Menschen, insbesondere in den unteren Einkommensgruppen, denn diese verfügen über die höchsten Bedarfe und die größten Präventionspotenziale. Dazu bedarf es einer Verbesserung ihrer Lebensverhältnisse auf allen Ebenen. Von solchen Gesundheitsgewinnen profitieren im Ergebnis dann nicht nur die besonders Belasteten. Gerechte und gesunde Lebensverhältnisse machen vielmehr die gesamte Gesellschaft gesünder und stärken insgesamt den sozialen Zusammenhalt und Frieden.

S. Bräunling (✉)
Gesundheit Berlin-Brandenburg e.V, Berlin, Deutschland
E-Mail: braeunling@gesundheitbb.de

K. Böhm
Ruhr Universität, Bochum, Deutschland
E-Mail: katharina.boehm@ruhr-uni-bochum.de

H. Köckler
Department of Community Health, Hochschule für Gesundheit, Bochum, Deutschland
E-Mail: heike.koeckler@hs-gesundheit.de

R. Geene
Alice Salomon Hochschule, Berlin, Deutschland
E-Mail: geene@ash-berlin.eu

© Springer Fachmedien Wiesbaden GmbH, ein Teil von Springer Nature 2020
K. Böhm et al. (Hrsg.), *Gesundheit als gesamtgesellschaftliche Aufgabe*,
https://doi.org/10.1007/978-3-658-30504-8_1

1 Zielsetzung des Bandes

Gesellschaftliche Herausforderungen und damit verbundene politische Entscheidungen, beispielsweise zur sozialen Sicherung, zur Versorgung mit Wohnraum, zum Städtebau oder zur Bildung und Teilhabe, können die Gesundheit beeinflussen: positiv wie negativ. Deshalb setzen Maßnahmen zur Gesundheitsförderung und gesundheitsbezogenen Prävention auch außerhalb des Gesundheitssystems an. Die vielfältigen und komplex miteinander verwobenen Einflussfaktoren der Gesundheit machen ein breites, alle Politikfelder und gesellschaftlichen Akteure umfassendes Vorgehen notwendig. Ein solcher Ansatz von „Health in All Policies" wird international seit langem diskutiert und ist in einigen Ländern bereits umfassend implementiert.

Die Idee zu diesem Band ist aus den Diskussionen heraus entstanden, die seit einigen Jahren auf dem Kongress Armut und Gesundheit geführt werden: Der Ruf nach verbesserten Gesundheitschancen, nach Überwindung der „Versäulung" und somit stärkerer ressortübergreifender Zusammenarbeit ertönt immer öfter und vielstimmiger.

Diese Orientierung auf Zusammenarbeit jenseits von Säulen und Ebenen ist die Mission des bundesweiten Kooperationsverbundes Gesundheitliche Chancengleichheit. Der Kooperationsverbund, der durch die Bundeszentrale für gesundheitliche Aufklärung (BZgA) initiiert wurde, bringt derzeit 74 bundes- oder landesweite Organisationen, die nicht unbedingt nur, aber mindestens auch mit soziallagenbezogener Gesundheitsförderung befasst sind, zusammen. Der Verbund fördert vorrangig die Qualitätsentwicklung in der soziallagenbezogenen Gesundheitsförderung und die ressortübergreifende Zusammenarbeit. Der Kooperationsverbund gibt im Grunde in jedem Jahr – 2018 ganz explizit, im Rahmen der Abschlussveranstaltung – das Versprechen ab, die Diskussionen und Forderungen aus dem Kongress Armut und Gesundheit im Austausch mit der Praxis und den (politischen) Entscheidungsträger*innen auf der Tagesordnung zu halten.

Auf Initiative der Geschäftsstelle des Kooperationsverbundes fanden sich die Herausgeber*innen dieses Sammelbandes zusammen. Sie verbindet die Auffassung, dass das Thema Gesundheit und insbesondere das Anliegen der gesundheitlichen Chancengleichheit im politischen Raum bislang noch nicht genügend Aufmerksamkeit zukommt, die ihnen aufgrund ihrer großen Relevanz für die Lebensgestaltung der Menschen gebührt. Dabei fehlt es insbesondere an politischer Ernsthaftigkeit und an fachlicher und wissenschaftlicher Systematik, zudem fehlt es an einer Public Health-Strategie für Deutschland.

Die Aufsplittung der Kompetenzen zwischen Bund, Ländern und Kommunen (Föderalismus) sowie zwischen Staat, Sozialversicherungen und Gesellschaft (Korporatismus) erschwert Modernisierungen. Doch gleichzeitig forcieren die guten Erfahrungen insbesondere kommunaler Gesundheitsprogramme oder auch die Initiativen aus der Zivilgesellschaft den Anspruch auf HiAP. Es gibt ermutigende Schritte und Beispiele gesundheitsförderlicher, ressortübergreifender Zusammenarbeit. „Präventionskette", „Bündnis gegen Kinderarmut", „Energiewende", Umwelt- und Klimapolitik

– vieles, das es längst gibt, wird (noch) nicht als ein Beitrag zu HiAP erkannt und benannt. Diese Beispiele möchten wir sichtbar machen.

Mit dem Sammelband verfolgen wir zwei Ziele. Erstens möchten wir wesentliche Informationen zu HiAP übersichtlich aufbereiten. Damit kann der Band für alle, die mit dem Thema in Forschung, Lehre oder Praxis (neu) befasst sind, als Grundlagen- und Nachschlagewerk dienen. Zweitens wollen wir einen Beitrag zur Diskussion über die Weiterentwicklung und Umsetzung des HiAP-Konzeptes in Deutschland leisten. Hierfür liefert der Sammelband für zahlreiche – sicherlich nicht für alle – Politikfelder eine Bestandsaufnahme sowie Perspektiven der Berücksichtigung gesundheitsrelevanter Aspekte. Mit den Beschreibungen durch Akteure der Politikfelder sollte zudem ein Impuls in den jeweiligen Sektor gesetzt werden, das eigene Feld auf Gesundheit im HiAP Sinne zu beziehen. Darüber hinaus werden Beispiele der gelungenen Umsetzung für verschiedene Ebenen beschrieben, um sowohl Praxisakteuren als auch politisch Verantwortlichen Ideen für die Umsetzung aufzuzeigen.

Um Health in All Policies umzusetzen, bedarf es – so die Vorannahme der Herausgeber*innen in der Konzeptionierung dieses Sammelbandes – zweierlei:

- Zum einen benötigen alle Akteure ausreichend Wissen über Gesundheit und ein breites Verständnis von Gesundheit, das über die Abwesenheit von manifester Erkrankung hinausgeht. (In den Gesundheitswissenschaften ist dieses breite Verständnis gemäß der Idee der Salutogenese weitgehend etabliert.)
- Gleichzeitig ist auf allen Seiten ausreichend Policy-Wissen erforderlich: Wie kann Gesundheit als Thema ein integraler Bestandteil so verschiedener Politikfelder wie Bildung, Klimaanpassung oder Wasserversorgung werden?

Eine Grundlage hierfür ist gegenseitiges Verstehen. Es gilt in Grundzügen zu verstehen, in welcher fachlichen Logik und welchem fachlichen, rechtlichen und politischen Kontext die jeweiligen Gesprächspartner*innen unterwegs sind. Es braucht auch ein gegenseitiges Verständnis der jeweiligen Fachsprachen, ohne dass dafür Begrifflichkeiten vereinheitlicht werden müssten.

In diesem Sinne eines gemeinsamen Verständnisses richtet sich dieser Band an verschiedene Akteure:

- an Akteure aus Gesundheitsförderung und Prävention, Gesundheitsplaner*innen, -politiker*innen und -wissenschaftler*innen, um Policy-Wissen aus anderen Handlungsfeldern wiederzugeben,
- an Akteure aus anderen Politikfeldern, Praktiker*innen, Forschende, Lehrende und Lernende sowie politisch Verantwortliche, um ihnen die Relevanz des Themas Gesundheit und den möglichen Nutzen für ihre jeweils eigene Arbeit, das Thema Gesundheit immer mitzudenken und in ihr Handeln zu integrieren, zu verdeutlichen.

2 Der HiAP-Ansatz: Hintergrund und zentrale Charakteristika

Dem HiAP-Ansatz liegt ein breites Gesundheitsverständnis zugrunde. Gesundheit wird anders als in der kurativen Medizin nicht nur als Abwesenheit von Krankheit verstanden, sondern als ein mehrdimensionaler Zustand körperlichen, sozialen und seelischen Wohlbefindens, der mit einem selbstbestimmten Leben einhergeht.

Der HiAP-Ansatz trägt dem Umstand Rechnung, dass Gesundheit nicht nur von unseren Genen und unserer Lebensweise beeinflusst wird, sondern von zahlreichen weiteren Faktoren unserer sozialen, ökonomischen, kulturellen und ökologischen Umwelt abhängig ist, die ihrerseits auch Lebensweisen ermöglichen oder einschränken. Die Vielfalt der Einflussfaktoren ist ein wesentlicher Grund dafür, dass die Weltgesundheitsorganisation (WHO) bereits seit Ende der 1970er-Jahre fordert, Gesundheit in allen Politikfeldern und somit in gesamtgesellschaftlicher Verantwortung zu verfolgen. Die 1986 auf der ersten WHO-Konferenz zur Gesundheitsförderung verabschiedete Ottawa-Charta führt aus: „Die Verantwortung für Gesundheitsförderung liegt […] nicht nur bei dem Gesundheitssektor, sondern bei allen Politikbereichen […]. Grundlegende Bedingungen und konstituierende Momente von Gesundheit sind Frieden, angemessene Wohnbedingungen, Bildung, Ernährung, Einkommen, ein stabiles Öko-System, eine sorgfältige Verwendung vorhandener Naturressourcen, soziale Gerechtigkeit und Chancengleichheit. Jede Verbesserung des Gesundheitszustandes ist zwangsläufig fest an diese Grundvoraussetzungen gebunden" (WHO 1986, S. 1 f.) Zentrales Anliegen der Ottawa-Charta ist zudem die Schaffung gesundheitlicher Chancengleichheit.

Der HiAP-Ansatz verwirklicht die gesamtgesellschaftliche Verantwortung für Gesundheit zum einen durch die Einbeziehung aller für die Gesundheit relevanten Politikbereiche und deren Zusammenarbeit über Sektorengrenzen hinweg (Whole-of-Government-Ansatz). Zum anderen werden gesellschaftliche und private Akteure in die Umsetzung einbezogen (Whole-of-Society-Ansatz). In den Niederlanden beteiligen sich zum Beispiel 3.000 private und öffentliche Organisationen an der nationalen HiAP-Strategie „Alles is Gezondheid" (www.allesisgezondheid.nl). Mehr als 700 Organisationen haben ein sogenanntes „Versprechen" (pledge) als freiwillige Selbstverpflichtung unterschrieben, in welchem sie ausführlich darlegen, welche Maßnahmen sie selbst oder in Kooperation mit anderen Organisationen zur Verwirklichung der HiAP-Strategie ergreifen.

Dabei ist deutlich zu erkennen: Gesundheitliche Belange zu berücksichtigen, muss nicht als zusätzliche Aufgabe verstanden werden. Vielmehr ist „Health in All Policies" ein Weg, gemeinsam herauszufinden, wie sich die Akteure in der Verfolgung ihrer jeweils eigenen Ziele gegenseitig unterstützen können. Viele Politikbereiche und engagierte Vertreter*innen der Zivilgesellschaft sind konkret damit befasst, die (gesundheitsbezogene) Lebensqualität der Menschen in ihrem Einflussgebiet zu erhöhen – dabei zusammen zu arbeiten, sollte jeweils (auch) der Verfolgung der eigenen Ziele und Belange dienen.

In einer individualisierenden Perspektive wird Gesundheit eher als Lifestyle, gar als eine Ware gesehen. In diesem Sinne kann Gesundheit durch persönlichen Einsatz (etwa Fitnesstraining) oder durch den Kauf entsprechender Produkte und Leistungen erworben werden. Die vormalige WHO-Direktorin Ilona Kickbusch analysiert dies unter dem Begriff „Gesundheitsgesellschaft". Diese verpflichte zwar grundsätzlich die Politik zu Maßnahmen für gerechte Gesundheit, kann aber auch als individuelle Optimierungsstrategie umgesetzt werden, bei der Gesundheit dann zu einem Distinktionsmerkmal sozialer Ungleichheit wird. – Um einer solchen Fehlinterpretation von HiAP als „Healthismus" entgegen zu treten, bedarf es einer gründlichen Darstellung und Analyse der Potenziale und Grenzen des HiAP-Konzeptes, die mit diesem Band vorgelegt wird.

3 Warum HiAP notwendig ist

Deutschland verzeichnet, wie die meisten westlichen Industrienationen, eine zunehmende Verlagerung des Krankheitsspektrums hin zu chronischen Erkrankungen. Diese sind zwar vielfach medizinisch behandelbar, aber nicht heilbar. Sie erfordern zumeist eine langwierige und aufwendige Behandlung und schränken die Lebensqualität der Betroffenen ein. Ein Großteil der chronischen Erkrankungen wird durch externe Einflüsse und eine ungesunde Lebensweise (mit) verursacht. Eine frühzeitige und umfassende Gesundheitsförderung und Prävention, wie sie im HiAP-Ansatz angelegt ist, könnte die Krankheitslast nachhaltig reduzieren. Auch unsere immer älter werdende Gesellschaft macht es notwendig, Gesundheit auf allen Ebenen und in allen Bereichen zu fördern, damit wir nicht nur einen quantitativen Zugewinn an Lebensjahren, sondern auch einen Zugewinn an Lebenszeit, die wir in guter Gesundheit verbringen, erreichen.

Der HiAP-Ansatz ist insbesondere auch vor dem Hintergrund manifester und wachsender gesundheitlicher Ungleichheit von Bedeutung. Menschen mit geringem Einkommen und Bildung sind in unserer Gesellschaft weitaus häufiger von Krankheiten betroffen als Menschen, die über ein höheres Einkommens- oder Bildungsniveau verfügen. So erkranken Menschen der niedrigeren sozialen Schicht zum Beispiel deutlich häufiger an Schlaganfall und Herzinfarkt als Menschen der höheren sozialen Schicht. Die mittlere Lebenserwartung von Menschen mit geringem Einkommen beträgt mehrere Jahre weniger als die Lebenserwartung der Menschen in den oberen Einkommensschichten. Die umfangreiche Forschung zu sozialer Ungleichheit bei Gesundheit zeigt auf, dass Faktoren wie Einkommen, Bildungsgrad, Geschlecht, Migrationsgeschichte oder der Wohnstandort mit seiner sozialen, natürlichen und gebauten Umwelt starke Auswirkungen in Richtung gesundheitlicher Ungleichheit haben. Dies gilt sowohl auf individueller Ebene als auch für ganze gesellschaftliche Gruppen.

4 Die Inhalte dieses Bandes

Der Sammelband „Gesundheit als gesamtgesellschaftliche Aufgabe – Das Konzept Health in All Policies und seine Umsetzung in Deutschland" gliedert sich in vier Teile. Teil I stellt die Grundlagen des HiAP-Konzepts vor. Teil II zeigt die Bezüge zu Gesundheit in zahlreichen Politikfeldern auf. Teil III präsentiert gute Beispiele der HiAP-Umsetzung aus unterschiedlichen Bereichen und auf unterschiedlichen Ebenen. Teil IV bildet den Abschluss, mit einer berufsbiografischen Rückschau auf die zunehmende Verschränkung von Gesundheitsförderung und Stadtentwicklung und dem zusammenfassenden Ausblick durch die Herausgebenden.

Der Sammelband zeigt die Vielfalt von HiAP in Deutschland auf, ohne sie jedoch umfassend abzubilden. Ein solches Unterfangen wäre angesichts der Vielfalt an gesundheitsrelevanten Politikfeldern und föderalen Politikebenen im Rahmen eines Buches gar nicht möglich. Wir haben für diesen Sammelband Politikfelder ausgewählt, die nach unserer Ansicht beispielgebend sind. Es ist jedoch aus unterschiedlichen Gründen nicht gelungen, für *alle* Felder, die wir als relevant erachten, Beiträge zu gewinnen. Wir hätten gerne Beiträge über die Gesundheitsrelevanz der Wirtschaftspolitik, der Landwirtschaft, des Bauens und diverser weiterer Felder in den Sammelband aufgenommen. Dass es sich teilweise als so schwierig erwies, Artikelzusagen zu bekommen, dürfte die reale Verbreitung des HiAP-Gedankens widerspiegeln – die angefragten Kolleginnen und Kollegen waren sämtlich erfahrene Expertinnen und Experten; gleichwohl sahen einige sich nicht in der Lage, einen Beitrag zur Berücksichtigung von Gesundheitsförderung und Prävention in ihrem jeweiligen Fachgebiet zu verfassen. Besonderes Interesse hatten wir auch daran, beispielgebende Mainstreaming-Prozesse zu analysieren, die auch für HiAP wichtige Orientierung geben könnten. Besonders schmerzt es uns hier, dass ein entsprechender Querschnittsbeitrag zum Thema Gender/Gleichstellungspolitik und HiAP in diesem Band fehlt. Ein bereits zugesagter Beitrag wurde leider zu einem späten Zeitpunkt abgesagt. Das Themenspektrum Gender und Diversity wäre nicht nur als strategische Orientierung hilfreich gewesen, sondern auch wegen der Ähnlichkeiten im hier vertretenen emanzipationsorientierten Blick.

Die meisten Politikfeldbeiträge decken nicht das gesamte Politikfeld ab, sondern konzentrieren sich auf einzelnen Themen und/oder Politikebenen. Uns ist es an dieser Stelle auch wichtig hervorzuheben, dass die Beiträge das jeweilige Politikfeld bzw. -thema aus der Perspektive eines bzw. einiger weniger Akteure verfasst sind. Sie spiegeln die Erfahrungen und Einstellungen der jeweiligen Autor*innen wider. So hätte der Beitrag zum Politikfeld Energieversorgung aus der Perspektive eines Bundesministeriums sicherlich andere Schwerpunkte gesetzt und Ansichten vertreten als dies der Beitrag aus der Perspektive eines Umweltverbandes tut. Wir freuen uns umso mehr, wenn dieses Vorgehen zu Diskussionen anregt, die weitere Perspektiven aktivieren.

Die Auswahl der Praxisbeispiele ist dem Netzwerk der Herausgeber*innen geschuldet. Aufgrund der jahre-, zum Teil jahrzehntelangen Beschäftigung mit dem

Thema HiAP bzw. Gesundheitsförderung haben wir einen guten Überblick über relevante, praktische Beispiele der HiAP-Umsetzung. Da die Herausgebenden mit Ausnahme von Heike Köckler alle im Gesundheitsbereich sozialisiert sind, ist unsere Auswahl dennoch selektiv und spiegelt nur in Ansätzen die Vielfalt der Umsetzung in anderen Politikfeldern wider.

Im ersten Teil dieses Bandes werden die Grundideen und die historische Entwicklung des HiAP-Ansatzes von HiAP-Experten vertieft dargestellt.

Alf Trojan zeichnet den weiten ideengeschichtlichen Bogen nach und erläutert die Konkretisierung des Ansatzes über die Gesundheitskonferenzen der WHO hinweg, von 1978 bis heute. Er zeigt dabei auf, dass HiAP als Baustein internationaler Modernisierungsprozesse zu sehen ist, die das Ziel verfolgen, Politikstrategien zu entwickeln, um soziale Ungleichheit zu reduzieren und hochkomplexe gesundheitliche und gesellschaftliche Fragen gerecht zu steuern.

Raimund Geene fragt in seinem Beitrag insbesondere nach den konkreten Erfahrungen mit Umsetzungen, einerseits international, andererseits aber auch mit Blick auf die Anknüpfungspunkte in Deutschland. Hier zeigen sich im Föderalismus und im Korporatismus auch eigene Möglichkeiten. Diese manifestieren sich u. a. in Beispielen von „Windows of Opportunities", die zur Stärkung eines HiAP-Verständnisses genutzt wurden, etwa im Rahmen der AIDS-Prävention oder der Energiewende. Aktuell arbeitet das Zukunftsforum Public Health daran, die hier bereits publizierten Ergebnisse zu HiAP in Richtung einer Public Health-Strategie für Deutschland weiterzuentwickeln.

Im zweiten Teil beschreiben wissenschaftliche Expert*innen und Praktiker*innen aus unterschiedlichen Politikfeldern die Rolle, die Gesundheit und intersektorale Kooperation in ihrem jeweiligen Feld spielen und welche Hindernisse und Chancen sie für die Berücksichtigung von Gesundheitsaspekten in ihrem Politikfeld sehen. Im Fokus der Darstellungen steht dabei immer der Blick auf das Thema Gesundheit aus dem jeweiligen Politikfeld heraus; die Leitfrage lautet, „Welchen Nutzen, welche Chancen, welche Limitationen sehen Sie in der Berücksichtigung von Gesundheitsförderung und Prävention in Ihrem Politikfeld?"

Die (pädagogische) Praxis der Gesundheitsförderung findet vielfach in Angeboten der Jugendhilfe statt, erklärt *Alexander Mavroudis*. Die beiden Handlungsfelder könnten unter Leitsätzen wie „Vom Kind und Jugendlichen her denken" und „Ungleiches ungleich behandeln" als Verantwortungsgemeinschaft zusammen finden.

Beate Proll erläutert das Handlungsfeld Schule mit seinen Möglichkeiten zur gesundheitsförderlichen Ausgestaltung – sofern dies als ein Gesamtkonzept verstanden wird.

Christiane Dienel sieht die Chancen einer familienbezogenen Gesundheitsförderung in Deutschland bei weitem noch nicht ausgeschöpft, die Familie werde – aus Gründen, die sie nachzeichnet – als Ort der Gesundheitsförderung bisher leicht übersehen.

Regine Merkt-Kube, *Tobias Müller* und *Alexandra Schmider* aus dem Baden-Württembergischen Ministerium für Soziales und Integration blicken aus der Perspektive des Politikfeldes Soziales auf Gesundheit und stellen fest: Es bestehen vielfältige Bezüge zu Gesundheitsförderung und Prävention. Allerdings sei bei vielen Akteuren damit noch kein ausgeprägtes Verständnis für HiAP verbunden.

Oliver Razum und *Patrick Brzoska* zeigen die geltende rechtliche Situation im Handlungsfeld Einwanderungspolitik auf, die vielfach die gesundheitlichen Bedarfe und Bedürfnisse der betroffenen Menschen konterkariere.

Alfons Hollederer weist enge Zusammenhänge zwischen Arbeitslosigkeit und gesundheitlicher Lage nach und erläutert neben grundsätzlichen Hindernissen auch großen Synergien und Chancen einer arbeitsmarktintegrativen Gesundheitsförderung.

Gudrun Faller stellt für das betriebliche Setting das Zusammenspiel von Arbeitsschutz und betrieblicher Gesundheitsförderung (BGF) unter dem Dachbegriff des Betrieblichen Gesundheitsmanagements (BGM) dar. Während der Arbeitsschutz in Vorschriften und Zuständigkeiten stark reglementiert sei, gelte dies für die BGF kaum – stattdessen drohe die Verantwortung sogar verstärkt individualisiert zu werden.

Verbraucherschutz ist wie Gesundheitsförderung ein Querschnittsthema, erläutern *Petra Fuhrmann* und *Kai Helge Vogel*. Es gibt enge Berührungspunkte, wie z. B. Gesundheitsinformationen und das Anliegen der Gesundheitskompetenz – Impulse aus dem Gesundheitsbereich blieben aber wegen dessen wettbewerblich organisierten Strukturen eher schwach.

Die Umweltpolitik hat den gesundheitspolitischen Umweltschutz längst entdeckt, zieht die „Karte" Gesundheit aber noch zu selten, stellt *Christiane Bunge* fest. Sie benennt Potenziale, gesundheitliche und soziale Bedarfe über das noch neue Handlungsfeld Umweltgerechtigkeit stärker einbringen zu können.

Für die Klimapolitik, als einem Teil der Umweltpolitik, zeigt *Heike Köckler,* dass diese ihrerseits bereits einen „in All Policies"-Ansatz verfolgt und sowohl im Bereich des Klimaschutzes als auch der Anpassung an den Klimawandel auf verschiedenen räumlichen Ebenen einen Gesundheitsbezug aufweist.

Die Verfügbarkeit von Wasser und elektrischer Energie ist von herausragender Bedeutung für den Wohlstand, die soziale Sicherheit und die Gesundheit. *Thomas Kistemann* erläutert die gut ausgebauten Grundlagen des Gesundheitsschutzes in der Wasserwirtschaft und die bei weitem noch nicht ausgeschöpften Potenziale der Gesundheitsförderung auf diesem Gebiet.

Dirk Jansen beschreibt einen für die Bevölkerungsgesundheit besonders bedeutsamen Vorgang innerhalb des Handlungsfeldes Energieversorgung: den Braunkohle-Ausstieg. Jansen konstatiert aus der Perspektive des Umwelt-Verbandes BUND jedoch, „dass das im Grundgesetz manifestierte Recht auf Leben und körperliche Unversehrtheit bislang als Argument für einen schnellen Kohleausstieg von der Politik nicht genutzt wird". Der BUND bedient sich intensiv auch juristischer Instrumente wie der „altruistischen Verbandsklage".

Thilo Becker und *Julia Gerlach* erklären das Vorgehen in den drei direkt gesundheitsbezogenen Handlungsfeldern der Verkehrspolitik: Verkehrssicherheit, Förderung aktiver Mobilität sowie Lärm und Luftverschmutzung. Er stellt das komplexe Gefüge zwischen (technischen) Regulierungen, Motivation zu Verhaltensänderungen und Beharren auf individueller „Freiheit" anschaulich dar.

Sabine Baumgart führt in das Politikfeld Stadtentwicklung als Querschnittsaufgabe aller Bereiche auf lokaler Ebene ein. Sie gibt Hinweise, Anliegen der Gesundheitsförderung argumentativ und thematisch so zu verknüpfen, dass sie nicht folgenlos bleiben.

Andrej Holm gibt einen historischen Abriss zu den gesundheitsbezogenen Fragen innerhalb des Themenkomplexes Wohnen/Wohnraumversorgung, die sich mit der Zeit stark verschoben haben.

Bernhard Frevel und *Hermann Groß* betrachten die individuellen gesundheitlichen Einschränkungen durch Kriminalität sowie psychisch bedingte Einschränkungen im Kontext von Viktimisierungserfahrung und Kriminalitätsfurcht, und sie werfen einen Blick auf Möglichkeiten einer konsequenteren Gesundheitsorientierung unter dem Leitbegriff der Gefahrenabwehr.

Den weiten Blick über die politischen und institutionellen Akteure hinaus auf die Beteiligung der ganzen Gesellschaft richten *Serge Embacher* und *Ansgar Klein*. Eine aktive Bürgergesellschaft ist für sie die unerlässliche Ergänzung zum Wohlfahrtsstaat; die entsprechende konsequente Beteiligungsorientierung haben wir aber noch lange nicht erreicht.

In Teil drei richten wir den Blick auf die gelebte Praxis und die gewonnenen Erfahrungen. Hier gibt es bereits weit verbreitete Formen der Zusammenarbeit, für die vielfältige und differenzierte Methoden entwickelt und erprobt wurden. 19 Beschreibungen ganz unterschiedlicher Programme, Strukturen oder Methoden, dargestellt von den jeweils Beteiligten bzw. Initiator*innen, geben ein buntes Bild und vermitteln eine Idee davon, wie die HiAP-Idee in konkreten praktischen Fragestellungen entwickelt, präzisiert und systematisiert werden kann. Es gibt eine Praxis von HiAP auf jeder föderalen Ebene, es gibt sie auch in streng versäulten Systemen, und es gibt sie bisher zumeist, ohne dass sie den Titel „Health in All Policies" trägt. Die Beispiele zeigen auf, dass HiAP möglich ist und regen bestenfalls an, neue gute Beispiele in unterschiedlichen Kontext zu entwickeln.

Stefanie Liedtke, Guy Oscar Kamga Wambo, Sieglinde Ludwig und *Mathias Finis* stellen die Strukturen und Ziele vor, mithilfe derer in der Umsetzung des Präventionsgesetzes eine nationale Präventionsstrategie zu entwickeln ist. Dies birgt Potenzial für die Gestaltung von HiAP auf allen föderalen Ebenen.

Nicole Graf beschreibt die ressortübergreifende Strategie „Soziale Stadt – Nachbarschaften stärken, miteinander im Quartier" der Bundesregierung von August 2016 und die aktuellen Weiterentwicklungen in den Kooperationsstrukturen zur Förderung benachteiligter Quartiere.

Gesundheit wird von vielen Akteuren ko-produziert – auf der Landesebene des Stadtstaates Hamburg sind dies über 120 Organisationen im „Pakt für Prävention". *Klaus-Peter Stender* zeichnet die Entwicklung dieser Kooperationsstruktur nach und gibt auch Umsetzungsbeispiele an.

In allen Bundesländern fungieren die Koordinierungsstellen Gesundheitliche Chancengleichheit (KGC) als Kompetenz- und Vernetzungsstellen für die soziallagenbezogene Gesundheitsförderung und Prävention. *Sabine Köpke* und *Silke Wiedemuth* erläutern die Bemühungen der KGC Rheinland-Pfalz um eine nachhaltige ressortübergreifende Zusammenarbeit auf Landes- und kommunaler Ebene.

Zwei Programme im Land Baden-Württemberg: *Tobias Müller* und *Alexandra Schmider* stellen die Landesstrategie „Quartier 2020" zur alters- und generationengerechten Quartiersentwicklung vor, *Christina Weber-Schmalzl* und *Saskia Exner* die Förderung der „Präventionsnetzwerke gegen Kinderarmut und für Kindergesundheit" durch die Landesregierung, ihre Erfahrungen und ihre Empfehlungen.

Die meisten konkreten Erfahrungen mit sektorenübergreifender Zusammenarbeit liegen in Deutschland – neben den zivilgesellschaftlichen Akteuren – in den Kommunen. Im Rahmen integrierter Gesundheitsstrategien (unter anderem „Gesunde Städte", „Präventionsketten") wird vor Ort oft schon intensiv zusammengearbeitet.

Eines der oben genannten Präventionsnetzwerke in Baden-Württemberg ist dasjenige des Ortenaukreises. *Ulrich Böttinger* gibt einen Einblick in die kommunal verankerte Strategie des „PNO" und seine Umsetzung in Kindertageseinrichtungen und Schulen.

Die „Gesunden Städte" im Gesunde Städte-Netzwerk, das von *Claus Weth* vorgestellt wird, praktizieren den internen Fachaustausch, und sie machen landes- und bundesweit auf besondere gesundheitliche Situationen, Belange und Bedürfnisse von Menschen im kommunalen Raum aufmerksam.

Als bundesweit beispielhaft wird die Koordinierungsstelle kommunale Gesundheit in Leipzig angesehen. *Ulrike Leistner, Karoline Schubert* und *Astrid Sonntag* beschreiben, wie es gelungen ist, diese Stelle – und damit Gesundheitsförderung als kommunale Querschnittsaufgabe – mit Krankenkassen-Unterstützung zunächst bei der Hochschule und später in der Stadtverwaltung fest zu verankern.

Das Thema, um das sich eine verstärkte dezernatsübergreifende Zusammenarbeit in Kassel rankt, ist Umweltgerechtigkeit. *Anja Starick, Katja Schöne* und *Sabine Schaub* reflektieren die Erfahrungen, die mit der Teilnahme Kassels an einem Modellprojekt des Deutschen Instituts für Urbanistik gemacht werden.

Im Berliner Bezirk Mitte wurden 2010 Gesundheitsziele zur Kindergesundheit und 2018 ein „Aktionsplan für ein Gesundes Aufwachsen" beschlossen. *Tobias Prey* erläutert den Gesamtprozess und die Möglichkeiten für andere Ressorts, eine gesundheitsfördernde Politik mitzugestalten.

Das Quartiersmanagement, hier „Stadtteilmanagement" Stendal-Stadtsee verfolgt einen ganzheitlichen gesundheitsförderlichen Ansatz. Diesen und die dabei angewandten Methoden verdeutlichen *Carolin Genz, Susanne Borkowski* und *Benjamin Ollendorf*.

Beim Umbau der Emscher handelt es sich um ein milliardenschweres Renaturierungsvorhaben, mitten im Ruhrgebiet. *Uli Paetzel* und *Alexander Knickmeier* stellen die vielfältigen Potenziale dieses Projekts für die Gesundheit der Bevölkerung, aber auch für die Beteiligungskultur vor.

Anika Duveneck und *Gerhard de Haan* zeichnen die Entwicklung der vielbeachteten kommunalen Bildungslandschaft „Campus Rütli" in Berlin-Neukölln nach. Dabei reflektieren sie die ökonomischen Zwänge solch eines Strukturentwicklungsprozesses und die Herausforderungen für die Akteure, ihre Handlungsspielräume zu erhalten.

Ein Bildungsprogramm mit engen Bezügen zu Gesundheitsthemen und Gesundheits-Akteuren – und vielen weiteren Kooperationspartnern – stellt die „GemüseAckerdemie" dar, hier vorgestellt und erläutert von *Julia Günther* und *Franziska Lutz*.

Spielerische Möglichkeiten der Gesundheitsförderung in Großstädten bieten Naturerfahrungsräume. *Claudia Friede, Dörte Martens, Jutta Heimann, Maren Pretzsch, Bettina Bloem-Trei, Jürgen Peters* und *Heike Molitor* veranschaulichen deren Grundprinzipien und loten aus der Perspektive der Begleitforschung die vielfältigen Möglichkeiten für eine Zusammenarbeit lokaler Akteure aus.

Für das Instrumentarium zur Umsetzung von HiAP vor Ort gilt ähnliches wie für die Aktivitäten an sich: Es ist bereits einiges entwickelt worden, wird allerdings in der Regel nicht als „HiAP-Werkzeug" benannt.

Ein wichtiges Instrument für den Gesundheitsschutz in vielerlei Handlungsfeldern ist die Gesundheitsfolgenabschätzung. *Odile Mekel* erläutert dieses Verfahren und macht die erheblichen Potenziale, auch für seinen gesundheitsförderlichen Einsatz, deutlich.

Holger Kilian, Jennifer Hartl und *Susanne Jordan* stellen die zwölf Good Practice-Kriterien zur soziallagenbezogenen Gesundheitsförderung, ein Werkzeug für die Qualitätsentwicklung, vor. Dieser Kriterienkatalog ist anschlussfähig an die fachliche Praxis unterschiedlicher Handlungsfelder und kann insofern die Entwicklung gemeinsamer Aktivitäten befördern.

Thomas Claßen und *Odile Mekel* stellen mit dem „Fachplan Gesundheit" und dem „Leitfaden Gesunde Stadt" zwei Instrumente aus Nordrhein-Westfalen vor, die es dem Öffentlichen Gesundheitsdienst erleichtern, sich als Partner in einer strategischen, gesundheitsorientierten Planung zu etablieren.

Zur Abrundung dieses Sammelbandes gibt *Rainer Fehr* das „Brückenbauen" zwischen Gesundheitsförderung und Stadtplanung/Stadtentwicklung seit den 1980er-Jahren wieder, jenen Politikfeldern, zwischen denen eine dem HiAP-Ansatz entsprechende Herangehensweise in Deutschland inhaltlich und methodisch besonders weit entwickelt ist.

In der Zusammenstellung dieses Sammelbandes haben wir uns lange und intensiv mit dem HiAP-Ansatz und seiner Umsetzung in Deutschland auseinandergesetzt. Beim Anfragen, Durcharbeiten und Redigieren der Beiträge haben sich viele unserer Vorannahmen bestätigt, wir konnten aber auch etliche neue Perspektiven kennenlernen und unser Wissen über die Umsetzung von HiAP erweitern. Unsere zentralen Erkenntnisse haben wir in Thesen gebündelt, die sich im Ausblick „Health in All Policies: Wo stehen wir und was braucht es für die weitere Entwicklung?" finden.

Unser Dank gilt insbesondere den Autorinnen und Autoren dieses Bandes für ihre sehr inhaltsreichen, engagierten Beiträge, die uns hoffen lassen, dass das Konzept HiAP einen Beitrag zu gesundheitlicher Chancengleichheit und mehr Gesundheit für alle in Deutschland leisten wird.

Wir danken auch denen, die sich mit unserer Anfrage befasst und intensiv mit dem HiAP-Ansatz auseinandergesetzt haben, auch wenn es nicht zu einem Band in diesem Beitrag geführt hat.

Neben vielen weiteren Kolleginnen und Kollegen haben wir Janina Lahn (Geschäftsstelle des Kooperationsverbundes bei Gesundheit Berlin-Brandenburg), Kira Pelloth (Ruhr-Universität Bochum) und Steffen Weßling (Hochschule für Gesundheit, Bochum) zu danken, ohne deren Mitarbeit dieses aufwändige Werk nicht umsetzbar gewesen wäre. Last but not least danken wir Jan Treibel, Katharina Gonsior, Nirmal Iyer und ihren Kolleginnen und Kollegen im Springer Wissenschaftsverlag für die sehr freundliche, konstruktive und geduldige Unterstützung unseres Vorhabens.

Berlin und Bochum, im April 2020
die Herausgeberinnen und Herausgeber

5   Nachtrag zur Einleitung: HiAP und COVID-19

In der finalen Phase der Erstellung dieses Sammelbandes Anfang 2020 wurden wir – wie die Menschen überall auf der Welt – von der Coronavirus (COVID-19)-Pandemie überrascht. Wir haben im Kreis der Herausgeber*innen diskutiert, ob und wenn ja, wie wir mit unserem Buch auf dieses Ereignis reagieren können. Zu diesem Zeitpunkt lagen alle Beiträge des Sammelbandes bereits vor. Uns war klar, wenn wir auf COVID-19 Bezug nehmen wollen, müssten alle Autor*innen ihre Beiträge noch einmal mit Blick auf diese Pandemie überarbeiten. Wir haben uns gegen dieses Vorgehen entschieden, zum einen, weil dies eine enorme Verzögerung des Erscheinens des Buches bedeutet hätte. Hauptsächlich aber deshalb, weil wir glauben, dass zum jetzigen Zeitpunkt (April 2020) noch keine*r der Autor*innen, uns Herausgeber*innen eingeschlossen, abschätzen kann, welche Auswirkungen COVID-19 auf das eigene Politikfeld bzw. die eigene Praxis und insbesondere auf Health in All Policies (HiAP) haben wird. Der Inhalt dieses Sammelbandes bezieht sich somit auf den *Status quo* von HiAP *vor* der COVID-19-Zäsur.

Wir sind der Meinung, dass das Buch nichtsdestotrotz oder vielleicht gerade deshalb für die Diskussion um die weitere Entwicklung von HiAP in Deutschland einen nützlichen Beitrag leisten kann, denn HiAP ist seit COVID-19 wichtiger denn je! Sowohl jetzt in der Akutphase der Pandemie als auch in der längerfristigen COVID-19-Prävention und Bearbeitung der Folgen ist der HiAP-Ansatz unerlässlich, um die Gesundheit und das Wohlergehen aller Menschen, aber insbesondere der vulnerablen Bevölkerungsgruppen zu fördern. Bereits jetzt ist offensichtlich, dass Bevölkerungsgruppen, die im Vergleich zu anderen weniger Chancengerechtigkeit erfahren, ungleich schwerer von der Pandemie getroffen sind.

- Nach jetzigem Wissensstand gehören u. a. Lungenerkrankungen, multiple Vorerkrankungen und Rauchen zu den Risikofaktoren. Diese Faktoren sind sozial ungleich verteilt.
- Die zur Eindämmung des Virus ergriffenen Maßnahmen drohen die sozialen und gesundheitlichen Ungleichheiten noch weiter zu verstärken. So sind die Auswirkungen des Kontaktverbotes und der Schließung von Kitas, Schulen und Spielplätzen zum Beispiel für Menschen mit beengter Wohnsituation besonders nachteilig.
- Die wirtschaftlichen Folgen treffen insbesondere Menschen mit geringen Einkommen und in prekären Arbeitsverhältnissen, die ihrerseits häufiger in beengten Wohnsituationen leben. Es kommt also zu Mehrfachbelastungen.
- In den bisherigen politischen Entscheidungsprozessen zur Pandemie-Bekämpfung sind die Rechte der Kinder und Jugendlichen auf ein gelingendes und gesundes Aufwachsen nicht immer ausreichend berücksichtigt worden.

HiAP legt den Fokus auf gesundheitliche Chancengleichheit und ist damit essenziell, um die verteilungsbezogenen Folgen von COVID-19 zu thematisieren und Ungerechtigkeiten und Benachteiligungen entgegenzuwirken.

Die COVID-19-Pandemie macht zudem einmal mehr deutlich, dass gesundheitliche Herausforderungen nur als gesamtgesellschaftliche Aufgabe zu bewältigen sind. Die Herausforderungen sind so zahlreich und so vielfältig, dass sie nur durch das Engagement vieler gesellschaftlicher und privater Akteure – also einem Whole-of-Society-Ansatz folgend – bearbeitet werden können. Die in der Bearbeitung der Krise entstandenen Partnerschaften zwischen staatlichen und privaten Akteuren und die vielen zivilgesellschaftlichen Initiativen (z. B. zur Versorgung Obdachloser, Nachbarschaftshilfen) sind praktische Beispiele dafür. Es bleibt zu hoffen, dass sich daraus nachhaltige Strukturen entwickeln. Gleiches gilt für die Koordinierung der Maßnahmen zwischen den föderalen Ebenen im Sinne eines, vom HiAP-Ansatz geforderten, Whole-of-Government-Vorgehens. COVID-19 trifft alle Lebensbereiche (Bildung, Arbeit, Ernährung, Freizeit, Wohnen, um nur einige zu nennen) und macht deshalb eine ressortübergreifende Zusammenarbeit, wie sie im HiAP-Ansatz postuliert wird, notwendig. Wo ressortübergreifende Zusammenarbeit in Deutschland schon gelebte Praxis ist, kann auf entsprechende Strukturen zurückgegriffen werden.

Eine nachhaltige Reaktion auf die COVID-19-Pandemie und ihre Folgen erfordert ein am HiAP-Ansatz orientiertes Vorgehen. Das Konzept von HiAP basiert auf einem positiven Gesundheitsverständnis, es zielt nicht nur auf Krankheitsabwehr, sondern vor allem auf gesundheitliche Ressourcenstärkung, welche eine langfristige Wirkung entfaltet. HiAP kann die Grundlage bilden, um eine langfristige, differenzierende Präventionsstrategie zu entwickeln, die Verhaltens- und Verhältnisprävention auf individueller, auf Setting- und auf Bevölkerungsebene zusammenführt.

Berlin und Bochum, im April 2020

Stefan Bräunling Diplom-Psychologe und Master of Public Health, leitet die Geschäftsstelle des bundesweiten Kooperationsverbundes Gesundheitliche Chancengleichheit und die Redaktion des Austauschportals inforo.online bei Gesundheit Berlin-Brandenburg e. V. in Berlin.

Katharina Böhm ist Juniorprofessorin für Gesundheitspolitik an der Ruhr Universität Bochum. Sie lehrt und forscht insbesondere zur Umsetzung von HiAP, Gesundheitsförderung und Prävention, zu kommunaler Gesundheitspolitik und zum internationalen Vergleich von Public Health.

Heike Köckler ist Professorin für Sozialraum und Gesundheit am Department of Community Health der Hochschule für Gesundheit in Bochum. Sie hat Raumplanung studiert und arbeitet zu gesundheitsfördernder Stadtentwicklung, umweltbezogener Gerechtigkeit und partizipativen Methoden digitaler Sozialraumanalyse. Sie ist ordentliches Mitglied der Akademie für Raumforschung und Landesplanung und der IAPS (International Association of People and Environment Studies).

Raimund Geene ist Professor für Gesundheitsförderung und Prävention an der Alice Salomon Hochschule und der Berlin School of Public Health. Zuvor war er Professor für Kindergesundheit an der Hochschule Magdeburg-Stendal (2005–2018) und Geschäftsführer von Gesundheit Berlin e. V. (1998–2005). Seine Promotion im Jahre 2000 an der FU Berlin behandelte das Thema "AIDS-Politik – Ein neues Krankheitsbild zwischen Politik, Medizin und Gesundheitsförderung".

Grundlagen

Gesundheit in allen Politikbereichen: Die Entwicklungsgeschichte eines Kernkonzepts der Gesundheitsförderung

Alf Trojan

1 Gesundheitsfördernde Gesamtpolitik als Schlüsselstrategie der Ottawa-Charta

Seit der Ottawa-Charta von 1986 gilt *Gesundheitsfördernde Gesamtpolitik* als eine Schlüsselstrategie für ein umfassendes gesundheitsförderliches Handeln des politisch-administrativen Systems. Dieser Begriff aus der Strategieentwicklung der Weltgesundheitsorganisation (WHO), im Original: *Build Healthy Public Policy,* hat Vorläufer gehabt und dann im Verlauf seiner Karriere auch weitere Ausformungen und Begriffsvarianten hervorgebracht, auf die in diesem Text eingegangen wird.

Die Positionierung des „Ur-Begriffs" auf dem Titelblatt der Charta (Abb. 1) macht deutlich, was in einer textlichen Aufzählung der Prinzipien leicht untergeht: „Entwicklung einer gesundheitsfördernden Gesamtpolitik" ist die Grundlage bzw. der Rahmen für alle anderen Prinzipien.

Im Text der Ottawa-Charta wird dieses Prinzip folgendermaßen erläutert: „Gesundheitsförderung beinhaltet weit mehr als medizinische und soziale Versorgung. *Gesundheit muss auf allen Ebenen und in allen Politiksektoren auf die politische Tagesordnung gesetzt werden.... Eine Politik der Gesundheitsförderung muss Hindernisse identifizieren, die einer gesundheitsgerechteren Gestaltung politischer Entscheidungen und Programme entgegenstehen. Sie muss Möglichkeiten einer Überwindung dieser Hemmnisse und Interessengegensätze bereitstellen."* (WHO 1986, S. 3).

Dieser Kernbereich der Ottawa-Charta soll der Ausgangspunkt für die folgenden Abschnitte sein, in denen der Blick sowohl auf vorangehende als auch direkt nachfolgende und eng verwandte Konzepte gerichtet wird.

A. Trojan (✉)
Universitätsklinikum Hamburg-Eppendorf, Hamburg, Deutschland
E-Mail: trojan@uke.de

© Springer Fachmedien Wiesbaden GmbH, ein Teil von Springer Nature 2020
K. Böhm et al. (Hrsg.), *Gesundheit als gesamtgesellschaftliche Aufgabe,*
https://doi.org/10.1007/978-3-658-30504-8_2

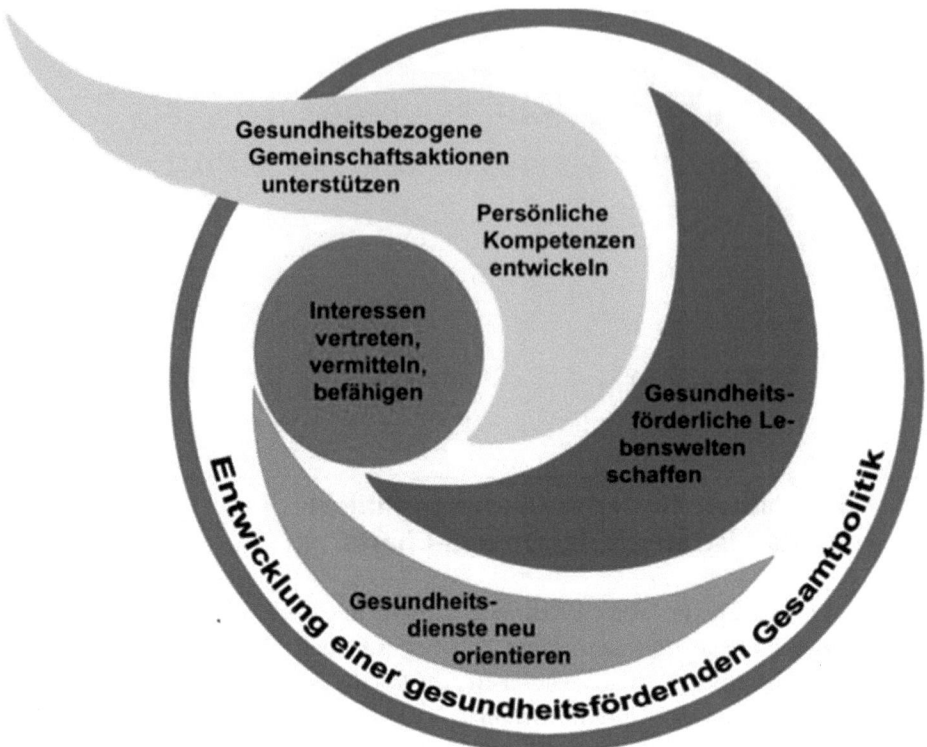

Abb. 1: Titelblatt der Ottawa-Charta (Quelle: WHO 1986)

Zunächst werden die Entwicklungslinien des Auftauchens der Konzepte in Dokumenten der internationalen Gesundheitspolitik nachgezeichnet[1] (Abschnitte 2 bis 4). Abschn. 5 widmet sich der Konzeptgeschichte, den Konzeptvarianten und ihrem Verhältnis zueinander. Im darauffolgenden letzten Abschnitt (6) wird eine kurze Bilanz gezogen.

2 Entwicklungen im Rahmen der internationalen Gesundheitsförderungstagungen der WHO.

Die Abb. 2 zeigt die Zusammenhänge und die zeitliche Abfolge der für die internationale Entwicklung der Gesundheitsförderung bedeutsamen Konferenzen und Entschließungen.[2]

---

[1] Der Grundgedanke lässt sich aber noch weiter zurückverfolgen: zu Franks „System einer vollständigen medizinischen Policey" und den Sozialmedizinern Rudolf Virchow und Salomon Neumann (vgl. ausführlich Schwartz 1973).

[2] siehe https://www.who.int/healthpromotion/conferences/en; Zugegriffen: 9.9.2019. Dort sind die Dokumente zur 1. bis 9. Weltgesundheitskonferenz hinterlegt. Sie werden daher im Literaturverzeichnis nicht gesondert aufgeführt.

Gesundheit in allen Politikbereichen: Die Entwicklungsgeschichte eines ...   19

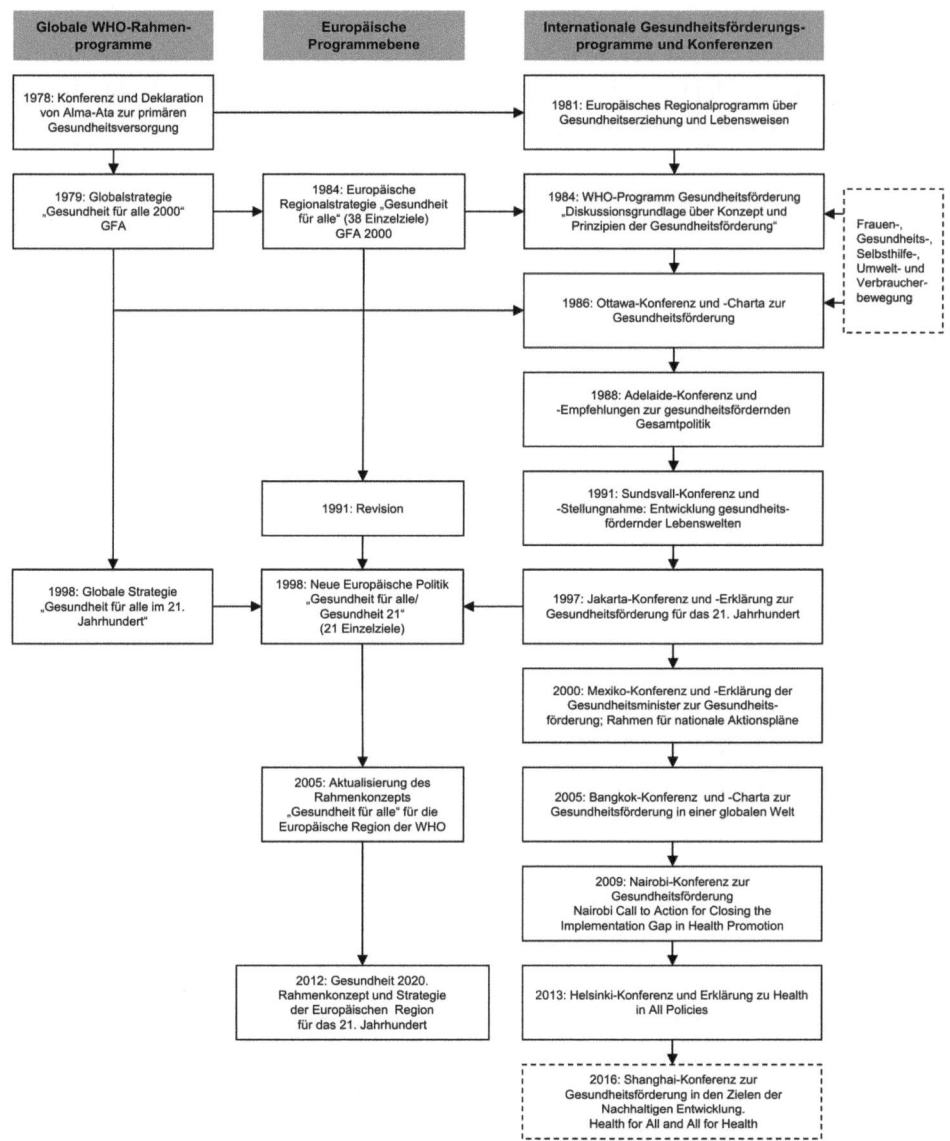

Abb. 2: Gesundheitspolitische Rahmenprogrammatik: Historische Wendepunkte und Meilensteine der Gesundheitsförderung auf internationaler Ebene (Quelle: Kaba-Schönstein 2018b)

2.1   Deklaration von Alma-Ata (1978).

Neben den Vorläufern aus der Sozialmedizin kann die Konzeptentwicklung der Gesundheitsförderung auf die Resolution der *30. Weltgesundheitsversammlung* von Genf 1977 zurückgeführt werden. Dort wurde formuliert, dass „das vorrangige soziale Ziel von

Regierungen und WHO in den kommenden Jahrzehnten das Erreichen eines Grades von Gesundheit für alle Bürger der Welt bis zum Jahr 2000 sein soll, der ihnen erlaubt, ein sozial und ökonomisch produktives Leben zu führen" (Kaba-Schönstein 2018a). Hieraus entstand das Konzept „Gesundheit für alle bis zum Jahr 2000". 1978 wurde diese Entwicklung mit der von WHO und UNICEF in Alma-Ata veranstalteten *Internationale Konferenz zur Primären Gesundheitsversorgung* fortgeführt.

Gesundheit wird darin als Grundrecht aller Menschen deklariert. Es wird betont, dass zum Erreichen der Gesundheitsziele das Zusammenwirken von sozialen und ökonomischen Sektoren außerhalb des Gesundheitssektors nötig ist und dass die Bevölkerung partizipieren soll. Die Ungleichheit des Gesundheitszustandes von Menschen insbesondere zwischen Industrie- und Entwicklungsländern, aber auch innerhalb von Ländern, wird als unannehmbar, weil mit einer gerechten Weltwirtschaftsordnung nicht vereinbar, bezeichnet. Multisektorales Handeln wird in Punkt VII angesprochen: „… bezieht neben dem Gesundheitsbereich (…), insbesondere Landwirtschaft, Viehzucht, Ernährung, Industrie, Bildung, Wohnungsbau, öffentliche Arbeiten, Kommunikation, und setzt sich für aufeinander abgestimmte Anstrengungen in all diesen Bereichen ein." (WHO 1978, S. 2).

Die „Primäre Gesundheitsversorgung" gilt als Schlüsselstrategie zum Erreichen der „Gesundheit für Alle", wobei das „für Alle" den Geist sozialer Gerechtigkeit und Chancengleichheit akzentuiert. Primäre Gesundheitsversorgung ist oft als Problem von Ländern des globalen Südens wahrgenommen worden, weswegen die Länder des globalen Nordens sich wenig angesprochen fühlten. Die *32. Weltgesundheitsversammlung* von 1979 in Genf führte die Globalstrategie „Gesundheit für Alle 2000 (GFA)" ein. Damit machte sie die Gültigkeit des Ansatzes für *alle* Länder deutlich. Alle folgenden regionalen Programme und Strategien, wie vor allem die Entwicklung eines Europäischen Regionalprogramms GFA 2000 (1984) und die Einrichtung eines WHO-Programms Gesundheitsförderung (1984), bauen auf dieser Globalstrategie auf (Kaba-Schönstein 2018a).

2.2 Erste internationale Konferenz zur Gesundheitsförderung 1986 und Ottawa-Charta.

Gesundheitsförderung muss als Instrument zur Verwirklichung der Globalstrategie-Ziele im Programm „Gesundheit für alle 2000" (GFA 2000) verstanden werden. Es wurde ursprünglich vom Regionalbüro Europa der Weltgesundheitsorganisation angeregt, formuliert und mit Umsetzungskonzepten (z. B. gesundheitsfördernde Settings) unterlegt; später ist das Konzept vom WHO-Hauptbüro in Genf als überregionales Projekt übernommen worden (WHO 1999, 2005).

Neben den Vorläuferprogrammen der WHO, beginnend mit der Alma-Ata-Deklaration, war die Entwicklung des neuen Konzepts Gesundheitsförderung eine Reaktion auf die Kritik an der einseitig naturwissenschaftlich orientierten Medizin und einer ebenfalls fast ausschließlich medizinisch definierten Prävention und Gesundheitserziehung.

Sie wurde ergänzt durch Kritik und Anregungen aus den neuen sozialen Bewegungen der 1970er- und 1980er-Jahre (Gesundheits-, Umwelt-, Verbraucher-, Frauen- und Selbsthilfebewegung). (Zu den Bedingungsfaktoren für die Entwicklung vgl. ausführlicher Kaba-Schönstein 2018a.)

Die Forderung „Build Healthy Public Policy" ist nicht der einzige Teil des Textes, der dieser Überschrift zuzuordnen ist. Was der Begriff bedeuten soll, wird vor allem im Kontext des Prinzips „Vermitteln und Vernetzen" weiter expliziert und präzisiert. Hier wird deutlich, dass öffentliches Handeln (Public Policy) nicht nur den Staat, sondern auch marktwirtschaftliche und zivilgesellschaftliche Akteure einschließt. Die Teilnehmerinnen und Teilnehmer der Ottawa-Konferenz fordern allgemein alle diese Akteure dazu auf, sich in allen Politikfeldern für Gesundheitsförderung zu engagieren und gleichzeitig Gesundheitsbelastungen zu vermeiden.

2.3 Internationale Konferenzen nach Ottawa bis zur Helsinki-Konferenz.

Auf der *2. Internationale Konferenz zur Gesundheitsförderung,* Adelaide 1988, war Gesundheitsfördernde Gesamtpolitik explizites Haupt-Thema: „Healthy public policy was chosen as the theme of the Adelaide Conference because of its importance in setting the stage for other means of Health Promotion action." (Kickbusch et al. 1990, S. 2).

Als besonders vorrangige (aber nicht einzige) Themenfelder für Healthy Public Policies wurden u. a. genannt: Unterstützung der Frauen-Gesundheit, Lebensmittel und Ernährung, Tabak und Alkohol und Entwicklung neuer Bündnisse für Gesundheit.

Auf der Tagung wurden auch zahlreiche Praxisbeispiele präsentiert, die zeigen sollten, dass die Forderung nach Gesundheitsfördernder Gesamtpolitik sich nicht nur an *nationale* Regierungen richtet, sondern auch Gültigkeit hat auf niedrigeren politischen Ebenen bis hin zur lokalen Ebene (Evers et al. 1990).

Im Folgenden werden die 3. bis 9. internationale Konferenz kurz charakterisiert, weil sie die Idee von Healthy Public Policy weitergetragen oder mit neuen Akzenten angereichert haben.

Auf der *3. Internationalen Konferenz zur Gesundheitsförderung* in Schweden (1991) wurden als Ziel von Healthy Public Policies „Supportive Environments" („unterstützende Umwelten für Gesundheit") in den Vordergrund gestellt. Die Sundsvall-Stellungnahme hob mit den Themen „gesundheitliche Chancenungleichheit", „Armut" und „Zugang zu einer medizinischen Grundversorgung" entscheidende zukünftige Themenfelder für Healthy Public Policy hervor (Kaba-Schönstein 2018a).

Die *4. Weltkonferenz* 1997 in Jakarta bekräftigte die gesundheitspolitischen Kernaussagen, insbesondere der elf Jahre zurückliegenden Ottawa-Charta, aber auch der in den darauf folgenden Konferenzen gesetzten Handlungsbereiche.

In Mexiko City auf der *5. Internationale Konferenz zur Gesundheitsförderung* wurde 2000 das Thema „Abbau gesundheitlicher Chancenungleichheiten" („Bridging the Equity Gap") in den Fokus gestellt. Die Konferenz verabschiedete erstmalig eine Erklärung nicht nur der geladenen Delegierten, sondern auch der zahlreich gekommenen Gesundheitsminister zu dem Thema und gab den „Rahmen für nationale Aktionspläne zur Gesundheitsförderung" vor. Neben dem Abbau gesundheitlicher Chancenungleichheiten sollten diese landesweiten Aktionspläne thematisieren (ganz im Sinne von und im Vorgriff auf HiAP):

- soziale, wirtschaftliche und umweltbezogene Determinanten für Gesundheit,
- Mechanismen der Kooperation über alle gesellschaftlichen Sektoren und Ebenen.

Unter der Überschrift „Policy and Partnership for Action: Determinants of Health" wurden in Bangkok auf der *6. Internationale Konferenz zur Gesundheitsförderung* (2005) als wesentliche Voraussetzungen für die Beeinflussung der Gesundheitsdeterminanten identifiziert: ein integrierter Politikansatz innerhalb von Regierungen und internationalen Organisationen sowie eine Verpflichtung zur settingübergreifenden Kooperation und zur Zusammenarbeit mit der Zivilgesellschaft und dem Privatsektor. Damit wurde nochmals unterstrichen, dass Public Health nicht allein von Regierungen umgesetzt werden kann.

Eine der auf der *7. Weltkonferenz* in Nairobi, 2009 verabschiedeten Strategien („Partnerschaften und Intersektorale Aktion") formuliert schon einen Kerngedanken von HiAP: Die effektive Beeinflussung der Determinanten der Gesundheit und Herstellung von Chancengleichheit erfordern Aktionen und Partnerschaften über die Sektorengrenzen hinweg, um Formen der Zusammenarbeit und Integration zu implementieren.

Neben diesen internationalen Nachfolge-Konferenzen nach Ottawa ist als direkter Input für Helsinki auch die Expertenkonferenz von WHO und Government of South Australia *(International Meeting on Health in All Policies)*, 2010 in Adelaide, zu erwähnen. Hintergrund hierfür waren die Planungen, HiAP in Süd-Australien umzusetzen, sowie die Teilnahme Ilona Kickbuschs an dem "South Australia Thinker in Residence Program" (Kickbusch und Buckett 2010b, siehe unten).

Ergebnisse und Gute Praxis-Beispiele aus diesem weniger hochrangigen, aber gleichwohl inhaltlich sehr bedeutsamen Treffen (siehe unten) sind im *Adelaide-Statement on Health in All Policies* zusammengefasst (WHO 2010). Für „Health in All Policies" wird auch der Ausdruck „Mainstreaming Health" benutzt. Weiteres Ergebnis im Kontext der Konferenz war ein Buch, das umfassendes Material zum HiAP-Konzept enthält (Kickbusch und Buckett 2010a).

2.4 Helsinki-Konferenz „Health in All Policies – Gesundheit in allen Politikbereichen" und folgende

Die *8. Globale Konferenz zur Gesundheitsförderung,* veranstaltet 2014 von der Weltgesundheitsorganisation und dem finnischen Ministerium für Soziales und Gesundheit, setzte das Thema Health in All Policies endgültig auf die Tagesordnung der internationalen Politik. Dem vorangegangen war bereits 2007 eine EU-Konferenz in Rom: *„Health in All Policies: Achievements and challenges"*. Sie wurde durch die finnische EU-Präsidentschaft in Szene gesetzt und auf die politische Ebene gehoben (2006; siehe unten).

Die Konferenz und das Helsinki-Statement zur Gesundheit in allen Politikbereichen beziehen sich explizit auf die Grundlagen der Alma-Ata-Deklaration zur Primären Gesundheitsversorgung (WHO 1978) und der Ottawa-Charta zur Gesundheitsförderung (WHO 1986). Das Helsinki-Statement verweist auch darauf, dass die in den vorangegangenen Konferenzen erarbeiteten Kernprinzipien der Gesundheitsförderung weiterhin gelten und verstärkt werden durch verschiedene andere hochrangige Politikdokumente, insbesondere zu Nachhaltiger Entwicklung bzw. den Sustainable Development Goals (SDGs, vormals MDGs).

Die Vielfalt der Determinanten der Gesundheit in einer verbundenen Welt (demographischer Wandel, schnelle Urbanisierung, Klimawandel und Globalisierung), die über die Verantwortung und den Einfluss des Gesundheitssektors hinausgehen, würden den politischen Willen erfordern, das gesamte Regierungshandeln auf Gesundheit zu verpflichten (to engage „the whole of government" in health).

Von der WHO wurde zusammen mit der Helsinki-Erklärung ein „Health in All Policies-Framework for Country Action" als Starthilfe für eine Umsetzung in der Praxis veröffentlicht. Darin wird an Regierungen appelliert, ihre Verpflichtungen für Gesundheit und Wohlbefinden ihrer Bevölkerungen zu erfüllen, indem sie folgende Maßnahmen ergreifen (WHO 2014, S. 2 ff.):

- Selbstverpflichtung zu Gesundheit und gesundheitlicher Chancengleichheit als politischer Priorität,
- Sicherung effektiver Strukturen, Prozesse und Ressourcen,
- Stärkung der Kapazität von Gesundheitsministerien, andere Regierungssektoren mit in Dienst zu nehmen,
- Aufbau institutioneller Kapazitäten und Fertigkeiten,
- Einführung transparenter Prüfungs- und Rechenschaftsmechanismen,
- Einführung von Maßnahmen bei Interessenkonflikten,
- Einbeziehen von Gemeinschaften, sozialen Bewegungen und der Zivilgesellschaft.

Der letzte Spiegelstrich zeigt (expliziter als in der Helsinki-Erklärung selbst), dass die Zivilgesellschaft in ihren vielen Facetten zu HiAP dazugehört. Die Konferenzteilnehmerinnen und -teilnehmer sehen Gesundheit in allen Politikbereichen als konstituierenden Bestandteil der Länderbeiträge zur Erreichung der Millenium-Entwicklungsziele der Vereinten Nationen. HiAP müsse auch eine Schlüsselüberlegung beim Entwerfen der Post-2015-Entwicklungsagenda bleiben.

Die bisher letzte, die *9. Weltkonferenz* 2016 in Shanghai prägte den Slogan: Health for All and All for Health. Die Verknüpfung mit der Nachhaltigkeitsagenda wird verstärkt, indem hervorgehoben wird, dass Gesundheit und Wohlbefinden entscheidende Voraussetzungen für nachhaltige Entwicklung und die Verwirklichung der Agenda 2030 der Vereinten Nationen und der darin enthaltenen Ziele (SDG) sind (Bertelsmann Stiftung o. J.). Es werden mutige politische Entscheidungen für mehr Gesundheit gefordert. Die Ungleichheiten machen politisches Handeln in vielen verschiedenen Politikbereichen und gemeinsames Handeln auf globaler Ebene notwendig.

Die Shanghai-Erklärung bekennt sich zu dem Whole of Society-Ansatz: „… promoting health through all the SDGs and by engaging the whole of society in the health development process" und richtet sich explizit an "political leaders from different sectors and from different levels of governance, from the private sector and from civil society …".

Unmittelbar wird Health in All Policies dann in Adelaide 2017 wieder thematisiert, durchgeführt von der Süd-Australischen Regierung zusammen mit der WHO – international, aber nicht als Weltkonferenz. Anlass war das 10-jährige Jubiläum der Anwendung der HiAP-Strategie in Süd-Australien. Die Einbettung in die Ziel-Programmatik der weltweiten Nachhaltigkeitsstrategie wurde explizit mit Bezug auf die vorangegangene Shanghai-Konferenz verstärkt. Ergebnisse wurden zusammengefasst in einem Papier mit dem Titel: *„Adelaide Statement II on Health in All Policies 2017. Implementing the Sustainable Development Goals through good governance in health and wellbeing: building on the experience of Health in All Policies"*. Die Stellungnahme schließt mit dem Committment: „We recognise that health is a political choice, and we will continue to strongly advocate for health, wellbeing and equity to be considered in all policies." (WHO 2017, S. 3).

3   Konzeptentwicklung in den WHO-Programmen

Während bislang die Entwicklung anhand der internationalen Konferenzen und ergänzender Ereignisse und Dokumente dargestellt wurde, sollen im Folgenden wichtige Programme beschrieben und durch andere relevante Aspekte der Entwicklung ergänzt werden.

3.1   GESUNDHEIT21

In intensiver Interaktion mit den Ergebnissen der Internationalen Tagungen entstanden auch immer wieder aktualisierte Programme der WHO. Das Programm „GESUNDHEIT21 – Gesundheit für alle im 21. Jahrhundert" (WHO 1999, 2005) stellt ausdrücklich die inhaltliche Nähe zur „Agenda 21" her und nennt als erste von vier Hauptstrategien: „… multisektorale Strategien, um sich mit den Determinanten von Gesundheit auseinanderzusetzen und dabei die physischen, wirtschaftlichen, sozialen, kulturellen und geschlechtsspezifischen Perspektiven zu berücksichtigen und sicherzustellen, daß die gesundheitlichen Auswirkungen beurteilt werden …". Als Ziel 14 (WHO 1999, S. 238; "Multisektorale Verantwortung für die Gesundheit") wird aufgeführt: „Rechenschaftspflicht für die gesundheitlichen Konsequenzen des Handelns… Deshalb sollten alle sozialen und wirtschaftlichen Konzepte oder Programme und alle Entwicklungsprojekte, die sich auf die Gesundheit auswirken könnten, einer Gesundheitsverträglichkeitsprüfung unterzogen werden" (WHO 1999, S. 27; vgl. auch Claßen und Mekel, in diesem Band).

Die in GESUNDHEIT21 häufig vorkommende Begrifflichkeit „*multi*sektorale Strategien" entspricht der Ottawa-Charta, in der auch von den anderen Politiksektoren gesprochen wird, die für Gesundheitsfördernde Gesamtpolitik gebraucht werden. An anderen Stellen, wie z. B. der Nairobi-Konferenz, wird auch von „*inter*sektoraler Aktion" gesprochen.

3.2 Gesundheit 2020. Rahmenkonzept und Strategie der Europäischen Region für das 21. Jahrhundert

„Gesundheit 2020", das Rahmenkonzept für die Gesundheitspolitik in der europäischen Region, wurde 2012 beschlossen (WHO 2013a). Die veränderten Herausforderungen würden neue Ansätze erfordern. Absprachen zwischen Institutionen aller Sektoren und der Gesellschaft insgesamt (Action Across Government and Society) gehören zu den Aufgaben der Zukunft. Gesundheit 2020 unterstützt gesamtstaatliches und gesamtgesellschaftliches Handeln für mehr Gesundheit und Wohlbefinden. Health in All Policies ist ein Kernprinzip.

3.3 Vereinte Nationen und Agenda für nachhaltige Entwicklung

Die Verknüpfung der Nachhaltigkeitsdebatte der Vereinten Nationen mit den Entwicklungen in der internationalen Gesundheitspolitik erfolgte schon sehr früh. So hieß es beispielsweise 1972 im Bericht zur United Nations Conference on the Human Environment in Stockholm: „The protection and improvement of the human environment is a major issue which affects the *well-being of peoples* and economic development throughout the world." (zitiert nach Köckler und Fehr 2018 in Tab. 1).

Umfassende nachhaltige Entwicklung gemäß der Agenda 21 bezieht sich auf die Bereiche ökonomischer, ökologischer und sozialer Entwicklung (3-Säulen-Modell oder auch Agenda-Trias). Ein „hohes Gesundheitsniveau" wird als Teilziel nachhaltiger sozialer Entwicklung angesehen.

In der von der Agenda 21 beeinflussten WHO-Strategie „GESUNDHEIT21" wurde im Abschnitt mit der Überschrift „multisektorale Strategien für nachhaltige Gesundheit" als Grundsatzziel formuliert: „… durch Förderung einer gesunden Umwelt und durch Erleichterung gesundheitsbewusster Entscheidungen die Möglichkeiten für nachhaltige Gesundheit zu schaffen". In der Rezeption dieser Verknüpfung auf der Ebene der Weltprogramme wurden „Nachhaltige Gesundheit und Entwicklung" (Trojan und Legewie 2001, s. insb. S. 249 ff) und „Nachhaltige Gesundheitsförderung" (Göpel und Gesundheitsakademie e.V. 2010) weiter ausbuchstabiert im Sinne eines multi- bzw. intersektoralen Politikverständnisses als Grundlage der Gestaltung gesundheitsförderlicher Umwelt- und Lebensbedingungen.

Der in der WHO-Programmatik mehrfach auftauchende Begriff „nachhaltige Gesundheit" wurde allerdings nirgends erläutert, beschrieben oder gar definiert. Die Wortwahl sollte offenbar vor allem die Nähe zum Konzept „Nachhaltige Entwicklung" herstellen (Trojan 2015).

Durch die Entwicklung und Verabschiedung der Agenda-Ziele 2030 für nachhaltige Entwicklung[3] werden die determinanten-orientierten Ansätze der Health in All Policies und des Health Mainstreaming bestätigt und verstärkt. Armutsbekämpfung, nachhaltige Entwicklung und Gesundheitsförderung werden integriert. Der Beitrag der Gesundheit zum Erreichen der Ziele rückt zunehmend ins Bewusstsein (Dye 2018).

4 Entwicklung im Kontext der EU

Im Europäischen Gemeinschaftsvertrag (EGV) von Maastricht wurden Einflussmöglichkeiten im Sinne intersektoraler Politik durch die sog. „Gesundheitsschutzverträglichkeitsklausel" geschaffen: Artikel 129,1 lautet: „Die Gemeinschaft leistet durch Förderung der Zusammenarbeit zwischen den Mitgliedstaaten und erforderlichenfalls durch Unterstützung ihrer Tätigkeit einen Beitrag zur Sicherstellung eines hohen Gesundheitsschutzniveaus.... Die Erfordernisse im Bereich des Gesundheitsschutzes sind Bestandteil der übrigen Politiken der Gemeinschaft." (EU 1992).

Die Neuregelung im Vertrag von Amsterdam von 1997 als Artikel 152 EGV geschah unter dem Eindruck der BSE-Krise. Die Belange des Gesundheitsschutzes wurden gestärkt und entschiedener in Richtung einer „Gesundheit in allen Politikbereichen" formuliert: „Bei der Festlegung und Durchführung aller Gemeinschaftspolitiken und -maßnahmen wird ein hohes Gesundheitsschutzniveau sichergestellt. Die Tätigkeit der EU ergänzt die Politik der Mitgliedstaaten und ist auf die Verbesserung der Gesundheit der Bevölkerung, die Verhütung von Humankrankheiten und die Beseitigung von Ursachen für die Gefährdung der körperlichen und geistigen Gesundheit gerichtet."[4]

---

[3]https://sdg-portal.de; zugegriffen: 12.9.2019.
[4]Seit dem Vertrag von Lissabon (2007) ist der Artikel 168 des Vertrages über die Arbeitsweise der Europäischen Union (neue Gesetzesbezeichnung, abgekürzt: VAEU) mit geringfügigen Erweiterungen die rechtliche Grundlage für die gemeinschaftliche Politik im Bereich Gesundheitsförderung und Prävention und hat den Artikel 152 des Vertrages abgelöst (HYPERLINK "sps:urlprefix::https" https://dejure.org/gesetze/AEUV/168.html; zugegriffen 19.1.2020). Ebenfalls relevant für den Gesundheitsschutz ist der Artikel 169 (vormals § 153) zum Verbraucherschutz.

Mit der Konstituierung der Europäischen Kommission im September 1999 wurden bisher getrennte Aufgaben der Gesundheitspolitik in einer neuen Generaldirektion „Gesundheit und Verbraucherschutz" zusammengeführt.

Im Herbst 2002 wurde (nach langwierigen Abstimmungsprozessen zwischen Europäischer Kommission, dem Europäischen Rat und dem Europäischen Parlament) ein neues, einheitliches *Aktionsprogramm der Gemeinschaft im Bereich der öffentlichen Gesundheit* (2003–2008) verabschiedet (EU 2002). Es löste die vorangegangenen acht Einzelprogramme ab. Das neue Aktionsprogramm enthält als einen der drei Hauptzielbereiche „Förderung der Gesundheit und Verhütung von Krankheiten durch Beeinflussung der Gesundheitsfaktoren in allen gemeinschaftlichen Politik- und Tätigkeitsfeldern" (Kaba-Schönstein 2017).

Finnland kommt auch auf der EU-Ebene eine Schlüsselrolle für den Eingang von HiAP in die politische Programmatik zu. Die finnische EU-Präsidentschaft hatte schon 2006 einen determinantenbasierten Gesundheits(förderungs)ansatz zu ihrer Priorität erklärt und damit HiAP auch auf die Tagesordnung der Europäischen Union gesetzt (vgl. direkt zu HiAP: Council of the European Union 2006).

2007 fand eine EU-Konferenz in Rom mit dem Titel *„Health in All Policies: Achievements and Challenges"* statt. In der daraus hervorgegangenen Deklaration bekundeten Delegierte aus Ministerien der EU-Mitgliedstaaten ihre Bereitschaft, Gesundheitsbelange in anderen Politikbereichen auf allen Ebenen zu berücksichtigen (Health Ministerial Delegations 2007).

Ebenfalls 2007 wurde von der EU ein Weißbuch „Gemeinsam für die Gesundheit: Ein strategischer Ansatz der EU für 2008–2013" vorgelegt (2011 verlängert bis 2020) (European Commission 2007). Es enthält zahlreiche Vorgaben für eine neue Gesundheitsstrategie der Gemeinschaft. Dazu gehört auch, dass der „Gesundheit in allen Politikbereichen" (Prinzip 3) ein höherer Stellenwert eingeräumt werden soll.

Die Entwicklungen der EU-Gesundheits(förderungs)politik kann man zusammenfassend folgendermaßen bewerten: Der ursprüngliche Gesundheitsschutz-Paragraph von 1992 wurde zunehmend konkretisiert und als Auftrag formuliert, Gesundheitsaspekte in allen Politikbereichen zu berücksichtigen. Auch wurden Konzepte, wie insbesondere Health in All Policies, explizit aufgegriffen, diskutiert und in Programmen stärker berücksichtigt. Insgesamt überwiegt im Denken und Handeln der Gesundheitsschutz- über den Gesundheitsförderungsgedanken. Gleichwohl befindet sich die Europäische Union mit der Verknüpfung von HiAP, Health Equity[5] und nachhaltiger Entwicklung im Einklang mit den Zielsetzungen der WHO und der Sustainable Development Goals.

---

[5]Joint Action on Health Equity: https://jahee.iss.it; zugegriffen: 12.9.2019.

5 Konzeptgeschichte und Konzeptvarianten

5.1 Ursprünge

Kickbusch und Buckett (2010b, S. 3; vgl. auch BBC 1998) führen den Ursprung des Konzepts HiAP auf den von Tony Blair 1997 geprägten Ausdruck „Joined-up Government" zurück. Hierfür findet man im Deutschen Übersetzungen wie koordinierte Verwaltung, integrierte öffentliche Verwaltung, kohärente Politik/kohärentes Verwalten, vernetztes staatliches Handeln und andere Varianten mehr.

Mit dem Schlüsselkonzept der Alma-Ata-Deklaration, „intersektorale Aktionen für Gesundheit", war schon 30 Jahre früher der Gesundheitssektor „ermutigt" worden, den Blick auf andere Politiksektoren auszuweiten, um die Ursachen von Krankheiten erfolgreicher zu bekämpfen. Als nächster Meilenstein wird die Ottawa-Charta genannt, die den Begriff Healthy Public Policy (im Gegensatz zur schlichten Health Policy) sehr stark in den Vordergrund rückte (Kickbusch und Buckett 2010b).

Als zentrale Vorreiter des gegenwärtigen Healthy Public Policy-Konzepts (HPP) werden die Autorin und der Autor Nancy Milio und Trevor Hancock gewürdigt (Kickbusch et al. 1990, S. 3; Hancock 1982; Milio 1978). Hancock betrachtet die von ihm maßgeblich mitorganisierte Konferenz „Beyond Health Care" 1984 in Toronto als erste größere Konferenz zu HPP. Ein Workshop auf dieser Konferenz zu „Healthy Toronto" war geboren aus dem Gedanken, dass man HPP auch spezifisch auf Stadt-Politik ausrichten müsse. Dazu heißt es: „Thus, the concepts of healthy public policy and of its local application as the healthy cities project developed in tandem" (Hancock 1990, S. 7).

Für Deutschland ist hier allerdings anzumerken: Auf der lokalen Ebene wird der Grundgedanke einer Gesundheitsfördernden Gesamtpolitik zumeist als *integrierte* Quartiers- bzw. Stadtentwicklungspolitik thematisiert – ein deutlicher Fortschritt gegenüber rein *sektoralen* räumlichen Planungsinstrumenten (z. B. für Abfall, Luft, Verkehr, Wohnen). Im Bundesförderprogramm „Soziale Stadt" wurde für die Gesamtheit von Zielen, Instrumenten und Akteuren von einem „integrierten Handlungskonzept" gesprochen (Böhme und Stender 2015; siehe auch Beitrag von Kilian, Hartl und Jordan in diesem Band). Dieser Ausdruck findet sich ähnlich auch wieder in dem Ansatz, der zunächst Präventionskette heißt, aber besser als integrierte kommunale Gesundheitsstrategie bezeichnet wird (Richter-Kornweitz et al. 2017). Mit besonderem Fokus auf Gesundheit in der Stadtentwicklung haben Köckler und Fehr (2018; siehe auch Beitrag von Fehr in diesem Band) die Geschichte des HiAP-Konzepts und seiner Anwendung aufgearbeitet. Dieser Fokus wird konzeptionell und empirisch als Konzept „nachhaltiger StadtGesundheit" in der „Edition Nachhaltige Gesundheit in Stadt und Region" ausgearbeitet. Dabei geht es einerseits generell um den Brückenbau zwischen Disziplinen und Sektoren (Fehr und Hornberg 2018) und andererseits speziell am Beispiel Hamburgs um die Vielzahl der für Gesundheit relevanten Bereiche und integrativen Ansätze auf sozialräumlicher Ebene (Fehr und Trojan 2018).

5.2 Horizontal Health Governance

2010 hat Kickbusch sich ausführlich mit der Entstehung der Konzepte auseinandergesetzt, die sie mit dem Oberbegriff „Horizontal Health Governance" belegt (Kickbusch 2010c). (Eine Schwäche dieses Oberbegriffs ist leider, dass er tendenziell die Notwendigkeit der vertikalen Politikintegration, also Top-down und Bottom-up, ausblendet.) Sie begründet zunächst, warum Horizontal Governance für das 21. Jahrhundert (wieder) so wichtig geworden und vielversprechender als eindimensionale Ansätze ist. Im Folgenden werden drei Wellen („waves") vorgestellt, die zur Entwicklung von Horizontal Health Governance beigetragen haben:

Erste Welle: *intersektorale Aktionen* – Alma-Ata und Primäre Gesundheitsversorgung. – Die erste Welle war getragen von der auf einem rationalen Politikmodell basierenden Idee, dass der Gesundheitssektor argumentativ bessere Gesundheit stimulieren könne durch Kooperation mit anderen Sektoren, wie z. B. Stadtentwicklung, Umwelt etc., und auf diese Weise wiederum in der ökonomischen und sozialen Entwicklung Fortschritte gemacht werden könnten.

Zweite Welle: *Gesundheitsfördernde Gesamtpolitik.* – Die zweite Welle ist sich bewusster über die Komplexität von Politikprozessen und vertraut eher auf einen inkrementalistischen Politikstil, der manchmal ironisierend auch als muddeling through (Durchwursteln) bezeichnet wird (Delany 1994). Dazu gehört, dass mehr Wert gelegt wird auf Berücksichtigung vielfältiger Werte und Handlungslogiken, Nutzung „offener Politikfenster" und Lern- und Aushandlungsprozesse.

Dritte Welle: *Gesundheit in allen Politikbereichen.* – Die dritte Welle basierte auf konkreten Erfahrungen und Erfolgen der Bekämpfung der kardiovaskulären Krankheiten in Finnland. HiAP repräsentiert einen Netzwerk-Ansatz politischen Handelns („a Network Approach of Policy-Making").

Alle drei Wellen sind nicht stringent gegeneinander abgrenzbar, sondern markieren eher verschiedene Akzente, die alle noch Gültigkeit haben.

5.3 Begriffsklärungen im Feld horizontaler Health Governance

Die Begriffe im Handlungsfeld „horizontaler Gesundheitspolitik" werden nicht immer konsistent gebraucht (auch die Schreibweise differiert). Vielfach werden die Begriffe auch als austauschbar betrachtet.

In einer (unvollständigen) Zusammenfassung wird versucht, den Gebrauch im Rahmen der WHO durch Links auf verschiedene Policy-Dokumente transparent zu machen (WHO 2016). Dabei können wir erkennen:

- Die meisten Dokumente stammen aus dem Kontext der internationalen Bekämpfung nichtübertragbarer Krankheiten.

- Oft wird eine Reihe der relevanten Ausdrücke, wohl zur wechselseitigen Verstärkung, im selben Absatz nebeneinander gestellt, ohne erkennbar unterschiedliche Bedeutung, so z. B. „Multisectoral Approaches", „Health in All Policies and Whole of Government Approaches" oder „all Relevant Sectors, including Civil Society and Communities", „Multisectoral Mechanism", „Policy Coherence" und „Health-in-All-Policies and Whole-of-Government and Whole-of-Society Approaches" (WHO 2016, S. 1).
- Whole of Society-Approach umfasst: „… individuals, families and communities, intergovernmental organizations and religious institutions, civil society, academia, the media, voluntary associations and, where appropriate, the private sector and industry…". In ähnlicher Breite werden die Akteure vor allem in der Ottawa-Charta unter dem Stichwort „Vermitteln und Vernetzen" aufgeführt.[6]
- Multisectoral *Action* wird als synonym mit Intersectoral Action angesehen und bezieht sich auf Sektoren des politisch-administrativen Systems. Bei Multisectoral *Collaboration* werden hingegen neben Ministerien genannt: „… agencies, NGOs, private for-profit sector and community representation…" (WHO 2016, S. 2).

Ein Teil der Unübersichtlichkeit ist darauf zurückzuführen, dass der Sektor-Begriff (auch im Englischen) in zwei unterschiedlichen Kontexten gebräuchlich ist: erstens als Ausdruck für die verschiedenen *fachlichen Spezialbereiche des politisch-administrativen Systems* und zweitens in der *Dreiteilung der Ökonomie in Markt, Staat und den sog. Dritten Sektor*, der die gemeinwirtschaftlichen Einrichtungen und die Zivilgesellschaft insgesamt umfasst.

Dabei ist zu berücksichtigen, dass es Begriffs-Karrieren und -Konjunkturen gibt und dass nicht mit jedem neuen Begriff auch ein substanziell unterschiedliches Handlungskonzept in die politische Arena eingeführt wird.

6 Bilanz

Die Alma-Ata-Deklaration brachte zuerst intersektorales Handeln für die Gesundheit in die Debatte um eine neue Public Health-Strategie ein, wobei die Deklaration schon, wenn auch mit unscharfen Konturen, einen Whole of Government- und einen Whole of Society-Ansatz enthält.

---

[6]Während hier und an einigen weiteren Stellen der Begriff whole-of-society die Zivilgesellschaft als komplementären Akteur zu Regierungen (whole-of-government) umfasst, gibt es aber auch ein Verständnis als Oberbegriff, der alle (staatlichen und nichtstaatlichen) Akteure meint, so z. B. in der Deklaration einer UNDP-Konferenz 2019 in Bangkok zur Bekämpfung nichtübertragbarer Krankheiten (www.asia-pacific.undp.org/content/rbap/en/home/presscenter/articles/2019/_whole-of-society-approach-needed-to-tackle-global-epidemic-of-n.html; zugegriffen: 12.9.2019).

Auch die Ottawa-Charta enthält mit Healthy Public Policy einen Whole of Government-Ansatz und mit der Aufzählung u. a. unter dem Begriff „Mediate" einen Whole of Society-Ansatz.

Health in All Policies ist zwar primär ein Whole of Government-Ansatz, betont aber bei den zu ergreifenden Maßnahmen explizit das „…Einbeziehen von Gemeinschaften, sozialen Bewegungen und der Zivilgesellschaft", womit auch in diesem Dokument die (gleichrangige?) Berücksichtigung von „nicht-amtlichen" Akteuren, d. h. eines Whole of Society-Ansatzes gefordert wird.

Klare Unterschiede zwischen den Konzepten multisektorale/intersektorale Aktionen, gesundheitsfördernde Gesamtpolitik und Gesundheit in allen Politikbereichen (HiAP) sind nicht zu erkennen. In der Entwicklungsgeschichte der Konzepte wird aber deutlich, dass HiAP (vermutlich, weil konkreter als der metaphorische Ausdruck Healthy Public Policy) eine politikfähige Bezeichnung darstellt. Unter diesem Begriff sind WHO- und EU-Politik auf eine Linie zu bringen gewesen. Zu diesem und den angrenzenden Begriffen gibt es inzwischen eine Fülle von theorie-, praxis- und politikbezogener Literatur.[7] Diese hat das Verständnis des Handlungskonzepts HiAP vertieft und verbreitet. Und mit diesem Begriff ist eine Integration gesundheitsfördernder Politikansätze in den größeren und globalen Kontext der Nachhaltigkeitsziele und -entwicklung (Sustainable Development Goals) gelungen, oder, wie es im Anschluss an die Helsinki-Konferenz formuliert wurde: „As a concept, HiAP is in line with the Universal Declaration of Human Rights, the United Nations Millennium Declaration, and accepted principles of good governance (UNDP 1997)." (WHO 2014, S. 9).[8]

In Deutschland hat das Zukunftsforum Public Health HiAP in den Mittelpunkt einer neuen Public Health-Strategie gerückt (Geene et al. 2019). In dem entsprechenden Grundsatz-Papier wird ein Verständnis des Konzepts als Doppelstrategie formuliert, dem – auch im Lichte der hier nachvollzogenen internationalen Entwicklung – voll und ganz zuzustimmen ist: „Im Mittelpunkt von HiAP steht die Anforderung einer politikfeldübergreifenden Strategie für Gesundheit. Eine solche Strategie muss eine Doppelstrategie von regierungspolitischen und gesellschaftlichen Ansätzen sein („Whole-of-Government-" und „Whole-of-Society-Approach")…. Whole-of-Government-Ansatz bezieht sich vor

---

[7]z. B. Nutbeam 1994; Lahtinen et al. 2006; St. Pierre 2009; Wismar und Ernst 2010; Howard und Gunther 2012; McQueen et al. 2012; Leppo und Ollila 2013; Rudolph et al. 2013; Baum et al. 2014; WHO 2013b und 2015.

[8]In diesem Zusammenhang ist auch zu erwähnen, dass es inzwischen neuerliche Ausweitungen auf der inhaltlichen und begrifflichen Ebene gibt: *„One Health"* bezieht sich auf die Verflechtung der Gesundheit von Menschen, Tieren, Pflanzen und Umwelt. Hintergrund ist u. a. das weltweite Auftreten multiresistenter Erreger durch Einsatz von Antibiotika bei Tieren (https://onehealthinitiative.com). *„Planetary Health"* wurde durch eine von der Rockefeller Foundation und der Fachzeitschrift Lancet gebildete Kommission definiert als die Gesundheit menschlicher Zivilisationen wie auch der Natursysteme, von denen sie abhängen (Lancet Planetary Health Editorial 2017).

allem auf die politische Verantwortung der Regierungen. Doch diese können nur wirksam sein, wenn es auch zivilgesellschaftliches Engagement (Whole-of-Society-Ansatz) gibt. Erst durch das Zusammenwirken beider Ansätze wird ermöglicht, dass die Prinzipien von Health in All Policies tatsächlich in den Lebenswelten der Menschen wirken und somit der konkrete Alltag über gesundheitsfördernde Rahmenbedingungen… auf Gesundheit und Wohlbefinden ausgerichtet wird." (Geene et al. 2019, S. 3).

Zweifel, dass diese Strategie die richtige ist, gibt es kaum noch. Aber es gibt dennoch viel zu tun: Auf allen politischen Ebenen braucht das Prinzip mehr Anerkennung und rechtliche Verankerung. In der Praxis müssen wir aus guten Beispielen lernen und weiter experimentieren, um geeignete Wege zu finden, das konkret Notwendige – vor Ort und überregional bis hin zur internationalen Ebene – im Sinne einer gesamtgesellschaftlichen Anstrengung umzusetzen und zu verbreiten.

Literatur

Baum, F., Lawless, A., Delany, T., et al. (2014). Evaluation of health in all policies. Concept, theory and application. *Health Promotion International, 29*(S1), i130-142. https://doi.org/10.1093/heapro/dau032.

Bertelsmann Stiftung (o.J.). Die Agenda 2030. Gütersloh. https://sdg-portal.de/agenda. Zugegriffen: 7. Jan. 2020.

Böhme, C. & Stender, K.P. (2015). Gesundheitsförderung und Gesunde/Soziale Stadt/Kommunalpolitische Perspektive. In BZgA (Hrsg.), *Leitbegriffe der Gesundheitsförderung und Prävention. Glossar zu Konzepten, Strategien und Methoden in der Gesundheitsförderung (Online-Version)*. https://doi.org/10.17623/BZGA:224-i043-1.0.

Delaney, F. G. (1994). Muddling through the middle ground: theoretical concerns in intersectoral collaboration and health promotion. *Health Promotion International, 9*(3), 217–225.

Dye, C. (2018). Health and economic development. Expanded health systems for sustainable development. Advance transformative research for the 2030 agenda. *Science, 359*(6382), 1337–1339.

EU (Europäische Union). (1992). Vertrag über die europäische Union. Luxemburg: Amt für amtliche Veröffentlichungen der Europäischen Gemeinschaften. https://europa.eu/european-union/sites/europaeu/files/docs/body/treaty_on_european_union_de.pdf. Zugegriffen: 7. Jan. 2020.

EU (Europäische Union). (2002). Aktionsprogramm der Gemeinschaft im Bereich der öffentlichen Gesundheit (2003–2008). https://eur-lex.europa.eu/legal-content/DE/TXT/?uri=LEGISSUM%3Ac11503b. Zugegriffen: 7. Jan. 2020.

European Commission (2007). White paper together for health: A strategic approach for the EU 2008–2013. Brüssel. https://publications.europa.eu/en/publication-detail/-/publication/34f74e87-1c26-428f-ade3-b0225e1b7061/language-en. Zugegriffen: 7. Jan. 2020.

Evers, A., Farrant, W., & Trojan, A. (Hrsg.). (1990). *Healthy public policies at the local level*. Campus: Frankfurt a. M.

Fehr, R., & Hornberg, C. (Hrsg.). (2018). *Stadt der Zukunft – Gesund und nachhaltig. Brückenbau zwischen Disziplinen und Sektoren*. München: Oekom-Verlag.

Fehr, R., & Trojan, A. (Hrsg.). (2018). *Nachhaltige StadtGesundheit Hamburg. Bestandsaufnahme und Perspektiven*. München: Oekom-Verlag.

Geene, R., Gerhardus, A., Grossmann, B., Kuhn, J., Kurth, B. M., Moebus, S., von Philipsborn, P., Pospiech, S., & Matusall, S. (2019). *Health in All Policies – Entwicklungen, Schwerpunkte und Umsetzungsstrategien für Deutschland*. Berlin: AG des Zukunftsforums Public Health. https://zukunftsforum-public-health.de/health-in-all-policies. Zugegriffen: 7. Jan. 2020.

Göpel, E. & Gesundheitsakademie e.V. (Hrsg.). (2010). *Nachhaltige Gesundheitsförderung. Gesundheit gemeinsam gestalten*. Bd. 4. Frankfurt a. M.: Mabuse.

Hancock, T. (1982). Beyond health care: Creating a healthier future. *The Futurist, 16*(4), 4–13.

Hancock, T. (1990). Developing healthy public policy at the local level. In A. Evers, W. Farrant, & A. Trojan (Hrsg.), *Healthy public policies at the local level* (S. 7–11). Frankfurt a. M.: Campus.

Health Ministerial Delegations of E.U. Member States. (2007). Draft Declaration on „Health in All Policies", Rome, 18 December 2007. https://ec.europa.eu/health/ph_projects/2003/action1/docs/2003_1_20_a3h_frep_en.pdf. Zugegriffen: 7. Jan. 2020.

Howard, R. & Gunther, S. (2012). Health in all policies: An EU literature review 2006–2011 and interview with key stakeholders. https://chrodis.eu/wp-content/uploads/2015/04/HiAP-Final-Report.pdf. Zugegriffen: 7. Jan. 2020.

Kaba-Schönstein, L. (2017). Gesundheitsförderung 4: Europäische Union. In BZgA (Hrsg.), *Leitbegriffe der Gesundheitsförderung und Prävention. Glossar zu Konzepten, Strategien und Methoden in der Gesundheitsförderung (Online-Version)*. https://doi.org/10.17623/BZGA:224-i03.

Kaba-Schönstein, L. (2018a). Gesundheitsförderung 2: Entwicklung vor Ottawa 1986. In BZgA (Hrsg.), *Leitbegriffe der Gesundheitsförderung und Prävention. Glossar zu Konzepten, Strategien und Methoden in der Gesundheitsförderung (Online-Version)*. https://doi.org/10.17623/BZGA:224-i034-1.0.

Kaba-Schönstein, L. (2018b). Gesundheitsförderung 3: Entwicklung nach Ottawa. In BZgA (Hrsg.), *Leitbegriffe der Gesundheitsförderung und Prävention. Glossar zu Konzepten, Strategien und Methoden in der Gesundheitsförderung (Online-Version)*. https://doi.org/10.17623/BZGA:224-i035-1.

Kickbusch, I. (2010). Health in All Policies: the evolution of the concept of horizontal governance. In I. Kickbusch & K. Buckett (Hrsg.), *Implementing Health in All Policies Adelaide 2010* (S. 11–23). Adelaide: Department of Health, Government of South Australia.

Kickbusch, I., & Buckett, K. (2010). Introduction – Health in all policies: the evolution. In I. Kickbusch & K. Buckett (Hrsg.), *Implementing Health in All Policies. Adelaide 2010* (S. 3–7). Adelaide: Department of Health, Government of South Australia.

Kickbusch, I. & Buckett, K. (Hrsg.). (2010a). *Implementing Health in All Policies. Adelaide 2010*. Adelaide: Department of Health, Government of South Australia.

Kickbusch, I., Draper, R., & O'Neill, M. (1990). Healthy Public Policy: A strategy to implement the Health for All philosophy at various governmental levels. In A. Evers, W. Farrant, & A. Trojan (Hrsg.), *Healthy Public Policies at the Local Level* (S. 1–6). Frankfurt a. M.: Campus.

Köckler, H., & Fehr, R., et al. (2018). Health in All Policies. Gesundheit als integrales Thema von Stadtplanung und -entwicklung. In S. Baumgart, H. Köckler, & A. Ritzinger (Hrsg.), *Planung für gesundheitsfördernde Städte* (S. 70–86). Hannover: Forschungsberichte der ARL.

Lahtinen, E., Leppo, K., Olilla, E., Stahl, T., & Wismar, M. (Hrsg.). (2006). Health in all policies: Prospects and potentials. Helsinki: Ministry of Social Affairs and Health and European Observatory on Health Systems and Policies.

Lancet Planetary Health Editorial. (2017). Welcome to The Lancet Planetary Health. https://www.thelancet.com/journals/lanplh/article/PIIS2542-5196(17)30013-X/fulltext. Zugegriffen: 7. Jan. 2020.

Leppo, K., & Ollila, E. (2013). *Health in All Policies: Seizing Opportunities, implementing policies*. Helsinki: Ministry of Social Affairs and Health, Finland.

McQueen, D., Wismar, M., Lin, V., Jones, C. M., & Davies, M. (2012). Intersectoral governance for health in all policies: Structures, actions and experiences. https://www.euro.who.int/__data/assets/pdf_file/0005/171707/Intersectoral-governance-for-health-in-all-policies.pdf?ua=1. Zugegriffen: 7. Jan. 2020.

Milio, N. (1978). *Promoting Health through Public Policy*. Philadelphia: F.A. Davis.

Nutbeam, D. (1994). Inter-sectoral action for health: making it work. *Health Promotion International, 9*(3), 143–144.

Richter-Kornweitz, A., Holz, G. & Kilian, H. (2017). Präventionskette. Integrierte kommunale Gesundheitsstrategie. In BZgA (Hrsg.), *Leitbegriffe der Gesundheitsförderung und Prävention. Glossar zu Konzepten, Strategien und Methoden in der Gesundheitsförderung (Online-Version)*. https://doi.org/10.17623/BZGA:224-i093-1.0.

Rudolph, L., Caplan, J., Ben-Moshe, K., & Dillon, L. (2013). *Health in all policies: A Guide for State and Local Governments*. Washington, DC: American Public Health Association/Public Health Institute.

Schwartz, F.W. (1973). *Idee und Konzeption der frühen territorialstaatlichen Gesundheitspflege in Deutschland ("Medizinische Polizei") in der ärztlichen und staatswissenschaftlichen Fachliteratur des 16.–18. Jahrhunderts*. Inaugural-Dissertation, Johann Wolfgang Goethe-Universität Frankfurt a. M.

St. Pierre, L. (2009). Governance tools and framework for health in all policies. https://www.ci.richmond.ca.us/DocumentCenter/View/9047/Finland_Governance_tools_and_framework_HIAP?bidId=. Zugegriffen: 7. Jan. 2020.

Trojan, A. (2015). Nachhaltigkeit und nachhaltige Gesundheitsförderung. In BZgA (Hrsg.), *Leitbegriffe der Gesundheitsförderung und Prävention. Glossar zu Konzepten, Strategien und Methoden in der Gesundheitsförderung (Online-Version)*. https://doi.org/10.17623/BZGA:224-i079-1.0.

Trojan, A., & Legewie, H. (2001). *Nachhaltige Gesundheit und Entwicklung. Leitbilder, Politik und Praxis der Gestaltung gesundheitsförderlicher Umwelt- und Lebensbedingungen*. Frankfurt: VAS.

UNDP (United Nations Development Programme). (1997). *Governance and Sustainable Human Development*. New York/Oxford. https://hdr.undp.org/sites/default/files/reports/258/hdr_1997_en_complete_nostats.pdf. Zugegriffen: 7. Jan. 2020.

WHO (World Health Organization). (1978). Erklärung von Alma-Ata. https://www.euro.who.int/__data/assets/pdf_file/0017/132218/e93944G.pdf. Zugegriffen: 7. Jan. 2020.

WHO (World Health Organization). (1986–2016). 1.--9. Welt-Gesundheitskonferenz. https://www.who.int/healthpromotion/conferences. Zugegriffen: 7. Jan. 2020.

WHO (World Health Organization). (1999). GESUNDHEIT21 – Das Rahmenkonzept „Gesundheit für Alle" für die Europäische Region der WHO. Kopenhagen: WHO. https://www.euro.who.int/de/publications/abstracts/health21-the-health-for-all-policy-framework-for-the-who-european-region. Zugegriffen: 7. Jan. 2020.

WHO (World Health Organization). (2005). Das Rahmenkonzept „Gesundheit für Alle" für die Europäische Region der WHO: Aktualisierung 2005. Kopenhagen: WHO. https://www.euro.who.int/de/publications/abstracts/health-for-all-policy-framework-for-the-who-european-region-the-2005-update. Zugegriffen: 7. Jan. 2020.

WHO (World Health Organization). (2010). Adelaide statement on health in all policies. Moving towards a shared governance for health and well-being. Adelaide: Government of South Australia. https://www.who.int/social_determinants/hiap_statement_who_sa_final.pdf. Zugegriffen: 7. Jan. 2020.

WHO (World Health Organization). (2013a). Gesundheit 2020. Rahmenkonzept und Strategie der Europäischen Region für das 21. Jahrhundert. Kopenhagen: WHO. https://www.euro.who.int/

de/health-topics/health-policy/health-2020-the-european-policy-for-health-and-well-being/publications/2013/health-2020.-a-european-policy-framework-and-strategy-for-the-21st-century-2013. Zugegriffen: 7. Jan. 2020.
WHO (World Health Organization). (2013b). Demonstrating a health in all policies analytic framework for learning from experiences: based on literature reviews from Africa, South-East Asia and the Western Pacific. https://apps.who.int/iris/bitstream/handle/10665/104083/9789241506274_eng.pdf?sequence=1. Zugegriffen: 7. Jan. 2020.
WHO. (2014). Health in all policies: Helsinki statement. Framework for country action. https://www.ngos4healthpromotion.net/wordpressa4hp/wp-content/uploads/2016/11/helsinki.pdf. Zugegriffen: 7. Jan. 2020.
WHO. (2015). Health in all policies: Training manual. Genf: WHO. https://www.who.int/social_determinants/publications/9789241507981/en. Zugegriffen: 7. Jan. 2020.
WHO. (2016). Glossary: Whole-of-government, whole-of-Society, health in all policies, and multisectoral. https://www.who.int/global-coordination-mechanism/dialogues/glossary-whole-of-govt-multisectoral.pdf. Zugegriffen: 7. Jan. 2020.
WHO. (2017). Statement Adelaide II. Outcome Statement from the 2017 International Conference Health in All Policies: Progressing the Sustainable Development Goals Implementing the Sustainable Development Agenda through good governance for health and wellbeing: building on the experience of Health in All Policies. https://www.who.int/social_determinants/SDH-adelaide-statement-2017.pdf?ua=1. Zugegriffen: 7. Jan. 2020.
Wismar, M., & Ernst, K. (2010). Health in All Policies in Europe. In I. Kickbusch & K. Buckett (Hrsg.), *Implementing Health in All Policies* (S. 53–64). Adelaide: Department of Health, Government of South Australia.

Alf Trojan Prof. Dr. med., Dr. phil., MSc. (Lond.), war am Universitätsklinikum Hamburg-Eppendorf Direktor des Instituts für Medizinische Soziologie. Er ist derzeit Redaktionsleiter der von der BZgA herausgegebenen "Leitbegriffe der Gesundheitsförderung und Prävention". Seine Arbeitsschwerpunkte sind Gesundheitsförderung und Selbsthilfefreundlichkeit im Gesundheitswesen.

Health in All Policies – Internationale Entwicklungen, Umsetzungsbeispiele und Perspektiven für Deutschland

Raimund Geene

1 Einleitung

Die Förderung der Gesundheit ist eine gesamtgesellschaftliche Aufgabe, die in allen Politikfeldern berücksichtigt werden soll – so die Kernaussage des Konzepts „Health in All Policies" (HiAP). Zur Umsetzung ist eine „Doppelstrategie" von regierungspolitischen und gesellschaftlichen Ansätzen („Whole-of-Government-" und „Whole-of-Society-Approach") vorgesehen, die sich ergänzen und gegenseitig verstärken sollen, um Gesundheit als Thema in allen Politiken zu verankern.

Die Erkenntnisse über die sozialen sowie umweltbezogenen Determinanten von Gesundheit und Krankheit und die Veränderungen des Krankheitsspektrums von akuten zu chronisch-degenerativen Erkrankungen erforderten ein neues und übergreifendes Verständnis von Public Health („New Public Health"). Dieses neue Verständnis wurde erstmals in der Ottawa-Charta (WHO 1986) mit dem Konzept der Gesundheitsförderung formuliert. Dort wurde, in Weiterentwicklung des Konzepts des Primary Health Care („Primäre Gesundheitsversorgung" der Alma Ata-Konferenz der WHO 1977 mit der Strategie intersektoraler Aktionen) Gesundheitsfördernde Gesamtpolitik als erstes Handlungsfeld der Gesundheitsförderung benannt (Kickbusch 2010). Die Ottawa-Charta nennt als „grundlegende Bedingungen und konstituierende Momente von Gesundheit" Frieden an erster Stelle, gefolgt von einem Verweis auf die sozialen Determinanten und einem ausdrücklichen Bekenntnis für „ein stabiles Öko-System, eine sorgfältige Verwendung vorhandener Naturressourcen, soziale Gerechtigkeit und Chancengleichheit" (WHO 1986), wobei „jede Verbesserung des Gesundheitszustandes (…) zwangsläufig fest an diese Grundvoraussetzungen gebunden" sei (ebd.).

R. Geene (✉)
ASH, Berlin School of Public Health, Berlin, Deutschland
E-Mail: raimund.geene@charite.de

Gesundheit als Menschenrecht erfordert in diesem Sinne Chancengerechtigkeit und einen umfassenden und nachhaltigen Zugang nicht nur zu medizinischer Versorgung, sondern auch zu gesunden Lebenswelten und Lebensverhältnissen (ebd.).

HiAP wurde in Konkretisierung des ersten Handlungsfelds der Ottawa-Charta – gesundheitsfördernde Gesamtpolitik – über die finnische Ratspräsidentschaft 2006 zum europäischen und durch die Helsinki-Konferenz der WHO 2013 zum internationalen Leitbild einer nachhaltigen Gesundheitspolitik (siehe dazu den Beitrag von Trojan in diesem Band). Wichtig ist dabei die Erkenntnis, dass „öffentliche Gesundheit primär eine gesellschaftliche Verpflichtung [ist, und] keine berufsgruppenspezifische", wie Kuhn (2019, S. 61) darlegt. In diesem Sinne bewertet er HiAP als „programmatisch-gestalterische[n] Reflex" zur Umsetzung dieser gesellschaftlichen Aufgabe.

2 Notwendigkeit, Potenziale und Limitationen von HiAP

Die empirischen Erkenntnisse über die sozialen Einflussfaktoren von Gesundheit und Krankheit belegen eindrücklich, wie wichtig ein gesamtgesellschaftlicher Ansatz ist. Die, in den meisten westlichen Industrieländern umfassend ausgebaute, kurative Versorgung setzt zu spät an, sie kann nur Symptome bekämpfen, statt „stromaufwärts" (Rosenbrock 2001) der Entstehung von Krankheit entgegenzuwirken. Aus Public Health-Perspektive zeigen sich dabei im Gesundheitswesen deutliche Fehlentwicklungen: durch die Dominanz der kurativen Medizin kommt es zu einer Überbetonung individueller und Vernachlässigung kollektiver Gesundheitschancen, etwa durch primäre Prävention. Aber auch innerhalb der Prävention dominieren in der Praxis individualisierte Sichtweisen, weil sie die vermeintlich praktikableren Methoden der auf den Einzelnen gerichteten Verhaltensprävention vorhalten, während die komplexeren Anforderungen der Verhältnisprävention oft gemieden werden (Kühn et al. 2009; Kuhn et al. 2012; De Bock et al. 2018).

Zudem verlagert sich das Krankheitsspektrum kontinuierlich ansteigend in Richtung chronisch-degenerativer Erkrankungen, für die nur Linderung, aber keine Heilung möglich ist. Wie sehr dies sozial ungleich verteilt wird, macht auch der demographische Wandel mit einer älter werdenden Bevölkerung deutlich. Hier ist der Unterschied nicht nur in der gesamten Lebenserwartung, sondern auch in der Anzahl beschwerdefreier Jahre eklatant. Folgend dem Konzept von Fries (2005, 2016) gilt hier die Krankheitskompression („Compression of Morbidity") als Gebot, nach dem die Anzahl beschwerdefreier Jahre noch stärker steigt als die Gesamtlebenserwartung („Add life to years, not just years to live", Ekerdt et al. 2017, S. 43), um auch bei einer älter werdenden Bevölkerung Belastungssenkungen und Gesundheitsgewinne zu ermöglichen. Doch gerade durch dieses Wirkprinzip steigt die soziale Ungleichheit weiter, weil sich Kompressionsgewinne sozial staffeln (Fries 2016).

Gesundheit in den Mittelpunkt des Handelns zu stellen, liegt aber auch ganz grundsätzlich im Mainstream gesellschaftlicher Entwicklung und geht einher mit Individualisierungsprozessen, in denen der jederzeit fitte und einsatzbereite Mensch in Arbeitsprozessen wie im (Freizeit-)Konsum propagiert wird, einhergehend mit entsprechenden Selbstbildern und universellen Ansprüchen auf Gesundheit und Wohlbefinden (Kickbusch und Hartung 2014; Schmidt 2018). Solche Fremd- und Selbstoptimierungsstrategien durchdringen jede Lebensphase und entsprechend auch jeden Politikbereich mit dem Postulat der jeweils gesunden Option.

Weil Gesundheit universell gedacht werden kann (im Sinne von „Ohne Gesundheit ist alles nichts"), kommt dem Gesundheitsbegriff der strategische Aspekt eine besondere Bündnisfähigkeit zu. Kaum ein Begriff ist derart konsensstiftend, und tatsächlich finden sich in Fragen großer gesellschaftlicher Bewegungen (sei es für Frieden, Umwelt oder Gerechtigkeit), zum Teil implizit, zumeist aber durchaus explizit Argumentationen für Gesundheit (Hildebrandt 1992; Geene et al. 2005; Bittlingmayer 2011). Diese umfassende Legitimation und Anschlussfähigkeit des Gesundheitsbegriffs verweist zugleich auf seine ethischen Limitationen und Problematiken. Die Sorge ist in anderen Politikfeldern teilweise groß, dass Gesundheit zu einem „Catch-all-Term" werden könne und als „Totschlagargument" genutzt werde. Andere Politikfelder folgen ihren jeweils eigenen Paradigmen, mit denen zwar zum Teil die Krankheitsorientierung (im Sinne der Vermeidung unmittelbarer Gefahren, wie Gefahrenabwehr, Brandschutz etc.), kaum jedoch die Gesundheitsorientierung kompatibel ist. Oft wird sich sogar gesundheitsbezogenen Argumenten explizit widersetzt, etwa wenn diese als moralisierend oder freiheitsbeschränkend (Bsp. Tempolimits, Tabakwerbebeschränkungen) kritisiert werden.

Auch wenn viele Vorbehalte interessengeleitet sind – im Bereich der Rauchverbote z. B. durch die Tabakindustrie – liegt ein wichtiger inhaltlicher Kern in dieser latenten Abwehr. Eine Ideologisierung von Gesundheit als „Healthismus", wie es Hagen Kühn (1993) am Beispiel US-amerikanischer Präventionspolitik verdeutlichte, kann durchaus auch dazu führen, dass Gesundheit als Distinktionsmerkmal sozial Privilegierter etabliert wird. Dies kann eine weitere Stigmatisierung von Belasteten und Kranken zur Folge haben, was wiederum zu einer Verstärkung sozialer Ungleichheit und Belastungen führt (vgl. auch Gardemann 2012). So kann sich der Blick z. B. auf Suchterkrankungen oder auf Adipositas dahin gehend verändern, dass darin weniger das gesundheitliche Problem gesehen wird als vielmehr Charaktereigenschaften Erkrankter mit vordergründigen und vermeintlich einfachen verhaltensbezogenen Antworten zur „Lösung" der Erkrankungen. Insbesondere in Deutschland muss dies mit höchster Aufmerksamkeit verfolgt werden, denn die Politik von Sozialhygiene und Volksgesundheit ist in der ersten Hälfte des 20. Jahrhundert stufenweise zu einer Politik der Rassenhygiene mutiert, die schließlich im Nationalsozialismus als Legitimation von Massenmorden beispielsweise an Menschen mit Behinderungen (als „Euthanasie" beschönigt) führte (Aly 2013).

Nach dieser einführenden Dimensionierung von Potenzialen und Limitationen soll im nächsten Kapitel über Programme und Modellprojekte in verschiedenen Ländern ein Blick auf die Praxis von HiAP gerichtet werden.

3 Internationale Konzepte und Modelle

International gibt es vor allem in Ländern mit staatlichen Gesundheitssystemen zahlreiche Anwendungsbeispiele für HiAP. Dabei gilt das bereits seit 1972 entwickelte Nordkarelien-Projekt (Melkas 2013) als ältestes Beispiel für eine HiAP-Implementierung. Nordkarelien ist eine strukturschwache finnische Region, in der zur Beseitigung bestehender Versorgungslücken ein komplexes Maßnahmenbündel mit gesetzlichen und finanziellen Anreizen für intersektorale Zusammenarbeit entwickelt wurde mit dem Ziel, Herz-Kreislauf-Erkrankungen und die damit verbundene Mortalität zu senken. Im Ergebnis konnten gesundheitliche Parameter wie koronare Herzkrankheiten und Säuglingssterblichkeit deutlich reduziert werden. Nordkarelien gilt daher als Erfolgsmodell und wird von der finnischen Regierung als Prototyp einer modernen Sozial- und Gesundheitspolitik propagiert. Hervorzuheben ist hier jedoch, dass das finnische Gesundheitssystem weitere Strukturmerkmale, wie zum Beispiel eine zentrale Steuerung und ein umfassendes Primärversorgungssystem mit stark verhältnispräventiver Ausrichtung (z. B. akademisierte Pflegekräfte in Betrieben, Schulen sowie auf Kommunalebene), aufweist, die eine erfolgreiche Umsetzung begünstigen. Diese stehen im Einklang mit dem Grundprinzip des „Primary Health Care", das die WHO 1977 in der Alma-Ata-Deklaration mit der Priorisierung niedrigschwelliger Versorgung skizziert hat. Die Deklaration bezog sich ursprünglich vor allem auf Gesundheitsversorgung in sog. „Entwicklungsländern", gilt aber heute als Vorläufer des noch stärker generalisierten Konzepts der Gesundheitsförderung gemäß der Ottawa-Charta (Hone et al. 2018).

Während das Nordkarelien-Projekt noch stark an Aspekten der Krankheitsversorgung ausgerichtet ist, orientieren sich spätere Konzepte mehr an Gesundheitsförderung. Ein Beispiel hierfür ist das neuseeländische Modell des „Wellbeing Budget". Dieses ist nicht aus dem Gesundheitswesen heraus entwickelt worden, sondern im Zuge zunächst volkswirtschaftlicher Diskurse zur adäquaten Messung von Wohlfahrt entstanden. Wohlfahrtsveränderungen sollten nicht mehr nur mit rein ökonomischen Kennziffern wie dem Wirtschaftswachstum gemessen werden, sondern mittels umfassenderer Kriterien des Wohlbefindens der Bevölkerung. Dazu wurden Indikatoren zur Analyse von Human-, Sozial-, Finanz- und Naturkapital der neuseeländischen Gesellschaft entwickelt. 2019 legte die neuseeländische Regierung dieses „Wellbeing Budget" erstmals ihrem Jahreshaushalt zu Grunde. Mit dem Schwerpunkt des intergenerationellen Wohlbefindens wurden hier insbesondere Maßnahmen gegen Kinderarmut initiiert, die jährlich an Fragen von (kurzfristiger) Zielerreichung, Nachhaltigkeit und ressortübergreifender Zusammenarbeit entlang des Indikatorenansatzes gemessen werden sollen (Dalziel 2019).

Stärker kommunal ausgerichtet ist der „Norwegian Public Health Act" von 2012. Durch dieses Gesetz wurden flächendeckend kommunale Koordinationsstellen eingerichtet, die jeweils direkt bei der Leitung der Kommunalverwaltung angesiedelt sind. Ziel ist der Aufbau von spezifischen HiAP-Strategien in jeder Kommune. Die

Koordinationsstellen entwickeln dazu in breiten Abstimmungsprozessen integrierte regionale Konzepte und steuern deren Umsetzung (Fosse und Helgesen 2017). Evaluationsergebnisse zeigen dabei Erfolge u. a. in der Verringerung gesundheitlicher Ungleichheit seit Einführung des Gesetzes insbesondere in solchen Kommunen, in denen die Ansiedlung bei der Verwaltungsspitze gelungen ist und der Prozess durch kontinuierliche Gesundheitsberichterstattung flankiert wird (Hagen et al. 2018).

Im australischen Bundesstaat South Australia wird seit 2008 mit „SA Health" ein von der WHO eng begleitetes und evaluiertes HiAP-Modell aufgelegt, das international als beispielgebend gilt (Kickbusch 2010). Hier wurde in einem breiten Bündnis eine gemeinsame Strategie („cross-government and community strategic plan") mit sechs Handlungsfeldern und 98 Gesundheitszielen vereinbart (Wismar und Ernst 2010). Im Mittelpunkt stehen dabei die sozialen Determinanten der Gesundheit sowie Fragen der Beteiligung/Partizipation, Mechanismen, Verantwortlichkeiten und Transparenz sowie Prozessmonitoring und Finanzierung (Kickbusch 2010, S. 20). Basis ist ein explizites Mandat der politischen Führung, flankiert von Monitoring- und Mediationsmechanismen (Department of Health South Australia 2011, S. 39 f.). Die Konzeption und Implementierung der HiAP-Strategie in South Australia wurde wissenschaftlich eng begleitet (Baum et al. 2014) und bietet daher einige evaluierte Instrumente zur Umsetzung von HiAP-Konzepten (siehe unten).

Ein weiteres Beispiel für die Implementation von HiAP stellt das Programm der sogenannten „Marmot Cities" in England dar. Hier wurden seit 2013 die von dem britischen Epidemiologen Sir Michael Marmot, Vorsitzender der WHO-Kommission zu sozialen Determinanten, entwickelten „Marmot-Prinzipien" in sechs Modellkommunen in Großbritannien implementiert. Dabei geht es um Gesundheitsförderung in den einzelnen Lebensphasen (von Schwangerschaft über Kindheit und Jugend bis ins Erwachsenenalter), in den Lebenswelten (insb. Arbeitswelt und Kommune) sowie eine verhältnispräventive Ausrichtung auf gesunde Lebensstandards einschließlich eines umfassenden Ausbaus von Prävention (vgl. Wilkinson und Marmot 2004; Marmot 2015). Hier liegt u. a. ein umfassender Bericht zu einer erfolgreichen HiAP-Strategie in der Stadt Coventry vor, in der als Maßnahmen u. a. Förderung des Fahrradverkehrs, Einbindung von Mental-Health-Fachkräften in die Betreuung Obdachloser, Einbindung der Feuerwehr beim Erkennen von Demenz oder Vernachlässigung sowie Fokussierung auf die Entwicklungsmöglichkeiten von Kindern und Jugendlichen beschrieben werden (Coventry City Council 2018).

In Wales wurde 2015 ein „Well-being of Future Generations Act" beschlossen, durch den in Koordination von Public Health Wales eine breite Bürgerbeteiligung zur Umsetzung von sieben Zielen (1. prosperous, 2. resilient, 3. healthier, 4. more equal Wales, 5. Wales of cohesive communities, 6. of vibrant culture and thriving Welsh language und 7. globally responsible Wales) initiiert wurde. Dabei wurde sich auf fünf sog. Arbeitsprinzipien (1. Long-term thinking, 2. Integration, 3. Involvement, 4. Collaboration und 5. Prevention) und 46 Indikatoren für Fortschrittsberichte verständigt, die sich u. a. auf Reduktion von Kinderarmut, Frühgeburtlichkeit sowie Umweltbelastungen beziehen (Wheatherup 2019). Nach

Beschluss der britischen Regierung („Green Paper" 2019 mit expliziter Orientierung auf HiAP) sollen solche regionalen Ansätze zukünftig von einer landesweiten Initiative für Prävention unter Einbezug des Umwelt-, des Wirtschafts- und des Ernährungssektors flankiert werden (United Kingdom 2019).

Auch in den Niederlanden wird aktuell eine nationale HiAP-Strategie umgesetzt. Das Programm trägt den Titel „Alles is Gezondheid" (2020) und setzt den Whole-of-Society-Anspruch von HiAP konsequent um. Kern der Strategie sind die sogenannten „pledges" (dt. etwa: Versprechen), in dem die Unterzeichnenden auf freiwilliger Basis darstellen, welche Maßnahmen sie zur Verwirklichung der HiAP-Strategie ergreifen werden. Bislang haben mehr als 700 Organisationen, wie z. B. Unternehmen, Verbände, Sportvereine, Kommunen, ein solches „pledge" vorgelegt. Zudem wurden 14 regionale Netzwerke etabliert und mehrere thematische „Allianzen", zum Beispiel zu Kinderarmut, gegründet (Becker et al. 2017, 2018).

Weitere regionale und überregionale HiAP-Projekte werden u. a. aus Kanada (British Columbia), USA (Kalifornien) sowie Thailand (mit landesweit verbindlicher Einführung von Gesundheitsfolgenabschätzungen) berichtet[1].

Im Rahmen dieser vielfältigen HiAP-Umsetzungen wurden konkrete Instrumente entwickelt und erprobt. Diese reichen von eher allgemeinen Methoden des Monitorings wie Sozial- und Gesundheitsberichte über weitergehende Messungen entlang spezifischer Zielindikatoren oder auch angelehnt an die Global Burden of Diseases (GBD) bis hin zu konkreten Instrumenten etwa der Gesundheitsverfahrensabschätzungen (Health Technology Assessments, HTAs), Gesundheitsprozessanalysen (Health Lens Analysis, HLAs) oder auch Gesundheitsverträglichkeitsprüfungen (Health Impact Assessments, HIAs) (Köckler und Fehr 2018; siehe auch den Beitrag von Mekel in diesem Band). Tab. 1 zeigt im Überblick wesentliche Umsetzungsstrategien für HiAP, basierend auf der entsprechenden Auswertung und Ableitung von Handlungsempfehlungen für Deutschland durch die Arbeitsgruppe des Zukunftsforums Public Health (Geene et al. 2019). Von besonderer Bedeutung sind dabei die Strukturen der Meinungsbildung und der Zusammenarbeit, idealer Weise getragen über breite Formen der Bürgerbeteiligung, aber auch unterlegt mit konkreten Strukturmaßnahmen wie interministeriellen Gremien, Kooperationsplattformen, Abstimmungsrunden, Zielbeschlüssen oder auch Gesetzen. Hier ist ein Zusammenwirken vielfältiger Strukturen und Instrumente für komplexe Veränderungsprozesse notwendig (Kickbusch und Buckett 2010).

Inhaltlich zeigt sich, dass es für HiAP weniger das *eine* Schlüsselthema gibt, als vielmehr übergeordnete Prinzipien für gerechte, nachhaltige und zukunftsweisende Politiken. Hierzu gehören insbesondere die Stärkung von Chancengleichheit bzw. die Bekämpfung von sozialer Benachteiligung, Intersektoralität, Vernetzung und Nachhaltigkeit, Nutzerorientierung,

---

[1] Zum Überblick über verschiedene Initiativen vgl. Geene et al. 2019, ZfPH 2020 sowie das Schwerpunktheft „Health in All Policies" der Zeitschrift „Impulse für Gesundheitsförderung", Ausgabe 104, September 2019, www.gesundheit-nds.de/index.php/medien/impulse.

Tab. 1 Überblick zu Umsetzungsstrategien für HiAP (vgl. Geene et al. 2019)

• Ein explizites Bekenntnis der jeweiligen politischen Führung ist eine wesentliche Voraussetzung dafür, dass sich HiAP verbreiten kann. Kommunale HiAP-Strategien in Deutschland hängen maßgeblich von den jeweils politisch Verantwortlichen ab. Sie bedürfen einer Ermutigung und Unterstützung „von oben".
• „Whole of Society": Reichtum an Initiativen und Engagement, der durch eine entsprechende Bündelung noch weiter gestärkt zur Wirkung gebracht werden kann. Diese Bündelung und Stärkung ist v.a. eine Aufgabe politischer Entscheidungsträger*innen („Whole of Government").
• Nachhaltige Strukturen zur Bündelung in Erfahrungs- und Wissensplattformen mit Koordination und Zielorientierung.
Erforderlich ist (überregionale) Koordinierung sowie Stärkung intersektoraler Ansätze in den Kommunen und der Zivilgesellschaft, u.a.
• Förderprogramme
• Wissensplattform, Transparenz
• Forschungsförderung
• Wissenschaftsvernetzung
• Praxisaustausch
• Qualitätsentwicklung
Aktuell bedarf es dazu Anlaufstellen auf Landes- und Bundesebene (Public Health-Ministerien oder -Stabsstellen zur Koordination intersektoraler Gremien) sowie weiterführender Expertisen über die Breite des Feldes und ihrer Potenziale, etwa durch Formulierung entsprechender Aufgaben an Sachverständigenkommissionen (wie z.B. Kinder- und Jugendbericht, Armuts- und Reichtumsbericht, Pflegebericht, Wirtschaftsberichte), Enquete-Kommissionen oder Fachkommissionen von Verbänden und Stiftungen. Es sollte auch verstärkt werden durch verschiedene Handlungs- und Diskursformate, etwa Konferenzen, Runde Tische, Fachpublikationen sowie durch entsprechende Arbeitseinheiten wie etwa interministerielle Arbeitsgruppen, Allianzen/Bündnisse oder Aktionspläne.

Selbsthilfe, Empowerment und Ressourcenorientierung, d. h. ein an Wohlbefinden und Gesundheit (Salutogenese) statt Krankheit ausgerichtetes Gesundheitsverständnis (Wilkinson und Pickett 2010).

4 Kommunale und zivilgesellschaftliche Ansätze in Deutschland

Im bundesdeutschen Gesetz zur Stärkung von Gesundheitsförderung und Prävention (PrävG) vom 25.7.2015 sind wesentliche inhaltliche Anforderungen (Sozialagen- und Genderorientierung, Stärkung von Selbsthilfe- und Patientenorientierung, Ausrichtung auf Verhältnis- statt Verhaltensprävention) und Strukturelemente (gesetzlich normierte Zielformulierung, Gremien und Berichtswesen) prinzipiell breit aufgegriffen (siehe auch den Beitrag von Liedtke et al. in diesem Band). Sie kommen jedoch einerseits wegen der korporativen und föderalen Verstrickungen (wechselseitiges Zuschieben von Zuständigkeiten und Verantwortlichkeiten), andererseits wegen der Überlagerung durch wettbewerbliche Interessen der Krankenkassen nur wenig zum Tragen (Geene 2018; Walter 2018). Daher fordern auch die Akteure der Nationalen Präventionskonferenz eine übergreifende Strategie im Sinne von HiAP (Liedtke et al., in diesem Band).

Dazu gibt es in den Ländern und Kommunen schon einige Anknüpfungspunkte wie regionale oder überregionale Gesundheitskonferenzen, Förderprogramme oder, wenn auch nur vereinzelt, Präventions- und andere Fördergesetze wie Gesundheitsdienstgesetze der Länder oder beispielgebend das vom Berliner Abgeordnetenhaus beschlossene Aktionsprogramm Gesundheit. Es fehlt bislang jedoch an Vernetzung und gemeinsamer Stoßrichtung. Hier stellen sich in Deutschland, bedingt durch die besonderen föderalen und korporativen Gewaltenteilungen (Bund-Länder, Staat-Sozialversicherungen u. a.), besondere Herausforderungen an die „Doppelstrategie" von Government- und Society-Ansatz.

Die unmittelbare Zuständigkeit für gesunde Lebensverhältnisse (im Sinne von Daseinsvorsorge) und auch die konkreten Erfahrungen intersektoraler Ansätze liegen in den Kommunen, dort ergänzt und wesentlich getragen von zivilgesellschaftlichen Akteuren. Es gelingt den kommunalen Akteuren jedoch bislang nicht ausreichend, sich auf der überregionalen Ebene Gehör zu verschaffen und durch fördernde Rahmenbedingungen unterstützt zu werden (Walter und Volkenand 2017), sodass die Doppelstrategie von HiAP bislang noch zu wenig genutzt wird.

Auch wenn es in Deutschland bislang noch kaum langfristig dokumentierte und evaluierte Modellprojekte gibt, liegen zumindest Erkenntnisse aus der Forschung (u. a. Deutsche Herzkreislauf-Präventionsstudie, Präventionsforschung), von Verbänden und Sozialversicherungen (u. a. Nationale Präventionskonferenz) sowie vor allem aus der (kommunalen) Praxis vor. Im Rahmen integrierter Gesundheitsstrategien (u. a. Gesunde Städte-Netzwerk, Präventionsketten) vor Ort wird oft schon intensiv zusammengearbeitet. Beispielsweise aus Dresden, München-Freiham, Gelsenkirchen sowie insbesondere aus Dormagen, wo schon seit über 20 Jahren ein breites Netzwerk für Kindergesundheit als Präventionskette etabliert wurde (Sandvoss und Herrmann-Biert 2017), liegen ermutigende und lehrreiche Erfahrungsbeispiele vor, die zur Verbreitung genutzt werden können. Es fehlt ihnen jedoch insgesamt an Einbindung in überregionale Strategien, deren Bedeutung die internationalen Beispiele zeigen.

5 Viel „Society", wenig „Governance"

Das intersektorale Verständnis ist keineswegs eine Erfindung des Gesundheitsbereiches, vielmehr sind andere Politikbereiche wie etwa die kommunale Bau- und Stadtentwicklung, Bildungspolitik, Wirtschaftsförderung, Umwelt- oder regionale Familien- und Sozialpolitiken schon deutlich weiter. Im Zentrum steht dabei jeweils die kleinteilige, konkrete Zusammenarbeit vor Ort, nah an oder sogar partizipativ direkt mit Bewohner*innen entwickelt (ausführlich dazu: Geene et al. 2019, sowie die zahlreichen Darstellungen in diesem Band).

Diese kommunale und zivilgesellschaftliche Ausrichtung bietet gute Rahmenbedingungen für den Society-Part von HiAP. Es gibt viele Akteure, hohes zivilgesellschaftliches Engagement und breite kommunale Verankerung – tatsächlich ein „Schatz", eine enorme Ressource für HiAP in Deutschland. Gleichzeitig gibt es ein erhebliches Defizit bzw. Vakuum in der überregionalen Unterstützung, sodass Initiativen „von unten" oft an den gesetzlichen und allokativen Rahmenbedingungen „von oben" scheitern. Es fehlt an Bundeskoordinierung, und eine wesentliche Frage ist ungeklärt: Wer sind die Fürsprecher*innen für die Gesundheit der Bevölkerung, wer betreibt Advocacy und entwickelt eine Public Health-Strategie?

6 Windows of Opportunities

Punktuell waren in der Vergangenheit schon gesamtgesellschaftliche Innovationen erkennbar. Solche „Fenster der Möglichkeiten" (oder eben „Windows of Opportunities") gab es etwa in Folge der AIDS-Krise der 1980er- und 90er-Jahre, in der sich neue Konzepte von Gesundheitsförderung, Selbsthilfe und Solidarität entwickelten (Rosenbrock und Wright 2003). Auch ältere Beispiele wie die „Trimm-dich-Bewegung" der 1970er oder die in die 1960er-Jahre zurückweisenden abgestuften Verkehrssicherheitsprogramme haben übergreifende Politikansätze zusammengeführt. Auch der seit den 2000er-Jahren verstärkte Nichtraucherschutz und die Energiewende sowie die aktuelle Debatte um Klimaschutz (siehe hierzu den Beitrag von Köckler in diesem Band) zeigen auf, welche Möglichkeiten einer gesellschaftlichen Thematisierung bestehen und wie wichtig es dabei ist, kurzfristig notwendiges Handeln mit einer langfristigen und nachhaltigen Perspektive zu verknüpfen, wie sie HiAP anbietet.

Um solche Möglichkeitsfenster für eine nachhaltige, systematische Politik zu nutzen, wurde bereits 1992 das Konzept des „Sustainable Development" im Rahmen der Lokalen Agenda der UN-Umweltkonferenz in Rio de Janeiro entwickelt (Trojan und Legewie 2001), später weiterentwickelt zu den 17 Zielen für nachhaltige Entwicklung (Sustainable Development Goals, SDGs) als politische Zielsetzungen der Vereinten Nationen (UN), welche weltweit der Sicherung einer nachhaltigen Entwicklung auf ökonomischer, sozialer sowie ökologischer Ebene dienen sollen (Bundesregierung 2020).

7 Perspektiven für HiAP in Deutschland – Auf dem Weg zu einer Public Health-Strategie

Akteure aus Public Health-Wissenschaft und Praxis haben 2017 das Zukunftsforum Public Health als Kooperationsbündnis gegründet mit dem Ziel, einen solchen Prozess zu initiieren. So wurde im Januar 2020 durch das Zukunftsforum ein Fahrplan für eine Public Health- Strategie („Roadmap Public Health") skizziert (ZfPH 2020; siehe Tab. 2). Dieser orientiert sich an den zehn, von der WHO definierten prioritären Aufgabenfeldern

Tab. 2 Eckpunkte zur Entwicklung einer Public Health-Strategie für Deutschland (ZfPH 2020)

- Als Ausgangspunkte für eine deutsche Public Health-Strategie werden die zehn Public Health-Aktionsfelder (die „Essential Public Health Operations" (EPHOs)) genutzt, die 2012 bzw. 2015 durch die WHO vorgelegt und ausdifferenziert wurden. Die Analyse dieser Bereiche werden vom Zukunftsforum Public Health 2019-2022 unter Nutzung eines offenen Beteiligungsverfahrens ausgearbeitet. Im Ergebnis wird ein Fahrplan („Roadmap") zur Entwicklung einer Public Health-Strategie für Deutschland skizziert.

- Das Zukunftsforum Public Health ist ein offenes Arbeitsnetzwerk, das durch einen Steuerungskreis von ca. 30 Aktiven aus Wissenschaft und Praxis geleitet und durch eine Geschäftsstelle beim Robert Koch-Institut koordiniert wird. Hier werden Initiativen und Vorschläge zur Ausarbeitung und Ausgestaltung der Public Health-Strategie für Deutschland gebündelt und vernetzt.

Perspektiven dieser Public Health-Strategie für Deutschland:

- Entwicklung einer Gesundheitsstrategie (Public Health-Strategie) für Deutschland
– Folgend einer Bestandsaufnahme der EPHOs
– Orientiert an den sozialen und umweltbezogenen Determinanten
– Bezug nehmend auf die Nachhaltigkeitsstrategie der Bundesregierung
– Ausgerichtet auf einen mehrjährigen, dialogischen Prozess mit Zivilgesellschaft und Policymakern

Bestandteile einer Public Health-Strategie für Deutschland werden u.a. folgende Themen sein:

- Entwicklung einer Government-Strategie, die sich an der Society-Strategie orientiert, d.h.
– auch überregionale Förderung intersektoraler Zusammenarbeit
– Bundes- und Landespolitiken sollten so ausgerichtet werden, dass sie kommunale Aktivitäten stützen
– Society-Aktivitäten priorisieren, d.h. auch durch überregionale Förderungen ermöglichen und unterstützen
- Themenspezifische Schwerpunktsetzungen, insb. in den Bereichen
– Gesundheitsschutz einschließlich Umwelt-, Ernährungs-, Arbeits- und Patientensicherheit
– Gesundheitsförderung einschließlich Maßnahmen für gesundheitliche Chancengleichheit
– Krankheitsprävention einschließlich Früherkennung

sowie

– Gesundheitsberichterstattung, Krisenplanung, Fachkräftesicherung, Kommunikation, Forschungsförderung, Finanzierung und Governance
- Stärkung von Gesundheitszielen
– insb. auch ausgerichtet auf ein gesamtgesellschaftliches Zusammenwirken
– Einbezug entsprechender Gremien wie die Nationale Präventionskonferenz
– Verknüpft mit Gesundheitsberichten auf Bundes-, Landes- und kommunaler Ebene, unter Berücksichtigung sozialer, wirtschaftlicher und umweltbezogener Rahmenbedingungen
- Stärkung kommunaler Ansätze
– Förderung kommunaler Vernetzung über integrierte kommunale Konzepte/ Präventionsketten
– Förderung des öffentlichen Gesundheitswesens
– Förderung zur Weiterentwicklung gesundheitsförderlicher Lebenswelten
- Förderung von Innovation und Nachhaltigkeit
– Partizipation auf allen Ebenen der Gesundheitspolitik

(Fortsetzung)

Tab. 2 (Fortsetzung)

– Stärkung von Möglichkeiten zur Entwicklung neuer Lösungswege wie z.B. Präventionsforschung, Innovationsfonds, Verfügungsfonds etc.
• Stärkung und Zusammenführung gesundheitsökonomischer Instrumente, etwa
– Gesundheitsverfahrensabschätzungen (Health Technology Assessments)
– Gesundheitsverträglichkeitsprüfungen (Health Impact-Analysen)
– Gesundheitsökonomische Überblicksanalysen (global burden of diseases)

(Essential Public Health Operations, EPHOs) und zielt darauf, „mehr Gesundheit für alle" in der Praxis umzusetzen, d. h. durch ein gemeinsames abgestimmtes Vorgehen die Gesundheit der Menschen in Deutschland insgesamt zu verbessern. Durch ein breites Online-Beteiligungsverfahren soll die Roadmap bis 2021/22 weiterentwickelt werden. Ziel der Roadmap ist es, einen Impuls zur Entwicklung von Public Health-Strategien in Deutschland zu setzen, für die es dann aber zunächst eines Beteiligungs- und Verbreitungskonzepts und eines formalen Auftrags (durch Bundes- oder Landesparlamente oder -regierungen) bedarf.

Die Ausarbeitung von überregionalen, aber auch kommunalen Gesundheitsstrategien in den Bundesländern, wie sie im Land Bremen bereits beispielgebend entwickelt wird, werden die nächsten Schritte auf dem Weg für Health in All Policies in Deutschland sein.

In diesem Prozess zeigt sich aber auch ein Dilemma: Politische Agenden formulieren sich zumeist aus alarmierenden Ereignissen, beispielsweise Skandalen, aber auch der Sorge vor Epidemien oder anderen Katastrophen. Strukturelle Dringlichkeiten haben es hingegen schwer, und selbst gravierenden Belastungen wie Kinderarmut haftet eine scheinbar unveränderbare, übergesetzliche „Naturgegebenheit" an.

Eine HiAP-Strategie muss aber genau an diesen sozialen Determinanten von Gesundheit ansetzen. Eine Verknüpfung mit skandalisierten Themen – aktuell insbesondere die Klimadebatte oder auch die Infektionsepidemiologie wie in der Covid-Pandemie – ist dabei einerseits nützlich, weil es die Notwendigkeit einer langfristigen Strategie im Sinne von HiAP unterstreicht. Es kann andererseits jedoch auch irreführend sein, weil HiAP nicht funktional auf Beseitigung von Problemen (im Sinne der Pathogenese) gerichtet ist, sondern vielmehr auf gesundheitsgerechte Gestaltung (im Sinne der Salutogenese) und dabei eines übergreifenden Verständnisses von Gesundheitsförderung bedarf[2].

Die Ausrichtung auf Gesundheitsförderung stellt sich in Deutschland als zentrale Herausforderung, ist doch der Public Health-Sektor – noch stärker als bei Ländern mit

---

[2]Dies berührt eine grundsätzliche Frage der Verortung von Public Health, das – abgesehen von Fragen des Infektionsschutzes – in aller Regel nicht in der Sprache des Alarmismus argumentiert, die für Agenda-Setting in der Medien- bzw. „Erregungsdemokratie" so notwendig erscheint (vgl. dazu ausführlich Geene et al. 2013).

staatlichem Gesundheitssystem – eher schwach aufgestellt. Entsprechend begründen die bundesdeutschen Leitprinzipien von Föderalismus und Korporatismus bislang ein deutliches Defizit an überregionaler Public Health-Governance.

Föderalismus und Korporatismus bieten aber gleichzeitig Chancen für Vielfalt, wenn sie durch eine zentral eingerichtete und gut aufgestellte Koordination genutzt und verstärkt werden. Dies betrifft insbesondere die Bundesebene, aber auch die Bundesländer, die gemäß konkurrierender Gesetzgebung in Deutschland vorrangig für Fragen der öffentlichen Gesundheit zuständig sind.

Hier sollten Bundes- und Landespolitik die Erfahrungen von regionaler und nichtstaatlicher Lösungskompetenz (etwa aus Wohlfahrt, Vereinen, Selbsthilfe) aufgreifen und stützen, orientiert an den inhaltlichen Ansätzen von HiAP, mithilfe entwickelter HiAP-Instrumente und gemeinsam vereinbart im Rahmen einer Public Health-Strategie als gesundheitspolitisches Leitkonzept für Deutschland.

Literatur

Alles is Gezondheid. (2020). All about Health. Online unter: https://www.allesisgezondheid.nl/english. Zugegriffen: 23. Feb. 2020.

Aly, G. (2013). *Die Belasteten: "Euthanasie" 1939–1945. Eine Gesellschaftsgeschichte*. Frankfurt: Fischer.

Baum, F., Lawless, A., Delany, T., et al. (2014). Evaluation of Health in All Policies. Concept, Theory and Application. *Health Promotion International, 29*(S1), 130–142. https://doi.org/10.1093/heapro/dau032.

Bekker, M., Helderman, J. K., Jansen, M., et al. (2017). The conditions and contributions of 'Whole of Society' governance in the Dutch 'All about Health…' programme. In S. L. Greer, M. Wismar, G. Pastorino, & M. Kosinska (Hrsg.), *Civil society and health: Contributions and potential* (S. 158–180). WHO Regional Office for Europe: Copenhagen.

Bekker, M. P. M., Mays, N., Kees Helderman, J., et al. (2018). Comparative institutional analysis for public health: Governing voluntary collaborative agreements for public health in England and the Netherlands. *European Journal of Public Health, 28*(suppl_3), 19–25.

Bittlingmayer, U. H. (2011). Die Speerspitze einer neuen sozialen Bewegung. Public Health und das Verhältnis von Gesundheit und Gesellschaft. *Dr. med. Mabuse, 191*, 61–65.

Bundesregierung. (2020). Wege zu mehr Nachhaltigkeit – Agenda 2020. Online unter: https://www.bundesregierung.de/breg-de/themen/nachhaltigkeitspolitik/agenda-2030-die-17-ziele. Zugegriffen: 23. Feb. 2020.

Coventry City Council. (2018). Health Inequalities in Coventry. A Summary. www.coventry.gov.uk/download/downloads/id/27141/health_inequalities_in_coventry_-_a_summary.pdf. Zugegriffen: 23. Feb. 2020.

Dalziel P. (2019). Wellbeing Economics in New Zealand. In Landesvereinigung für Gesundheit und Akademie für Sozialmedizin Niedersachsen e.V. (Hrsg.), *Where there's a will, there's… - Health in All Policies, international examples. Impulse für Gesundheitsförderung", 104, September 2019*, S. 6–7. https://www.gesundheit-nds.de/index.php/medien/impulse. Zugegriffen: 23. Feb. 2020.

De Bock, F., Geene, R., Hoffmann, W., & Stang, A. (2018). Public Health - Vorrang für Verhältnisprävention. Arbeitspapier aus dem Zukunftsforum Public Health. *Kinderärztliche Praxis, 89*(3), 210–214.

Department of Health South Australia. (2011). The South Australian approach to health in all policies. Background and practical guide. Version 2. Adelaide: Department of Health, Government of South Australia. www.sahealth.sa.gov.au/wps/wcm/connect/cb6fa18043aece9fb510fded1a914d95/HiAPBackgroundPracticalGuide-v2.pdf. Zugegriffen: 23. Feb. 2020.

Ekerdt, D. J., Koss, C. S., Li, A., Münch, A., Lessenich, S., & Fung, H. H. (2017). Is longevity a value for older adults? *Journal of aging studies, 43*, 46–52.

Fosse, E., & Helgesen, M. (2017). Advocating for Health Promotion Policy in Norway. The Role of the County Municipalities. *Societies 7*(2), 5. https://doi.org/10.3390/soc7020005.

Fries, J. F. (2005). The compression of morbidity. *The Milbank Quarterly, 83*(4), 801–823.

Fries, J. F. (2016). On the compression of morbidity: from 1980 to 2015 and beyond. In P. Hornsby & N. Musi (Hrsg.), *Handbook of the Biology of Aging* (S. 507–524). Cambridge: Academic Press.

Gardemann, J. (2012). Freiheit, Gesundheit, Healthismus; Gesundheit als vorrangiges Lebensziel? *Blickpunkt öffentliche Gesundheit, 3*(2012), 1–2.

Geene, R., & Reese, M. (2016). *Handbuch Präventionsgesetz – Neuregelungen der Gesundheitsförderung in Deutschland*. Frankfurt a. M.: Mabuse-Verlag.

Geene, R., Kickbusch, I., & Halkow, A. (2005). *Prävention und Gesundheitsförderung – eine soziale und politische Aufgabe*. Berlin: b_books.

Geene, R., Höppner, C., & Lehmann, F. (2013). Ressourcen, Resilienz, Respekt – Wo stehen die kindheitsbezogenen Handlungsfelder? In R. Geene, C. Höppner, & F. Lehmann (Hrsg.), *Kinder stark machen: Ressourcen, Resilienz, Respekt* (S. 389–400). Bad Gandersheim: Gesunde Entwicklung.

Geene, R. (2018). Das Präventionsgesetz im dritten Jahr – Meilenstein oder Irrfahrt der Gesundheitsförderung? In R. Brunett, et al. (Hrsg.), *Die Kommune als Ort der Gesundheitsproduktion. Jahrbuch für kritische Medizin und Gesundheitswissenschaften 52* (S. 127–157). Hamburg: Argument.

Geene, R., Gerhardus, A., Grossmann, B., Kuhn, J., Kurth, B. M., Moebus, S., von Philipsborn, P., Pospiech, S., & Matusall, S. (2019). Health in All Policies – Entwicklungen, Schwerpunkte und Umsetzungsstrategien für Deutschland. https://zukunftsforum-public-health.de/health-in-all-policies. Zugegriffen: 23. Feb. 2020.

Hagen, S., Øvergård, K., Helgesen, M., et al. (2018). Health promotion at local level in Norway: The use of public health coordinators and health overviews to promote fair distribution among social groups. *International Journal of Health Policy and Management, 7*(9), 807–817. https://doi.org/10.15171/ijhpm.2018.22

Hildebrandt, H. (1992). *Gesundheitsbewegungen in den USA*. Opladen: Leske + Budrich.

Hone, T., Macinko, J., & Millett, C. (2018). Revisiting Alma-Ata: what is the role of primary health care in achieving the Sustainable Development Goals? *The Lancet, 392*(10156), 1461–1472.

Kickbusch, I. (2010). Health in All Policies: The evolution of the concept of horizontal governance. In I. Kickbusch & K. Buckett (Hrsg.), *Implementing Health in All Policies* (S. 11–23). Adelaide: Department of Health, Government of South Australia.

Kickbusch, I., & Hartung, S. (2014). *Die Gesundheitsgesellschaft. Ein Plädoyer für eine gesundheitsförderliche Politik*. Bern: Huber Hogrefe.

Kickbusch, I., & Buckett, K. (Hrsg.). (2010). *Implementing Health in All Policies: Adelaide*. Department of Health, Government of South Australia: South Australia.

Köckler, H. & Fehr, R. (2018). Health in All Policies: Gesundheit als integrales Thema von Stadtplanung und -entwicklung. In Baumgart, S., Köckler, H., Ritzinger, A., & Rüdiger, A. (Hrsg.), *Planung für gesundheitsfördernde Städte* (S. 70–86). Hannover: Forschungsberichte der ARL 08.

Kühn, H. (1993). *Healthismus Eine Analyse der Präventionspolitik und Gesundheitsförderung in den USA*. Berlin: edition sigma.

Kühn, H., Bittlingmayer, U. H., Sahrai, D., & Schnabel, PE. (2009). Präventionspolitik: Ein aktueller Rückblick auf eine frühe Diagnose. In Bittlingmayer, U. H., Sahrai, D., & Schnabel, PE (Hrsg.), *Normativität und Public Health* (S. 425–455). VS Verlag für Sozialwissenschaften.

Kuhn, J. (2019). Medizin und öffentliche Gesundheit. Rezension zu Heinz-Peter Schmiedebach (Hrsg.). Dr. med. Mabuse, 238, März/April, S. 61–62.

Kuhn, J., Lampert, T. & Ziese, T. (2012). Einführung ins Thema: Komplexe Interventionen – komplexe Evaluationen? In Robert-Koch-Institut (Hrsg.), *Evaluationen komplexer Interventionsprogramme in der Prävention: Lernende Systeme, lehrreiche Systeme?* (S. 9–14). Berlin: RKI.

Landeshauptstadt Dresden. (2018). Dresden – eine engagierte gesunde Stadt. https://www.dresden.de/media/pdf/gesundheit/WHO_DresdenGesundeStadtBroschuere_D.pdf. Zugegriffen: 01. März 2020.

Marmot, M. (2015). The health gap: the challenge of an unequal world. *The Lancet, 386*(10011), 2442–2444.

Nacoti, M. et al. (2020). At the Epicenter of the Covid-19 Pandemic and Humanitarian Crises in Italy: Changing Perspectives on Preparation and Mitigation. https://catalyst.nejm.org/doi/full/10.1056/CAT.20.0080#.XncKDCUU8M8.twitter. Zugegriffen: 23. Feb. 2020.

Rosenbrock, R. (2001). Was ist new public health? *Bundesgesundheitsblatt-Gesundheitsforschung-Gesundheitsschutz, 44*(8), 753–762.

Rosenbrock, R., & Wright, M. (Hrsg.). (2003). *Partnership and Pragmatism: The German Response to AIDS Prevention and Care*. London: Routledge.

Sandvoss, U., & Hermann-Biert, M. (2017). Präventionsketten als Netzwerk. In J. Fischer & R. Geene (Hrsg.), *Netzwerke in Frühen Hilfen und Gesundheitsförderung – Neue Perspektiven kommunaler Modernisierung* (S. 124–135). Weinheim Basel: Beltz.

Schmidt, J. M. (2018). Gesundheit als Leitbegriff. In E. Brähler, H. W. Hoefert, & C. Klotter (Hrsg.), *Wandel der Gesundheits- und Krankheitsvorstellungen* (S. 44–56). Lengerich: Pabst.

Siegrist, J., & Marmot, M. (2006). *Social inequalities in health. Evidence and implications*. Oxford: Oxford University Press.

Stadt Gelsenkirchen. (2018). Gesellschaftliche Teilhabechancen von Gelsenkirchener Kindern. Entwicklung und Stand 2018. www.gelsenkirchen.de/jedemkindseinechance. Zugegriffen: 23. Feb. 2020.

Stadt München. (ohne Jahr). Präventionskette München-Freiham. https://www.gesundheitliche-chancengleichheit.de/service/meldungen/praeventionskette-freiham. Zugegriffen: 23. Feb. 2020.

United Kingdom. (2019). Green Paper: Advancing our health: Prevention in the 2020s. Online unter: https://www.gov.uk/government/consultations/advancing-our-health-prevention-in-the-2020s. Zugegriffen: 23. Feb. 2020.

Walter, U. (2018). Der lange Weg zum Präventionsgesetz - Entwicklung der Prävention und Gesundheitsförderung in Deutschland. *Public Health Forum, 26*(3), 201–204.

Walter, U., & Volkenand, K. (2017). Kommunale Prävention und Gesundheitsförderung in Deutschland: Pflichten, Rechte und Potenziale im Kontext der kommunalen Daseinsvorsorge. *Das Gesundheitswesen, 79*(04), 229–237.

Weatherup, C. (2019). The Well-being of Future Generations in Wales. In Landesvereinigung für Gesundheit und Akademie für Sozialmedizin Niedersachsen e.V. (Hrsg.), Where there's a will, there's... - Health in All Policies, international examples. Impulse für Gesundheitsförderung", 104, September 2019, S. 3–4. https://www.gesundheit-nds.de/index.php/medien/impulse. Zugegriffen: 23. Feb. 2020.

Wilkinson, R., & Marmot, M. (Hrsg.). (2004). *Social determinants of health: the solid facts* (2. Aufl.). Copenhagen: WHO Europa.

Wilkinson, R., & Pickett, K. (2010). *The spirit level: Why equality is better for everyone*. London: Allen Lane.

Wismar, M., & Ernst, K. (2010). Health in All Policies in Europe. In I. Kickbusch & K. Buckett (Hrsg.), *Implementing Health in All Policies* (S. 53–64). Adelaide: Department of Health, Government of South Australia.

Trojan, A., & Legewie, H. (2001). *Nachhaltige Gesundheit und Entwicklung*. Frankfurt a. M.: VAS.

ZfPH Zukunftsforum Public Health. (2020). Auf dem Weg zu einer Public Health-Strategie. Online unter: https://zukunftsforum-public-health.de/konsultationsphase. Zugegriffen am 23. Feb. 2020.

Raimund Geene ist Professor für Gesundheitsförderung und Prävention an der Alice Salomon Hochschule und der Berlin School of Public Health. Zuvor war er Professor für Kindergesundheit an der Hochschule Magdeburg-Stendal (2005–2018) und Geschäftsführer von Gesundheit Berlin e. V. (1998–2005). Seine Promotion im Jahre 2000 an der FU Berlin behandelte das Thema „AIDS-Politik – Ein neues Krankheitsbild zwischen Politik, Medizin und Gesundheitsförderung".

Politikfelder

Die Perspektive der Kinder- und Jugendhilfe auf gesundes Aufwachsen

Alexander Mavroudis

1 Das Politikfeld der Kinder- und Jugendhilfe

Die Kinder- und Jugendhilfe ist ein zentrales Politikfeld für die Gestaltung des gelingenden Aufwachsens. Der gesetzliche Auftrag umfasst die Verantwortung für alle Kinder und Jugendlichen. Er bezieht sich nicht nur auf die eigenen Handlungsfelder, sondern sieht auch die Kooperation mit anderen Politikfeldern vor – verbunden mit dem Mandat, dort die Interessen Heranwachsender zu vertreten.

1.1 Der Gegenstand der Kinder- und Jugendhilfe

Die Kinder- und Jugendhilfe soll gemäß § 1 SGB VIII das Recht eines jeden jungen Menschen auf Förderung seiner Entwicklung und auf Erziehung zu einer eigenverantwortlichen und gemeinschaftsfähigen Persönlichkeit gewährleisten und die dafür notwendigen Angebote bereitstellen. Es geht also um nicht weniger als das gelingende Aufwachsen aller Kinder und Jugendlichen. Dazu gehört die Förderung von Gesundheit im Sinne von seelischem, sozialem und körperlichem Wohlbefinden.

Entsprechend vielfältig sind die Handlungsfelder der Kinder- und Jugendhilfe. Es beginnt mit den Frühen Hilfen für werdende Eltern bis hin zum 3. Lebensjahr, geht weiter über die frühe Bildung in Tageseinrichtungen für Kinder und der Kindertagespflege und dann Angebote der Kinder- und Jugendarbeit. Für alle Altersphasen werden Beratungsangebote und Hilfen zur Erziehung angeboten, um Eltern, Kinder und Jugendliche bei konkreten Entwicklungsfragen und Problemlagen bedarfsgerecht zu unterstützen. An der

A. Mavroudis (✉)
LVR-Landesjugendamt Rheinland, Köln, Deutschland
E-Mail: alexander.mavroudis@lvr.de

Schnittstelle zu Schule werden Kinder und Jugendliche durch Angebote der Ganztagsbildung und der Schulsozialarbeit unterstützt. Bei individueller und bzw. oder sozialer Benachteiligung unterstützt die Jugendsozialarbeit beim Übergang in Ausbildung, Beruf und ein selbstbestimmtes Leben.

Diese Aufzählung ist, ebenso wie die im SGB VIII aufgeführten Leistungen, nicht abschließend. Die verantwortlichen Akteure sollen sich bei der Planung und Ausgestaltung ihrer Praxis an den Bedarfen der Kinder und Jugendlichen orientieren, die im Sozialraum einer Kommune bzw. in der Region leben.

1.2 Die Ziele der Kinder- und Jugendhilfe

Die Kinder- und Jugendhilfe will alle Kinder und Jugendlichen in ihrer individuellen und sozialen Entwicklung unterstützen, Benachteiligungen abbauen helfen und Heranwachsende vor Gefahren für ihr Wohl schützen. Sie will Einfluss auf die Lebensverhältnisse nehmen und auf eine kinder- und familienfreundliche Lebensumwelt hinwirken (siehe § 1 Abs. 3 SGB VIII).

Bedeutsam für diese Ziele und ihre Umsetzung sind folgende Handlungsgrundsätze:

- Kinder und Jugendliche sind bei allen sie betreffenden Entscheidungen zu *beteiligen* (§ 8 SGB VIII). Der Leitgedanke ist, „für und mit" Kindern und Jugendlichen aktiv zu werden und ihnen Räume und Orte der Mitgestaltung zu ermöglichen.
- Die Angebote sollen sich an den *konkreten Bedarfen und Bedürfnissen* der jeweiligen Zielgruppen und an ihren Lebensräumen orientieren. Leitgedanke ist, vom Kind bzw. Jugendlichen her zu denken.
- Die Akteure der Kinder- und Jugendhilfe sollen die *Interessen von Kindern und Jugendlichen vertreten* – und zwar auch in anderen Politikfeldern wie zum Beispiel der Stadtentwicklung.
- Damit einher geht der Auftrag zur *Kooperation und Vernetzung* mit relevanten Akteuren aus angrenzenden Systemen wie Schule, Gesundheit und Soziales.
- Die Kinder- und Jugendhilfe verfolgt einen *ganzheitlichen Präventionsansatz*. Durch frühzeitige Unterstützung sollen die Teilhabechancen Heranwachsender und ihre selbstständige Lebensbewältigung unterstützt werden. Zeichnen sich Problemlagen ab, so soll diesen entgegengewirkt werden. Intervention ist erst gefordert, wenn Gefahren für das Wohl des Kindes oder Jugendlichen abzuwehren sind.

1.3 Zentrale Akteure

Bedeutsam für die Umsetzung des gesetzlichen Auftrages und Ausgestaltung der Praxis ist die kommunale Kinder- und Jugendpolitik. Die *Kommunen haben als Träger der öffentlichen Jugendhilfe* nach § 79 Abs. 1 SGB VIII die Gesamtverantwortung für die

Erfüllung der Aufgaben der Kinder- und Jugendhilfe vor Ort. Dieser umfassende Auftrag ist ein Alleinstellungsmerkmal der kommunalen Jugendämter.

Die Umsetzung der Angebote erfolgt in der Regel durch *Träger der freien Jugendhilfe (Subsidiaritätsprinzip)*. Dies sind Wohlfahrtsverbände und gemeinnützige Vereine, die durch den Jugendhilfeausschuss anerkannt werden müssen. In der Gestaltungslogik der Kinder- und Jugendhilfe sind die Träger mitverantwortlicher Akteur und deshalb sowohl im Jugendhilfeausschuss als auch in Planungsgremien wie den Arbeitsgemeinschaften nach § 78 SGB VIII mit „Sitz und Stimme" vertreten, wo sie ihre Erfahrungen und ihr Wissen über die Bedarfe und Interessen der verschiedenen Zielgruppen einbringen sollen.

Diese Gremien sind auch der Ort, an dem die Mitwirkung relevanter Akteure aus angrenzenden Handlungsfeldern wie Schule oder Gesundheit vorgesehen ist. Im Bereich Gesundheit sind das vom Grundsatz her alle Akteure und Einrichtungen in der Kommune, die für gelingendes Aufwachsen mit verantwortlich sind: Die Gesundheitsämter, Kinder- und Jugendärzte, Geburtskliniken, sozialpsychiatrische Zentren und vieles mehr.

In der Kinder- und Jugendhilfe sind neben hauptamtlichen, in der Regel sozialpädagogischen Fachkräften zudem *ehrenamtliche Akteure* tätig (siehe § 73 SGB VIII). Das entspricht dem Leitgedanken der Beteiligung, Angebote nicht nur für, sondern mit den Menschen zu gestalten und so das bürgerschaftliche Engagement zu stärken.

Relevante Akteure sind schließlich die *Kinder und Jugendlichen selbst und ihre Eltern*. Sie sind in angemessener Weise, das heißt zum Beispiel altersgerecht, an der Planung und Ausgestaltung der Jugendhilfelandschaft zu beteiligen.

1.4 Zentrale Politikebenen

Die kommunale Kinder- und Jugendpolitik hat die Gesamtverantwortung und damit die Gestaltungskompetenz für die Angebotslandschaften in den Sozialräumen und Regionen.

Bund und Länder nehmen über *kinder- und jugendhilfebezogene Gesetze und Förderprogramme* Einfluss auf die Rahmenbedingungen der Umsetzung vor Ort. So ist das Kinder- und Jugendhilfegesetz (SGB VIII) ein Bundesgesetz. Auf Länderebene gibt es Ausführungsgesetze, mit denen die gesetzlichen Vorgaben für einzelne Handlungsfelder konkretisiert werden und die Kommunen – je nach Bundesland allerdings in unterschiedlichem Umfang – anteilig finanziell unterstützt werden.

Auch der Bund fördert ausgewählte (Modell-)Projekte von überregionaler Bedeutung. Beispielhaft ist hier die Bundesinitiative Frühe Hilfen, mit der seit 2012 Angebote für Familien mit Säuglingen und Kleinkindern sowie Netzwerke der Frühen Hilfen anteilig unterstützt werden. Mit den Mitteln der Bundesstiftung Frühe Hilfen erfolgt seit 2018 sogar eine dauerhafte Strukturförderung.

Eine besondere Bedeutung kommt aus der Gestaltungsperspektive der Kinder- und Jugendhilfe den Politikbereichen auf Landes- und Bundesebene zu, die das gelingende Aufwachsen von Kindern, Jugendlichen und ihren Familien maßgeblich mit beeinflussen.

Hierzu zählen *Gesundheit, Schule, Soziales und Arbeitsmarktförderung*. In diesen Politikfeldern liegen entscheidende Kompetenzen bei Bund und Ländern; die Auswirkungen betreffen aber die Menschen vor Ort.

Exemplarisch kann das am Thema „Kinder- und Jugendarmut" veranschaulicht werden. Studien der letzten Jahre zeigen, dass ca. 20 % aller Kinder und Jugendlichen unter 18 Jahren in Armut aufwachsen (Statistisches Bundesamt 2019). Das kann gravierende Folgen haben für die Teilhabe an Bildung, Kultur und sozialem Leben sowie Gesundheit. Diesen Folgen versuchen zum Beispiel Kommunen im Rheinland durch frühzeitige Maßnahmen der Präventionskette zu begegnen (vgl. www.kinderarmut.lvr.de). Damit dies nicht zur Sisyphusarbeit wird, müssen zugleich die Ursachen von Armutslagen bekämpft werden. Hier sind die Einflussmöglichkeiten der Kommunen jedoch beschränkt und es bedarf deshalb zwingend sozialpolitischer Initiativen auf Landes- und Bundesebene (LVR 2019).

Die kommunale Kinder- und Jugendhilfepolitik hat also in vielerlei Hinsicht ein Einmischungsmandat. Das betrifft auch die Gesundheitsförderung, wo die Kinder- und Jugendhilfe ein hohes Interesse an der Kooperation mit den verantwortlichen Akteuren des Gesundheitswesens hat.

2 Gesundes Aufwachsen und Prävention

Die kommunale Präventionskette bildet den konzeptionellen Rahmen für integrierte kommunale Handlungsstrategien, die Angebote und Leistungen unterschiedlicher Handlungs- und Politikfelder entlang der Biografie des Aufwachsens miteinander verknüpft. Dabei sind die Orientierung an den Bedarfen der Kinder und Jugendlichen sowie der partnerschaftliche Dialog wichtige Erfolgskriterien, um unterschiedliche Zuständigkeiten, Konkurrenzen und Handlungskulturen der beteiligten Akteursgruppen und verantwortlichen Politikfelder zu überwinden (MFKJKS 2015).

Das folgende Schaubild (Abb. 1) illustriert die Gestaltungsvision der kommunalen Präventionskette, die gelebte Praxis in vielen Kommunen insbesondere in Nordrhein-Westfalen ist und hier insbesondere aus der Kinder- und Jugendhilfe heraus gestaltet wird.

Beigetragen haben hierzu das LVR-Programm „Teilhabe ermöglichen – Kommunale Netzwerke gegen Kinderarmut", im Rahmen dessen seit 2010 schrittweise Präventionsketten in über 40 Kommunen auf- und ausgebaut wurden (LVR 2017), das ehemalige Modellvorhaben der Landesregierung „Kein Kind zurücklassen!", seit 2017 „Kommunale Präventionsketten NRW", sowie der Ausbau der Frühen Hilfen.

2.1 Gesundheit als Thema von kommunalen Präventionsketten

Die Gesundheitsförderung ist in der Gestaltungsvision der kommunalen Präventionskette in mehrfacher Hinsicht konzeptionell fest verankert.

Die Perspektive der Kinder- und Jugendhilfe auf gesundes Aufwachsen

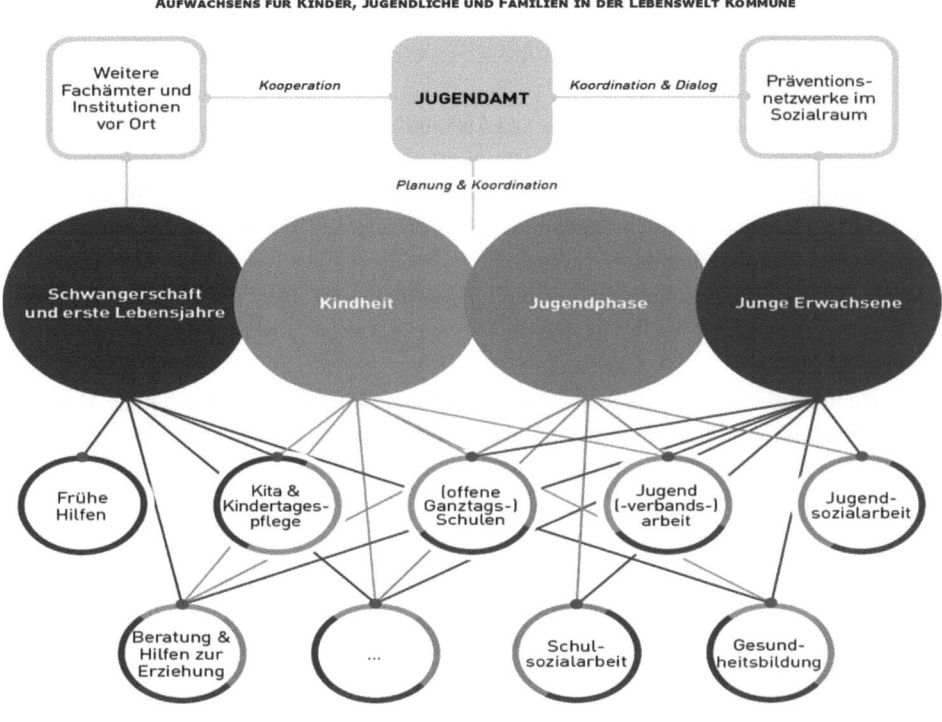

Abb. 1: Schaubild Präventionskette

Zunächst einmal sind *gesundheitsfördernde Maßnahmen originärer Bestandteil vieler Angebote der Kinder- und Jugendhilfe*. Das grundsätzliche Ziel der Förderung der individuellen und sozialen Entwicklung, der gesellschaftlichen Teilhabe und des Schutzes vor Gefahren ist nur erreichbar, wenn dabei gleichermaßen „Gesundheit im Sinne von sozialem, seelischem und körperlichem Wohlbefinden mitbedacht wird" (BMFSFJ 2009, S. 33). Die Gesundheitsförderung ist somit eine klassische Querschnittsaufgabe.

Der Beitrag der Kinder- und Jugendhilfe im Bereich der Gesundheitsförderung besteht vor allem in der pädagogischen Unterstützung der verschiedenen Zielgruppen (ebd.). Im Fokus stehen Angebote und Leistungen, die die Gesundheit und das Wohlbefinden von Kindern, Jugendlichen und ihren Familien stärken sollen. Es geht um Verwirklichungschancen, um die Befähigung zu einem selbstständigen und gesunden Leben. Die Ressourcen der Zielgruppen sollen wahrgenommen und gestärkt werden. Es geht um Verhaltens- und Verhältnisprävention. Die Handlungsmöglichkeiten bei der kurativen Behandlung manifester Erkrankungen sind dagegen sehr eingeschränkt; hier ist die Kooperation mit angrenzenden Systemen gefragt (ebd.).

Dieses breite Verständnis von Gesundheitsförderung wird in den einzelnen Praxisfeldern der Kinder- und Jugendhilfe unterschiedlich konkretisiert. Hierzu einige Beispiele:

- Unter dem Leitsatz „Gesunde Kita" ist Gesundheitsförderung in vielen Einrichtungskonzeptionen und Bildungsplänen verankert. Es geht um Organisationsentwicklung mit dem Ziel des Wohlbefindens von Fachkräften, Eltern und Kindern. Bewegung, gute Ernährung, aber auch Spiel und Spaß dienen der Förderung des sozialen und seelischen Wohlbefindens.
- Viele Jugendeinrichtungen haben dem Programm der Bundeszentrale für gesundheitliche Aufklärung „GUT DRAUF" zur Förderung eines gesunden Lebensstils angeschlossen.
- Im Rahmen des Erzieherischen Kinder- und Jugendschutzes sollen junge Menschen dazu befähigt werden, sich vor gefährdenden Einflüssen zu schützen. Die präventiven Maßnahmen greifen Themen wie Gewalt, Medienkonsum und Sucht auf.

Insgesamt gibt es eine Vielzahl an Angeboten und Aktivitäten der Gesundheitsförderung und Prävention. Jedoch sind diese oft „nur" ein konzeptioneller Baustein in der pädagogischen Praxis und werden nicht immer ausdrücklich als solche beschrieben. Manchmal sind gesundheitsförderliche Elemente eher impliziter Bestandteil der pädagogischen Praxis (ebd.).

Ungeachtet der eigenen Leistungen kann die Kinder- und Jugendhilfe alleine gesundes Aufwachsen nicht erreichen. Deshalb ist die *Kooperation mit relevanten Akteuren aus dem Gesundheitsbereich* fester Bestandteil der Gestaltungsvision der kommunalen Präventionskette und es soll in allen Handlungsfeldern entlang der Biografie des Aufwachsens das Gesundheitswesen mit eingebunden werden. Das betrifft sowohl die Angebote und Maßnahmen der Gesundheitsdienste als auch die Zusammenarbeit mit den Akteursgruppen des Gesundheitswesens in Netzwerken und bei der Gestaltung gemeinsamer Aktivitäten und Maßnahmen. Die kommunale Präventionskette steht damit für die Gestaltungsvision eines integrierten kommunalen Handlungskonzeptes, für das alle relevanten Politikfelder gleichermaßen verantwortlich sind.

Ein Handlungsfeld, in dem dies bereits gut umgesetzt wird, sind die Frühen Hilfen. Der gemeinsame Gestaltungsauftrag von Jugendhilfe und Gesundheitswesen kommt exemplarisch in der Akteursgruppe der Familienhebammen zum Ausdruck, die Eltern in der Phase rund um die Geburt mit gesundheitlichem Fachwissen unterstützen, Informationen und Anleitung zu Pflege, Ernährung und Entwicklung anbieten und bei Bedarf weitere Hilfen vermitteln.

Eine vergleichbare systematische Einbindung der Akteure und Angebote des Gesundheitswesens ist aktuell in anderen Bereichen der kommunalen Präventionsketten nicht erkennbar. So gibt es eine Vielzahl an projektbezogenen Kooperationen einzelner Akteursgruppen und lokale Bottom-up-Prozesse, die mit viel Engagement vorangetrieben werden – allerdings bei Gefahr geringer Nachhaltigkeit (Fischer und Geene 2019).

2.2 Gesetzliche Vorgaben

Gesundheitsförderung ist im Kinder- und Jugendhilferecht in dem grundsätzlichen Ziel verankert, das Recht eines jeden jungen Menschen auf Förderung seiner Entwicklung und auf Erziehung zu einer eigenverantwortlichen und gemeinschaftsfähigen Persönlichkeit zu gewährleisten (§ 1 SGB VIII). Das betrifft alle Handlungsfelder – wobei in einzelnen Handlungsfeldern nochmals explizit die gesundheitliche Bildung (§ 11 Abs. 3.1), die Stärkung der Familien in ihrer Gesundheitskompetenz (§ 16 Abs. 2.1) oder das Wohl in Einrichtungen (§ 45 Abs. 2 SGB VIII) hervorgehoben werden.

Der Auftrag zur Zusammenarbeit mit allen für gelingendes Aufwachsen relevanten Akteuren und somit auch den Akteuren und Einrichtungen des Gesundheitswesens ist explizit in § 81 SGB VIII verankert und implizit im § 80 Abs. Abs. 4, der die Jugendämter verpflichtet, ihre Planungen mit allen relevanten Planungsbereichen abzustimmen. Der § 3 Abs. 2 KKG (Gesetz zur Kooperation und Information im Kinderschutz) verstärkt diesen Auftrag für die Frühen Hilfen.

Damit sind die gesetzlichen Grundlagen für die Kooperation mit dem Gesundheitswesen seitens der Kinder- und Jugendhilfe vorhanden. Die verantwortlichen Akteure und hier insbesondere die Jugendämter sind gefordert, in allen biografischen Phasen relevante Schnittstellen zu prüfen und die Zusammenarbeit der jeweiligen Professionen, Träger, Einrichtungen und Gremien zu koordinieren und strukturell zu verankern. Das betrifft die Stellen und Einrichtungen des öffentlichen Gesundheitsdienstes gleichermaßen wie Kinderärzt*innen, Geburtskliniken, Krankenkassenverbände usw.

2.3 Hindernisse

Die *Hindernisse* beziehen sich vor allem auf die *Kooperation der jeweiligen Akteursgruppen und Institutionen*. In beiden Politikfeldern finden umfangreiche Aktivitäten und Maßnahmen statt, um ein gesundes Aufwachsen von Kindern und Jugendlichen zu unterstützen. Schwierig wird es, wenn die jeweiligen Angebote in einer gemeinsamen kommunalen Präventionskette integriert und Maßnahmen kooperativ geplant und gestaltet werden sollen.

Das liegt wesentlich an den unterschiedlichen „Kulturen" in der Kinder- und Jugendhilfe auf der einen Seite und dem Gesundheitswesen auf der anderen Seite. Zum Ausdruck kommt das an *unterschiedlichen Verständnissen von Begrifflichkeiten* wie zum Beispiel Gesundheit, ein im Alltag relativ eindeutig erscheinender Begriff, der bei genauerem Hinsehen aber unterschiedliche Lesarten zulässt. Gleiches gilt für den Begriff Prävention: Geht es um die Vorbeugung oder gar die Verhinderung gesundheitlicher Beeinträchtigungen und von Krankheiten (eher: Defizitorientierung) oder um die Förderung von Stärken und Teilhabechancen (eher: Ressourcenorientierung)? – Interessanterweise finden sich diese unterschiedlichen Orientierungen auch innerhalb der beiden Politikfelder, was den Klärungsbedarf nochmals verstärkt.

Es gibt *unterschiedliche Wahrnehmungs- und Handlungsmuster* bei den jeweiligen Professionen: Medizinisch geschultes Personal trifft auf sozialpädagogische Fachkräfte. Die einen bemühen sich, Krankheiten zu kurieren oder zu verhindern, und suchen nach überprüften Heilmitteln. Die anderen haben, idealtypisch betrachtet, die gesamte Entwicklung eines Kindes oder Jugendlichen im Blick, agieren eher prozessorientiert und ohne immer zu wissen, welcher Weg zum erhofften Ziel führt (Fischer und Geene 2019). Das erklärt zum Beispiel, weshalb sich viele Akteure der Kinder- und Jugendhilfe schwer tun mit dem in der Medizin geläufigen Begriff der Evidenzbasierung.

Die jeweiligen Zielgruppen werden professionsbedingt mit anderen Augen gesehen. Hinzu kommen unterschiedliche Machtgefüge: Hier die Patient*innen, für die eine Diagnose gestellt wird, dort die jeweilige Zielgruppe, die – erneut idealtypisch – als Koproduzent der Leistungen angesehen wird.

Es kann *unterschiedliche Orientierungen bei der Kooperation* geben. Während zum Beispiel Ärzt*innen bei der Netzwerkarbeit eher konkrete und krisenhafte Einzelfälle in den Blick nehmen, wollen sozialpädagogische Fachkräfte auch fallübergreifend zusammenarbeiten. Dient Kooperation auf der einen Seite zur Lösung eines Problemfalles, wird sie auf der anderen Seite als Prozessqualität angesehen (ebd.).

Diese Kulturmerkmale werden dadurch verstärkt, dass es zu wenig Wissen voneinander gibt – ein klassisches Problem bei der Kooperation zwischen Akteursgruppen unterschiedlicher Politikfelder. Das birgt die Gefahr falscher Erwartungen, zum Beispiel beim intervenierenden Kinderschutz („Jugendämter handeln nicht"), oder von Vorurteilen („wollen nur Geld verdienen").

Weitere Stolpersteine ergeben sich durch unterschiedliche *Strukturmerkmale*. So ist die Kinder- und Jugendhilfe wesentlich durch staatliche Mittel finanziert. Im Gesundheitswesen kommen verschiedenste Akteure und Mittel zusammen: Gesundheitsämter, Gesetzliche Krankenkassen und gewerbliche Anbieter.

Ein weiteres Strukturmerkmal sind die unterschiedlichen Zuständigkeiten. Die Kinder- und Jugendhilfe liegt in der Verantwortung der Kommunen. Im Bereich des Gesundheitswesens liegt die zentrale Gestaltungsaufgabe bei den Verbänden der Ärzteschaft, der Kliniken und der Krankenkassen und entzieht sich damit einer kommunalen Planung und Mitsteuerung. Hinzu kommt, dass es im Gesundheitswesen keinen gesetzlichen Auftrag zur Kooperation mit der Kinder- und Jugendhilfe gibt.

Schließlich darf nicht vergessen werden, dass beide Bereiche in sich nochmals in hohem Maße differenziert sind, also keine Einheit darstellen. Der Aufbau einer Zusammenarbeit ist deshalb oftmals anstrengend. Man muss sich kennenlernen und gegenseitig verstehen lernen, was viel Zeit kostet: eine Ressource, die bei den Akteuren in beiden Bereichen knapp bemessen ist.

Da geht man dann lieber eigener Wege – vergisst aber, dass in der Zusammenarbeit *große Chancen* liegen.

2.4 Chancen

Zunächst einmal erfordern es die komplexen Lebenslagen von Kindern und Jugendlichen, dass sich die verschiedenen Professionen und Politikbereiche kennen und ihre Angebote miteinander abstimmen. Das erhöht nicht nur die Erfolgsaussichten und die positive Wirkung bei den Zielgruppen. Es birgt zugleich die Chance der gegenseitigen Unterstützung der engagierten Akteure. Gemeinsam können Lösungen gesucht werden. Ein Beispiel hierfür sind die interprofessionellen Qualitätszirkel in den Frühen Hilfen, in denen Kinderärzt*innen und Jugendhilfefachkräfte sich regelmäßig kollegial austauschen. Das Kennenlernen der jeweils anderen Perspektive – auf der einen Seite spezialisiertes Expertenwissen, auf der anderen Seite das Wissen über die Lebenswelten von Kindern und Jugendlichen (Fischer und Geene 2019) – bietet dabei die Chance, den eigenen Blick auf die jeweiligen Zielgruppen und das Thema Gesundheit zu erweitern.

Die strukturelle Verankerung der Kooperation erlaubt es, das jeweilige gesundheitsorientierte Wissen kontinuierlich auszutauschen und notwendige Entwicklungsbedarfe in der Präventionslandschaft gemeinsam zu beraten und so Lücken im Versorgungssystem zu schließen. Ein Beispiel hierfür sind die Netzwerke der Frühen Hilfen, an denen auch Kinderärzt*innen und Vertretungen von Geburtskliniken mitwirken, um gemeinsam verbesserte und frühzeitige Unterstützungsangebote für Eltern zu initiieren. Das können Begrüßungsangebote an den Geburtskliniken sein oder gemeinsame Aufklärungsinitiativen zum Thema „Fetales Alkoholsyndrom".

Aus Sicht der Kinder- und Jugendhilfe liegt eine große Chance der Kooperation in verbesserten Zugängen zu Familien. So erreichen zum Beispiel Kinderärzt*innen vom Grundsatz her alle Familien – also auch solche, die den Kontakt zum Jugendamt aus sich heraus eher scheuen. Hinzu kommt ein großer Vertrauensvorschuss. Die Kinderarztpraxis ist ein Ort, an dem Eltern frühzeitig angesprochen werden können, um über die umfangreichen Unterstützungsleistungen der Kinder- und Jugendhilfe informiert zu werden. Mit regelmäßigen Sprechstunden in Kinderarztpraxen gehen einige Kommunen inzwischen diesen Weg.

Die verwaltungsinterne Kooperation von Jugendamt und Gesundheitsamt ist unerlässlich. Die Zuständigkeiten des öffentlichen Gesundheitsdienstes sind formal zwar eingeschränkt; die Vernetzung innerhalb des Gesundheitsbereiches eröffnet aber wichtige Zugänge zu den Stakeholdern bei Ärzteschaft, Kliniken und Verbänden. Zudem können aus den Daten der Gesundheitsberichterstattung Konsequenzen für die Präventionskette und kooperative gesundheitsfördernde Angebote abgeleitet werden.

In vielen Kommunen sind in den letzten Jahren umfangreiche Koordinations- und Steuerungsstrukturen gewachsen. Diese Strukturen bieten den Akteursgruppen aus dem Gesundheitswesen wichtige Zugänge zu den Einrichtungen in den Sozialräumen, zu den Zielgruppen in ihren Lebenswelten sowie zum Bereich der kommunalen Planung.

Eine wichtige Gelingensbedingung für Kooperationen ist es, pragmatisch zu handeln und sich an gemeinsamen Themen bzw. an Problemen zu orientieren, die gleichermaßen beschäftigen, alleine aber nicht gut gelöst werden können. Kooperation braucht die Erfahrung der Selbstwirksamkeit! Ein Beispiel hierfür ist die Einbindung von psychosozialen Diensten in das Präventionsnetzwerk einer Kommune, um so fehlende Angebote für Kinder psychisch und bzw. oder suchtkranker Eltern auf den Weg zu bringen.

3 Ausblick

Um das gesunde Aufwachsen von Kindern und Jugendlichen zu fördern, reicht es nicht aus, wenn Kinder- und Jugendhilfe und Gesundheitswesen in ihren Praxisfeldern Angebote vorhalten. Notwendig ist die verbesserte Kooperation der Akteure. Dass das keine neue Erkenntnis ist, zeigen die an vielen Schnittstellen bereits vorhandenen guten Kooperationsmodelle. Diese sind jedoch noch zu oft vom persönlichen Engagement Einzelner abhängig und strukturell nicht abgesichert.

Die große Herausforderung bleibt vielerorts die Umsetzung und konkrete Gestaltung kooperativer Praxis in der Gesundheitsförderung. Der Fokus auf Kinder, Jugendliche und ihre Familien kann die verantwortlichen Akteursgruppen beider Bereiche zusammenführen. „Vom Kind und Jugendlichen her denken" (MFKJKS 2015, S. 2) kann helfen, sich aus der Handlungslogik der Politikfelder und ihrer Institutionen zu lösen und Angebote und Leistungen nutzerorientiert auszurichten (Fischer und Geene 2019). Die konkreten Lebensbedingungen der Zielgruppen sind ebenso in den Blick zu nehmen wie ihre Ressourcen, die es zu nutzen und zu erweitern gilt. Ausgehend von dem Leitsatz „Ungleiches ungleich behandeln" (MFKJKS 2015, S. 8) sind gleichzeitig Teilhabeeinschränkungen zu berücksichtigen, die sich aus schwierigen Lebensverhältnissen ergeben. Hierzu zählen Kinder und Jugendliche, die in Armut aufwachsen – mit möglicherweise gravierenden Folgen für ihre Gesundheit.

Die Kommunen sind nah dran an den Lebenswelten der Kinder, Jugendlichen und Familien. Sie haben die Planungs- und Gestaltungsverantwortung für die Präventionskette und dafür, dass die zahlreichen Angebote zur Gesundheitsförderung besser aufeinander abgestimmt werden. Dafür müssen sie die Kooperation der verschiedenen Ämter, Träger, Dienste und Akteursgruppen initiieren und in Netzwerken nachhaltig verankern – ein zeitlich offener Entwicklungsprozess.

Dieser Gestaltungsauftrag der Kommunen sollte durch die Programme zur Gesundheitsförderung von Land, Bund sowie den Verbänden des Gesundheitswesens flankiert werden. Dabei geht es nicht darum, Zuständigkeiten aufzulösen, sondern eine Kultur als Verantwortungsgemeinschaft aufzubauen und zu leben (LVR 2019) und vorhandene Ressourcen gemeinsam bestmöglich zu nutzen.

Literatur

BMFSFJ (Bundesministerium für Familie, Senioren, Frauen und Jugend) (Hrsg.). (2009). *13. Kinder- und Jugendbericht – Bericht über die Lebenssituation junger Menschen und die Leistungen der Kinder- und Jugendhilfe in Deutschland.* Berlin: DruckVogt GmbH.

Fischer, J. & Geene, R. (2019). Gelingensbedingungen der Kooperation von Kinder- und Jugendhilfe und Gesundheitswesen. Handlungsansätze und Herausforderungen im Kontext kommunaler Präventionsketten. FGW-Studie Vorbeugende Sozialpolitik 19. In U. Klammer & K. Jepkens (Hrsg.). Düsseldorf: Forschungsinstitut für gesellschaftliche Weiterentwicklung.

Landeskoordinierungsstelle „Kommunale Präventionsketten NRW" (Hrsg.). (2018). *Entwicklungsgruppe Einbindung des Gesundheitswesens in Präventionsketten.* Münster: Institut für soziale Arbeit e.V.

LVR (Landschaftsverband Rheinland) (Hrsg.). (2017). *Präventionsnetzwerke und Präventionsketten erfolgreich koordinieren. Eine Arbeitshilfe aus dem Programm „Teilhabe ermöglichen – Kommunale Netzwerke gegen Kinderarmut".* Köln: Druckerei des Landschaftsverbandes Rheinland.

LVR (Landschaftsverband Rheinland) (Hrsg.). (2019). *Impulspapier „Kinder- und Jugendarmut begegnen: Kommunen, das Land NRW und der Bund sind gefordert". Beschluss des LVR-Landesjugendhilfeausschusses Rheinland vom 29.11.2018.* Köln: Druckerei des Landschaftsverbandes Rheinland.

MFKJKS (Ministerium für Familie, Kinder, Jugend, Kultur und Sport des Landes Nordrhein-Westfalen) (Hrsg.). (2015). *Positionspapier „Integrierte Gesamtkonzepte kommunaler Prävention".* Geldern: JVA Druck + Medien.

Statistisches Bundesamt (2019). *Mikrozensus 2018.* Bonn: Statistisches Bundesamt.

Alexander Mavroudis Diplom-Pädagoge, ist seit 2001 Fachberater im LVR-Landesjugendamt Rheinland für die Themen Ganztag, Kommunale Bildungslandschaften, Jungenarbeit und seit 2018 Leiter der Koordinationsstelle Kinderarmut im LVR-Landesjugendamt Rheinland mit den Themenschwerpunkten Kommunale Präventionsketten und Armutsprävention.

Bildung

Beate Proll

1   Wesentliche Gegenstände des Politikfeldes Bildung

„Bildung entscheidet maßgeblich über Lebenschancen und befähigt Menschen, ein selbstbestimmtes Leben zu führen" (Allmendinger 2013). Der ganzheitliche Bildungsbegriff geht vom lebenslangen Lernen aus und berücksichtigt formale, non-formale sowie informelle Bildungsorte und Lernwelten (Autorengruppe Bildungsberichterstattung 2018). Lernen findet in der Familie, in der Kindertageseinrichtung, im Unterricht, im Schulalltag, an außerschulischen Lernorten und im sonstigen Leben statt. Im Sinne eines konstruktivistischen Lernverständnisses geht es um die eigenaktive, selbstgesteuerte Aneignung „intelligenten Wissens", das in konkreten lebensweltlichen und wissensbasierten Kontexten angewendet werden kann (KMK 2019; Stern 2015). In der Schule erwerben Kinder und Jugendliche überfachliche und fachliche Kompetenzen; laut Weinert (2001, S. 27) sind Kompetenzen „…die bei Individuen verfügbaren oder durch sie erlernbaren kognitiven Fähigkeiten und Fertigkeiten, um bestimmte Probleme zu lösen…". Dabei werden Interessen, Motivation, Werthaltungen und soziale Bereitschaften der Lernenden berücksichtigt (Lersch 2007). Lernen ist immer „leistungs- und kompetenzorientiert sowie entwicklungs- und aufgabenbezogen angelegt… Der jeweilige Erfahrungshorizont, den eine Schülerin oder ein Schüler mitbringt, ist dabei unmittelbar bedeutsam." (KMK 2019, S. 3).

In den Jahren vor der Einschulung nehmen in Deutschland inzwischen fast alle Kinder ein Betreuungsangebot wahr. Eine Kindertagesbetreuung ermöglicht Eltern die Vereinbarkeit von Familie und Beruf und hat als Bildungseinrichtung einen großen Einfluss auf die Bildungsbiografie von Kindern. Durch eine möglichst frühzeitige Förderung

B. Proll (✉)
Landesinstitut für Lehrerbildung und Schulentwicklung, Hamburg, Deutschland
E-Mail: beate.proll@li-hamburg.de

sollen gerade Kinder aus sozial benachteiligten Familien bessere Bildungschancen bekommen und deren Bildungserfolg gesteigert werden (bpb 2018). Um die Qualität der Bildungsangebote zu erhöhen, wurden Faktoren wie die Professionalisierung des pädagogischen Personals, des Übergangs von der Kita in die Grundschule sowie die Änderungen und Entwicklung im Arbeitsfeld untersucht (BMBF 2019).

Im Folgenden wird der Kernbereich des öffentlichen Bildungswesens – die allgemeinbildenden Schulen – in den Blick genommen. Im Gegensatz zur frühkindlichen Bildung, zur beruflichen Bildung und zur Hochschul- und Weiterbildung haben alle Kinder und Jugendlichen das Recht und die Pflicht, eine allgemeinbildende Schule zu besuchen. Für Kinder und Jugendliche, schulisches Personal und Eltern sind Ganztagsschulen als Bildungsinstitution und Sozialraum zu einer zentralen Lebenswelt geworden (Bertelsmann Stiftung, 2019). Durchschnittlich nimmt in Deutschland inzwischen die Hälfte der Schülerinnen und Schüler am Ganztagsbetrieb teil. „Offene Ganztagsschulen" mit freiwilliger Teilnahme sind bundesweit das vorherrschende Organisationsmodell (StEG 2019). Besonderes Augenmerk wird zurzeit auf die Gestaltung der Übergänge zwischen den Bildungsbereichen – beispielsweise von der Kita in die Grundschule oder von der weiterführenden Schule in eine Berufsausbildung – und auf die Heterogenität der Schülerschaft sowie deren Familien gelegt.

Durch die längere Verweilzeit der Kinder und Jugendlichen in den Ganztagsschulen wird sichtbar, dass in einigen Elternhäusern zu Erziehungsfragen große Unsicherheiten bestehen und dass einige Eltern bei der Versorgung und Erziehung ihrer Kinder Unterstützung benötigen. Der Anspruch der Schule auf Augenhöhe mit Eltern bzw. Sorgeberechtigten Bildungs- und Erziehungspartnerschaften zu gestalten, ist ein hoher, der für viele Schulen eher eine Entwicklungsperspektive bietet. Lehrkräfte und andere schulische Fachkräfte werden von Kindern und Jugendlichen als Menschen wahrgenommen, die großen Einfluss auf ihre Entwicklung und Zukunft haben. Schülerinnen und Schüler sind davon überzeugt, dass engagierte Lehrkräfte das Leben Einzelner verändern können (Andresen et al. 2019). Dieser erweiterte Bildungs- und Erziehungsauftrag kann nur mit multiprofessionellen Teams und außerschulischen Kooperationspartnern aus der Kinder- und Jugendhilfe und anderen zivilgesellschaftlichen Akteuren gut umgesetzt werden.

2   Grundlegende Ziele

Das Bildungswesen gilt als ein wichtiger Motor für den sozialen und wirtschaftlichen Wohlstand eines Landes (BSB 2017). Ergebnisse der Bildungsforschung zeigen, dass die Grundlagen für Entwicklungs-, Teilhabe- und Aufstiegschancen – also für mehr Chancengerechtigkeit – bereits in den ersten Lebensjahren gelegt werden. Ein wichtiges Ziel der deutschen Bildungspolitik ist daher der Ausbau und die Verbesserung der frühkindlichen Bildung, Betreuung und Erziehung (Autorengruppe Bildungsberichterstattung 2016, 2018).

Die Aufgabe der allgemeinbildenden Schulen besteht darin, allen Schülerinnen und Schülern eine mindestens grundlegende allgemeine Bildung zu vermitteln sowie sie im Rahmen ihrer Möglichkeiten zu fordern und zu fördern. So soll durch den Schulbesuch allen Kindern und Jugendlichen Möglichkeiten zur Entfaltung ihrer Person sowie zur gesellschaftlichen und beruflichen Teilhabe eröffnet werden (BSB 2017). Internationale und nationale Schulleistungsstudien zeigen, dass trotz vieler eingeleiteter Maßnahmen hinsichtlich mehr Bildungsgerechtigkeit und Bildungsqualität in Deutschland immer noch Handlungsbedarf besteht.

3 Zentrale Akteure

Im föderalen Bildungssystem sind Rahmenbedingungen, Konzepte und Maßnahmen sehr länder- und regionalspezifisch. Auch die Rolle anderer Fachbehörden sowie der Landesvereinigungen für Gesundheit wird bei Prozessen zur schulischen Gesundheitsförderung je nach Bundesland unterschiedlich wahrgenommen. Daher können im Folgenden nur einige allgemeine Gestaltungsprinzipien betrachtet werden. Die Schule ist ein wichtiges und attraktives Handlungsfeld für viele außerschulische Akteure, da alle Kinder und Jugendlichen erreicht werden. Für eine nachhaltige Verankerung von Konzepten und Programmen ist es wichtig, dass sie sich auf den Bildungs- und Erziehungsauftrag der Schule beziehen und sich in Prozesse der Schul- und Unterrichtsentwicklung integrieren lassen. Deshalb müssen alle Beteiligten die Rahmensetzungen und Verfahren wie curriculare Vorgaben, Orientierungsrahmen zur Schulqualität, Schulinspektion und Leistungsvereinbarungen mit der Schulaufsicht sowie bildungspolitische Schwerpunkte kennen und sich daran ausrichten. Bewährt hat sich, dass Fachkräfte aus anderen Ressorts und außerschulische Akteure sich mit den für Gesundheit Verantwortlichen in den Bildungsministerien unter Einbeziehung von Schulpraktikerinnen und -praktikern darüber austauschen, welche Unterstützungsformate sinnvoll sind. Aus Sicht der einzelnen Schule sind Programme hilfreich, die verschiedene Themenfelder der Gesundheitsförderung wie Bewegungsförderung, Ernährungsbildung und psychosoziales Wohlbefinden miteinander verknüpfen und die Schulgemeinschaft, d. h. Schülerinnen und Schüler, Lehrkräfte und schulische Fachkräfte sowie Eltern einbeziehen. Außerdem muss es innerhalb einzelner Programme für länderspezifische Aspekte und standortspezifische Anliegen der Einzelschule neben der Ausrichtung an Grundsätzen der Gesundheitsförderung und Prävention einen Gestaltungsspielraum geben. Auf diese integrierten Ansätze und auf einzelne Programme wie beispielsweise „Gesund macht Schule" (siehe www.gesundmachtschule.de), „fit4future" (siehe www.fit-4-future.de) oder „Mind Matters" (siehe www.mindmatters-schule.de) wird auf Internetseiten der länderspezifischen Bildungsserver und/oder Landesinstituten hingewiesen. Häufig sind diese Programme Teil einer Länderstrategie zur guten gesunden Schule.

In Ganztagsschulen ist der Faktor Zeit für alle Akteure eine wichtige, aber auch begrenzte Ressource. Hiermit ist sorgsam umzugehen: In einem kontinuierlichen

Klärungsprozess muss immer wieder geprüft werden, was machbar ist. Hilfreich ist, sich über die Zielperspektive genau zu verständigen und festzuhalten, was gemeinsam gestaltet werden soll. Der gegenseitige Nutzen der Vernetzung sollte für alle Beteiligten sichtbar werden. Vieles gelingt durch gelebte Praxis: Für konkrete Aktivitäten sind Konzepte leitend. Im konkreten Tun miteinander können verschiedene Sichtweisen deutlich werden und sich gegenseitig bereichern. Voraussetzung dafür ist die Bereitschaft zum qualifizierten Austausch und zum Perspektivwechsel sowie die Wertschätzung der jeweiligen Expertisen und Rahmensetzungen. Gemeinsame Fortbildungen und Fachveranstaltungen helfen, diese professionelle Haltung bei allen Beteiligten zu befördern. Aber auch auf Leitungsebene der verschiedenen Systeme muss sich über bestimmte Steuerungsfragen gut verständigt werden. Hilfreich sind hier ressortübergreifende Formate wie beispielsweise in Hamburg die Regionalen Bildungskonferenzen (siehe www.hamburg.de/rbk) oder lokale Vernetzungsstellen für Gesundheitsförderung (siehe www.hag-gesundheit.de/lebenswelt/soziale-lage/stadtteil-u-gesundheit/lokale-vernetzungsstellen), in denen Themen der Gesundheitsförderung und Bildung gut miteinander verknüpft werden können.

4   Zentrale Politikebenen

In Deutschland liegt die Zuständigkeit für das Schulwesen bei den Bundesländern; dieses ist in Artikel 30 des Grundgesetzes festgehalten. Die Zusammenarbeit der Länder in Bildungsfragen wird über die Ständige Konferenz der Kultusminister in der Bundesrepublik Deutschland (KMK) sichergestellt, in der das Bundesministerium für Bildung und Forschung (BMBF) ständiger Gast ist. Die Maßnahmen in der Bildungspolitik der einzelnen Bundesländern unterscheiden sich beispielsweise mit Blick auf Stadtstaat und Flächenland, in der Finanzkraft der Kommunen sowie in der Struktur der Zusammenarbeit zwischen Schulen und Schulträger. Hinsichtlich spezifischer Themen der Gesundheitsförderung wie Schulverpflegung oder Impfen gibt es meist anlassbezogen einen ressortübergreifenden Austausch zwischen einzelnen Bundesministerien, Fachministerkonferenzen und KMK. Von einzelnen Bundesministerien unterstützte Initiativen wie der Nationale Aktionsplan Gesundheitskompetenz mit seinen Empfehlungen oder selbst in Auftrag gegebene Programme berühren oft das Handlungsfeld Schule (siehe www.nap-gesundheitskompetenz.de/aktionsplan). Auf Grundlage des bundesweiten Präventionsgesetzes und der Landesrahmenvereinbarungen gibt es zahlreiche Initiativen zur schulischen Gesundheitsförderung. Inwieweit hierbei regelhaft Bildungsministerien einbezogen werden, ist wiederum in den Bundesländern unterschiedlich.

Die Bundesländer haben mit eigenen Landesprogrammen den quantitativen und qualitativen Ausbau von Ganztagsschulen in den Mittelpunkt ihrer Bildungspolitik gestellt (Bürgerschaft der Freien und Hansestadt Hamburg 2019). Die aktuelle Children's Worlds+Studie (Andresen 2019) stellt erneut fest, dass sich Fähigkeiten von Kindern und Jugendlichen nur dann entfalten können, wenn förderliche Bedingungen in der

Familie, der Kindertagesstätte oder der Schule gegeben sind. Gute Bedingungen für Bildung und Teilhabe sind jedoch immer noch unterschiedlich verteilt (S. 12). Es wird immer wieder gefordert, Politik vom Kind aus zu denken. Eine Herausforderung besteht darin, Kindern und Jugendlichen ausreichend gute Chancen zu eröffnen und ihnen diejenigen Ressourcen zur Verfügung zu stellen, die sie in ihrem jeweiligen Alter für ein durchschnittliches Leben und Aufwachsen benötigen (S. 14). Die Schule kann hier nur begrenzt kompensieren, da oft die sozialen Umstände außerhalb der Schule prekär bleiben (Trautmann 2018). Hilfreich kann es ein, dass Schulen an schwierigen Standorten im besonderen Maße mit Ressourcen ausgestattet werden und an ihnen gut ausgebildete und engagierte Pädagoginnen und Pädagogen tätig sind. Aufgrund der föderalen Bildungsstruktur sind länderspezifische Ansätze, wie z. B. der in Hamburg gewählte Ansatz von „23plus starke Schulen" für Schulen in herausfordernder sozialer Lage nicht ohne Weiteres auf andere Bundesländer übertragbar (siehe www.hamburg.de/23plus). Um trotz dieser Unterschiede in einen bundesländübergreifenden Austausch zu Beispielen guter Praxis zu kommen, wurde auf Initiative der Stadtstaaten Berlin und Hamburg im Oktober 2019 die Bund-Länder-Initiative „Schule stark machen" für Schulen in sozial schwierigen Lagen gestartet (siehe www.bmbf.de/files/Schule%20 macht%20stark_Bund-L%C3%A4nder-Vereinbarung.pdf).

5 Gesundheit im Politikfeld Bildung

Zur Entwicklung und zum Einüben von gesundheitsförderlichen Lebensstilen wird in Bildungsinstitutionen früh angesetzt; dabei werden auch die Übergänge zwischen den Bildungsphasen in den Blick genommen. Das Verständnis von Gesundheit als schulisches Thema – ursprünglich ausgehend von einer medizinisch ausgerichteten Gesundheitserziehung – hat sich hin zu einer an den Lebenswelten der Kinder, der Jugendlichen und deren Familien sowie am Bildungs- und Erziehungsauftrag orientierten Gesundheitsbildung entwickelt. Strategien zur Etablierung von guten gesunden Schulen berücksichtigen die sich in den letzten Jahren durch den Ausbau inklusiver Ganztagsschulen veränderte Sicht auf Schul- und Unterrichtsentwicklung (Booth 2019).

Das anfangs erläuterte Grundverständnis von Lern- und Bildungsprozessen wird inzwischen auch auf den Erwerb von Gesundheitskompetenzen angewendet. Bis in die 1990er Jahre hinein dienten Gesundheitsprobleme und -risiken als Lernanlass. Der Unterricht verfolgte das Ziel, durch spezifisch aufbereitete Gesundheitsinformationen Einstellungen und Verhaltensweisen von Schülerinnen und Schülern zu beeinflussen bzw. zu steuern. Ein Beispiel für diesen Ansatz waren im Unterricht dargelegte Abschreckungsszenarien, in denen schwer erkrankte Menschen gezeigt wurden. Eine zeitgemäße Gesundheitsförderung und -bildung betont hingegen die Selbstbestimmung und das Erleben von Kohärenz im Rahmen der Persönlichkeitsentwicklung: Schülerinnen und Schüler informieren sich, bewerten Sachverhalte und treffen Entscheidungen für sich und die Gemeinschaft. Sie werden befähigt, ihr eigenes Verhalten zu Gesundheitsfragen zu reflektieren und es gegebenenfalls zu verändern sowie ihre Lebenswelten aktiv mitzugestalten (BZgA o. J.).

In der Empfehlung der Kultusministerkonferenz (KMK) zur Gesundheitsförderung und Prävention in der Schule wird deutlich hervorgehoben, dass Bildungserfolg und gesundheitlicher Status von Schülerinnen und Schülern sowie deren Familien eng ineinanderwirken (KMK 2012). So wird inzwischen davon ausgegangen, dass gesundheitskompetentes Verhalten auch kognitive Leistungen fördern kann (vbw 2017). Ebenfalls das Schul- und Lernklima und eine gute Rhythmisierung des Schultages mit einem gesundheitsförderlichen Verpflegungsangebot spielen für erfolgreiches Lernen eine wichtige Rolle. Somit geraten Handlungsfelder der Gesundheitsförderung, wie Lebenskompetenzförderung und Ernährungs- und Verbraucherbildung, stärker in den Blick von Schul- und Unterrichtsentwicklung. Die Ergebnisse des Hamburger Instituts für Bildungsmonitoring und Qualitätsentwicklung (IfBQ) zeigen, dass es eine enge Korrelation zwischen dem Status von Wohngebieten (siehe Fördergebiete der Integrierten Stadtteilentwicklung) und der Nutzung von Bildungsangeboten gibt (BSB und IfBQ 2014; BSB 2017). Gesellschaftliche Chancengerechtigkeit bzw. -gleichheit kann nur dann erreicht werden, wenn dieser Zusammenhang bei der Gestaltung von konkreten Maßnahmen beachtet wird (Autorengruppe Bildungsberichterstattung 2016).

Ein Qualitätsmerkmal für Bildungsangebote der Gesundheitsförderung ist, dass die Heterogenität von Lerngruppen als Realität vorausgesetzt wird. Diversitätsdimensionen, wie Zuwanderungsgeschichte, Geschlechteridentität und Beeinträchtigungen, werden bei der Entwicklung und Aktualisierung von Unterrichtsmaterialien und gesundheitsförderliche Aktivitäten im Schulalltag berücksichtigt. Erfahrungen zeigen, dass Eltern mit Themen der Gesundheitsbildung dann erreicht werden können, wenn in der Einzelschule eine Begegnung und Zusammenarbeit mit Eltern „auf Augenhöhe" etabliert wird. Eltern sollten nicht beschämt und vorgeführt werden. Bewährt hat sich die Gestaltung von Übergängen, beispielsweise von der Kindertagesstätte in die Grundschule bei der Weiterentwicklung des Eltern-Programms zum seelischen Wohlbefinden „Schatzsuche" der Hamburgischen Arbeitsgemeinschaft für Gesundheitsförderung (HAG e. V. o. J.). Wichtige Impulse gibt es außerdem aus der Interkulturellen Bildung und Erziehung: So können qualifizierte Kulturmittlerinnen und -mittler genutzt werden, um die Kommunikation zwischen Eltern mit Zuwanderungsgeschichte und Schule zu verbessern sowie Gesundheitsthemen anzusprechen.

Erfahrungen zeigen, dass Gesundheitsförderung wirkungsvoll ist, wenn Maßnahmen zur Schülerinnen- und Schülergesundheit mit denen zur Personalgesundheit (pädagogisches und nicht-unterrichtendes Personal) verknüpft werden. So erhalten Schulen regelhaft Informationen und Unterstützung durch zuständige Landesinstitute und Unfallkassen zur Gefährdungsbeurteilung, zur Gesundheitsförderung von Schülerinnen und Schülern, zur Systemberatung und Personalgesundheit sowie zur Krisen- und Abhängigkeitsbewältigung. Die Einzelschule wird darin gestärkt, sich auf die für ihren spezifischen Standort geeigneten Programme zu konzentrieren, diese in ein Gesamtkonzept zur guten gesunden Schule zu integrieren, die Wirksamkeit stetig zu prüfen sowie Maßnahmen gegebenenfalls anzupassen und weiterzuentwickeln. Ziele werden so formuliert, dass sie für die Schulgemeinschaft verständlich sind und in einem überschaubaren Zeitraum erreicht werden können. Für alle an diesem Prozess Beteiligten wird Transparenz durch eine wertschätzende Kommunikationskultur und verlässliche Mitgestaltungsstruktur sichergestellt. Die Gestaltung einer guten gesunden Schule gelingt, wenn im Schulalltag erfahrbar wird, wie sich durch gesundheitsförderliche Aktivitäten Lern- und Arbeitswelt verbessern lassen. Dabei ist nicht die Anzahl der mit einer Schule durchgeführten Projekte ein Qualitätsmerkmal, sondern vielmehr die Einbettung dieser Vorhaben in laufende Schulentwicklungsprozesse.

Zunehmend mehr Schulen verstehen sich als Partner in einem Bildungsnetzwerk. Beispiele guter Praxis werden auf vielfältigen Fachveranstaltungen präsentiert und diskutiert. Mit Auszeichnung und Zertifikaten zur „Gesunden Schule" wird das Ziel verfolgt, Gesundheitsförderung in der Schule nachhaltig zu verankern, damit alle an Schule Beteiligten gesund lernen, leben und arbeiten können.

6 Gesetzliche Vorgaben und Rahmenbedingungen

Im föderalen Bildungssystem wird der Bildungs- und Erziehungsauftrag in den ländereigenen Schulgesetzen und curricularen Vorgaben (Bildungspläne) abgebildet. Als Grundfigur wird die selbstverantwortete Schule zu Grunde gelegt: Die Einzelschule entscheidet, wie sie ihren Auftrag bezogen auf den konkreten Standort, die Eltern- und Schülerschaft umsetzt.

So geben beispielsweise die Hamburger Bildungs- und Rahmenpläne den Schulen für Fächer, Aufgabengebiete und Lernbereiche überfachliche, bildungssprachliche und fachspezifische Kompetenzen vor, über die Schülerinnen und Schüler zu einem bestimmten Zeitpunkt verfügen sollen. Jede Schule ist nun aufgefordert, diese Vorgaben im schulinternen Curricular zu konkretisieren und zu entscheiden, mit welchen außerschulischen Partnern kooperiert werden soll. Gesundheitsförderung zählt in Hamburg zu den sogenannten Aufgabengebieten, die im § 5 des Hamburgischen Schulgesetzes als fächerverbindend zu unterrichtend abgebildet werden (BSB 2018). In den Bildungs- und Rahmenplänen für das Aufgabengebiet Gesundheitsförderung werden die zu erwerbenden Kompetenzen den Kompetenzbereichen „Erkennen, Bewerten und Handeln" zugeordnet, wie beispielsweise zur Ernährungsbildung:

- Am Ende der Jahrgangsstufe 2 erkennen Schülerinnen und Schüler einige regionale Nahrungsmittel und beschreiben, woher diese kommen („Kompetenzbereich Erkennen").
- Am Ende der Jahrgangsstufe 4 nehmen Schülerinnen und Schüler bewusst wahr, wann und warum sie Süßigkeiten essen („Kompetenzbereich Bewerten").

- Am Ende der Jahrgangsstufe 6 bereiten Schülerinnen und Schüler ausgewogene Mahlzeiten unter Einbeziehung regionaler Produkte zu („Kompetenzbereich Handeln").
- Am Ende der Jahrgangsstufe 10 befürworten Schülerinnen und Schüler ausgewogene Ernährung als wichtigen Beitrag zur eigenen Gesundheit und setzen sich kritisch mit Schönheitsidealen auseinander („Kompetenzbereich Bewerten").

Zu bestimmten zentralen Themen- und Handlungsfeldern gibt es Empfehlungen der Kultusministerkonferenz (KMK), deren konkrete Umsetzung wiederum in Länderhand liegt. Beispielhaft kann die zur Gesundheitsförderung und Prävention (siehe www.kmk.org/fileadmin/veroeffentlichungen_beschluesse/2012/2012_11_15-Gesundheitsempfehlung.pdf) und die zur Ernährungs- und Verbraucherbildung (siehe www.kmk.org/fileadmin/Dateien/pdf/PresseUndAktuelles/2013/Verbraucherbildung.pdf) genannt werden. Zur schulischen Gesundheitsförderung findet unter Koordination der Bundeszentrale für gesundheitliche Aufklärung (BZgA) ein regelhafter Austausch zwischen Gesundheitsreferentinnen und -referenten der Bildungsministerien der Bundesländer, der KMK, der BZgA und der Deutschen Gesetzlichen Unfallkasse (DGUV) statt. Außerdem wurde sich zur Umsetzung der KMK-Empfehlung zur Gesundheitsförderung und Prävention in der Schule mit den oben genannten Akteuren auf eine zweijährlich stattfindende Fachtagung zu unterschiedlichen Themenschwerpunkten verständigt. Bisher fanden folgende Tagungen statt:

- Prävention und Gesundheitsförderung in Schulen – gemeinsam gestalten (2014),
- Prävention und Gesundheitsförderung in Schulen – Vielfalt gestalten und Gesundheit erhalten (2016),
- Prävention und Gesundheitsförderung in Schulen – Ganztag gesundheitsförderlich gestalten (2018).
- Für 2020 ist die Fachtagung „Prävention und Gesundheitsförderung in Schulen – Sport, Spiel und Bewegung" in Planung.

Mit Blick auf den Arbeitsschutz und Unfallverhütungsschutz sind in der Verantwortung der Länder entsprechende Vorgaben zu berücksichtigen. Anregungen und Hinweise beispielsweise zur Raumakustik finden sich auf der Internetseite „Sichere Schule" der DGUV (siehe www.sichere-schule.de). Dazu gehört beispielsweise die Gefährdungsbeurteilung: Laut den Paragraphen 5 und 6 des Arbeitsschutzgesetzes muss der Arbeitgeber Arbeitsplätze nicht nur sicherheitstechnisch überprüfen, sondern auch die damit verbundenen psychosozialen Belastungen für die Mitarbeiterinnen und Mitarbeiter erheben. Zur schulischen Personalgesundheit und den länderspezifischen Maßnahmen wird sich ebenfalls zwischen unterschiedlichen Zuständigkeitsbereichen im bundesweiten Länderforum „Gesunder Arbeitsplatz Schule" ausgetauscht (siehe www.hamburg.de/bsb/laenderforum-aus-den-laendern).

7 Herausforderungen und Chancen in der Berücksichtigung von Gesundheitsaspekten

Eine besondere Herausforderung stellt das Jugend- und junge Erwachsenenalter dar. Der 15. Kinder- und Jugendbericht spricht von einer eigenständige Lebensphase, die durch drei Kernherausforderungen besonders geprägt ist: Junge Menschen erlangen eine Allgemeinbildung sowie eine soziale und berufliche Handlungsfähigkeit (Qualifizierung). Sie lernen, Verantwortung für sich selbst zu übernehmen (Verselbstständigung) sowie eine persönliche Balance zwischen der individuellen Freiheit und der sozialen Zugehörigkeit und Verantwortung zu entwickeln (Selbstpositionierung) (BMFSFJ 2017). Zu den Herausforderungen gehört, sich in der Vielfalt der gesellschaftspolitischen Werteangebote zu orientieren. Dazu zählt ein Nachhaltigkeits- (vbw 2017) und Gesundheitsbewusstsein, dem laut 17. Shell-Jugendstudie 12- bis 25-Jährige eine hohe Bedeutung zugemessen wird (Shell Deutschland 2015). Im Rahmen der „Bildung für nachhaltige Entwicklung" (BNE) werden auf Grundlage des von der Kultusministerkonferenz (KMK) in Auftrag gegebenen Orientierungsrahmens auch Themen der Gesundheitsförderung aufgegriffen (Engagement Global 2016). Als Verbraucher- oder als Klima- und Umweltschulen ausgezeichneten Schulen zeigen, wie dieses konkret umgesetzt werden kann (Verbraucherzentrale Bundesverband o. J.). Die aktuellen Aktivitäten von Schülerinnen und Schüler zum Klimaschutz zeigen deutlich ihr Interesse und ihre große Bereitschaft, unsere Gesellschaft mitzugestalten.

Sozialräumlich ausgerichtete Maßnahmen zur Steigerung der Bildungsgerechtigkeit und zur Verbesserung des gesundheitlichen Status von Kindern und Jugendlichen sowie deren Familien sollten nicht losgelöst voneinander initiiert werden; es gilt den Aufbau von Parallelstrukturen zu vermeiden. So genannte Bildungs- und Präventionsketten verfolgen einen systematischen Ansatz, der sich an Lebensphasen sowie der Perspektive des selbstbestimmten und lernenden Subjekts orientiert. Ziel ist es, die Bedingungen des Aufwachsens von Kindern und Jugendlichen zu verbessern und Chancengerechtigkeit zu befördern (Präventionsketten Niedersachsen). In vielen Kommunen und Bundesländern gibt es inzwischen Austauschforen mit allen Bildungsakteuren, die sich sehr gut mit denen zur Gesundheitsförderung verknüpfen lassen (BSB 2019, HAG e. V. 2019). Dazu ist es wichtig, dass regionale Strukturen zum Wissensmanagement unter der Leitfrage „Welche Personen und Institutionen sind mit welchen Maßnahmen und mit welcher Zielsetzung aktiv?" aufgebaut und gepflegt werden. Von großem Interesse sind Pilotprojekte, die innerhalb von Behörden- und Verwaltungsstrukturen die sogenannte Versäulung aufbrechen. Auch internationale Konzepte zur Schule als Kommunikationszentrum in der Kommune, wie beispielsweise in den Niederlanden, können Impulse für die Weiterentwicklung der Systeme geben.

In der einzelnen Schule stellt immer wieder die Gestaltung des Spannungsfeldes zwischen Verhaltens- und Verhältnisprävention eine Herausforderung dar. Mediale Formate zu Gesundheitsthemen stellen häufig das Individuum mit seinen vielfältigen Möglichkeiten der Selbstverantwortung und damit verbundenen Selbstoptimierung in den Mittelpunkt. Dass diese in den konkreten Lebenssituationen vieler Menschen nicht im vollen Umfang gegeben sind, wird dabei teilweise ausgeblendet. Es werden viel zu hohe Ansprüche an das Individuum gestellt. Auch schulische Aktivitäten zu Gesundheitsthemen zeichnen sich dadurch aus, dass Schülerinnen und Schüler aktuelles belastbares Wissen erwerben und lernen, Informationsquellen zu bewerten sowie individuelle Handlungsmuster zu reflektieren und gegebenenfalls zu ändern. Dazu ist es erforderlich, dass sie im Schulalltag Möglichkeiten erhalten, gesundheitsförderliches Verhalten zu erproben und einzuüben. So werden in der Ernährungs- und Verbraucherbildung zum einen Modelle, wie der Ernährungskreis oder die Ernährungspyramide, verwendet und zum anderen handlungsorientiert Lernanlässe, wie das Einkaufen und die Zubereitung von Lebensmitteln sowie die Gestaltung von Tischgemeinschaften, geschaffen. Das Gelernte wird wirksam, wenn es sich in alltäglichen Ernährungssituationen, wie in der Schulverpflegung, widerspiegelt. Hier treffen individuelle Wünsche von Schülerinnen und Schüler und deren Eltern, Vorstellungen der Schulgemeinschaft sowie ministerielle Vorgaben wie Qualitätssicherung und Preisgestaltung aufeinander. Um dieses Spannungsfeld konstruktiv bearbeiten zu können, ist die Unterstützung durch beispielsweise Beratung und Fachveranstaltungen der auf Länderebene unterschiedlich angebundenen Vernetzungsstellen Schulverpflegung sowie durch Bereitstellung von Materialien durch das Nationalen Qualitätszentrum für die Ernährung in Kita und Schule (siehe www.nqz.de) hilfreich.

Mit Hilfe von Krankenkassen wurden aus Mitteln des Präventionsgesetzes diverse Programme der Gesundheitsförderung und Prävention für Schulen aktualisiert oder neu konzipiert. Teilweise gelingt eine Steuerung auf Landesebene über die Landesrahmenvereinbarungen. Oft stehen aber Schulen vor der Situation, eine Vielzahl von qualitativ hochwertigen Formaten angeboten zu bekommen. Neben diversen anderen gesellschaftspolitischen Schwerpunkten wie zur Bildung für nachhaltigen Entwicklung (BNE), Menschenrechtsbildung und Demokratiepädagogik, die ebenfalls an Schulen herangetragen werden, gilt es dann zu entscheiden, wo Schwerpunkte nachhaltig gesetzt werden können. Hier können Schulen zukünftig noch besser durch Beratung unterstützt werden, um Angebote zu nutzen, die zu ihrem Standort und zu ihren Schul- und Unterrichtsentwicklungsprozessen passen.

Ein vergleichbares Bild gibt es auf der Ebene der Landesministerien: Verschiedene Akteure wie Bundesministerien, ärztliche Berufsverbände, Universitäten, Stiftungen und Selbsthilfegruppen formulieren Vorstellungen, wie bestimmte Gesundheitsthemen ob als Unterrichtsfach oder als Unterrichtsschwerpunkt möglichst flächendeckend und zeitnah umgesetzt werden sollen. Dabei wird manchmal übersehen, dass es einen Bildungs- und Erziehungsauftrag von Schulen gibt, der durch curriculare Vorgaben und bildungspolitische Schwerpunkte wie Inklusion und Umgang mit Heterogenität konkretisiert wird. Zudem sollte mit dem Ansatz „mit Gesundheit gute Schule gestalten" Gesundheitsförderung und Prävention als Querschnittsthema in die Schul- und Unterrichtsentwicklung integriert werden.

Schule ist für außerschulische Akteure ein attraktives Handlungsfeld, da hier flächendeckend alle Kinder und Jugendlichen erreicht werden. Es wird jedoch auch zukünftig nicht gelingen, alle vermeintlich wichtigen Themen in den vorgegebenen Stundentafeln unterzubringen. Oft sind die Anliegen zu spezifisch, sie können nicht additiv hintereinander bearbeitet werden, sondern müssen in ein Gesamtkonzept zur gesunden Schule integriert werden. Eine Herausforderung an alle in diesem Feld Tätigen und die für schulische Bildungsprozesse Verantwortlichen wird es sein, die großen gesellschaftspolitischen Themen noch stärker aufeinander zu beziehen, d. h. ein spezifisches Gesundheitsthema zu kontextualisieren, um Schulen bei der Umsetzung und nachhaltigen Verankerung zu entlasten.

Literatur

Allmendinger, J. (2013). Bildungsgesellschaft. Über den Zusammenhang von Bildung und gesellschaftlicher Teilhabe in der heutigen Gesellschaft. www.bpb.de/gesellschaft/kultur/zukunft-bildung/158109/teilhabe-durch-bildung. Zugegriffen: 27. Nov. 2019.

Andresen, S., Wilmes, J., & Möller, R. (2019). *Children's Worlds+. Eine Studie zu Bedarfen von Kindern und Jugendlichen in Deutschland*. Gütersloh: Bertelsmann Stiftung.

Autorengruppe Bildungsberichterstattung (Hrsg.). (2016). *Bildung in Deutschland 2016. Ein indikatorengestützter Bericht mit einer Analyse zu Bildung und Migration*. Bielefeld: Bertelsmann Verlag.

Autorengruppe Bildungsberichterstattung (Hrsg.). (2018). Bildung in Deutschland 2018. Ein indikatorengestützter Bericht mit einer Analyse zu Wirkungen und Erträgen von Bildung. Bielefeld: Bertelsmann Verlag. www.bildungsbericht.de/de/bildungsberichte-seit-2006/bildungsbericht-2018/pdf-bildungsbericht-2018/bildungsbericht-2018.pdf. Zugegriffen: 27. Nov. 2019.

Bertelsmann Stiftung (Hrsg.). (2019). Gute Ganztagsschulen entwickeln. Zwischenbilanz und Perspektiven. www.bertelsmann-stiftung.de/de/publikationen/publikation/did/gute-ganztagsschulen-entwickeln. Zugegriffen: 27. Nov. 2019.

BMSFSJ (Bundesministerium für Familie, Senioren, Frauen und Jugend) (Hrsg.) (2017). 15. Kinder- und Jugendbericht. Bericht über die Lebenssituation junger Menschen und die Leistungen der Kinder- und Jugendhilfe in Deutschland. „Zwischen Freiräumen, Familie, Ganztagsschule und virtuellen Welten – Persönlichkeitsentwicklung und Bildungsanspruch im Jugendalter". Rostock: Publikationsversand der Bundesregierung.

BMBF (Bundesministerium für Bildung und Forschung) (Hrsg.) (2019). Frühförderung. Bessere Kitas und Grundschulen. www.bmbf.de/de/bessere-kitas-und-grundschulen-80.html. Zugegriffen: 27. Nov. 2019.

Booth, T., & Ainscow, M. (2019). *Index für Inklusion. Ein Leitfaden für Schulentwicklung*. Weinheim: Beltz.

bpb (Bundeszentrale für politische Bildung) (Hrsg.) (2018). Dossier Bildung. Einführung: Frühkindliche Bildung: Eine Einführung. www.bpb.de/gesellschaft/bildung/zukunft-bildung/282040/einleitung. Zugegriffen: 27.11.2019.

BSB (Behörde für Schule und Berufsbildung), IfBQ (Institut für Bildungsmonitoring und Qualitätsentwicklung) (Hrsg.). (2014). Regionaler Bildungsatlas Hamburg. www.hamburg.de/bsb/regionaler-bildungsatlas-hamburg. Zugegriffen: 27. Nov. 2019.

BSB (Behörde für Schule und Berufsbildung) (Hrsg.). (2017). Bildungsbericht Hamburg 2017. HANSE – Hamburger Schriften zur Qualität im Bildungswesen. Band 16. Münster: Waxmann. www.hamburg.de/contentblob/9851400/ef12756809ccf5e5bc393f9f93dda1b6/data/pdf-hh-bildungsbericht-2017-komplettversion.pdf. Zugegriffen: 27. Nov. 2019.

BSB (Behörde für Schule und Berufsbildung) (Hrsg.). (2018). Hamburgisches Schulgesetz (HmbSG).

BSB (Behörde für Schule und Berufsbildung). Hamburg: Regionale Bildungskonferenzen Hamburg. www.hamburg.de/rbk. Zugegriffen: 27. Nov. 2019.

Bürgerschaft der Freien und Hansestadt Hamburg. Maßnahmen zur Verbesserung des Ganztages an Hamburgs Schulen – Konsens mit den Initiatoren der Volksinitiative „Guter Ganztag"!. www.guter-ganztag.de/wp-content/uploads/2016/06/DS-21-4866-Verbesserungen-im-Ganztag.pdf. Zugegriffen: 27. Nov. 2019.

BZgA (Bundeszentrale für gesundheitliche Aufklärung). (o. J.). Leitbegriffe der Gesundheitsförderung. Alphabetisches Verzeichnis. www.leitbegriffe.bzga.de/alphabetisches-verzeichnis. Zugegriffen: 27. Nov. 2019.

Engagement Global (Hrsg.). (2016). Orientierungsrahmen für den Lernbereich Globale Entwicklung. www.kmk.org/fileadmin/Dateien/veroeffentlichungen_beschluesse/2015/2015_06_00-Orientierungsrahmen-Globale-Entwicklung.pdf. Zugegriffen: 27. Nov. 2019.

HAG e.V. (Hamburger Arbeitsgemeinschaft für Gesundheitsförderung e. V.). (o. J.). Lokale Vernetzungsstellen für Gesundheitsförderung. www.hag-gesundheit.de/lebenswelt/soziale-lage/stadtteil-u-gesundheit/lokale-vernetzungsstellen. Zugegriffen: 27. Nov. 2019.

KMK (Kultusministerkonferenz) (Hrsg.). (2012). Empfehlung zur Gesundheitsförderung und Prävention in der Schule. Beschluss der Kultusministerkonferenz vom 15.11.2012. www.kmk.org/fileadmin/veroeffentlichungen_beschluesse/2012/2012_11_15-Gesundheitsempfehlung.pdf. Zugegriffen: 4. Dez. 2019.

KMK (Kultusministerkonferenz) (Hrsg.). (2013). Verbraucherbildung an Schulen. www.kmk.org/fileadmin/Dateien/pdf/PresseUndAktuelles/2013/Verbraucherbildung.pdf. Zugegriffen: 4. Dez. 2019.

KMK (Kultusministerkonferenz) (Hrsg.). (2018). Bildung und Erziehung als gemeinsame Aufgabe von Eltern und Schule.

KMK (Kultusministerkonferenz) (Hrsg.). (2019). Empfehlungen zur schulischen Bildung, Beratung und Unterstützung von Kindern und Jugendlichen im sonderpädagogischen Schwerpunkt LERNEN. www.kmk.org/fileadmin/Dateien/veroeffentlichungen_beschluesse/2019/2019_03_14-FS-Lernen.pdf. Zugegriffen: 27. Nov. 2019.

Lersch, R. (2007). Kompetenzfördernd unterrichten. 22 Schritte von der Theorie zur Praxis. *Pädagogik, 59,* 36.

Präventionsketten Niedersachsen. (o. J.). Gesund aufwachsen für alle Kinder! www.praeventionsketten-nds.de. Zugegriffen: 27. Nov. 2019.

Shell Deutschland Holding (Hrsg.). (2015). *17. Shell Jugendstudie. Jugend 2015. Eine pragmatische Generation im Aufbruch.* Frankfurt a. M.: FISCHER Taschenbuch.

StEG (Das Konsortium der Studie zur Entwicklung der Ganztagsschule). (2019). Ganztagsschule 2017/2018. Deskriptive Befunde einer bundesweiten Befragung. Frankfurt a. M., Dortmund, Gießen & München. www.projekt-steg.de/sites/default/files/Ganztagsschule_2017_2018.pdf. Zugegriffen: 27. Nov. 2019.

Stern, E. (2015). Lernen heißt Wissen konstruieren: Kommentar zu Alexander Renkl. *Psychologische Rundschau, 66,* Heft 4.

Trautmann, M. (2018). Schulen in schwieriger Lage… und was man von ihnen lernen kann. *Pädagogik, 11*(18), 6–8.

vbw – Vereinigung der Bayrischen Wirtschaft e.V. (Hrsg.). (2017). Bildung 2030 – veränderte Welt. Fragen an die Bildungspolitik. Münster: Waxmann.

Verbraucherzentrale Bundesverband. (o. J.). www.verbraucherbildung.de/verbraucherschule/die-auszeichnung. Zugegriffen: 27. Nov. 2019.

Weinert, F. E. (2001). Vergleichende Leistungsmessung in Schulen – eine umstrittene Selbstverständlichkeit. In F. E. Weinert (Hrsg.), *Leistungsmessungen in der Schule* (S. 27–28). Weinheim: Beltz.

Beate Proll leitet die Abteilung Beratung – Vielfalt, Gesundheit und Prävention am Hamburger Landesinstitut für Lehrerbildung und Schulentwicklung und ist u. a. zuständig für die Aufgabengebiete Gesundheitsförderung und Sexualerziehung. Sie ist Berichterstatterin für Gesundheitsförderung und Prävention der Kultusministerkonferenz (KMK) und arbeitet in der Redaktionsgruppe „Hamburg macht Schule" mit.

Familienpolitik

Wie kommt Gesundheitsförderung in die Familien?

Christiane Dienel

1 Gesundheit und Gesundheitsförderung in Familien

Familie wird üblicherweise nicht als Setting im Sinne der „New Public Health" betrachtet. Zwar definiert die Ottawa-Charta 1986 „Setting" als einen Ort, „wo Gesundheit von den Menschen in ihrer alltäglichen Umwelt geschaffen und gelebt wird; dort wo sie spielen, lernen, arbeiten und lieben" (WHO, Ottawa-Charta 1986). Diese Definition könnte vordergründig auch Familien einbeziehen, hier verstanden als Lebensgemeinschaften von Erwachsenen mit Kindern, für die sie dauerhaft Verantwortung übernehmen. Aber es ist üblich geworden, nur solche sozialen Systeme als Settings zu betrachten, in denen die Bedingungen von Gesundheit gestaltet und beeinflusst werden können.

Familien geraten damit leicht aus dem Blick der Gesundheitsförderung, obwohl Familie eine der stärksten Determinanten von Gesundheit ist (Deatrick 2017). Die zweite Welle des RKI Kindergesundheitssurveys (RKI 2018) zeigt auf's Neue, dass die sozio-ökonomische Lage der Familien stärker als jeder andere Faktor die Gesundheit der Familienmitglieder beeinflusst. Nicht nur zwischen dem sozialen Status der Eltern und der Gesundheit der Kinder, sondern auch zwischen der Morbidität der Eltern und der Kinder besteht ein enger Zusammenhang, besonders deutlich u. a. bei Karies und Adipositas (Storm 2018). Wichtiger Prädiktor für die Gesundheit von Kindern ist der Bildungsgrad der Eltern (Storm 2018). Dies zeigen sowohl angelsächsische Studien (Seyda und Lampert 2009) als auch eine deutsche auf Basis des Sozio-ökonomischen Panels (Coneus und Spieß 2008). Junge Menschen profitieren von gesundheitsfördernder

---

C. Dienel (✉)
nexus Institut für Kooperationsmanagement und angewandte Forschung GmbH, Berlin, Deutschland
E-Mail: christiane.dienel@nexusinstitut.de

© Springer Fachmedien Wiesbaden GmbH, ein Teil von Springer Nature 2020
K. Böhm et al. (Hrsg.), *Gesundheit als gesamtgesellschaftliche Aufgabe*,
https://doi.org/10.1007/978-3-658-30504-8_6

Sozialisation und familiärer Praxis deutlich mehr als von systematischer Gesundheitserziehung z. B. im Setting Schule (Quennerstedt et al. 2010).

Von der Prävention bis zur Langzeit-Pflege prägen Familien die Gesundheit ihrer Mitglieder und sind durch den Gesundheitszustand ihrer Mitglieder geprägt (Doherty und Campbell 1988). Die Familiensoziologie hat sich vorwiegend deskriptiv damit befasst, wie sich verschiedene Familienkonstellationen auf die Gesundheit der Familienmitglieder auswirken (Rapp und Klein 2015; Seyda und Lampert 2009). Protektions- und Selektionsprozesse (Das Leben in Familien ist gesünder und Gesunde gründen häufiger Familien) führen zu einem insgesamt erheblich besseren gesundheitlichen Status von Menschen, die in Partnerschaft und mit Kindern leben, gegenüber Alleinlebenden (Rapp und Klein 2015).

Volkswirtschaftlich ist die Investition in das gelingende gesunde Aufwachsen von Kindern ausgesprochen effektiv und sinnvoll, um spätere gesundheitliche und andere Belastungen zu vermeiden (Henke et al. 2019; INFRAS/Universität St. Gallen 2016). Die in Deutschland vorhandenen Schnittstellen zwischen Gesundheits- und Familienpolitik sind aber überwiegend auf drohendes Versagen der Eltern, auf familiäre Notfälle und Ausnahmesituationen ausgerichtet: Der öffentliche Kinder- und Jugendgesundheitsdienst ist zwar prinzipiell eine für Familien direkt zugängliche Einrichtung, aber faktisch eher mit Kontrollaufgaben im Bereich außerfamiliärer Lebenswelten (Kinderbetreuungseinrichtungen, Schulen) betraut. Direkt in Kontakt mit dem Kinder- und Jugendgesundheitsdienst kommen Familien bei der Einschulungsuntersuchung und sonst meist nur im Krisenfall.

Die Familie entzieht sich als geschützter Raum der individuellen Lebensgestaltung dem Setting-Ansatz und wird daher als Ort der Gesundheitsförderung leicht übersehen (Hanson et al. 2019). Eine horizontale Integration von gesundheitspolitischen Ansätzen für Familien könnte Aufgabe der Familienpolitik sein, aber da die Familienpolitik selbst ein fragmentiertes Feld ist, spielt sie in der gesundheitspolitischen Diskussion keine Rolle (Wolfe et al. 2013). Selbst leichter gestaltbare Settings der Gesundheitsförderung wie z. B. Schule oder das kommunale Umfeld sind in Deutschland noch weit davon entfernt, zum Schauplatz flächendeckender und effektiver Gesundheitsförderung zu werden. Hinsichtlich der Familie ist dies noch wesentlich weniger der Fall. Das Präventionsgesetz redet zwar von der „Steigerung der gesundheitlichen Elternkompetenz", aber Praxisbeispiele sind eher rar. Das Konzept der „Familiären Gesundheitsförderung" (Geene 2018) ist ein Versuch, familiäre Lebenssituationen im kommunalen Kontext systematisch zu adressieren und bietet einen Ausgangspunkt für die Entwicklung entsprechender kommunaler Gesundheitsförderungsstrategien, die vom Kind und der Familie her gedacht sind. Die Umsetzung solcher Konzepte erfordert den gemeinsamen Willen und die Vernetzung der Akteure vor Ort, da kein gesetzlicher Rahmen entsprechende Maßnahmen vorschreibt.

Insgesamt fehlt es der familienbezogenen Gesundheitspolitik in ganz Europa an langfristigen Ansätzen, Zersplitterung ist die Regel (Wolfe et al. 2013). Verbindungen zwischen Gesundheits- und Familienpolitik bestehen, anders als bei Armutsbekämpfung oder Arbeitsförderungspolitik, nur punktuell: bei der familiären Erbringung von Pflegeleistungen,

Freistellung von Eltern im Krankheitsfall des Kindes, vielleicht noch im Zusammenhang der Frühen Hilfen (Bäcker et al. 2010). Dieser Artikel fragt, warum es in Deutschland bisher nur in Ansätzen gelingt, die Familienpolitik als Ansatzpunkt für eine Health in All Policies-Strategie zu nutzen.

2   Familienpolitik und Gesundheitspolitik in Deutschland vor und nach 1945

Ursprünglich ist die Familienpolitik in Deutschland aus der Gesundheitspolitik heraus entstanden: Das Verbot der Kinderarbeit in Preußen 1839 sollte vor allem dazu dienen, das gesunde Heranwachsen neuer Rekrutengenerationen sicherzustellen. Unter dem Einfluss der enormen Menschenverluste des Ersten Weltkriegs und der schnell sinkenden Geburtenraten wurde als erste eigentlich familienpolitische Maßnahme in Deutschland die Kriegswochenhilfe für Ehefrauen von Soldaten eingeführt. 1918 stellte die Weimarer Verfassung die Mutterschaft unter den Schutz des Staates, sukzessive wurden Wochenhilfe, Wochenfürsorge und das Recht auf Stillzeiten für erwerbstätige Frauen und Kündigungsschutz vor und nach der Geburt eingeführt (Dienel 2002).

Familienpolitik zur Förderung von mehr Geburten und dem gesunden Aufwachsen deutscher Kinder war ein Schwerpunkt der nationalsozialistischen Sozialpolitik. Die Verzahnung zwischen Familien- und Gesundheitspolitik wurde durch die Etablierung des Reichsmütterdienstes, der Nationalsozialistischen Volkswohlfahrt und insbesondere des „Hilfswerks Mutter und Kind" in Zusammenarbeit mit den Ärzten der „Ämter für Volksgesundheit" erfolgreich realisiert (Czarnowski 1986). Die Bescheinigungen des 1935 gleichgeschalteten öffentlichen Gesundheitsdienstes zum „Erbwert" waren Voraussetzung für die Eheschließung und die Zahlung von familienpolitischen und sozialpolitischen Leistungen wie Ehestandsdarlehen und Kinder- und Ausbildungsbeihilfen. Die Antragstellung für familienpolitische Leistungen bedeutete daher für Familien auch das Risiko der Einstufung als „erbkrank" oder „minderwertig" und die Verfügung von Maßnahmen wie Zwangssterilisierung oder sogar Euthanasie (Donhauser 2007).

Die aus der Fürsorgetradition des 19. Jahrhunderts und der Weimarer Republik stammenden Hausbesuche wurden systematisch für die Kontrolle und gesundheitliche Schulung von Familien genutzt (Czarnowski 1986). Diese historische Erfahrung der repressiven NS-Familienpolitik führt bis heute zu einer deutlich spürbaren Ambivalenz von Familien gegenüber Hausbesuchen, auch wenn diese freiwillig sind und lediglich partnerschaftliche Beratungsangebote darstellen (Geene et al. 2019) – die Angst vor Kontrolle ist in Deutschland historisch gelernt und muss als Faktum bei familienbezogenen Maßnahmen der Gesundheitsförderung mitgedacht werden. Die Routine flächendeckender Hausbesuche in Familien mit einem Neugeborenen durch das Gesundheitsamt musste deshalb immer mit Vorbehalten seitens der Familien rechnen, die umso stärker sind, je mehr solche Dienste aus Kostengründen auf „Risikofamilien" beschränkt werden.

Ein Relikt des alten Stils von Prävention und Gesundheitsfürsorge für Kinder waren auch die sogenannten Kinderkuren, zu denen bis in die 1970er-Jahre Kinder ab vier Jahren (vermutlich bis zu acht Millionen Kinder) zu sechswöchigen, durch die Krankenkassen finanzierten Aufenthalten verschickt wurden. Diese Kuren knüpften in Inhalt und Stil (strikte Disziplin, Zwangsverabreichung von Mahlzeiten, übergriffige Formen von Körperpflege und gesundheitlichen Untersuchungen) und vermutlich auch personell nahezu bruchlos an die NS-Volksgesundheitspflege an und traumatisierten viele der damaligen „Verschickungskinder", bis diese Heime Ende der 1980er-Jahre endlich geschlossen wurden. Erst neuerdings wird durch Betroffene begonnen, diese Thematik aufzuarbeiten (https://verschickungsheime.de).

Ein weiteres Beispiel für den „alten" Stil der Familiengesundheitsmaßnahmen und eine deutsche Spezialität ist das Müttergenesungswerk (Elly Heuss-Knapp-Stiftung). Auf gesetzlicher Grundlage bietet es Präventions- und Rehabilitationsleistungen ausschließlich für Familien an, früher nur für Mütter mit Kindern, heute auch für Väter und vereinzelt für pflegende Angehörige (Kolip 2008). In kaum einem anderen Bereich gibt es bereits so etablierte, in das Gesamtkonzept einer therapeutischen Versorgungskette eingebettete, weithin bekannte und akzeptierte Präventionsangebote für Familien. Doch die Inanspruchnahme von Leistungen ging über Jahrzehnte stetig zurück, obwohl eine lange Reihe von rechtlichen Änderungen die Bewilligungsquoten auf 88,3 % im Jahr 2014 erhöht hat (Antwort der Bundesregierung 2016). Gründe dafür dürften in der veränderten Lebenssituation von Familien liegen, der höheren Erwerbstätigkeit der Mütter, geringen Verfügbarkeit von großfamiliären Zusammenhängen zur Kinderbetreuung und Sorge vor Schulunterbrechungen bei Mitnahme der Kinder zur Kur. Gleichwohl zeigen die vorliegenden Evaluationen die positiven Wirkungen dieser Familiengesundheitsmaßnahmen auf Eltern und Kinder (Fassmann et al. 2008; Meixner 2004; Otto 2012; Braun 2017).

Der öffentliche Gesundheitsdienst der jungen Bundesrepublik hatte die historische Bürde einer Tradition von Sozialhygiene und nationalsozialistischer Volksgesundheitsfürsorge zu tragen, und dies wurde nach 1989 noch ergänzt durch die kritische Auseinandersetzung mit dem staatlich gesteuerten Gesundheitssystem der DDR. Der Weckruf der „New Public Health" erreichte Deutschland sowohl auf der Forschungsseite wie in der akademischen Ausbildung und Praxis deshalb verzögert (Rosenbrock 2001). Dieser Hemmfaktor behindert die systematische Entwicklung familienbezogener Gesundheitsförderung vermutlich stärker als mögliche Widerstände eines kurativ ausgerichteten Medizinsystems.

3 Schwerpunkte der Familienpolitik in der BRD: Kein Platz für Gesundheitsförderung

Der Schwerpunkt der Familienpolitik hat sich in ganz Europa, aber insbesondere in Deutschland nach dem Zweiten Weltkrieg radikal gewandelt (Dienel 1995, 2002). Standen vorher, seit dem Ersten Weltkrieg, die Erhöhung oder Stabilisierung der

Geburtenzahl und die Gesundheit von Mutter und Kind im Zentrum allen staatlichen Handelns in Bezug auf Familien und wurden durch entsprechende Maßnahmen gefördert, hatte dieser Ansatz in der Bundesrepublik nach 1945 weitgehend die Legitimation verloren. In der DDR spielten bevölkerungspolitische Aspekte angesichts fortdauernder Abwanderung dagegen immer eine gewisse Rolle.

Das erste große Thema der bundesrepublikanischen Familienpolitik war der Familienlastenausgleich (Einführung des Kindergelds 1954), das zweite große, bis heute dominante Thema die Vereinbarkeit von Familie und Beruf. Eckdaten dazu sind die Einführung des Erziehungsurlaubs 1986, der umfassende Ausbau der Kindertagesbetreuung (in der DDR ab den 1950er-Jahren, in der BRD ab den 1990er-Jahren) und die Einführung des Elterngelds als Lohnersatzleistung 2007. Die Erwerbsquote von Müttern hat gesamtdeutsch eine nie gekannte Höhe erreicht (BMFSFJ 2018). Das markiert einen Paradigmenwechsel in der deutschen Sozialpolitik insgesamt. Zuvor galt Deutschland als typischer Vertreter eines konservativen Wohlfahrtsstaatsmodells (Esping-Andersen 1990), in dem die traditionelle Arbeitsverteilung in Familien durch wohlfahrtsstaatliche Regelungen zementiert wird und eher die Familie und ihre Bedürfnisse als die einzelnen Haushaltsmitglieder im Fokus stehen. Durch die Wende zur Vereinbarkeit als dominantes Thema der Familienpolitik hat sich Deutschland dagegen in den großen europäischen Wohlfahrtsstaatskonsens einer eher auf Individuen und deren Bedürfnisse ausgerichteten Sozialpolitik eingereiht.

Dies bedeutet einen weiteren Hemmfaktor für familiäre Gesundheitsförderung, denn dafür müsste der Blick weg vom Individuum und hin zur sozialen Einheit Familie gerichtet werden – also eine dem Mainstream deutscher Familienpolitik seit den 1990er-Jahren gerade entgegengesetzte Richtung. Das spiegelt sich auch im aktuellen Paradigma der Familienforschung, „doing family". Der Blick auf die Familie als selbstverständlich gegebene, von ihren Mitgliedern gewollte und wirkmächtige soziale Einheit wird hier auf der theoretischen Ebene ersetzt durch eine Naturgegebenheit individualisierter Existenzen, die dann durch soziale Praktiken erst mühsam Gemeinsamkeit als Beziehungssystem herstellen müssen (Jurczyk et al. 2014) und als Familie strukturell überfordert sind.

Das dritte große Thema der Familienpolitik in der Bundesrepublik bietet dagegen auf den ersten Blick mehr Chancen für gesundheitsbezogene Ansätze: die Armut von Kindern und Familien. Das sozialpolitische Thema der (trotz Sozialpolitik fortbestehenden) Armut wurde seit dem ersten Armutsbericht der Bundesregierung 2001 zum Ansatzpunkt zahlreicher politischer Maßnahmen auch für Familien und Kinder. Studien zur Kindergesundheit (KiGGS-Studien des Robert Koch-Instituts, SOEP, DAK Kinder- und Jugendreport) zeigen übereinstimmend, dass sozial benachteiligte Kinder und Jugendliche seltener Sport treiben, sich ungesünder ernähren, häufiger übergewichtig sind, häufiger rauchen und häufiger Passivrauchen ausgesetzt sind und häufiger psychische und Verhaltensstörungen zeigen. Diese für ein reiches Land schockierenden Ergebnisse haben politischen Maßnahmen zur Förderung der Gesundheit von Kindern einkommensarmer Eltern eine hohe Akzeptanz verschafft, die durch

Skandalfälle im Bereich des Kinderschutzes noch erhöht wurde. Das Problem bei diesem Ansatzpunkt ist allerdings, dass Maßnahmen, die sich explizit an Einkommensschwache richten, zwangsläufig als diskriminierend wahrgenommen werden und Familien, die sich selbst nicht als bedürftig sehen (wollen), schwer oder gar nicht erreichen.

Das Thema „Armut von Kindern" bietet dennoch Chancen für aktive Gesundheitspolitik in Bezug auf Familien, z. B. Versuche, die Gesundheits- und Erziehungskompetenz von Eltern in diversen Formen von Elternkursen zu fördern, ebenso wie systematische Ansätze, die Settings Kinderbetreuung und Schule als Ausgleich für defizitäre familiäre Verhältnisse gesundheitlich aufzuwerten, z. B. durch das Angebot von Schulfrühstück, Schulessen, Bewegungsangeboten, aber auch inklusiven Therapieangeboten.

Weder das Vereinbarkeits- noch das Armutsthema haben aber im Bereich der Familienpolitik einen Wechsel hin zu einer systematischen Einbeziehung von Gesundheitsaspekten zu bewirken vermocht. Sobald es an den Kernbereich gesundheitspolitischer Maßnahmen geht: Impfregelungen, Vorsorgeuntersuchungen, Reihenuntersuchungen in Kita und Schule, greifen die historisch gewachsenen Abgrenzungen. Als Anti-NS-Paradigma gilt: kein Eingriff in die gesundheitsbezogenen Zuständigkeiten der Familien – keine Impfpflicht, keine Schul-Krankenschwester, kein Schularzt, sehr wenig Schuluntersuchungen im europäischen Vergleich. Die Gesundheitsfürsorge der Eltern für ihre Kinder wird als Kernbereich des natürlichen Elternrechts gemäß Art. 6 GG wahrgenommen. Was für ein Kontrast zu anderen, ansonsten deutlich liberaler geprägten Ländern: In Kalifornien und den meisten anderen US-Bundesstaaten ist der Besuch einer öffentlichen Schule nur nach Vorlage umfangreicher Impfzeugnisse möglich. In der Schule ist selbstverständlich eine School Nurse ganztägig verfügbar; außerdem erfolgen regelmäßig und lückenlos ärztliche Untersuchungen aller Schülerinnen und Schüler während der Unterrichtszeit zum allgemeinen Gesundheitszustand, Hör- und Sehtests sowie zur Rückengesundheit mit anschließendem Follow-Up, ob die empfohlenen Maßnahmen auch von der Familie ergriffen wurden. Demgegenüber hat sich merkwürdigerweise in Deutschland nur der schulzahnärztliche Dienst halten können – warum, wäre einer eigenen Untersuchung wert.

Die erbitterte Debatte um mögliche Impfpflichten spiegelt den gesellschaftlichen Dissens über die Grenzen der Eingriffsrechte des Staates in das elterliche Erziehungsrecht. Schulpflicht und unmittelbare Gefährdung von Leib und Leben sind die beiden Bereiche, in denen der Eingriff des Staates in die Familien akzeptiert ist, viel mehr aber nicht. Bei einer Befragung von Bürgermeister*innen deutscher Kommunen von 2005 hatte „präventive Gesundheitspolitik für Kinder und Familien" von neun vorgegebenen Bereichen kommunaler Familienpolitik mit Abstand die niedrigste Priorität; am höchsten rangierten Vereinbarkeit von Familie und Beruf und die Schaffung von Kinderbetreuungsplätzen (Strohmeier 2018).

4 Alte und neue Ansatzpunkte für Gesundheitsförderung in der Familienpolitik

Freiwillige Vorsorgeuntersuchungen in Schwangerschaft, früher (und immer späterer) Kindheit haben in Deutschland eine hohe Akzeptanz, nach den Zahlen der 2. Welle KiGGS liegt die Inanspruchnahme unabhängig vom sozialen Status der Familie bei fast 100 %. Es gibt vielleicht weitere „Einfallstore" für familienbezogene Gesundheitsförderung, die über die Vorsorgeuntersuchungen hinaus gehen: Weithin gesellschaftlich akzeptiert, aber bisher nicht durchgreifend erfolgreich sind Setting-bezogene Maßnahmen im Bereich Mobilität (sichere Schulwege, Förderung des nicht-motorisierten Schulwegs) und Maßnahmen im Bereich gesundheitsförderlicher und kindgerechter Stadt-, Freiflächen- und Spielflächenplanung. Deutlich verschoben hat sich die Gewichtung von Schutzrechten – Kinderlärm gilt in fast allen Bundesländern nicht mehr als Beeinträchtigung, vor der ein Anspruch auf Schutz besteht. Sehr akzeptiert sind auch Maßnahmen rund um das Thema Ernährung. Bemühungen um eine familiäre Esskultur sind seit fast zwanzig Jahren Gegenstand intensiver Forschung und von Praxisprojekten im Bereich der Ökotrophologie (als Beispiel Methfessel 2005) und spürbar weniger durch die in diesem Beitrag beschriebenen Hemmnisse beeinträchtigt. Und schließlich bietet die durch die Corona-Panedemie intensivierte Debatte um zu viel „screen time" und zu wenig Bewegung und reale Interaktion im Kinder- und Jugendalter neue, interessante Ansatzpunkte, gesundheitsrelevante familiäre Praktiken zu adressieren.

Nicht vernachlässigt werden dürfen auch die indirekt gesundheitlichen Folgen rein familienpolitischer Maßnahmen. So scheint die Einführung besserer Kinderbetreuungsmöglichkeiten in Deutschland seit 2007 einen direkten positiven Einfluss auf den Gesundheitszustand von Eltern gehabt zu haben (Myrskylä und Margolis 2013; Schober und Schmitt 2013). Politische Maßnahmen, die das Zusammenleben mit Kindern wirtschaftlich und organisatorisch erleichtern, haben also eine indirekt gesundheitliche Wirkung.

Im amerikanischen Kontext ist es möglich zu formulieren: „We propose that the family should be considered as the basic unit of health production at the individual and societal level, a context in public health practice, and an essential part of public health policy, research, and teaching." (Hanson et al. 2019, S. 2). Weder die historische Erfahrung noch die gesundheitliche Versorgungsstruktur in Deutschland erlauben derzeit eine solche eindeutige Familienorientierung. Die Zuständigkeiten für Familiengesundheit sind weiterhin zersplittert und verteilen sich auf sieben Bundesressorts (Familie, Gesundheit, Soziales, Landwirtschaft-Ernährung, Inneres-Sport, Wirtschaft-Verbraucherschutz, Bildung). Ein Health in All Policies-Ansatz muss den historischen Werdegang der deutschen Familienpolitik berücksichtigen. Zugleich bieten sich aber neue, gesellschaftliche akzeptierte Ansatzpunkte für eine aktive Familien-Gesundheitspolitik.

Literatur

Antwort der Bundesregierung auf die Kleine Anfrage der Abgeordneten Katrin Kunert, Birgit Wöllert, Inge Höger, weiterer Abgeordneter und der Fraktion DIE LINKE. (2016). Drucksache 18/7865. Deutscher Bundestag Drucksache 18/8008. 18. Wahlperiode 30. März 2016.

Bäcker, G., Bispinck R., Hofemann K., Naegele G., & Neubauer J. (2010). *Sozialpolitik und soziale Lage in Deutschland Band 2: Gesundheit und Gesundheitssystem, Familie, Alter, Soziale Dienste 3., grundlegend überarbeitete und erweiterte Auflage.* Wiesbaden: Springer VS.

Braun, B. (2017). *Mutter-/Vater-Kind-Kuren.* Bremen: HKK Krankenkasse.

BMFSFJ (Bundesministerium für Familie, Senioren, Frauen und Jugend). (2018). *Familienreport 2017. Leistungen, Wirkungen, Trends.* Berlin: BMFSFJ.

Coneus, K. & Spieß, K. (2008). *The intergenerational transmission of health in early childhood. ZEW discussion paper, 08–073.* Mannheim: ZEW.

Czarnowski, G. (1986). Familienpolitik als Geschlechterpolitik. In J. Geyer-Kordesch & A. Kuhn (Hrsg.), *Frauenkörper, Medizin, Sexualität* (S. 263–283). Düsseldorf: Pädagogischer Verlag Schwamm-Babel.

Deatrick, J. (2017). Where Is "Family" in the Social Determinants of Health? Implications for Family Nursing Practice, Research, Education, and Policy. *Journal of Family Nursing, 23*(4), 423–433.

Dienel, C. (1995). *Kinderzahl und Staatsräson. Empfängnisverhütung und Bevölkerungspolitik in Deutschland und Frankreich bis 1918. Theorie und Geschichte der Bürgerlichen Gesellschaft, 11.* Münster: Westfälisches Dampfboot.

Dienel, C. (2002). *Familienpolitik. Eine praxisorientierte Gesamtdarstellung der Handlungsfelder und Probleme.* Weinheim: Juventa.

Doherty, W., & Campbell, T. (1988). *Families and health.* Newbury Park: Sage Publications.

Donhauser, J. (2007). Das Gesundheitsamt im Nationalsozialismus. Der Wahn vom ‚gesunden Volkskörper' und seine tödlichen Folgen. *Public Health Forum, 22* (4).

Esping-Andersen, G. (1990). *The three worlds of welfare capitalism.* Princeton: Princeton University Press.

Fassmann, H., Grüninger, M., Schneider, A., & Steger, R. (2008). *Bedarfs- und Bestandsanalyse von Vor-sorge- und Rehabilitationsmaßnahmen für Mütter und Väter in Einrichtungen des Deutschen Müttergenesungswerkes (MGW).* Nürnberg: Friedrich-Alexander-Universität Erlangen-Nürnberg.

Geene, R. (2018). Familiäre Gesundheitsförderung. Ein nutzerorientierter Ansatz zur Ausrichtung kommunaler Gesundheitsförderung bei Kindern und Familien. Bundesgesundheitsblatt – Gesundheitsforschung – Gesundheitsschutz, 10/2018. https://doi.org/10.1007/s00103-018-2814-z.

Geene, R., Bär, G., von Haldenwang, U., Kuck, J., Sleumer, Q., & Lietz K. (2019). *Projektbericht für das Ministerium für Bildung, Jugend und Sport des Landes Brandenburg Referat 21 – Kinder- und Jugendpolitik, Jugendrecht, Jugendschutz, Zentrale Adoptionsstelle Berlin Brandenburg (ZABB), Europäische Strukturfonds, Netzwerk Gesunde Kinder.* Berlin: ASH Berlin.

Hanson, C., Crandall, A., Barnes, M., Magnusson, B., Lelinneth, M., Novilla, B., & King, J. (2019). Family-Focused Public Health: Supporting Homes and Families in Policy and Practice. *Frontiers in Public Health, 7.* doi: 10.3389/fpubh.2019.00059.

Henke, K.-D., Legler, B., Claus, M., & Ostwald, D. (2019). Health Economy Reporting: A Case Review from Germany. *International Journal of Business and Social Science, 10*(3), 50–64.

INFRAS/Universität St. Gallen. (2016). *Whitepaper zu den gesamtgesellschaftlichen Kosten und Nutzen einer Politik der frühen Kindheit. Kurzfassung.* Zürich/St. Gallen: SEW-HSG Universität St. Gallen.

Jurczyk, K., Lange, A., & Thiessen, B. (2014). *Doing Family. Warum Familienleben heute nicht mehr selbstverständlich ist*. Weinheim: Beltz/Juventa.

Kolip, P. (2008). Geschlechtergerechte Gesundheitsförderung und Prävention. *Bundesgesundheitsblatt – Gesundheitsforschung – Gesundheitsschutz, 51*, 28–35.

Meixner, K. (2004). Externe Qualitätsmessung in Mutter-Kind- und Mütter-Einrichtungen. Inaugural-Dissertation zur Erlangung der Doktorwürde der Wirtschafts- und Verhaltenswissenschaftlichen Fakultät der Albert-Ludwigs-Universität Freiburg i. Br.

Methfessel, B. (2005). *Soziokulturelle Grundlagen der Ernährungsbildung. Paderborner Schriften zur Ernährungs- und Verbraucherbildung, 7*. Paderborn: Universität Paderborn.

Myrskylä, M. & Margolis, R. (2013). Parental benefits improve parental well-being: Evidence from a 2007 policy change in Germany. MPIDR Working Paper WP, 2013–010.

Otto, F. (2012). Effekte stationärer Vorsorge- und Rehabilitationsmaßnahmen für Mütter und Kinder. *Eine kontrollierte Vergleichsstudie. Rehabilitation, 52*(02), 86–95.

Quennerstedt, M., Burrows, L., & Maivorsdotter, N. (2010). From teaching young people to be healthy to learning health. *Utbildning & Demokrati, 19*(2), 97–112.

Rapp, I., & Klein, T. (2015). Familie und Gesundheit. In P. Hill & J. Kopp (Hrsg.), *Handbuch Familiensoziologie* (S. 775–786). Wiesbaden: Springer VS.

RKI (Robert Koch-Institut) (Hrsg.). (2018). KiGGS Welle 2 – Erste Ergebnisse aus Querschnitt- und Kohortenanalysen. Journal of Health Monitoring, 2018, 3 (1). Berlin: RKI.

Rosenbrock, R. (2001). Was ist New Public Health? *Bundesgesundheitsblatt Gesundheitsforschung – Gesundheitsschutz, 44*, 753–762.

Schober, P. S. & Schmitt, C. (2013). Day-care expansion and parental subjective well-being: Evidence from Germany. *SOEP papers on Multidisciplinary Panel Data Research*, 602.

Seyda, S. & Lampert, T. (2009). Familienstruktur und Gesundheit von Kindern und Jugendlichen. *Zeitschrift für Familienforschung, 21*(2), 169–193. https://nbn-resolving.org/urn:nbn:de:0168-ssoar-335271. Zugegriffen: 02. Dez. 2019.

Storm, A. (DAK) (Hrsg.). (2018). *DAK Kinder- und Jugendreport 2018. Gesundheitsversorgung von Kindern und Jugendlichen in Deutschland. Schwerpunkt: Familiengesundheit. Beiträge zur Gesundheitsökonomie und Versorgungsforschung, 23*. Bielefeld: DAK-Gesundheit.

Strohmeier, K. P. (2018). *Präventive Familienpolitik*. Vortrag: ZEFIR/Fakultät für Sozialwissenschaft Ruhr-Universität Bochum.

Wolfe, I., Tamburlini, G., Thompson, M., Gill, P., & McKee, M. (2013). Comprehensive strategies for improving child health services in Europe. In I. Wolfe & M. McKee (Hrsg.), *European Child Health Services and Systems: Lessons without borders* (S. 251–271). Maidenhead: Open University Press.

Christiane Dienel ist Professorin für Angewandte Sozialwissenschaften und Gesundheitspolitik und Geschäftsführerin des nexus Instituts für Kooperationsmanagement und angewandte Forschung GmbH in Berlin. Von 2006 bis 2009 war sie Staatssekretärin für Gesundheit in Sachsen-Anhalt.

Soziales

Gesundheitsförderung durch Sozialpolitik

Regine Merkt-Kube, Tobias Arthur Müller und Alexandra Schmider

1   Beschreibung des Politikfeldes

Das Ministerium für Soziales und Integration Baden-Württemberg gilt mit seinem weit ausgreifenden Zuständigkeitsbereich als das zentrale Gesellschaftsministerium des Landes. Für Menschen in den unterschiedlichsten Lebenslagen und von Jung bis Alt sollen die Rahmenbedingungen so gestaltet werden, dass alle ihren Platz in der Gemeinschaft finden und sich entfalten können. Viele Menschen brauchen Hilfe bei Krankheit, Bedürftigkeit, in sozialen Notlagen, in ihrer familiären Situation, bei Arbeitslosigkeit, bei Behinderung oder im Falle von Diskriminierung, gleich welcher Art. Jede und jeder soll im Bedarfsfall optimale Strukturen und Hilfsangeboten im sozialen und gesundheitlichen Bereich vorfinden. Neben der Erhaltung und Schaffung von Hilfestrukturen werden auch die Potenziale der Menschen jeglichen Alters in den Blick genommen.

Die Themen des Politikfeldes Soziales sind in Baden-Württemberg breit gefächert – von A wie „Armutsbekämpfung" bis Z wie „Zusammenhalt der Gesellschaft". Im folgenden Beitrag geht es vorrangig um die Themen, die Bezüge zum Thema Gesundheit haben und somit einen Beitrag zur gesamtgesellschaftlichen Verantwortung für die Gesundheit aller Menschen leisten. Diese sind Pflege sowie alters- und generationengerechte Quartiersentwicklung, Bürgerschaftliches Engagement, Gleichstellung und

R. Merkt-Kube (✉) · T.A. Müller · A. Schmider
Ministerium für Soziales und Integration Baden-Württemberg, Stuttgart, Deutschland
E-Mail: Regine.Merkt-Kube@sm.bwl.de

T.A. Müller
E-Mail: Tobias.Mueller@sm.bwl.de

A. Schmider
E-Mail: Alexandra.Schmider@sm.bwl.de

© Springer Fachmedien Wiesbaden GmbH, ein Teil von Springer Nature 2020
K. Böhm et al. (Hrsg.), *Gesundheit als gesamtgesellschaftliche Aufgabe*,
https://doi.org/10.1007/978-3-658-30504-8_7

Schutzkonzepte (Kinderschutz). Dazu zählen auch die Gesundheits- und Pflegeberufe sowie Themen aus dem Bereich der Integration. Folgende Bevölkerungsgruppen stehen im Fokus der Sozialpolitik: Familien, Kinder, Jugendliche, Alleinerziehende, ältere Menschen, Pflegebedürftige und deren Angehörige, Menschen mit Behinderungen, Menschen mit psychischen Erkrankungen, Menschen in besonderen sozialen Schwierigkeiten und in Wohnungsnot.

Mit dem Politikfeld Soziales rückt die Stärkung der gesellschaftlichen Teilhabechancen aller Menschen und ihr sozialer Lebensraum in den Mittelpunkt. Beispielhaft zu nennen sind die Armutsbekämpfung und Armutsprävention, die Existenzsicherung, die landesgesetzlichen Regelungen zur Stärkung der Pflege, der Erhalt der Selbstständigkeit älterer Menschen im Vor- und Umfeld der Pflege sowie die alters- und generationengerechte Quartiersentwicklung. Für Menschen mit Behinderungen hat Baden-Württemberg einen Landesaktionsplan zur Umsetzung der UN-Behindertenrechtskonvention im Land erarbeitet. Ziel ist eine inklusive Gesellschaft, in der jeder Mensch die gleichen Chancen, Rechte und Möglichkeiten zur Teilhabe hat.

Im Aufgabenbereich der Kinder-, Jugend- und Familienpolitik, des bürgerschaftlichen Engagements und der Gleichstellung sind Themen wie Vereinbarkeit von Familie und Beruf, die Familienbildung, die Jugendbeteiligung, die Schulsozialarbeit, die Umsetzung der Kinderrechte, die Verbesserung des Kinderschutzes und die Umsetzung der Charta der Vielfalt zu nennen. Bei der Integration von Menschen mit Fluchterfahrung und Migrationshintergrund liegt ein zentrales Ziel in der Integration durch Sprache und Teilhabe sowie in der Integration in Arbeit. Themen wie Gesundheitskompetenz von Migrantinnen und Migranten werden im Aufgabenbereich Gesundheitsförderung und Prävention mitberücksichtigt.

2   Zentrale Akteure und Politikebenen

Zentrale Politikebenen sind die Landespolitik und die kommunale Ebene mit den Stadt- und Landkreisen sowie den Städten und Gemeinden.

Zentrale Akteure des Politikfeldes Soziales im Ministerium für Soziales und Integration des Landes Baden-Württemberg sind unter anderem

- die Träger der öffentlichen und freien Wohlfahrtspflege und ihre Dachverbände,
- die Stadt- und Landkreise, die kreisangehörigen Städte und Gemeinden,
- der Kommunalverband für Jugend und Soziales Baden-Württemberg,
- die Religionsgemeinschaften,
- Vertretungen aus der Wissenschaft,
- die Berufsverbände der Gesundheits- und Pflegeberufe,
- die Interessenvertretungen und die Selbsthilfe der Betroffenen und ihrer Angehörigen,
- das Landesnetzwerk Bürgerschaftliches Engagement.

Einige Akteure verfügen aufgrund der Schnittstellen zu den Gesundheitsthemen bereits über gesundheitsbezogenes Wissen und Erfahrungen mit dem Gesundheitssystem. Die Bedeutung von Gesundheitsförderung und Prävention für die Gesunderhaltung der Bevölkerung wird als individuelle Aufgabe (Verhaltensprävention) gesehen. Das Verständnis für das Konzept Health in All Policies ist noch nicht (ausreichend) vorhanden, obwohl Baden-Württemberg die Förderung der Gesundheit der Bevölkerung als zentrale Aufgabenstellung erkannt hat. Hierfür ist die Gestaltung gesundheitsförderlicher Lebenswelten ein wesentlicher Bestandteil. Denn viele Faktoren, die Einfluss auf den Gesundheitszustand der Bevölkerung haben, sind gestaltbar. Im Gesundheitsleitbild Baden-Württemberg sind Gesundheitsförderung und Prävention als eines von drei Handlungsfeldern für die Gesundheitspolitik verankert.

In Baden-Württemberg werden unterschiedliche Formen der Zusammenarbeit mit den Akteuren des Gesundheitswesens umgesetzt. Ab 2016 wurde mit dem Gesetz zur Stärkung der sektorenübergreifenden Zusammenarbeit und der Vernetzung aller Beteiligten des Gesundheitswesens in Baden-Württemberg (Landesgesundheitsgesetz – LGG) die Landesgesundheitskonferenz als eine Plattform für den Austausch etabliert. Diese findet jährlich statt und umfasst einen öffentlichen und nichtöffentlichen Teil. Im LGG (Land Baden-Württemberg 2015b) wurde zudem der Gesundheitsdialog und die Beteiligung der Menschen im Land, darunter Patientinnen und Patienten sowie Expertinnen und Experten an der Weiterentwicklung des Gesundheitswesens geregelt. Der Gesundheitsdialog umfasst Fach- und Bürgerdialoge. In diese Dialogprozesse sind auch zahlreiche Akteure aus dem Sozial- und Pflegebereich, aus Verbänden sowie aus dem bürgerschaftlichen Engagement und der Selbsthilfe einbezogen. Eine weitere Möglichkeit der Zusammenarbeit besteht in den Kommunalen Gesundheitskonferenzen in den Stadt- und Landkreisen, die mit dem LGG gesetzlich geregelt wurden. Hier werden viele Themen der Daseinsvorsorge im Sinne eines gesamtgesellschaftlichen Zusammenwirkens gemeinsam und bereichsübergreifend beraten, koordiniert und vernetzt.

In anderen Politikfeldern sind die Akteure aus dem Gesundheitswesen ebenfalls einbezogen. Sie sind Partner der Strategie „Quartier 2020 – Gemeinsam.Gestalten." (siehe Beitrag von Schmider und Müller in diesem Band) auf Landesebene sowie in den lokalen Quartiersprojekten.

Durch das Landespflegestrukturgesetz LPSG (Land Baden-Württemberg 2018) wurde ein gesetzlicher Rahmen für eine quartiersnahe, leistungsfähige, ausreichende und wirtschaftliche Pflege- und Unterstützungsstruktur geschaffen. Damit soll für die Betroffenen sichergestellt werden, dass sie unabhängig von der Art des Pflege- und Unterstützungsbedarfs möglichst lange im gewohnten Umfeld ihres Quartiers verbleiben können. So werden modellhaft Kommunale Pflegekonferenzen eingerichtet und durchgeführt, um dadurch umfassende und sozialräumliche Pflege- und Unterstützungsstrukturen zu schaffen.

3   Gesundheit im Politikfeld Soziales

Gesundheitsförderung und Prävention werden in Baden-Württemberg in einem umfassenden Sinn verstanden und kommuniziert. So beschreibt das Gesundheitsleitbild Baden-Württemberg (Ministerium für Arbeit und Sozialordnung, Familie, frauen und Senioren Baden-Württemberg 2014, S. 4) einleitend die Gesundheit als Zustand eines umfassenden körperlichen, seelischen und sozialen Wohlbefindens sowie wesentlichen Bestandteil des alltäglichen Lebens. Das Gesundheitsleitbild wurde unter Beteiligung zahlreicher Akteure aus unterschiedlichen Politikfeldern sowie der Bevölkerung Baden-Württembergs in einem mehrstufigen Beteiligungsprozess entwickelt.

Ein zentrales Thema der baden-württembergischen Gesundheitspolitik ist die Frage, wie die gesundheitliche Versorgung einer älter werdenden Gesellschaft in Zukunft gestaltet werden kann. Dabei geht es vorrangig um Themen der sektorenübergreifenden Versorgung in den Stadt- und Landkreisen (Modellprojekte zur sektorenübergreifenden und ambulanten Versorgung). Eine gesundheitsförderliche Gestaltung der Lebenswelten (Schule, Kindertageseinrichtung, Arbeitswelt, Wohnumfeld) wird von integrierten kommunalen Strategien der Gesundheitsförderung und Prävention unter Beteiligung der regionalen Akteure vorangebracht (vgl. Land-Baden-Württemberg 2015a, § 7 Gesundheitsförderung und Prävention in den Lebenswelten). Auch in anderen Politikfeldern wie der Armutsprävention wird die gesundheitsförderliche Gestaltung von Lebensverhältnissen unterstützt (vgl. Beitrag von Weber-Schmalzl und Exner zu den Präventionsnetzwerken „Gegen Kinderarmut und für Kindergesundheit" in Baden-Württemberg in diesem Band).

Ansatzpunkte für die Gesundheit im Rahmen der Quartiersentwicklung sind auf zwei Ebenen möglich: Zum einen mit der Aufgabe, die Pflege bzw. die Versorgung von Hilfe- und Unterstützungsbedürftigen zu sichern, indem bspw. alternative Wohnformen oder Ehrenamtsstrukturen gefördert werden. Zum anderen versteht sich Quartiersentwicklung auch immer im Sinne des aus den Gesundheitswissenschaften bekannten Leitsatzes, dass Verhältnisprävention vor Verhaltensprävention geht.

Zentraler Bestandteil der Förderprogramme im Bereich Quartiersentwicklung ist die Berücksichtigung von Menschen mit Pflegebedarf. Im Grunde spielt der Gesundheitsaspekt im gesamten Bereich der Quartiersentwicklung eine zentrale Rolle und zeigt sich auf verschiedene Art und Weise. So ist beispielsweise die funktionale Gesundheit selbstverständlich ein entscheidendes Kriterium für die Gestaltung des Quartiers. Mit Blick auf die möglicherweise eingeschränkte funktionale Gesundheit werden Begegnungsorte und Wohnräume barrierefrei oder -arm gestaltet und entsprechende Mobilitätsangebote im Quartier entwickelt. Die subjektive Gesundheit wiederum, also die Antwort auf die Frage, wie gesund sich eine Person eigentlich fühlt, hängt eng mit dem Wohlbefinden und der sozialen Eingebundenheit zusammen. Diese zwei Aspekte sind für die Entwicklung von Quartieren besonders relevant.

4 Herausforderungen und Chancen in der Berücksichtigung von Gesundheitsaspekten

Hindernisse werden insbesondere in den fachspezifischen Herangehensweisen an die Themen gesehen. Die Kommunikation zwischen den unterschiedlichen Akteuren fällt dadurch manchmal schwieriger aus, weil diese von unterschiedlichen Vorannahmen, Grundkenntnissen, Prämissen und auch Fachtermini ausgehen. Zu nennen ist in diesem Zusammenhang auch der höhere Verwaltungsaufwand, der durch den Abstimmungsbedarf bei referats- bzw. ressortübergreifenden Themen entsteht. Ein Beispiel für eine fachspezifische Herangehensweise ist die Sozialplanung, die andere Themenbereiche noch nicht im Sinne einer integrierten Sozial- und Gesundheitsplanung vollumfänglich einbezieht.

Ziel der Sozialpolitik ist es, gleichwertige Lebensverhältnisse für alle Menschen zu schaffen. Daseinsvorsorge ist daher auch eine staatliche Aufgabe. Die Berücksichtigung von Gesundheit ermöglicht einen umfassenderen Blick auf mögliche Wechselwirkungen in bislang getrennten Themenfeldern. Zudem sind seelisches und körperliches Wohlbefinden für die Bewältigung der Anforderungen des Alltags bei vulnerablen Gruppen wichtig.

Soziale Eingebundenheit zu ermöglichen, ist ein zentrales Ziel der Quartiersentwicklung. Die Berücksichtigung von Gesundheitsaspekten ermöglicht es, den weichen Faktor des gesteigerten Wohlbefindens um den harten Faktor des gesundheitlichen und präventiven Nutzens zu ergänzen. Das erhöht letztlich die Akzeptanz bzw. Veränderungsbereitschaft der Akteure vor Ort.

Dies gilt auch für andere Bereiche der Sozialpolitik wie beispielsweise die Armutsbekämpfung und die gesundheitliche Situation von Menschen mit Behinderungen, mit psychischen Erkrankungen und oder mit besonderen sozialen Schwierigkeiten. Die Berücksichtigung von Gesundheit (besser gesundheitsförderlichen Aspekten) bei den sozialpolitischen Themen kann deshalb einen Zugewinn an Lebensqualität für die Menschen beinhalten. Soziale Chancengleichheit für sogenannte vulnerable Personengruppen bedeutet auch bessere Chancen, gesund aufzuwachsen und zu leben.

Besonders gut gelingt die praktische Umsetzung in kleineren Gemeinden, bei denen noch alle Themen der Daseinsvorsorge aus einer Hand z. B. durch den jeweiligen Bürgermeister oder die jeweilige Bürgermeisterin vorangebracht werden. Die Bürgermeister und Bürgermeisterinnen haben in Baden-Württemberg eine besonders starke Stellung, weil die Gemeindeordnung ihnen gleichzeitig die Funktionen des Vorsitzes für den Gemeinderat und die Leitung der Gemeindeverwaltung zuschreibt. Hinzu kommt deren Amtszeit von insgesamt acht Jahren. Sie nehmen deshalb auch bei weichen Themen eine wichtige Schlüsselfunktion ein.

Größere Städte wie beispielsweise Stuttgart oder Mannheim haben oft eigene Fachgruppen für planerische Aufgaben. Sie können daher in der Regel auf eine fundierte Fachplanung für unterschiedliche Zielgruppen zurückgreifen oder haben bereits eine integrierte Sozial- und Gesundheitsberichterstattung aufgebaut. Durch kleinräumige – zum Beispiel stadtteil- oder sozialraumbezogene – Analysen haben sie eigene Herangehensweisen entwickelt.

Bei Förderprogrammen oder Förderaufrufen sollten im Sinne einer gemeinsamen Strategie die Auswirkungen auf und für die Gesundheit der Bevölkerung mitberücksichtigt werden. Gerade im Zusammenhang mit der Quartiersentwicklung sollte auch bei den Akteuren das Bewusstsein dafür geschärft werden, dass viele Maßnahmen einen mittelbaren Einfluss auf die Gesundheit haben. Genannt werden können beispielhaft die Steigerung sozialer Eingebundenheit und die Mobilität.

Dabei bewegt sich die Planung von Unterstützungsangeboten immer in einem Spannungsfeld zwischen fachlich qualifizierter Expertise und Wohnortnähe. Nicht jedes Angebot kann in jedem Quartier vorgehalten werden. Deshalb sind Konzepte zu entwickeln, bei denen die Angebote zwar so wohnortnah wie möglich geplant, aber zum Teil auch überregional organisiert werden müssen. Dennoch läuft vieles im Quartier, im Sozialraum oder in den Nachbarschaften zusammen. Ob Leben im Alter, mit Behinderung, mit psychischer Erkrankung oder auch in der Kinder- und Jugendhilfe – im Quartier gibt es viele Anknüpfungspunkte für gesunde Lebensverhältnisse.

Mit dem Blick auf die gesamtgesellschaftliche Verantwortung für die Erhaltung der Gesundheit der Bevölkerung gelingt es in verschiedenen Bereichen der Sozialpolitik, Ansatzpunkte für die Gesundheitsförderung und Prävention zu finden. Die Orientierung an einem Gesundheitsleitbild ist damit, wie das Beispiel Baden-Württemberg seit 2014 zeigt, eine gute Möglichkeit, um den Health in All Policies-Gedanken praktisch zu verankern.

Literatur

Land Baden-Württemberg. (2015a). Gesetz über den öffentlichen Gesundheitsdienst (Gesundheitsdienstgesetz – ÖGDG). GBl. BW Nr. 25 vom 29. Dezember 2015, S. 1210 ff.

Land Baden-Württemberg. (2015b). Gesetz zur Stärkung der sektorenübergreifenden Zusammenarbeit und der Vernetzung aller Beteiligten des Gesundheitswesens in Baden-Württemberg (Landesgesundheitsgesetz – LGG). GBl. Nr. 25 vom 29. Dezember 2015. S. 1205 ff.

Land Baden-Württemberg. (2018). Gesetz zur sozialräumlichen Gestaltung von Pflege- und Unterstützungsstrukturen (Landespflegestrukturgesetz – LPSG). GBl. BW vom 18. Dezember 2018. S. 1557 ff.

Ministerium für Arbeit und Sozialordnung, Familie, frauen und Senioren Baden-Württemberg. (Hrsg.) (2014). Gesundheitsleitbild Baden-Württemberg. https://www.gesundheitsdialog-bw.de/leitbild. Zugegriffen: 14. Jan. 2020.

Regine Merkt-Kube ist Sozialwissenschaftlerin und arbeitet im Ministerium für Soziales und Integration Baden-Württemberg in Stuttgart im Referat Grundsatz, Prävention, Öffentlicher Gesundheitsdienst. Sie ist u. a. zuständig für den landesweiten Austausch der verschiedenen Akteure im Gesundheitswesen im Landesausschuss für Gesundheitsförderung und Prävention, der die Umsetzung des Präventionsgesetzes in Baden-Württemberg begleitet.

Tobias Arthur Müller Promovierter Gerontologe, arbeitet als Referent für die Strategie „Quartier 2020 – Gemeinsam.Gestalten." im Ministerium für Soziales und Integration des Landes Baden-Württemberg.

Alexandra Schmider ist Sozialwissenschaftlerin und Sozialpädagogin und arbeitet als Referentin in der Strategie „Quartier 2020 – Gemeinsam.Gestalten." im Ministerium für Soziales und Integration des Landes Baden-Württemberg.

Einwanderung

Einwanderungspolitik und Gesundheit

Oliver Razum und Patrick Brzoska

Menschen sind schon immer migriert. Gesellschaften haben sich daher schon immer der Herausforderung stellen müssen, wie die daraus resultierenden Chancen für Migranten*innen und die nicht migrierte Mehrheitsbevölkerung erkannt und bestmöglich genutzt werden können (Castles et al. 2014). Eine geeignete Einwanderungspolitik muss, ganz im Sinne von „Health in All Policies", auch gesundheitliche Belange berücksichtigen.

Heute leben mehr Menschen außerhalb ihrer Geburtsländer als je zuvor. Menschen entschließen sich aus unterschiedlichen Gründen, ihr Geburtsland zu verlassen, um für einen längeren Zeitraum in einem anderen Land zu leben oder sich dort für immer mit der eigenen Familie niederzulassen. Diese Gründe können sowohl in der Situation des Herkunftslandes liegen oder sich aus Eigenschaften des Zuzugslandes ergeben. So können beispielsweise günstigere wirtschaftliche Bedingungen und eine bessere Gesundheitsversorgung im Zuzugs- im Vergleich zum Herkunftsland einen entscheidenden Anreiz für Menschen darstellen, ihre Heimat zu verlassen. Auch klimabedingte Katastrophen, Verfolgung und Krieg stellen gewichtige Gründe für die Migration dar (Massey et al. 1999).

In Deutschland hat mit 21,2 Mio. Menschen gut ein Viertel der Bevölkerung einen Migrationshintergrund. Das umfasst gemäß der Definition des Statistischen Bundesamtes alle Menschen, die selbst oder deren Eltern nach 1949 aus dem Ausland zugewandert sind. Während 52 % von ihnen die deutsche Staatsangehörigkeit haben,

---

O. Razum (✉)
Universität Bielefeld, Bielefeld, Deutschland
E-Mail: oliver.razum@uni-bielefeld.de

P. Brzoska
Universität Witten/Herdecke, Witten, Deutschland
E-Mail: patrick.brzoska@uni-wh.de

© Springer Fachmedien Wiesbaden GmbH, ein Teil von Springer Nature 2020
K. Böhm et al. (Hrsg.), *Gesundheit als gesamtgesellschaftliche Aufgabe*,
https://doi.org/10.1007/978-3-658-30504-8_8

sind 48 % Ausländer*innen. (Spät-)Aussiedler*innen sowie Türkeistämmige stellen nach Informationen des Mikrozensus mit jeweils rund 2,6 bzw. 2,8 Mio. die größten Gruppen von Menschen mit Migrationshintergrund in Deutschland dar (Statistisches Bundesamt 2020).

Die Migrationsgeschichte ist in Deutschland durch unterschiedliche Entwicklungen gekennzeichnet. Viele der heutigen Menschen mit Migrationshintergrund beziehungsweise ihre Eltern wurden in den 1950er- bis Anfang der 1970er-Jahre in einer Zeit des Wirtschaftswachstums und des Arbeitskräftemangels als Arbeitsmigrant*innen aus der Türkei, den Ländern des ehemaligen Jugoslawiens sowie den Mittelmeerländern Portugal, Spanien, Italien und Griechenland angeworben. Viele von ihnen ließen sich gemeinsam mit ihren Familien in Deutschland nieder. Heute machen sie gut ein Drittel der Bevölkerung mit Migrationshintergrund aus. (Spät-)Aussiedler*innen (vor allem aus Osteuropa und Russland) wanderten als Vertriebene verstärkt ab Ende der 1980er-Jahre nach dem Zusammenbruch der Sowjetunion nach Deutschland zu. Anders als die hinzugezogenen Menschen aus den klassischen Anwerbeländern hatten (Spät-)Aussiedler*innen per Gesetz bereits vor ihrer Zuwanderung die deutsche Staatsangehörigkeit. In vielen Statistiken sind sie daher schwer zu identifizieren. So bezieht sich auch die oben genannte Zahl von 2,6 Mio. auf (Spät-)Aussiedler*innen der ersten Generation, die selbst zugewandert sind. Ihre in Deutschland geborenen Kinder werden vom Mikrozensus nicht separat ausgewiesen. Die Arbeitsmigration spielt seit Beginn des 21. Jahrhunderts wieder eine größere Rolle für das Migrationsgeschehen in Deutschland. Befördert wird dies durch die Erweiterung der Europäischen Union um viele neue Staaten Osteuropas im Jahr 2004 beziehungsweise 2007 und dem damit einhergehenden Recht auf Freizügigkeit, das EU-Bürger*innen gestattet, in dem EU-Land ihrer Wahl zu leben und zu arbeiten (Bundesministerium des Innern 2014).

Neben der Arbeitsmigration und dem Zuzug von (Spät-)Aussiedler*innen wurde und wird die Bevölkerung mit Migrationshintergrund in Deutschland seit 1945 auch maßgeblich durch Geflüchtete und Asylbewerber*innen geprägt, die vor Krieg, Gewalt, extremer Armut und Naturkatastrophen fliehen und Schutz in Deutschland suchen. Die Zahl der Geflüchteten, die jährlich nach Deutschland kommen, schwankt seit Gründung der Bundesrepublik stark. Bis Mitte der 1970er-Jahre lag sie bei ca. 10.000 Menschen pro Jahr und wuchs als Folge des Krieges im ehemaligen Jugoslawien auf 200.000 bis 450.000 Mitte der 1990er-Jahre an. Bedingt durch den Krieg in Syrien nahm die Zahl von Asylanträgen ab 2011 wieder stark zu und erreichte im Jahr 2016 ihren bisherigen Höchststand, als mehr als 700.000 Menschen Erstanträge auf Asyl in Deutschland stellten (Bundesamt für Migration und Flüchtlinge 2019).

An diesem kursorischen Überblick über die Zuwanderung nach Deutschland seit 1949 wird deutlich, dass die hier lebenden Menschen mit Migrationshintergrund im Hinblick auf ihre Kultur, ihre Religion, ihre ethnischen Hintergründe sowie im Hinblick auf die Gründe, die sie zur Migration bewogen haben, äußerst heterogen sind. Dieser Heterogenität muss in allen Bereichen der Gesellschaft Rechnung getragen werden. Seitens der Bundesregierung wurde bis zum Ende der 1990er-Jahre hinein nicht anerkannt, dass

Deutschland seit dem Zuzug von Arbeitsmigrant*innen in den 1950er-Jahren zu einem Zuwanderungsland geworden ist. Das spiegelte sich auch im offiziellen politischen Sprachgebrauch wider, wo lange Zeit verwendete Bezeichnungen wie „Gastarbeiter" die implizite Erwartung deutlich machten, dass als Arbeitsmigranten*innen angeworbene Menschen nach einer gewissen Zeit wieder in ihre Herkunftsländer zurückkehren sollten. Diese Haltung hatte auch zur Folge, dass seitens der Politik jahrzehntelang nur wenig unternommen wurde, um die gesellschaftliche und politische Integration von Zugewanderten zu fördern. Das spiegelt sich beispielsweise darin wider, dass es zwar ab den 1970er-Jahren vereinzelte Sprachkurs- und Beratungsangebote unterschiedlicher Träger gab, jedoch bis zum Ende des 20. Jahrhunderts keine strategisch ausgerichtete Integrationspolitik auf Bundesebene existierte (Schönwälder et al. 2005). Dies begann sich erst im Jahr 2001 mit dem Bericht der Unabhängigen Kommission „Zuwanderung" (Süssmuth-Kommission) zu ändern, der Deutschland erstmalig als Zuwanderungsland anerkannte und hervorhob, dass Menschen mit Migrationshintergrund zu einem wichtigen und unverzichtbaren Teil der Gesellschaft geworden sind (Unabhängige Kommission "Zuwanderung" 2001). Teil dieser neuen Ausrichtung in der Integrationspolitik war auch die Einführung von flächendeckenden Integrationskursen seit 2005 (Schönwälder et al. 2005).

Menschen mit Migrationshintergrund sehen sich im täglichen Alltag aber nach wie vor Benachteiligungen gegenüber. Unter anderem wird dies im Bereich der Gesundheitsversorgung deutlich.

1 Gesundheit von Menschen mit Migrationshintergrund

Menschen mit Migrationshintergrund sind in ihrem Leben verschiedenen positiven und negativen Faktoren ausgesetzt, die sich auf ihre Gesundheit auswirken können. Das umfasst im Falle einer eigenen Migration zum einen Risiken, denen gegenüber sie im Herkunftsland sowie während des Migrationsprozesses exponiert sind. Zum anderen wirken sich Einflussfaktoren im Zuzugsland auf ihre Gesundheit aus (Spallek et al. 2011). Der Gesundheitszustand von Zuwander*innen ist direkt nach der Zuwanderung in der Regel besser als der Gesundheitszustand der Bevölkerung im Zuzugsland. Dies lässt sich durch den ‚Healthy-Migrant-Effekt' erklären: Da Migration ein potenziell riskanter und oft langwieriger Prozess ist, sind diejenigen, die sich entscheiden, ihr Heimatland zu verlassen, überwiegend jung und gesund und können hierdurch die Belastungen der Migration besser bewältigen. Dies bedeutet einen gesundheitlichen Vorteil gegenüber der Bevölkerung des Herkunftslandes und oft auch gegenüber der Bevölkerung des Zuzugslandes. Zuwander*innen aus einkommensschwächeren Ländern sind zudem – wie die Bevölkerung der Herkunftsländer, aus denen sie stammen – einem geringeren Risiko für bestimmte chronische Erkrankungen wie bestimmten Krebserkrankungen und Herz-Kreislauf-Erkrankungen ausgesetzt. Sie können außerdem oftmals von ausgeprägten sozialen und familiären Netzwerken profitieren. Darüber hinaus sinkt ihr

Risiko für Infektionskrankheiten durch bessere Hygiene und medizinische Versorgung schnell auf das jeweilige Niveau des Zuzugslandes, was zu einem weiteren gesundheitlichen Vorteil führt. Mit der Zeit, die Zuwander*innen im Zuzugsland verbringen, passen sie sich jedoch dem Lebensstil der Mehrheitsbevölkerung an, wodurch auch ihr Risiko für chronische Krankheiten steigt. In Kombination mit einer teilweise höheren Prävalenz genetischer Prädispositionen für bestimmte Erkrankungen wie Schlaganfall oder Diabetes mellitus Typ 2 kann sich ihre Gesundheit im Laufe der Zeit verschlechtern und trotz anfänglicher gesundheitlicher Vorteile langfristig zu einer höheren Krankheitslast führen (Kohls 2010; Razum 2009; Razum und Twardella 2002).

Die empirische Datenlage zur Gesundheit von Menschen mit Migrationshintergrund ist in Deutschland insgesamt unzureichend. Das liegt vor allem daran, dass viele Routinedaten, Surveys und amtliche Statistiken nur eine Unterscheidung zwischen deutschen und ausländischen Staatsangehörigen erlauben (Razum et al. 2008). Angaben wie der Geburtsort der Eltern, die notwendig sind, um auch deutsche Staatsangehörige, die einen Migrationshintergrund haben, identifizieren zu können, fehlen in den meisten Fällen (Brzoska et al. 2012; Schenk et al. 2006). Die verfügbaren Daten und Statistiken deuten allerdings darauf hin, dass Menschen mit Migrationshintergrund an bestimmten chronischen Erkrankungen wie Diabetes mellitus Typ 2 häufiger als Menschen ohne Migrationshintergrund erkranken. Menschen, die aus Regionen mit einer hohen Tuberkulose-Prävalenz nach Deutschland zuwandern, können im Vergleich zu Personen gleichen Alters in der deutschen Mehrheitsbevölkerung zudem eine höhere Prävalenz dieser Erkrankung haben. Auch bestimmte Infektionskrankheiten wie Hepatitis B und Helicobacter pylori können häufiger vorkommen und mit einer höheren Inzidenz für Magenkrebs und Gastritis in dieser Bevölkerungsgruppe einhergehen (Zeeb et al. 2002).

Menschen mit Migrationshintergrund können aber auch gesundheitliche Vorteile gegenüber der Mehrheitsbevölkerung aufweisen. In vielen Herkunftsländern, aus denen sie stammen, sind die Herzinfarktmortalität sowie die Inzidenz bestimmter Krebserkrankungen, wie Brust- und Hautkrebs, deutlich geringer als in Deutschland. Menschen, die aus diesen Ländern nach Deutschland zuwandern, bringen dieses geringe Risiko gewissermaßen mit und behalten es abhängig von ihrem Lebensstil noch viele Jahre bei, sodass sie im Vergleich zur Mehrheitsbevölkerung seltener daran erkranken (Arnold et al. 2010).

Geflüchtete stellen eine besonders vulnerable Bevölkerungsgruppe dar. Viele sind in ihren Herkunftsländern Verfolgung oder gar Folter ausgesetzt. Die Flucht selbst ist in vielen Fällen ebenfalls traumatisch und geht oft mit starken körperlichen und psychischen Belastungen bis hin zu (sexueller) Gewalt einher. Das kann zu einem höheren Risiko für psychische Störungen wie posttraumatische Belastungsstörungen, Angst und Depressionen führen (Steel et al. 2009). Die höhere Belastung erfordert angemessene Maßnahmen in den jeweiligen Aufnahmeländern, u. a. im Hinblick auf eine rechtzeitige Diagnose und angemessene Versorgung, um psychische Erkrankungen zu behandeln und Chronifizierung und Folgeerkrankungen zu vermeiden. Vor allem einer adäquaten Versorgung von Geflüchteten stehen bislang allerdings unterschiedliche Barrieren sowie Einschränkungen im Anspruch auf Versorgungsleistungen entgegen. So haben Asylsuchende und Geflüchtete gemäß dem Asylbewerberleistungsgesetz in den ersten 15 (seit 2019: 18) Monaten ihres Aufenthaltes in Deutschland neben Impfungen nur Anspruch auf Versorgungsleistungen im Zusammenhang mit Schwangerschaft, Geburt und akuten Schmerzzuständen (Razum et al. 2016b).

2   Soziale Determinanten und Versorgungsbarrieren

Eine im Durchschnitt höhere Krankheitslast wird auch durch bestimmte soziale Determinanten begünstigt, denen Menschen mit Migrationshintergrund im Zuzugsland ausgesetzt sind und die sich maßgeblich auf den Gesundheitszustand auswirken können (Lampert et al. 2005). Menschen mit Migrationshintergrund haben beispielsweise einen durchschnittlich niedrigeren sozioökonomischen Status als die Mehrheitsbevölkerung (Statistisches Bundesamt 2020). Dieses spiegelt sich in einem niedrigeren Nettoäquivalenzeinkommen und einem höheren Anteil von Menschen in dieser Bevölkerungsgruppe wider, die als ungelernte Arbeiter*innen tätig sind. In ihrer beruflichen Tätigkeit sind sie häufiger physischen und psychischen Belastungsfaktoren, einschließlich Diskriminierung, ausgesetzt (Oldenburg et al. 2010), was auch zu einer schlechteren arbeitsbezogenen Gesundheit führen kann (Brzoska und Razum 2015b).

Neben den genannten Einflussfaktoren tragen auch Disparitäten bei der Nutzung und Wirksamkeit von Gesundheitsangeboten zu Unterschieden im Gesundheitszustand bei. Menschen mit Migrationshintergrund nehmen vor allem Präventionsangebote im Durchschnitt seltener als Menschen ohne Migrationshintergrund in Anspruch. Dieses betrifft beispielsweise Impfungen im Kinder- und Jugendalter, Krebsvorsorgeuntersuchungen sowie tertiärpräventive Angebote wie die Rehabilitation (Brand et al. 2015; Brzoska und Razum 2015a). Für den mittlerweile recht gut beforschten Bereich der Rehabilitation zeigen Routinedatenauswertungen auch, dass diejenigen, die das Versorgungsangebot nutzen, im Vergleich zur Mehrheitsbevölkerung schlechtere Versorgungsergebnisse aufweisen. Das zeigt sich zum Beispiel in einem höheren Risiko einer Erwerbsminderung oder einer geringeren beruflichen Leistungsfähigkeit nach der Rehabilitation (Brzoska und Razum 2015a; Brzoska 2018).

Die geringere Inanspruchnahme präventiver Versorgung und ungünstigeren Versorgungsergebnisse werden durch Barrieren begünstigt, denen Menschen mit Migrationshintergrund im Gesundheitssystem begegnen (Bermejo et al. 2012; Brzoska und Razum 2015a). Sie entstehen einerseits durch Kommunikationsprobleme, die auf unzureichende Informationen über präventive Leistungen, schlechte Deutschkenntnisse und eine eingeschränkte Health Literacy zurückgehen, wodurch es ihnen schwerer fällt, Gesundheitsinformationen zum Zwecke eigener informierter Entscheidungen zu beziehen (Berens et al. 2016). Unabhängig von sprachbedingten Kommunikationsproblemen können aber auch Bedürfnisse und Erwartungen, die von Gesundheitseinrichtungen nicht ausreichend berücksichtigt werden, zu einer eingeschränkten Versorgungszufriedenheit führen und die Versorgungsqualität einschränken.

Anders als etablierte Bevölkerungsgruppen mit Migrationshintergrund, die die gleichen sozialrechtlichen Ansprüche auf Gesundheitsversorgung wie die Mehrheitsbevölkerung haben, ist der Zugang zur Versorgung für Geflüchtete und Asylbewerber*innen zusätzlich durch rechtliche Hürden beschränkt. In den ersten 15 (seit 2019: 18) Monaten ihres Aufenthaltes haben sie nur Anspruch auf eine eingeschränkte Versorgung im Rahmen des Asylbewerberleistungsgesetzes (Razum et al. 2016b). Ähnlich prekär stellt sich die Situation für Menschen ohne Papiere („undokumentierte Migrant*innen") dar, die riskieren, ihren Aufenthalt in Deutschland zu gefährden (Razum et al. 2008; Björngren Cuadra 2013), wenn sie durch den Kontakt zu Gesundheitseinrichtungen die Aufmerksamkeit staatlicher Behörden auf sich lenken. Maßnahmen, die darauf abzielen, die Versorgung von Menschen mit Migrationshintergrund zu verbessern, müssen daher auch die rechtlichen Barrieren beseitigen, denen diese beiden Gruppen beim Zugang zum Gesundheitssystem begegnen.

Wie im Bereich von Gesundheitsunterschieden ist ein Migrationshintergrund allerdings nicht zwangsläufig mit einer geringeren Inanspruchnahme präventiver Versorgung und schlechteren Versorgungsoutcomes assoziiert. Beispielsweise zeigt eine Untersuchung zur Perinatalversorgung in Berlin, dass es zwischen Frauen mit und ohne Migrationshintergrund nach Kontrolle des Einflusses sozioökonomischer Faktoren kaum Unterschiede in der Nutzung der Schwangerschaftsvorsorge gibt (Brenne et al. 2015). Ebenso wiesen türkeistämmigen Frauen nach Adjustierung für sozioökonomische Unterschiede gleich gute oder gar bessere schwangerschafts- und geburtsbezogene Gesundheitsparameter auf als Frauen der Mehrheitsbevölkerung (David et al. 2014, 2015). Im Vergleich zu früheren Untersuchungen machen diese Befunde deutlich, dass es durchaus gelingen kann, Barrieren wirksam abzubauen, um sowohl den Zugang zu verbessern als auch Defizite in Behandlungsergebnissen zu beheben.

3 Notwendigkeit einer diversitätssensiblen Versorgung und besserer Datenverfügbarkeit

Menschen mit Migrationshintergrund werden zukünftig einen immer größeren Teil der Bevölkerung ausmachen. Während sie heute noch im Durchschnitt jünger als die Mehrheitsbevölkerung sind, lässt sich auch bei dieser Bevölkerungsgruppe eine demographische Alterung feststellen (Statistisches Bundesamt 2020). Hierdurch erhöht sich auch die Zahl von Menschen, die an altersassoziierten, chronischen Erkrankungen leiden und auf die Nutzung von Gesundheitsversorgung angewiesen sind. Dies wird auch die Herausforderungen für das Gesundheitssystem im Hinblick auf Versorgungsangebote weiter erhöhen, die den Bedürfnissen und Erwartungen einer immer vielfältiger werdenden Bevölkerung entsprechen.

Zur Umsetzung einer nutzerorientierten Versorgung für Menschen mit Migrationshintergrund ist es nicht ausreichend, sich mittels spezifischer Angebote und Versorgungsstrukturen auf einzelne Bevölkerungsgruppen mit Migrationshintergrund, z. B.

Türkeistämmige, zu konzentrieren. Das würde vernachlässigen, dass es sich bei Menschen mit Migrationshintergrund um eine sehr diverse Bevölkerung handelt. So kommen vermehrt Menschen mit Migrationshintergrund nach Deutschland, beispielsweise aus Indien oder Afrika, die bisher nur einen kleinen Teil der Bevölkerung ausmachen. Auch sie haben Anrecht auf eine bedürfnisgerechte Versorgung, die flächendeckend verfügbar ist. Auch vermeintlich homogene Teilpopulationen, wie Menschen mit einem türkischen Migrationshintergrund, sind untereinander verschieden. Spezifische Angebote können diese Heterogenität nicht abbilden. Es ist daher notwendig, Gesundheitseinrichtungen für die Vielfalt der Bevölkerung im Allgemeinen zu sensibilisieren. Das berücksichtigt auch, dass nicht nur der Migrationshintergrund, sondern auch Diversitätsmerkmale wie Geschlecht, Alter und sozioökonomischer Status mit bestimmten Bedürfnissen einhergehen und interagieren können. Beispielsweise variieren Unterschiede in der Versorgungszufriedenheit zwischen unterschiedlichen Staatsangehörigen stark mit dem Alter (Brzoska et al. 2017). Ebenso zeigt die Untersuchung zur Perinatalversorgung in Berlin, dass ein befristeter Aufenthaltsstatus die Wahrscheinlichkeit der Inanspruchnahme von Vorsorgeuntersuchungen reduziert (Brenne et al. 2015). Diese Vielfalt und die Wechselbeziehung einzelner Merkmale anzuerkennen, ist notwendig, um die Versorgung für die gesamte Bevölkerung (mit und ohne Migrationshintergrund) zu verbessern. Eine solche diversitätssensible Versorgung kann auch der zunehmenden Dynamik des Migrationsgeschehens gerecht werden. Bedingt durch die Globalisierung ist es Menschen mit Migrationshintergrund heute mehr denn je möglich, transnationale Beziehung zum Herkunftsland zu erhalten, was mit Herausforderungen, aber auch vielen Chancen einhergeht, die in der Gesundheitsversorgung zu berücksichtigen sind (Razum et al. 2018). Für die Umsetzung einer diversitätssensiblen Versorgung stehen dabei unterschiedliche Maßnahmen und Instrumente zur Verfügung (Brzoska und Razum 2017).

Um Ungleichheiten in der Gesundheit, im Zugang zu Gesundheitsangeboten sowie den Ergebnissen von Gesundheitsversorgung zwischen Menschen mit und ohne Migrationshintergrund zu identifizieren sowie die Mechanismen zu verstehen, die sie verursachen, muss ferner die Verfügbarkeit von Daten verbessert werden, die es erlauben, valide gesundheitsbezogene Informationen für einzelne Bevölkerungsgruppen im Längsschnitt bereitzustellen. Während amtliche Statistiken und Routinedaten der Sozialversicherungsträger bisher im besten Fall nur sehr grobe Vergleiche nach Staatsangehörigkeit erlauben, fehlen in der Regel Informationen zu der Aufenthaltsdauer in Deutschland, dem Geburtsland der Eltern sowie der zu Hause gesprochenen Sprache, die notwendig sind, um Menschen mit Migrationshintergrund identifizieren zu können (Brzoska et al. 2012; Schenk et al. 2006). Über Geflüchtete und Asylbewerber*innen sowie über Menschen ohne Papiere, die zu den vulnerabelsten Bevölkerungsgruppen mit Migrationshintergrund gehören, sind noch weniger gesundheitsbezogene Daten verfügbar (Razum et al. 2016a). Gleichzeitig müssen verfügbare Daten es ermöglichen, die Wechselwirkung unterschiedlicher Diversitätsmerkmale einschließlich des Migrationshintergrundes sowie ihrer Relevanz für die Gesundheit und Gesundheitsversorgung der Bevölkerung abzubilden.

4 Fazit

Gesundheitsbezogene Überlegungen müssen auch in der Einwanderungspolitik eine zentrale Rolle spielen. In Deutschland geschah das lange Zeit nicht, weil man sich aus politischen Erwägungen nicht als Einwanderungsland sehen wollte. Trotz einer nachholenden Entwicklung besteht auch heute noch Verbesserungsbedarf hinsichtlich Health in All Policies im Bereich der Einwanderung. Das betrifft besonders zwei Aspekte der Einwanderungspolitik. Erstens sind dies die gesundheitlichen Belange von Menschen, die erst kürzlich nach Deutschland gekommen sind. Diese Gruppe wird durch die zukünftig noch verstärkte, aufgrund der demografischen Alterung notwendige Einwanderung nach Deutschland und in andere europäische Länder größer. Zweitens betrifft dies die gesundheitliche Versorgung Geflüchteter in den ersten Monaten ihres Aufenthalts in Deutschland. Hier konterkarieren die aktuelle Politik und die geltende rechtliche Situation vielfach die gesundheitlichen Bedarfe und Bedürfnisse der betroffenen Menschen.

Literatur

Arnold, M., Razum, O., & Coebergh, J. W. (2010). Cancer risk diversity in non-western migrants to Europe: an overview of the literature. *European Journal of Cancer, 46,* 2647–2659.

Berens, E. M., Vogt, D., Messer, M., Hurrelmann, K., & Schaeffer, D. (2016). Health literacy among different age groups in Germany: results of a cross-sectional survey. *BMC Public Health, 16,* 1151.

Bermejo, I., Hölzel, L. P., Kriston, L., & Härter, M. (2012). Subjektiv erlebte Barrieren von Personen mit Migrationshintergrund bei der Inanspruchnahme von Gesundheitsmaßnahmen. *Bundesgesundheitsblatt – Gesundheitsforschung – Gesundheitsschutz, 55,* 944–953.

Björngren Cuadra, C. (2013). Right of access to health care for undocumented migrants in EU: a comparative study of national policies. *European Journal of Public Health, 22,* 267–271.

Brand, T., Kleer, D., Samkange-Zeeb, F., & Zeeb, H. (2015). Prävention bei Menschen mit Migrationshintergrund. *Bundesgesundheitsblatt – Gesundheitsforschung – Gesundheitsschutz, 58,* 584–592.

Brenne, S., David, M., Borde, T., Breckenkamp, J., & Razum, O. (2015). Werden Frauen mit und ohne Migrationshintergrund von den Gesundheitsdiensten gleich gut erreicht? Das Beispiel Schwangerenvorsorge in Berlin. *Bundesgesundheitsblatt – Gesundheitsforschung – Gesundheitsschutz, 58,* 569–576.

Brzoska, P. (2018). Disparities in health care outcomes between immigrants and the majority population in Germany: A trend analysis, 2006–2014. *PLoS ONE, 13,* e0191732.

Brzoska, P., & Razum, O. (2015a). Erreichbarkeit und Ergebnisqualität rehabilitativer Versorgung bei Menschen mit Migrationshintergrund. *Bundesgesundheitsblatt – Gesundheitsforschung – Gesundheitsschutz, 58,* 553–559.

Brzoska, P., & Razum, O. (2015b). Migration and occupational health: high work-related burden. *Public Health Forum, 23,* 113–115.

Brzoska, P., & Razum, O. (2017). Herausforderungen einer diversitätssensiblen Versorgung in der medizinischen Rehabilitation. *Die Rehabilitation, 56,* 299–304.

Brzoska, P., Voigtländer, S., Spallek, J., & Razum, O. (2012). Die Nutzung von Routinedaten in der rehabilitationswissenschaftlichen Versorgungsforschung bei Menschen mit Migrationshintergrund: Möglichkeiten und Grenzen. *Gesundheitswesen, 74,* 371–378.

Brzoska, P., Sauzet, O., Yilmaz-Aslan, Y., Widera, T., & Razum, O. (2017). Satisfaction with rehabilitative health care services among German and non-German nationals residing in Germany: A cross-sectional study. *British Medical Journal Open, 7,* e015520. https://doi.org/10.1136/bmjopen-2016-015520

Bundesamt für Migration und Flüchtlinge. (2019). *Aktuelle Zahlen zu Asyl, März 2019.* Nürnberg: Bundesamt für Migration und Flüchtlinge.

Bundesministerium des Innern. (2014). *Migration und Integration. Aufenthaltsrecht, Migrations- und Integrationspolitik in Deutschland.* Berlin: Bundesministerium des Innern.

Castles, S., De Haas, H., & Miller, M. J. (2014). *The age of migration: International population movements in the modern world.* New York: Palgrave Macmillan.

David, M., Borde, T., Brenne, S., Ramsauer, B., Henrich, W., Breckenkamp, J., & Razum, O. (2014). Comparison of perinatal data of immigrant women of Turkish origin and German women – results of a prospective study in Berlin. *Geburtshilfe und Frauenheilkunde, 74,* 441–448.

David, M., Borde, T., Brenne, S., Henrich, W., Breckenkamp, J., & Razum, O. (2015). Caesarean section frequency among immigrants, second- and third-generation women, and non-immigrants: prospective study in Berlin/Germany. *PLoS ONE, 10,* e0127489.

Kohls, M. (2010). Selection, social status or data artefact - – What determines the mortality of migrants in Germany? In T. Salzmann, B. Edmonsten, & J. Raymer (Hrsg.), *Demographic aspects of migration* (S. 153–177). Wiesbaden: VS Verlag.

Lampert, T., Saß, A.-C., Häfelinger, M., & Ziese, T. (2005). *Armut, soziale Ungleichheit und Gesundheit. Expertise des Robert Koch-Instituts zum 2. Armuts- und Gesundheitsbericht der Bundesregierung. Beiträge zur Gesundheitsberichterstattung des Bundes.* Berlin: Robert Koch-Institut.

Massey, D. S., Arango, J., Hugo, G., Kouaouci, A., & Pellegrino, A. (1999). *Worlds in Motion: Understanding International Migration at the End of the Millennium: Understanding International Migration at the End of the Millennium.* Oxford: Clarendon Press.

Oldenburg, C., Siefer, A., & Beermann, B. (2010). Migration als Prädiktor für Belastung und Beanspruchung? In B. Badura, H. Schröder, J. Klose, & K. Macco (Hrsg.), *Fehlzeiten-Report 2010* (S. 141–151). Berlin: Springer.

Razum, O. (2009). Migration, Mortalität und der Healthy-migrant-Effekt. In M. Richter & K. Hurrelmann (Hrsg.), *Gesundheitliche Ungleichheit* (S. 267–282). Wiesbaden: Verlag für Sozialwissenschaften.

Razum, O., & Twardella, D. (2002). Time travel with Oliver Twist – towards an explanation for a paradoxically low mortality among recent immigrants. *Tropical Medicine and International Health, 7,* 4–10.

Razum, O., Zeeb, H., Meesmann, U., Schenk, L., Bredehorst, M., Brzoska, P., et al. (2008). *Migration und Gesundheit.* Berlin: Robert Koch-Institut.

Razum, O., Bunte, A., Gillsdorf, A., Ziese, T., & Bozorgmehr, K. (2016a). Gesundheitsversorgung von Geflüchteten: Zu gesicherten Daten kommen. *Deutsches Ärzteblatt, 113,* A-130/B-111/C-111.

Razum, O., Wenner, J., & Bozorgmehr, K. (2016b). Wenn Zufall über den Zugang zur Gesundheitsversorgung bestimmt: Geflüchtete in Deutschland. *Das Gesundheitswesen, 78,* 711–714.

Razum, O., Breckenkamp, J., & Fauser, M. (2018). Transnational ties, endowment with capital, and health of immigrants in Germany: cross-sectional study. *Journal of Public Health, 27*(4), 1–11.

Schenk, L., Bau, A. M., Borde, T., Butler, J., Lampert, T., Neuhauser, H., et al. (2006). Mindestindikatorensatz zur Erfassung des Migrationsstatus. Empfehlungen für die epidemiologische Praxis. *Bundesgesundheitsblatt-Gesundheitsforschung-Gesundheitsschutz, 49,* 853–860.

Schönwälder, K., Söhn, J., & Michalowski, I. (2005). *Sprach-und Integrationskurse für MigrantInnen: Erkenntnisse über ihre Wirkungen aus den Niederlanden, Schweden und Deutschland.* Berlin: Wissenschaftszentrum Berlin für Sozialforschung.

Spallek, J., Zeeb, H., & Razum, O. (2011). What do we have to know from migrants' past exposures to understand their health status? A life course approach. Emerging Themes in Epidemiology 8.

Statistisches Bundesamt. (2020). *Bevölkerung und Erwerbstätigkeit. Bevölkerung mit Migrationshintergrund. Ergebnisse des Mikrozensus 2019 (Fachserie 1 Reihe 2.2).* Wiesbaden: Statistisches Bundesamt.

Steel, Z., Chey, T., Silove, D., Marnane, C., Bryant, R. A., & Van Ommeren, M. (2009). Association of torture and other potentially traumatic events with mental health outcomes among populations exposed to mass conflict and displacement: a systematic review and meta-analysis. *JAMA, 302,* 537–549.

Unabhängige Kommission „Zuwanderung". (2001). Zuwanderung gestalten. Integration fördern. Berlin: Bundesministerium des Innern.

Zeeb, H., Razum, O., Blettner, M., & Stegmaier, C. (2002). Transition in cancer patterns among Turks residing in Germany. *European Journal of Cancer, 38,* 705–711.

Oliver Razum ist Professor für Gesundheitswissenschaften mit dem Schwerpunkt Epidemiologie und International Public Health sowie Dekan der Fakultät für Gesundheitswissenschaften an der Universität Bielefeld. Er hat Medizin studiert und arbeitet zu sozialer Ungleichheit und Gesundheit, insbesondere zur gesundheitlichen Versorgung von Menschen mit Migrationshintergrund und Geflüchteten.

Patrick Brzoska ist Professor für Versorgungsforschung an der Fakultät für Gesundheit der Universität Witten/Herdecke. Seine Schwerpunkte in Forschung und Lehre umfassen den Umgang mit Diversität in der Gesundheitsversorgung, International Public Health, Epidemiologie und quantitative Forschungsmethoden.

Arbeitsmarkt

Gesundheit in der Arbeitsmarktpolitik und -förderung

Alfons Hollederer

1 Historische Erfahrungen in Deutschland

Die historisch erste Forderung nach der Berücksichtigung von Gesundheitsaspekten in der Arbeitsmarktpolitik formulierte wortgewaltig der Berliner Arzt und Parlamentarier Julius Moses im Jahr 1931. Moses (1931, S. 11) schrieb angesichts der verheerenden Auswirkungen der ersten Weltwirtschaftskrise, die eine hohe Massenarbeitslosigkeit und extreme Armut für Deutschland zur Folge hatte, in seiner „Denkschrift an die Regierung und Parlamente":

„Die Arbeitslosigkeit als sozialer Faktor ist gleichzeitig auch ein medizinischer Krankheitsfaktor. Wie die Sozialversicherung als Ganzes, so ist auch die Arbeitslosenfürsorge ein Teil der öffentlichen Gesundheitspolitik. Diese gesundheitliche Bedeutung der Arbeitslosigkeit wird leider von der Gesetzgebung nicht beachtet."

Dialektisch sieht Moses (1931, S. 12) aber nicht nur die Arbeitsmarktpolitik, sondern auch das Gesundheitswesen in der Pflicht. Seine Aussagen können heute noch Gültigkeit beanspruchen:

„Das gesundheitlich so bedeutsame Arbeitslosenproblem wird ausschließlich von wirtschaftlichen und finanziellen Gesichtspunkten behandelt […] Und umgekehrt: Sobald es sich um eine Reform der Arbeitslosenfürsorge handelt, geht die Initiative immer von Politikern und Wirtschaftlern oder von den für die Staatsfinanzen verantwortlichen Männern aus, aber nie von den Ärzten oder von den Gesundheitsbehörden."

Als Sozialhygieniker hat Moses (1931, S. 13) die damaligen Gesundheitsprobleme aufgrund von Arbeitsplatzverlust und Verarmungsprozessen durch die Einholung von ärztlichen Gutachten erhoben und markant zusammengefasst:

A. Hollederer (✉)
Universität Kassel, Kassel, Deutschland
E-Mail: alfons.hollederer@uni-kassel.de

© Springer Fachmedien Wiesbaden GmbH, ein Teil von Springer Nature 2020
K. Böhm et al. (Hrsg.), *Gesundheit als gesamtgesellschaftliche Aufgabe*,
https://doi.org/10.1007/978-3-658-30504-8_9

„Arbeitslosigkeit und Volksgesundheit! Arbeitslosigkeit bedeutet fehlendes Einkommen, mangelhafte Ernährung, ungesundes Wohnen und unzureichende Kleidung. Sie hat psychische Depressionen zur Folge. Jede gesundheitliche Aufklärung und Erziehung muss scheitern, wo die Arbeitslosigkeit es unmöglich macht, ein gesundes Leben zu führen. Die Arbeitslosigkeit bedroht nicht nur die Gesundheit des Arbeitslosen, sondern auch die seiner Familie…"

2   Arbeitslosigkeit in Deutschland

Im Vergleich zur Weimarer Republik stellt sich die Arbeitsmarktsituation in Deutschland heute ganz anders dar. Das Land hat inzwischen die zweite große Weltwirtschaftskrise, die im Jahr 2009 nach dem Platzen einer Immobilienpreis-Blase in den USA und der darauffolgenden Finanz- und Bankenkrise ausgelöst wurde, relativ gut überstanden. Die Erwerbstätigkeit ist auf eine Rekordmarke von rund 45 Mio. Beschäftigten gestiegen. Trotz der positiven Beschäftigungsentwicklung waren in Deutschland aber im Jahresdurchschnitt 2018 immer noch 2.340.000 Menschen arbeitslos gemeldet, von denen 1.538.000 bzw. 66 % im Rechtskreis SGB II („Hartz IV") von einem Jobcenter betreut wurden. Deutschland hat mit 35 % Langzeitarbeitslosen im Arbeitslosenbestand eine vergleichsweise hohe, verfestigte Langzeitarbeitslosigkeit (BA 2019a). Eine Arbeitsmarktkrise wird infolge der Corona-Pandemie befürchtet (International Monetary Fund 2020). Langzeitarbeitslose sind Arbeitslose, die ein Jahr und länger durchgehend nach den Kriterien gemäß § 18 Abs. 1 SGB III arbeitslos sind. 19 % der Arbeitslosen in Deutschland sind sogar schon zwei Jahre und länger durchgehend arbeitslos (BA 2019b). Das Risiko der Langzeitarbeitslosigkeit ist besonders für diejenigen Arbeitslosen hoch, die vermittlungshemmende Merkmale wie geringe Qualifikation, hohes Lebensalter, sprachliche Defizite oder auch gesundheitliche Einschränkungen aufweisen (BA 2019b). Der Arbeitsmarkt ist sehr dynamisch und der Arbeitslosenbestand setzt sich dementsprechend aus heterogenen Personengruppen zusammen. Darunter befanden sich im Arbeitslosenbestand im Jahresdurchschnitt 2018 auch 7 % schwerbehinderte Menschen (BA 2019a).

Der Gesundheitszustand kann in der Arbeitslosenstatistik zu einem Selektionseffekt führen. 307.000 der Arbeitslosengeld II-Empfänger (11 %) zählten offiziell im Jahresdurchschnitt 2018 nicht als arbeitslos, weil sie arbeitsunfähig erkrankt waren (BA 2019a, S. 24). Das entspricht einem weit mehr als doppelt so hohen Krankenstand wie bei den Pflichtmitgliedern in der GKV (ohne Rentner) (BMG 2018, S. 20).

Arbeitslosigkeit ist einer der Hauptrisikofaktoren für Armut und Überschuldung in Deutschland (BMAS 2017). Im Gegensatz zur Weimarer Republik ist Arbeitsplatzverlust heute in der Regel nicht mehr mit „extremer Armut", aber mit so genannter „relativer Armut" assoziiert. Die Armutsrisikoquote (= Nettoäquivalenzeinkommen unter 60 % des Einkommensmedians) beläuft sich bei Arbeitslosen auf einen Anteil von 58 % (BMAS 2017, S. 551). Die Tendenz ist steigend.

3 Wechselbeziehungen von Arbeitslosigkeit und Gesundheit

Arbeitslosigkeit geht nach dem aktuellen Forschungsstand basierend auf zwei internationalen Meta-Analysen mit Beeinträchtigungen der Gesundheit einher (McKee-Ryan et al. 2005; Paul und Moser 2009). Bei Arbeitslosen werden in vielen empirischen Studien im Vergleich zu Beschäftigten ein wesentlich schlechterer Gesundheitszustand und ein ungünstigeres Gesundheitsverhalten beobachtet. Moderationsanalysen identifizierten eine Reihe von Faktoren, die den Effekt von Arbeitslosigkeit auf die psychische Gesundheit verstärken oder abpuffern können.

Verschiedene theoretische Erklärungsansätze versuchten in der Vergangenheit, die Mechanismen von Arbeitslosigkeit auf die Gesundheit zu bestimmen (Überblick Kieselbach et al. 2006). Eine der großen Forschungsrichtungen sieht – kurzgefasst – die Gesundheitsbelastungen von Arbeitslosen durch fortschreitende Verarmungsprozesse und Handlungsrestriktionen verursacht. Eine andere Forschungsrichtung übertrug Stresstheorien auf die Arbeitslosigkeit oder machte Identitätsprobleme, Exklusions- oder Stigmatisierungsprozesse kausal für Beeinträchtigungen der Gesundheit verantwortlich. Am Arbeitsmarkt wirken daneben starke Selektionseffekte. Eine schwerwiegende Krankheit einer Arbeitnehmerin oder eines Arbeitnehmers kann eine krankheitsbedingte Kündigung durch den Arbeitgeber zur Folge haben, wenn die Fehlzeiten zu einer betrieblichen Störung führen. Auch in Arbeitslosigkeit können – wie viele Studien belegen – Krankheiten oder gesundheitliche Einschränkungen die Reintegration in den Arbeitsmarkt hemmen und daraus längere Arbeitslosigkeitsdauern resultieren. Die beiden internationalen Meta-Analysen von McKee-Ryan et al. (2005) sowie von Paul und Moser (2009) sehen die Kausalitätshypothese vor allem durch Längsschnittstudien als stark unterstützt an. So wurde beobachtet, dass sich die psychische Gesundheit von Arbeitslosen bei Integration in Arbeit bessert und Disstress-Symptome deutlich zurückgehen.

Im Folgenden werden Gesundheitsunterschiede zwischen Arbeitslosen und Beschäftigten in Deutschland auf Grundlage von repräsentativen Datenauswertungen des PASS-Panel von Hollederer und Voigtländer (2016a, 2016b) berichtet. Arbeitslose in Deutschland bewerteten demnach ihren allgemeinen Gesundheitszustand in den letzten vier Wochen wesentlich negativer als Beschäftigte. Während unter arbeitslosen Männern und Frauen die Anteile mit einem schlechten subjektiven Gesundheitszustand bei 12 % bzw. 11 % im Jahr 2013 lagen, beschrieben nur 3 % bzw. 4 % der beschäftigten Männer und Frauen ihren Gesundheitszustand als schlecht.

Zwischen Arbeitslosen und Beschäftigten bestanden ausgeprägte Unterschiede bei der selbsteingeschätzten gesundheitsbezogenen Lebensqualität. Dies galt sowohl bei Männern als auch bei Frauen. Die arbeitslosen Männer und Frauen wiesen für die psychische Gesundheit und für die körperliche Gesundheit im Durchschnitt signifikant schlechtere Werte als die beschäftigten Männer und Frauen auf. In der Befragung bekundeten 22 % der arbeitslosen Männer und 30 % der arbeitslosen Frauen, dass ihnen in den letzten vier Wochen seelische Probleme wie Angst, Niedergeschlagenheit oder Reizbarkeit ziemlich oder sehr zu schaffen gemacht haben. Die Anteile sind bei den beschäftigten Männern und Frauen mit 7 % bzw. 16 % wesentlich niedriger. Auch das Tabakkonsum- und das Sportverhalten von Arbeitslosen sind in Relation zu Beschäftigten als riskanter einzuschätzen.

Diese Gesundheitsunterschiede manifestierten sich in einer unterschiedlichen Inanspruchnahme von Krankenhausbehandlungen. 16 % der arbeitslosen Männer und 20 % der arbeitslosen Frauen wurden in den letzten 12 Monaten einmal oder mehrmals für mindestens eine Nacht in ein Krankenhaus aufgenommen, während von den beschäftigten Männern und Frauen lediglich 10 % bzw. 12 % stationär behandelt wurden.

Die multivariaten PASS-Analysen ergeben darüber hinaus einen starken Einfluss des Gesundheitszustandes auf die Arbeitsmarktintegration sowohl bei Arbeitslosen als auch Beschäftigten. Je ungünstiger der subjektive Gesundheitszustand war, desto höher ist im Folgejahr bei Beschäftigten das Arbeitslosigkeitsrisiko und umso geringer sind die Reintegrationschancen von Arbeitslosen.

In der Gesamtschau bestätigen die Auswertungen des PASS Panel gravierende Unterschiede zwischen Arbeitslosen und Beschäftigten bei Gesundheit, Gesundheitsverhalten und Krankenversorgung in Deutschland. Eine schlechte Gesundheit ist wiederum ein relevantes Arbeitsmarkthemmnis. Die Analysen deuten auf einen großen zielgruppenspezifischen Bedarf an Prävention und Gesundheitsförderung sowie Arbeitsförderungsmaßnahmen hin. Die gesundheitsbezogenen Selektionseffekte im Zu- und Abgang von Arbeitslosen sowie kausale Gesundheitsbelastungen durch finanzielle oder psychische Deprivation in Arbeitslosigkeit sind entscheidende Gründe für das Engagement der Arbeitsmarktpolitik in der arbeitsmarktintegrativen Gesundheitsförderung.

4   Intersektorale Zusammenarbeit

Mit dem Präventionsgesetz 2015 wurde die intersektorale Zusammenarbeit zwischen Gesundheitsförderung und Arbeitsförderung in Deutschland stark befördert. Die Nationale Präventionskonferenz hat dazu 2016 erstmals bundeseinheitliche Rahmenempfehlungen zur Prävention und Gesundheitsförderung in Lebenswelten nach § 20d Abs. 3 SGB V beschlossen. Sie bestimmte dabei die Kooperationsformen zwischen den Sektoren und bettete sie in die kommunalen Lebenswelten ein:

> „Hierbei wird eine Verzahnung des Leistungsangebots der Arbeitsagenturen und Jobcenter mit den von den gesetzlichen Krankenkassen erbrachten Präventionsleistungen angestrebt. Die Förderung von verhaltens- und verhältnispräventiven Angeboten zur Vermeidung von Gesundheitsrisiken bzw. zur Stärkung persönlicher Ressourcen erfolgt krankenkassenübergreifend im Rahmen des Settingansatzes Kommune nach dem GKV-Leitfaden Prävention." (Bundesrahmenempfehlungen 2016, S. 30).

Nach dem Settingansatz Kommune sollen sich gemäß dem GKV-Leitfaden Jobcenter, Arbeitsagenturen und Träger der Arbeitsmarktintegration als Zugangswege für die freiwillige und kostenfreie Nutzung von Präventions- und Gesundheitsförderungsangeboten der gesetzlichen Krankenkassen anbieten. Bei der Verzahnung von Arbeitsförderung und Gesundheitsförderung können die Kommunen ein Steuerungsgremium auf lokaler Ebene an jedem Projektstandort aufbauen und Regionalspezifika berücksichtigen. Unter dieser Dachkonstruktion werden spezifische Präventions- und Gesundheitsförderungsmaßnahmen angeboten. Der erste Präventionsbericht der Nationalen Präventionskonferenz (NPK 2019) gibt einen Überblick über die Implementierung von derzeit über einhundert kommunalen Modellprojekten zur Verzahnung von Arbeits-und Gesundheitsförderung. Eine Evaluationsstudie ist in Auftrag gegeben worden, die Ergebnisse liegen aber zum Berichtszeitpunkt noch nicht vor.

5 Ziele und zentrale Akteure der Arbeitsförderung sowie Kooperationen

Die Ziele der Arbeitsförderung sind in § 1 des Sozialgesetzbuches (SGB) III explizit festgelegt. Nach Abs. 1 soll die Arbeitsförderung „dem Entstehen von Arbeitslosigkeit entgegenwirken, die Dauer der Arbeitslosigkeit verkürzen und den Ausgleich von Angebot und Nachfrage auf dem Ausbildungs- und Arbeitsmarkt unterstützen. Dabei ist insbesondere durch die Verbesserung der individuellen Beschäftigungsfähigkeit Langzeitarbeitslosigkeit zu vermeiden…"

Besonders wichtige Strukturen sind dabei die Agenturen für Arbeit und die Jobcenter. Die Agentur für Arbeit ist zuständig für Leistungen der Arbeitsförderung vor allem bei Arbeitslosen, die Arbeitslosengeld I nach dem SGB III beziehen. Dienstleistungen der Agenturen für Arbeit umfassen die Vorbereitung der Berufswahl, Beratung über berufliche Entwicklungsmöglichkeiten, Vermittlungsangebote zur Ausbildungs- oder Arbeitsaufnahme sowie sonstige Leistungen der Arbeitsförderung. Menschen mit Behinderungen können Leistungen zur Teilhabe am Arbeitsleben (berufliche Rehabilitation) erhalten. Jobcenter sind zuständige Behörden für die Leistungen der staatlichen Grundsicherung für Arbeitsuchende nach § 4 SGB II. Die Leistungen der Grundsicherung für Arbeitsuchende werden in Form von Dienstleistungen (Beratung und Vermittlung), Geldleistungen (wie Leistungen zur Sicherung des Lebensunterhalts) und Sachleistungen erbracht. Die Bundesregierung soll mit der Bundesagentur (BA) nach § 1 SGB III zur Durchführung der Arbeitsförderung Rahmenziele vereinbaren. Die Rechtsaufsicht über die BA obliegt dem Bundesministerium für Arbeit und Soziales.

Anspruch auf Arbeitslosengeld hat nach § 137 SGB III, wer arbeitslos ist, sich bei der Agentur für Arbeit arbeitslos gemeldet und die Anwartschaftszeit erfüllt hat. Arbeitslose müssen eine versicherungspflichtige Beschäftigung suchen und dabei den Vermittlungsbemühungen der Agentur für Arbeit zur Verfügung stehen.

Nach § 18 SGB II sind die zuständigen Träger gehalten, im Rahmen ihrer Aufgaben und Befugnisse mit den Gemeinden, Kreisen und Bezirken sowie den weiteren Beteiligten des örtlichen Ausbildungs- und Arbeitsmarktes zusammenzuarbeiten. Dabei werden im Gesetz auch Kooperationen insbesondere mit „Einrichtungen und Stellen des öffentlichen Gesundheitsdienstes und sonstigen Einrichtungen und Diensten des Gesundheitswesens" u. a. vorgegeben. Die Agenturen für Arbeit verfügen darüber hinaus über einen eigenen Ärztlichen Dienst, der derzeit etwa 350 Ärztinnen und Ärzte unterschiedlicher Fachrichtungen umfasst und den die Fachkräfte der Agenturen für Arbeit und der Jobcenter einschalten können. Im Vordergrund stehen Begutachtungen, soweit diese für die Feststellung der Berufseignung oder Vermittlungsfähigkeit erforderlich sind (§ 32 SGB III). Es werden die gesundheitlichen Einschränkungen, die Leistungsfähigkeit oder Erwerbsfähigkeit sowie die Rehabilitationsmöglichkeiten bei einer Erkrankung oder nach einem Unfall beurteilt. In der Gesundheitsförderung ist dieser Fachdienst aber in der Regel nicht aktiv.

Aktive Arbeitsmarktpolitik ist ein weites und für die Gesundheit der Bevölkerung außerordentlich wichtiges Politikfeld, das in einem breiten Themenspektrum von der Arbeitslosigkeit über Beschäftigungsförderung und Rehabilitation bis hin zu Arbeitsbedingungen, Arbeitsschutz oder prekäre Beschäftigung reicht. Ein aktueller Vergleich der europäischen Nationalstaaten und ihre jeweiligen Wohlfahrtsregimes zeigt auf, dass dieses Politikfeld einen großen Anteil des sozialen Gradienten bei den Gesundheitschancen in der Bevölkerung verursacht und auch zu dessen Reduktion beitragen kann (Siegrist et al. 2016). Für den größeren theoretischen Rahmen sei auf diesen wichtigen Review, der im Auftrag der WHO erstellt wurde, verwiesen, da sich hier die nachfolgenden Ausführungen auf den engeren Zusammenhang zwischen Arbeitslosigkeit, Gesundheit und Gesundheitsförderung in Deutschland beschränken müssen.

6 Arbeitsmarktintegrative Gesundheitsförderung

Konventionelle gesundheitsfördernde Angebote und Präventionsmaßnahmen erreichen in ihrer bisherigen Ausgestaltung die Zielgruppe der Arbeitslosen allerdings nur schwer und es stehen nur wenige geeignete Settings für die Gesundheitsförderung zur Verfügung (Hollederer 2009). Gesundheitsförderungsmaßnahmen bei Arbeitslosen zielen nicht nur darauf, die Gesundheit von Arbeitslosen zu verbessern oder zu erhalten, sondern auch die Chancen auf Arbeitsmarktintegration zu steigern. Ressourcen und Belastungsfaktoren, die die negative Wirkung von Arbeitslosigkeit auf den individuellen Gesundheitszustand beeinflussen (McKee-Ryan et al. 2005; Paul und Moser 2009), bieten auch Ansatzpunkte für die Gesundheitsförderung (Hollederer 2015).

In der Gesundheitsförderung bei Arbeitslosen ist in der letzten Dekade eine beachtliche Entwicklung in qualitativer und quantitativer Hinsicht zu beobachten. Eine Besonderheit im internationalen Vergleich ist in Deutschland die innovative Verzahnung der Gesundheitsförderung mit der Arbeitsförderung (NPK 2019).

Ein aktueller systematischer Review von Hollederer (2018) untersuchte die Ansätze der Gesundheitsförderung bei Arbeitslosen und ihre Evidenzbasierung. Er analysierte die kontrollierten Interventionsstudien für den Zeitraum 1996 bis 2016. Insgesamt wurden 30 Gesundheitsinterventionen bei Arbeitslosen mit Interventionseffekten identifiziert. In 14 Interventionsstudien wurde ein Studiendesign mit Kontrollgruppe genutzt. Nach diesem Überblick von Hollederer (2018) unterschieden sich die Dauern der Maßnahmen in der Praxis und die Interventionstiefen stark. Die Zielgruppen variierten erheblich nach Geschlecht, Arbeitslosigkeitsdauern, Leistungsbezug, Alter oder gesundheitlichen Einschränkungen. Die Gesundheitsförderungsmaßnahmen basierten in der Regel auf Einzelberatung, Fallmanagement, Trainings oder Gruppenangeboten. Die Interventionsansätze erwiesen sich als unterschiedlich erfolgreich und die Wirkmechanismen blieben häufig unklar. In den Interventionsstudien gab es statistisch bemerkenswerte Gesundheits- und Arbeitsmarkteffekte, aber nicht bei allen aufgestellten Erfolgskriterien konnten die Effekte zufallskritisch abgesichert werden. Für etablierte Ansätze wie JOBS Program (Caplan et al. 1989; Vinokur et al. 1995, 2000) oder JobFit (Faryn-Wewel et al. 2009) gibt es Evidenz zur Verbesserung der Gesundheit und der Arbeitsmarktintegration bei eher moderaten Effektstärken. Die Wirksamkeit des Job Fit-Ansatzes mit motivierenden Interviews nach Miller und Rollnick (1991) bestätigten zwei kontrollierte Interventionsstudien (Hanewinkel et al. 2006; Horns et al. 2012), die signifikante Veränderungen insbesondere beim Gesundheitsverhalten feststellten. Übereinstimmend ließen sich Veränderungen für körperliche Aktivität, gesunde Ernährung und Alkoholkonsum nachweisen.

In der Gegenüberstellung der Gesundheits- und Arbeitsmarkteffekte zeigt sich nach dem Review von Hollederer (2018), dass in den Interventionsstudien mit besonders großen Gesundheitseffekten auch durchgängig positive Ergebnisse bei der Arbeitsmarktintegration festzustellen waren. Bei Freiwilligkeit des Zugangs erbrachten die Maßnahme im Durchschnitt bessere Outcome-Effekte auf die Gesundheit und die Arbeitsmarktintegration als in den übrigen Interventionsstudien. Verbesserungen der Gesundheit konnten vor allem bei der psychischen Gesundheit erzielt werden. Effekte zur Arbeitsmarktintegration und zur Gesundheitsförderung konnten bei Kurzzeitarbeitslosen ebenso wie bei Langzeitarbeitslosen erreicht werden.

Es spielte offensichtlich keine Rolle für den Erfolg, ob die Interventionsregionen in Großstädten oder im ländlichen Raum lagen. In den Interventionsstudien mit Follow-up gingen die festgestellten Effektgrößen für Gesundheit und Arbeitsmarkt im Zeitverlauf jedoch zurück. Insgesamt besteht noch ein großer Forschungsbedarf zur Bedarfsgerechtigkeit und Nachhaltigkeit der Interventionen, zu ihren differenziellen Wirkungsmechanismen sowie für die Förder- und Hemmfaktoren in der Implementierung.

Aus dem Überblick und der Bestandsanalyse lassen sich Empfehlungen für die Weiterentwicklung von Gesundheitsförderungsmaßnahmen in der Praxis, zum Beispiel zur Qualitätsentwicklung, ableiten. Bisherige Projekte richten sich häufig nur auf Gesundheitsverhaltensänderungen und Informationsvermittlung. Angesichts der Heterogenität der Zielgruppen und Regionalspezifika erscheinen Diversity-Ansätze in der

Gesundheitsförderung empfehlenswert. Es braucht eine Verbesserung der Ansprachestrategien, Kostenbeteiligung und Passgenauigkeit von bestehenden Gesundheitsförderungskursen und -angeboten. Dabei wäre eine bessere Nutzung der vorhandenen Versicherungsdaten bei den Sozialversicherungen oder im Gesundheitswesen für die Zielgruppenansprache und das Einladungsmanagement empfehlenswert.

Die Möglichkeiten der kontextbezogenen Gesundheitsförderung sind durch die Zugangsschwierigkeiten zu Arbeitslosen häufig limitiert. Die arbeitsmarktintegrative Gesundheitsförderung versucht in Deutschland innovativ, kommunale Lebenswelten (soziale Brennpunkte, Quartiersmanagement etc.) zu nutzen und arbeitsmarktnahe Settings wie JobCenter, Förderungswerke, Bildungs- und Qualifizierungsträger oder auch Arbeitslosenzentren oder Erwerbslosenberatungsstellen für Gesundheitsmaßnahmen zu erschließen. Es werden auf diese Art und Weise Gesundheitsförderungsansätze in andere Sektoren übertragen, für die Gesundheitsbelange von Arbeitslosen sensibilisiert und die Gesundheitskompetenzen der dort vertretenen Professionen über Fortbildungsangebote erhöht. Mitunter werden solche Setting-Ansätze in der Arbeitsförderung mit betrieblicher Gesundheitsförderung für die Beschäftigten kombiniert. Die Gesundheitsförderung kann aber strategisch nur an den moderierenden Faktoren ansetzen, die strukturelle Arbeitslosigkeit selbst kann sie auf der Makroebene nicht beeinflussen.

Die Verhältnisprävention ist daher in einer sozialen Marktwirtschaft eng mit der Frage verbunden, wie hoch das Ziel der Vollbeschäftigung wirtschaftspolitisch (versus Preisniveaustabilität, Wirtschaftswachstum, außenwirtschaftlichem Gleichgewicht etc.) und gesellschaftlich priorisiert wird. Besonders bedeutsam sind die aktive und passive Arbeitsmarktpolitik und die sozialpolitischen Maßnahmen zur Reduktion der Arbeitslosigkeit. Nach der internationalen Meta-Analyse von Paul und Moser (2009) zählt das soziale Sicherungssystem für Arbeitslosigkeit und die Großzügigkeit des Wohlfahrtsregimes zu den nachgewiesenen Einflussfaktoren auf die psychische Gesundheit von Arbeitslosen. In der Public Health-Perspektive sind nicht nur die Jobchancen von Arbeitslosen, sondern angesichts der verfestigten Landzeitarbeitslosigkeit auch die Rahmenbedingungen während der Arbeitslosigkeitsperiode sehr wichtig für die Gesundheit. Hier bestehen noch viele offene Fragen zu einzelnen Instrumenten und Regelungen der Arbeitsmarktpolitik im aktivierenden Sozialstaat. Um nur zwei aktuelle Fragestellungen in der Gesundheitsperspektive exemplarisch aufzurufen:

1) Ist es gesundheitsverträglich, wenn Jobcenter wie im Jahr 2018 über 900.000 Sanktionen gegen erwerbsfähige Leistungsberechtigte verhängen und die vorher ausgerechneten Leistungen zur Sicherung des Lebensunterhalts in Höhe der Bedarfe deutlich minimieren?

2) Ist es gesundheitsverträglich, wenn die Regelsätze von Sozialhilfe und Arbeitslosengeld II für einen alleinstehenden Erwachsenen monatlich nur 15,80 € für Gesundheitspflege (z. B. Medikamente, Zuzahlungen etc.) vorsehen und dazu bei arbeitslosen Frauen keine Kosten für ärztlich verordnete Verhütungsmittel (bzw. Hilfen zur Familienplanung) übernommen werden? Die Kosten für die Abbrüche von ungewollten Schwangerschaften werden dann wiederum finanziert.

Diese Liste ließe sich lange fortsetzen. Auffällig ist, dass es kaum Gesundheitsforschung zu derartigen Fragestellungen, die Millionen Menschen im Alltag betreffen, gibt.

7 Arbeitsmarktprogramme mit Gesundheitsmodulen in Deutschland

Mehrere Arbeitsmarktprogramme wurden bereits zur Förderung der Teilhabe am Arbeitsmarkt für Arbeitslose mit gesundheitlichen Einschränkungen im SGB II-Rechtskreis in den letzten Jahren implementiert. Dazu zählt das Bundesprogramm Soziale Teilhabe am Arbeitsmarkt, das im Auftrag der Bundesregierung von 2015 bis 2018 durchgeführt wurde. Das Bundesprogramm „Perspektive 50plus – Beschäftigungspakte für Ältere in den Regionen" lief in drei Programmstufen von 2005 bis 2015 und integrierte dabei erfolgreich in vielen Regionen eigene Gesundheitsförderungsmaßnahmen (Knuth et al. 2014).

Das jüngste Bundesprogramm "Innovative Wege zur Teilhabe am Arbeitsleben – rehapro" startete 2019. Es kann zum Erhalt oder Wiederherstellung der Erwerbsfähigkeit von Menschen mit gesundheitlichen Beeinträchtigungen innovative Modell- und Verbundprojekte von Jobcentern und Trägern der gesetzlichen Rentenversicherung mit insgesamt einer Milliarde EURO bis zum Jahr 2026 finanzieren (BMAS 2018). Es bleibt zu hoffen, dass praxiserprobte wirksame Interventionsansätze perspektivisch in das Regelinstrumentarium von SGB II und III überführt werden können.

8 Verbesserung der Datenlage und Präventionsberichterstattung

Darüber hinaus müssten die Datenlage und die Berichterstattung zur Prävention und Gesundheitsförderung für die Zielgruppe der Arbeitslosen in Deutschland stark verbessert werden. Es fehlt ein kontinuierliches Monitoring über den Erreichungsgrad von Arbeitslosen durch die Gesundheitsförderung und die erzielten Gesundheitsoutcomes. Die Dokumentationssysteme der Prävention und Gesundheitsförderung der Sozialversicherungen enthalten bis dato nicht die relevanten sozio-ökonomischen Merkmale wie z. B. den Erwerbsstatus, die Armutsgefährdung, die Schul- und Berufsausbildung oder die Finanzströme (NPK 2019). In den nationalen Gesundheitssurveys des Robert Koch-Instituts wird die Gesundheitsförderung bei Arbeitslosen nicht erfasst. Idealerweise würde ein Berichtssystem über die Inanspruchnahme der Gesundheitsförderung bei Arbeitslosen auf arbeitsmarktnahen Haushaltsbefragungen wie dem Mikrozensus oder dem PASS Panel mit ihren hohen Fallzahlen aufbauen. Die präventionspolitisch wichtigen Fragestellungen sollten generell stärker in die bestehenden Erhebungs- und

Berichtssysteme integriert und die Daten danach für die unabhängige Gesundheitsforschung zugänglich gemacht werden. So könnten die Grundlagen für die Präventions- und Evaluationsforschung in diesem Politikfeld gebildet werden.

9 Fazit

Das Problem der unfreiwilligen Arbeitslosigkeit und Unterbeschäftigung ist in Deutschland trotz derzeit guter Beschäftigungslage noch nicht gelöst und die Hochkonjunktur kann sich jederzeit z. B. durch globale Einflüsse oder die Corona-Pandemie wieder eintrüben. Arbeitslosigkeit ist eine gesamtgesellschaftliche Herausforderung mit hoher Relevanz für die Gesundheit. Die arbeitsmarktintegrative Gesundheitsförderung hat sich in Deutschland positiv weiterentwickelt. Das mittlerweile verbesserte Zusammenwirken von Arbeitsmarkt- und Gesundheitspolitik birgt große Chancen und Synergiepotenzial. Da die Arbeitslosigkeit in der Regel starken konjunkturellen Schwankungen unterliegt, ist es präventionspolitisch gerade in wirtschaftlich guten Zeiten empfehlenswert, in die Forschung und Entwicklung von evidenzbasierten Gesundheitsinterventionen zu investieren, die bei späteren Rezessionen oder Depressionen für die Anwendung flächendeckend zur Verfügung stehen. Unter dem Blickwinkel „Health in All Policies" dieses Sammelbandes ist anzumerken, dass Gesundheitsverträglichkeitsprüfungen der Arbeitsmarktpolitik noch ausstehen. Julius Moses (1931, S. 14) hat dieser Hoffnung bereits im Jahr 1931 weitsichtig Ausdruck verliehen:

> „Ebenso hoffen wir, dass in Zukunft jede parlamentarische Behandlung des Arbeitslosenproblems nur erfolgen wird, nachdem vorher die medizinische Wissenschaft und die Gesundheitsbehörden ihre Gutachten erstattet haben."

Literatur

Bundesagentur für Arbeit (BA). (2019a). Berichte: Blickpunkt Arbeitsmarkt – Der Arbeitsmarkt in Deutschland 2018. Amtliche Nachrichten der Bundesagentur für Arbeit, 66. Jg., Sondernummer 2. April 2019. Nürnberg.

Bundesagentur für Arbeit (BA). (2019b). Arbeitsmarktsituation von langzeitarbeitslosen Menschen. Berichte: Blickpunkt Arbeitsmarkt. Juni 2019. Nürnberg.

Bundesministerium für Arbeit und Soziales (BMAS). (2017). *Lebenslagen in Deutschland*. Berlin: Der Fünfte Armuts- und Reichtumsbericht der Bundesregierung.

Bundesministerium für Arbeit und Soziales (BMAS). (2018). Startschuss für das Bundesprogramm "Innovative Wege zur Teilhabe am Arbeitsleben – rehapro". Pressemitteilung vom 4. Mai 2018. Berlin.

Bundesministerium für Gesundheit (BMG). (2018). Daten des Gesundheitswesens 2018. Berlin.

Caplan, R. D., Vinokur, A. D., Price, R. H., & Ryn, M. (1989). Job seeking, reemployment, and mental health: a randomized field experiment in coping with job loss. *Journal of Applied Psychology, 74*(89), 759–769.

Faryn-Wewel, M., Roesler, J., Schupp, C., & Bellwinkel, M. (2009). Gesundheitskompetenzförderung von Arbeitsuchenden in arbeitsmarktnahen Settings: Projekte JobFit NRW und JobFit Regional. In A. Hollederer (Hrsg.), *Gesundheit von Arbeitslosen fördern!* (S. 416–436). Frankfurt a. M.: Fachhochschulverlag.

Hanewinkel, R., Wewel, M., Stephan, C., Isensee, B., & Wiborg, G. (2006). Motivierende Gesprächsführung mit Arbeitslosen: Akzeptanz und Ergebnisse einer Beratung zur Verbesserung gesundheitsrelevanter Verhaltensweisen. *Das Gesundheitswesen, 68*(4), 240–248.

Hollederer, A. (Hrsg.). (2009). *Gesundheit von Arbeitslosen fördern!* Frankfurt a. M.: Fachhochschulverlag/Verlag für angewandte Wissenschaften.

Hollederer, A. (2015). Unemployment, health and moderating factors: the need for targeted health promotion. *J Public Health, 23,* 319–325.

Hollederer, A. (2018). Health promotion and prevention among the unemployed: a systematic review. *Health Promotion International, 2018,* 1–19.

Hollederer, A., & Voigtländer, S. (2016a). Die Gesundheit von Arbeitslosen und die Effekte auf die Arbeitsmarktintegration: Ergebnisse im Panel Arbeitsmarkt und soziale Sicherung (PASS), Erhebungswellen 3 bis 7 (2008/09 bis 2013). *Bundesgesundheitsblatt Gesundheitsforschung Gesundheitsschutz, 59*(5), 652–661.

Hollederer, A., & Voigtländer, S. (2016b). Gesundheit und Gesundheitsverhalten von Arbeitslosen. Eine Untersuchung auf Basis des Panels Arbeitsmarkt und soziale Sicherung (PASS) 2012. WSI-Mitteilungen 5/2016, 381–385.

Horns, K., Seeger, K., Heinmüller, M., Limm, H., Waldhoff, H.-P., Salman, R., et al. (2012). Health promotion for long-term unemployed. Effects on motivation for a healthy lifestyle. *Bundesgesundheitsblatt Gesundheitsforschung Gesundheitsschutz, 55*(5), 728–738.

Kieselbach, T., Winefield, A. H., Boyd, C., & Anderson, S. (2006). *Unemployment and Health: International and Interdisciplinary Perspectives.* Bowen Hills.: Australian Academic Press.

Knuth, M., Stegmann, T., & Zink, L. (2014). Die Wirkungen des Bundesprogramms „Perspektive 50plus" – Chancen für ältere Langzeitarbeitslose. IAQ-Report/2014-01. Duisburg.

McKee-Ryan, F. M., Song, Z., Wanberg, C. R., & Kinicki, A. J. (2005). Psychological and physical well-being during unemployment: A meta-analytic study. *Journal of Applied Psychology, 90,* 53–76.

Miller, W. R., & Rollnick, S. (1991). *Motivational interviewing: Preparing people to change addictive behavior.* New York: Guilford Press.

Moses, J. (1931). *Arbeitslosigkeit: Ein Problem der Volksgesundheit: eine Denkschrift für die Regierung und Parlamente.* Berlin: Scholem.

NPK (Nationale Präventionskonferenz) (Hrsg.). (2016). Bundesrahmenempfehlungen der Nationalen Präventionskonferenz nach § 20d Abs. 3 SGB V. Verabschiedet am 19.02.2016. Berlin.

NPK (Nationale Präventionskonferenz) (Hrsg.). (2019). Erster Präventionsbericht nach § 20d Abs. 4 SGB V. Juni 2019. Berlin.

Paul, K. I., & Moser, K. (2009). Unemployment impairs mental health: meta-analyses. *Journal of Vocational Behavior, 74*(3), 264–282.

Siegrist, J., Rosskam, E., & Leka, S. (2016). Work and worklessness. Final report of the Task group on employment and working conditions, including occupation, unemployment and migrant workers. World Health Organization (Ed). Copenhagen.

Vinokur, A. D., Price, R. H., & Schul, Y. (1995). Impact of the JOBS intervention on unemployed workers varying in risk for depression. *American Journal of Community Psychology, 23*(1), 39–74.

Vinokur, A. D., Schul, Y., Vuori, J., & Price, R. H. (2000). Two years after a job loss: long-term impact of the JOBS program on reemployment and mental health. *Journal of Occupational Health Psychology, 5*(1), 32–47.

International Monetary Fund. (2020). World Economic Outlook Update, June 2020: A Crisis Like No Other, An Uncertain Recovery. June 24, 2020.

Alfons Hollederer ist Professor für das Fachgebiet „Theorie und Empirie des Gesundheitswesens" am Institut für Sozialwesen im Fachbereich Humanwissenschaften der Universität Kassel. Er lehrt und forscht im Bereich der empirischen Analysen von Institutionen und Akteuren des Gesundheitswesens sowie der Ressourcen und Restriktionen der Betroffenen. Im Fokus stehen Gesundheitssystem-Analysen in der Gesundheitsversorgung und Gesundheitsförderung sowie Querschnittsthemen wie Health Inequalities.

Arbeitsschutz und Betriebliche Gesundheitsförderung

Health in All Policies auf betrieblicher Ebene

Gudrun Faller

1 Gegenstand und Ziele

Das Ziel der Erhaltung und Verbesserung der Gesundheit wird auf betrieblicher Ebene durch zwei komplementäre Ansätze verfolgt: den Arbeitsschutz, d. h. durch Sicherheit und Gesundheitsschutz sowie die Betriebliche Gesundheitsförderung (BGF)[1], die im vorliegenden Beitrag in ihrer Wechselbezüglichkeit dargestellt werden. Ergänzt werden die beiden Ansätze um das Betriebliche Eingliederungsmanagement (BEM), das die Re-Integration von Beschäftigten nach längerer krankheitsbedingter Abwesenheit vorsieht.

Der *Arbeitsschutz* versteht sich als umfassendes Konzept zum Schutz und zur Förderung von Sicherheit und Gesundheit von Beschäftigten bei der Arbeit. Maßnahmen des Arbeitsschutzes umfassen per Definitionem nicht nur solche zur Verhütung von Unfällen bei der Arbeit und arbeitsbedingten Gesundheitsgefahren, sie beinhalten zudem die menschengerechte Gestaltung der Arbeit (§ 2 Abs. 1 Arbeitsschutzgesetz, ArbSchG). Zu letzterer zählen u. a. Qualifizierung, alters- und alternsgerechte Arbeitssysteme, Inklusion, die Beseitigung und Verhinderung von Diskriminierung sowie die Sicherung des Rechts auf informationelle Selbstbestimmung in Bezug auf den Datenschutz. Um dies zu verwirklichen, reicht es nicht aus, Arbeitsschutzmaßnahmen gesondert vom übrigen betrieblichen Handeln zu verfolgen; vielmehr hat der Arbeitgeber bei der Gestaltung der Arbeitsplätze, bei der Auswahl und Beschaffung von

---

[1]Die Begriffe Betriebliches Gesundheitsmanagement und Betriebliche Gesundheitsförderung werden im vorliegenden Beitrag synonym verwendet. Zu Fragen einer detaillierten Begriffsdiskussion vgl. Faller 2017.

G. Faller (✉)
Hochschule für Gesundheit Bochum, Bochum, Deutschland
E-Mail: Gudrun.Faller@hs-gesundheit.de

Arbeitsmitteln sowie bei der Konzeption von Arbeits- und Fertigungsverfahren ergonomische, arbeitspsychologische und arbeitsmedizinische Erkenntnisse einzubeziehen (Pieper 2017). Korrespondierend dazu ist er nach § 3 ArbSchG verpflichtet, die erforderlichen Maßnahmen des Arbeitsschutzes unter Berücksichtigung der Umstände zu treffen, die Sicherheit und Gesundheit der Beschäftigten bei der Arbeit beeinflussen. Er muss die Wirksamkeit dieser Maßnahmen prüfen, sie an veränderte Gegebenheiten anpassen und eine ständige Verbesserung von Sicherheit und Gesundheit seiner Beschäftigten anstreben. Damit der Arbeits- und Gesundheitsschutz systemisch wirksam werden kann, ist der Arbeitgeber verpflichtet, für eine geeignete Organisation zu sorgen und die erforderlichen Mittel bereitzustellen sowie Vorkehrungen zu treffen, dass die Maßnahmen in die betrieblichen Führungsstrukturen eingebunden werden und die Beschäftigten ihren Mitwirkungspflichten nachkommen können.

Die Betriebliche Gesundheitsförderung versteht sich als ein, über den verpflichtenden Arbeitsschutz hinausgehendes, freiwilliges Konzept zur Erhaltung und Verbesserung von Gesundheit und Wohlbefinden bei der Arbeit. Nach der Definition der Luxemburger Deklaration umfasst BGF „alle gemeinsamen Maßnahmen von Arbeitgebern, Arbeitnehmern und Gesellschaft zur Verbesserung von Gesundheit und Wohlbefinden am Arbeitsplatz" (ENWHP 2014). In der Deklaration sind ferner zentrale Erfolgsvoraussetzungen für die BGF in Form von Leitlinien aufgeführt. Zu diesen zählen die Partizipation der gesamten Belegschaft, die Integration von BGF in alle wichtigen Entscheidungen, die Systematik des Vorgehens gemäß dem Public Health Action Cycle (Rosenbrock und Hartung 2015) und die Verbindung von verhaltens- und verhältnisbezogenen ebenso wie von ressourcenfördernden und schadensvermeidenden Ansätzen.

Das *Betriebliche Eingliederungsmanagement* ist in § 167 Absatz 2 des Neunten Sozialgesetzbuches (SGB IX) geregelt. Hiernach ist jeder Arbeitgeber verpflichtet, Beschäftigten, die innerhalb des zurückliegenden Jahreszeitraumes mehr als sechs Wochen arbeitsunfähig waren, ein BEM anzubieten. Auf diese Weise soll die Arbeitsunfähigkeit möglichst überwunden, einer erneuten Arbeitsunfähigkeit vorgebeugt und der Arbeitsplatz erhalten werden.

2 Akteure und Aktivitäten

Arbeitsschutz: Die Verpflichtung des Arbeitgebers, zugunsten von Sicherheit und Gesundheit der Beschäftigten für eine geeignete Organisation zu sorgen, bezieht sich nicht nur auf Regelungen, die die Arbeitsschutzorganisation im engeren Sinne betreffen, sondern auch auf die allgemeine betriebliche Aufbau- und Ablauforganisation (Pieper 2017). Als wichtige Akteure einer wirksamen Arbeitsschutzorganisation sind die Fachkräfte für Arbeitssicherheit und die Betriebsärzt*innen zu nennen. Beide haben nach dem Arbeitssicherheitsgesetz (ASiG) die Aufgabe, den Arbeitgeber beim Arbeitsschutz professionell zu beraten und zu unterstützen und ihre jeweilige fachliche Kompetenz dabei einzubringen. Ferner ist der Arbeitgeber verpflichtet, gem. § 22 Siebtes Buch Sozialgesetzbuch (SGB VII)

Sicherheitsbeauftragte zu bestellen. Sie sollen den Unternehmer aus der Beschäftigtenperspektive und ehrenamtlich bei der Durchführung von Maßnahmen zur Verhütung von Arbeitsunfällen und Berufskrankheiten unterstützen, insbesondere sich von dem Vorhandensein und der ordnungsgemäßen Benutzung der vorgeschriebenen Schutzeinrichtungen und persönlichen Schutzausrüstungen überzeugen und auf Unfall- und Gesundheitsgefahren für die Versicherten aufmerksam machen. Weiterhin muss der Arbeitgeber Beschäftigte benennen, die die Aufgaben der Ersten Hilfe, Brandbekämpfung und Evakuierung übernehmen (§10 Abs. 2 ArbSchG). Ihre Qualifikationsanforderungen bemessen sich an der spezifischen betrieblichen Situation und den dort auftretenden Gefahren. Die Organisation des betrieblichen Arbeitsschutzes wird durch die Beteiligungs- und Mitbestimmungsrechte der Beschäftigtenvertretung (kollektive Partizipation) sowie durch die Rechte und Pflichten der einzelnen Beschäftigten flankiert und unterstützt (Pieper 2017).

Anders als im Arbeitsschutz sind die betrieblichen Rollen und Aktivitäten im Rahmen der *Betrieblichen Gesundheitsförderung* nicht gesetzlich reguliert, sondern legitimieren sich teils aus ethischen, teils aus wirtschaftlichen Überlegungen. Entsprechend heterogen sind die Aktionsfelder, Qualifikationen und Ansprüche an das Handeln der betreffenden Akteure (vgl. Faller 2018, 2011). In denjenigen Fällen, in denen die Betriebliche Gesundheitsförderung durch Mittel und/oder Personal der Gesetzlichen Krankenkassen unterstützt wird, formuliert jedoch der Leitfaden nach § 20 Abs. 2 SGB V konkrete Qualitätsanforderungen an das Vorgehen im BGM sowie an die Qualifikation der seitens der Krankenkassen beauftragten Beraterinnen und Berater (GKV Spitzenverband 2019).

Auch für die Ausgestaltung des *Betrieblichen Eingliederungsmanagements* benennt der Gesetzgeber keine spezifischen Vorgaben. Geregelt ist aber, wer in diesem Prozess zu beteiligen ist. Vorausgesetzt, der oder die betroffene Beschäftigte ist damit einverstanden, sind dies der Betriebs- oder Personalrat, bei schwerbehinderten Beschäftigten außerdem die Schwerbehindertenvertretung. Falls erforderlich, sollen zudem der Werks- oder Betriebsarzt bzw. -ärztin hinzugezogen werden.

3 Politikebenen sicherer und gesunder Arbeit

Die bisher fokussierte betriebliche Ebene des gesundheits- und sicherheitsorientierten Handelns ist eingebettet in ein Netz aus überbetrieblichen sowie innerbetrieblichen Einflussfaktoren. In Anlehnung an die Überlegungen zu den Gesundheitsdeterminanten von Dahlgren und Whitehead (1991) wird das Politikfeld „Sicherheit und Gesundheit bei der Arbeit" nachfolgend im Sinne eines geschichteten Ebenenmodells interpretiert. Die übergreifende Ebene ist gekennzeichnet durch globale, politisch-ökonomische Dynamiken, verknüpft mit einer internationalen Sicherheits- und Umweltpolitik, z. B. internationale Übereinkommen der ILO (International Labour Organisation) oder die Regulierung durch die Europäische Union. Eine weitere Ebene umfasst die nationale Gesetzgebung und die Politik in den die Gesundheit und Sicherheit bei der Arbeit tangierenden Bundes- und Länderressorts. Auf der dritten Ebene sind die Akteure angesiedelt, die zwischen den politischen und gesetzlichen Rahmenbedingungen und den Organisationen vermitteln. Hierzu zählen beispielsweise die staatlichen Organisationen der Arbeitsschutzüberwachung und -beratung, die überbetrieblichen Organisationen der Sozialpartner, aber auch die Sozialversicherungsträger, die die Betriebe bei der Umsetzung von Arbeitsschutz, BGM und BEM unterstützen.

Auf Ebene der Organisation schließlich sind Entscheidungen, Prozesse und Handlungsweisen zu finden, die betriebsweit gelten – etwa Beschaffungsrichtlinien für Arbeitsgeräte, -stoffe und -verfahren, ebenso wie informelle Handlungsorientierungen wie das Betriebsklima, die Führungskultur oder die Art und Qualität der betrieblichen Kommunikation.

Unterhalb der organisationalen Ebene rangieren die Abteilungen und Teams mit ihren jeweiligen Führungskräften. Sie stellen eine Vermittlungsinstanz zwischen Organisation und Individuum dar und haben durch ihre spezifischen Aufgaben und Anforderungen, aber auch die Interaktions- und Teamkulturen Einfluss auf gesundheitsbezogenes Befinden und Verhalten der einzelnen Beschäftigten.

Das Modell der Politikebenen sicherer und gesundheitsgerechter Arbeitsbedingungen macht deutlich, dass es nicht ausreicht, dieses Anliegen als isolierten Interventionsbereich zu betrachten. Die Sicherheit und Gesundheit von Menschen tangierende Entscheidungen von Organisationen sind nicht nur eng verwoben mit zahlreichen anderen Handlungsfeldern – gerade solchen, die auf den ersten Blick von Gesundheitsthemen weitgehend unabhängig zu sein scheinen; sie sind zudem eingebettet in ein System aus dynamischen gesellschaftlichen Entwicklungen jenseits der organisationalen Ebene. Die Verwirklichung von Sicherheit und Gesundheit bei der Arbeit kann daher nur gelingen, wenn der Kerngedanke von Health in All Policies verwirklicht und Gesundheit zum Entscheidungskriterium auf allen diesen Ebenen und Sektoren erhoben wird.

4 Betriebliche Sicherheit und Gesundheit in der Praxis

Angesichts der bisher dargestellten, komplexen Akteursstrukturen und vielschichtigen Zuständigkeiten für Sicherheit und Gesundheit in der Arbeit stellt sich die Frage, inwieweit Prävention und Gesundheitsförderung in Betrieben und Organisationen heute Verbreitung gefunden haben und welche Faktoren ihre Implementierung und Verankerung begünstigen oder hemmen. Die nachfolgende Zusammenstellung einer Reihe aktueller empirischer Untersuchungen soll dazu dienen, erste Anhaltspunkte zur Einschätzung der Qualität und Quantität von betrieblicher Prävention und Gesundheitsförderung zu gewinnen.

Arbeitsschutz: Während die Betreuung durch Fachkräfte für Arbeitssicherheit in den Betrieben in quantitativer Hinsicht ausreichend zu sein scheint, werden ihre Kompetenzen im sozialen Bereich als ausbaufähig eingeschätzt (Hamacher 2019). Angaben zum Umsetzungsstand der Gefährdungsbeurteilung in deutschen Betrieben differieren je nach Studie zwischen 52,4 % und 66,2 % (Kohn und Zwingmann 2017). Offensichtlich steigt die Wahrscheinlichkeit der Durchführung mit der Betriebsgröße, dies gilt unabhängig von der Existenz eines Betriebs- bzw. Personalrats (GDA 2018). Gleichwohl gibt es im Hinblick auf die Qualität der Gefährdungsbeurteilung offenbar Anlass zur Kritik (Schmitt und Hammer 2015). Ursachen für Verzicht auf Gefährdungsbeurteilungen sind nach Sommer (2019) vor allem ein unzureichendes Bewusstsein über vorhandene Risiken und Belastungen in Betrieben sowie die Auffassung, dass sich Beschäftigte schon melden würden, wenn Sicherheitsdefizite vorlägen.

Betriebliche Gesundheitsförderung: Eine Auswertung an 14 Studien zur Umsetzung von BGF in Deutschland ergab eine Spannbreite von 18 % bis 93 %. Ausschlaggebend für dieses hohe Maß an Heterogenität sind u. a. erhebungsmethodische Faktoren wie die Repräsentativität der Betriebsauswahl, die verwendeten Ein- oder Ausschlusskriterien und das Problem der ‚Schweigeverzerrung', d. h. der Tatsache, dass Betriebe mit BGF eher bereit sind, an entsprechenden Studien teilzunehmen (Faller 2018). Am ehesten verlässlich erscheint die auf Daten des IAB-Panels basierenden Auswertung, die den Verbreitungsgrad von BGF/BGM als langsam steigend identifizierte und für das Jahr 2012 auf 27 % bezifferte (Hollederer und Wießner 2014). Relevante Einflussfaktoren für die Etablierung von BGF scheinen u. a. auch hier die Betriebsgröße und die Existenz einer Beschäftigtenvertretung zu sein. Allerdings können die Zahlen kaum darüber hinwegtäuschen, dass sich die Aktivitäten in vielen Fällen auf die Organisation verhaltenspräventiver Kurse für Beschäftigte beziehen und weniger auf die systematische Organisation partizipativer Gestaltungsmöglichkeiten zugunsten gesünderer Arbeitsbedingungen (Beck et al. 2015).

Auch Untersuchungen zum *Betrieblichen Eingliederungsmanagement* kommen zu einer kritischen Einschätzung bezüglich des Verbreitungsgrades des Konzepts in der Praxis, auch dieser ist offensichtlich bei kleinen und mittleren Betrieben weitaus geringer als bei großen (Knoche und Sochert 2013; Ramm et al. 2012).

5 Förderung von Sicherheit, Gesundheit und Integration in Betrieben

Mit dem Ziel, die Akzeptanz und Verbreitung von Sicherheit, Gesundheit und Integration in Betrieben zu fördern, werden Strategien auf verschiedenen Ebenen eingesetzt. Zu nennen sind hier zunächst die vielfältigen Aktivitäten der Information und Öffentlichkeitsarbeit der überbetrieblichen Akteure, beispielsweise in Form von Internetseiten, Apps oder Broschüren. Sie haben das Ziel, betrieblich Verantwortliche aufzuklären, sie zu motivieren, ihnen bei der Umsetzung zu helfen und den Erfolg ihres Handelns zu reflektieren. Ergänzt werden diese durch personale Beratung und Unterstützung u. a. seitens der Staatlichen Aufsichtsdienste, der Sozialversicherungsträger, der Sozialpartner sowie privater Dienstleister*innen, die durch Überzeugung, Empfehlungen, praktische

Unterstützung – und im Fall der staatlichen und parastaatlichen Arbeitsschutzakteure zudem Kontrolle und Überwachung – dazu beitragen, Gesundheit und Sicherheit als Bestandteile betrieblichen Handelns zu etablieren. Ein großes Problem stellt in diesem Zusammenhang die Erreichbarkeit der Kleinst-, Klein- und Mittelbetriebe dar. In der Bundesrepublik zählen 99 % aller Betriebe zu dieser Kategorie (Statistisches Bundesamt 2019), und obwohl hier die Verfügbarkeit einschlägigen Fachwissens bzw. die personellen Kapazitäten zur systematischen Umsetzung von Arbeits- und Gesundheitsschutz, BGF und BEM prekärer sind als in Großbetrieben, werden KMU allein aufgrund ihrer Menge von beratenden Institutionen nicht annähernd flächendeckend erreicht (u. a. Lenhardt 2018). Ein erster Lösungsansatz im Bereich der Betrieblichen Gesundheitsförderung besteht in der Bildung von Netzwerkprojekten, bei denen mehrere Betriebe im Rahmen eines Verbundes Strukturen etablieren, ihre Erfahrungen austauschen und gemeinsam Maßnahmen umsetzen (Reindl 2011; Schauerte und Zähringer 2017). Auch im Arbeitsschutz gibt es Sonderregelungen, die die Umsetzung von gesundheits- und sicherheitsorientiertem Handeln an die Gegebenheiten in Kleinst- und Kleinbetrieben anpassen sollen (z. B. alternative Betreuung nach DGUV Vorschrift 2).

6 Kritische Reflexion

Die Ausgestaltung betrieblicher Gesundheitsthemen vollzieht sich in einem Feld unterschiedlicher Interessen, Logiken und Machtverhältnisse. Betriebswirtschaftliche Planungs- und Entscheidungsprozesse spielen dabei die wesentliche Rolle. Betriebliche Entscheidungen sollen zwar nach gesetzlichen und ethischen Prämissen Gesundheits-, Sicherheits- und Integrationszielen folgen, in der Praxis sehen sich Unternehmer*innen jedoch grundsätzlich gezwungen, primär nach ökonomischen Kriterien zu handeln. Als Ansatz für Auflösung diese Widersprüchlichkeit wird regelmäßig angeführt, dass gesundheits- und wirtschaftsorientiertes Handeln nicht im Widerspruch stehen müsse, sondern sich gegenseitig befördern könne. So haben sich diverse Untersuchungen mit der Frage nach der Wirtschaftlichkeit von BGF (Pieper und Schröer 2015; Sockoll et al. 2008) sowie des Arbeitsschutzes (Bräuning und Kohstall 2015) auseinandergesetzt. Allerdings sind entsprechende Konzepte nicht unumstritten geblieben (Ahrens 2016) und oft lassen sich die im englischen Sprachraum ermittelten Effekte nicht auf das deutsche Gesundheitssystem übertragen. Ferner ist zu konstatieren, dass sich die vorliegenden Wirkungs- und Effizienznachweise primär auf spezifische und oftmals individualpräventive Verhaltensmaßnahmen beziehen, während sich die kausalen Effekte längerfristiger Veränderungen im Kontext komplexer, mehrdimensionaler organisationaler Entwicklungsprozesse kaum nach den Vorstellungen und Verfahren medizinischer Evidenznachweise erfassen lassen. Aus einer entsprechend eindimensionalen Perspektive erscheinen konzeptionell sinnvolle, umfassende und nachhaltige Ansätze der Organisationsentwicklung als wenig wirksam. Sie gehen unter im Mahlwerk von ökonomischer Rationalität und Restrukturierung.

Verknüpft mit diesem Phänomen erhalten individualisierende Präventionsansätze heute Vorschub durch veränderte Subjektivierungstendenzen, die sich in allen gesellschaftlichen Bereichen inklusive der betrieblichen Ebene abzeichnen. Durch die technologische Entwicklung, die im Verbund mit einer globalisierten Wettbewerbsdynamik mobiles, selbstgesteuertes und entgrenztes Arbeiten verlangt, verkürzt sich die Sorge für die eigene Sicherheit und Gesundheit zu einer Frage selbstverantwortlichen individuellen Handelns. Ansätze wie „Gesundheitskompetenz", „Resilienz", „Achtsamkeit" – so verschieden sie auch sind – basieren alle auf der impliziten Annahme, dass gesundheitsbezogene Entscheidungen eine Angelegenheit der individuellen Präferenzenabwägung – und diese zu stärken sei. Das damit korrespondierende, zunehmende allgemeine Gesundheitsbewusstsein und -verhalten leistet dieser Entwicklung im Verbund mit den Möglichkeiten der Digitaltechnik Vorschub (Faller 2019). Außer Acht bleibt dabei, dass sich die Dynamik treibenden Kräfte der Gestaltungsmacht des Individuums entziehen. Opfer dieser Entwicklung sind nicht nur diejenigen, die sich, aus welchen Gründen auch immer, dem individualisierten Gesundheitsdiktat widersetzen, sondern insbesondere alle, die sich den steigenden Anforderungen einer immer weiter zunehmenden Leistungsdynamik nicht mehr gewachsen sehen bzw. die von Ausgrenzungsprozessen betroffen sind.

Aufgabe von Health in All Policies ist es, diese Widerspruchskonstellationen in den Blick zu nehmen, sie kritisch zu hinterfragen und die Destruktivkräfte des scheinbar Selbstverständlichen der ökonomischen und gesundheitspolitischen Rationalität zu explizieren. Das oben genannte Ziel der WHO bleibt ansonsten Vision.

Literatur

Ahrens, D. (2016). Gesundheitsökonomische Bewertung des betrieblichen Gesundheitsmanagements. *Arbeitsmedizin, Sozialmedizin, Umweltmedizin, 51*(11), 794–799.

Beck, D., Lenhardt, U., Schmitt, B., & Sommer, S. (2015). Patterns and predictors of workplace health promotion: cross-sectional findings from a company survey in Germany. *BMC Public Health, 15,* 343–352.

Bräuning, D. & Kohstall, T. (2015). Wirtschaftlichkeit und Wirksamkeit des betrieblichen Arbeitsschutzes. Zusammenstellung der wissenschaftlichen Evidenz. In iga (Hrsg.), *iga-Report 28: Wirksamkeit und Nutzen betrieblicher Prävention* (S. 111–127). Berlin: iga.

ENWHP (European Network for Work Health Promotion). (2014). *Luxemburger Deklaration zur Betrieblichen Gesundheitsförderung.* Berlin: BKK Dachverband. https://www.dnbgf.de/fileadmin/downloads/materialien/dateien/Luxemburger_Deklaration_09_11.pdf. Zugegriffen: 8. Jan. 2020.

Dahlgren, G., & Whitehead, M. (1991). *Policies and strategies to promote social equity in health.* Stockholm: Institute for Future Studies.

Faller, G. (2011). Stand und Entwicklungsbedarf der Qualifizierung in Betrieblicher Gesundheitsförderung. Eine Studie im Auftrag des BKK Bundesverbandes GbR. Essen: BKK Bundesverband (GbR).

Faller, G. (2017). Was ist eigentlich Betriebliche Gesundheitsförderung? In G. Faller (Hrsg.), *Lehrbuch Betriebliche Gesundheitsförderung* (3. Aufl., S. 25–38). Bern: Hogrefe.

Faller, G. (2018). Implementierung der Betrieblichen Gesundheitsförderung – Bedingungen und Herausforderungen. *Public Health Forum, 26*(2), 134–136.

Faller, G. (2019). Digitales BGM: Möglichkeiten. Grenzen und Risiken. *sicher ist sicher, 70*(5), 226–229.

GDA (Gemeinsame deutsche Arbeitsschutzstrategie). (2018). *GDA-Dachevaluation. Erster Zwischenbericht: Auswertung der Betriebs- und Beschäftigtenbefragungen.* Berlin: Geschäftsstelle der Nationalen Arbeitsschutzkonferenz.

Gerlinger, T., & Schmucker, R. (2011). Zwanzig Jahre Public Health: zwanzig Jahre Politik für eine gesunde Gesellschaft. In T. Schott & C. Hornberg (Hrsg.), *Die Gesellschaft und ihre Gesundheit* (S. 69–82). Wiesbaden: VS.

GKV-Spitzenverband – Spitzenverband der Gesetzlichen Krankenkassen. (2019). Leitfaden Prävention. https://www.gkv-spitzenverband.de/krankenversicherung/praevention_selbsthilfe_beratung/praevention_und_bgf/leitfaden_praevention/leitfaden_praevention.jsp. Zugegriffen: 8. Jan. 2020.

Hamacher, W. (2019). Entwicklung des Bedarfs an Fachkräften für Arbeitssicherheit. *sicher ist sicher, 70*(05), 223–225.

Hollederer, A., & Wießner, F. (2014). Prevalence and development of workplace health promotion in Germany: results of the IAB Establishment Panel 2012. *International Archives of Occupational and Environmental Health, 88*(7), 861–873.

Knoche, K., & Sochert, R. (2013). Betriebliches Eingliederungsmanagement in Deutschland: Verbreitung, Erfahrung und Perspektiven – ein Fazit. In K. Knoche & R. Sochert (Hrsg.), *iga Report 24: Betriebliches Eingliederungsmanagement in Deutschland. Eine Bestandsaufnahme* (S. 52–53). Berlin: iga.

Kohn, M., & Zwingmann, B. (2017). Die Beurteilung der Arbeitsbedingungen: Konzeptionelle Grundlagen zur Weiterentwicklung der Gefährdungsbeurteilung. *Zeitschrift für Arbeitswissenschaft, 71,* 289–295.

Lenhardt, U. (2018). Staatliche Aufsicht: Ende der Talfahrt? *Gute Arbeit, 30*(3), 20–21.

Pieper, C. & Schröer, S. (2015). Wirksamkeit und Nutzen betrieblicher Gesundheitsförderung und Prävention: Zusammenstellung der wissenschaftlichen Evidenz 2006 bis 2012. In iga (Hrsg.), *iga-Report 28: Wirksamkeit und Nutzen betrieblicher Prävention* (S. 11–110). Berlin: iga.

Pieper, R. (2017). ArbSchR Arbeitsschutzrecht, (6., erweiterte und überarbeitete Aufl.). Frankfurt a. M.: Bund.

Ramm, D., Mahnke, C., Tauscher, A., Welti, F., Seider, H., & Shafaei, R. (2012). Company integration management in small and medium-seized companies. Legal requirements and prerequisites for successful implementation. *Rehabilitation, 51*(1), 10–17.

Reindl, J. (2011). *Gesundheitsnetzwerke: Ein Leitfaden für Klein- und Mittelbetriebe.* Berlin: INQA.

Rosenbrock, R. & Hartung, S. (2015). Public Health Action Cycle – Gesundheitspolitischer Aktionszyklus. https://www.leitbegriffe.bzga.de. Zugegriffen: 8. Jan. 2020.

Schauerte, B., & Zähringer, M. (2017). *Gesundheitsnetzwerke: Ein Leitfaden für Klein- und Mittelbetriebe.* Köln: Institut für Betriebliche Gesundheitsförderung GmbH.

Schmitt, B., & Hammer, A. (2015). Für welche betrieblichen Kontexte ist der Prozess der Gefährdungsbeurteilung anschlussfähig? *WSI Mitteilungen, 3,* 202–211.

Sockoll, I., Kramer, I., & Bödeker, W. (2008). *IGA-Report 13: Wirksamkeit und Nutzen betrieblicher Gesundheitsförderung und Prävention. Zusammenstellung der wissenschaftlichen Evidenz 2000 bis 2006.* Berlin: iga.

Sommer, S. (2019). Warum führen Betriebe keine Gefährdungsbeurteilung durch? *sicher ist sicher, 70*(04), 185–187.
Statistisches Bundesamt. (2019). Unternehmen. Kleine und mittlere Unternehmen. https://www.destatis.de/DE/Themen/Branchen-Unternehmen/Unternehmen/Kleine-Unternehmen-Mittlere-Unternehmen/_inhalt.html. Zugegriffen: 8. Jan. 2020.
WHO (World Health Organisation). (1986). Ottawa Charta zur Gesundheitsförderung. https://www.euro.who.int/de/home. Zugegriffen: 8 Jan. 2020.

Gudrun Faller ist Professorin für Kommunikation und Intervention im Kontext von Gesundheit und Arbeit am Department of Community Health der Hochschule für Gesundheit in Bochum. Sie ist Gesundheitswissenschaftlerin und lehrt und forscht zu den Themen Gesundheit und Arbeit, Gesundheitsfördernde Organisationsentwicklung und Unternehmenskommunikation. U. a. ist sie ehrenamtlich im Vorstand der Bundesvereinigung Prävention und Gesundheitsförderung e. V. tätig, sie ist Sprecherin des Fachbereichs Gesundheit und Arbeit der Deutschen Gesellschaft für Public Health und Mitglied in der Beratenden Kommission des GKV-Spitzenverbandes für Primärprävention und Gesundheitsförderung sowie Mitglied im wissenschaftlichen Beirat des zweiten NPK-Präventionsberichts.

Verbraucherschutz

Perspektive Verbraucher*innen

Petra Fuhrmann und Kai Helge Vogel

1 Verbraucherpolitik in Deutschland

Verbraucherschutz betrifft alle Lebensbereiche: den Lebensmitteleinkauf, die Altersvorsorge und Finanzanlagen genauso wie Fragen des Wohnens, der Mobilität und der Energieversorgung bis hin zu (digitalen) Medien und Datenschutz. Der Schutz der Gesundheit der Bürger*innen, etwa in Fragen sicherer und gesundheitlich unbedenklicher Produkte und Dienstleistungen, ist Teil des wirtschaftlichen und gesundheitlichen Verbraucherschutzes und eine grundlegende Säule der Verbraucherpolitik. Das Gesundheitswesen ist einer der am schnellsten wachsenden Märkte. Hier, wie im Bereich der Pflege, ist die stetige Tendenz zu mehr Markt und Wettbewerb zu beobachten. Die gesundheitliche und die pflegerische Versorgung sind daher zunehmend Themen der Verbraucherpolitik.

Zwischen Verbraucher*innen und Anbietern von Produkten und Dienstleistungen bestehen vielfältige Asymmetrien, zum Beispiel hinsichtlich Informationen und Ressourcen. Ziel des Verbraucherschutzes ist es, auf eine gerechte und nachhaltige Gesellschafts- und Wirtschaftsordnung hinzuwirken, die Verbraucher*innen in den Mittelpunkt stellt, sie vor Benachteiligungen im Wirtschaftsleben schützt und ihre Rechte stärkt. Entscheidend dafür sind klare und einheitliche Regeln für alle Marktakteure, echte Wahlfreiheit und transparente Märkte, klare und verständliche Verbraucherinformationen sowie verlässliche und praktisch umsetzbare Rechte.

P. Fuhrmann (✉) · K. H. Vogel
Verbraucherzentrale Bundesverband e.V., Berlin, Deutschland
E-Mail: Petra.Fuhrmann@vzbv.de

K. H. Vogel
E-Mail: kai-helge.vogel@vzbv.de

Durch das Instrument der Rechtsdurchsetzung können Verbraucher*innen vor Täuschung und Irreführung am Markt geschützt werden: Mit dem Verbandsklagerecht auf Unterlassung und Beseitigung können Verstöße von Unternehmen gegen Verbraucherrechte abgestellt werden. Verbraucher*innen können teilweise nicht selbst gegen diese Verstöße vorgehen oder Kosten und Zeitaufwand sind zu hoch. 2018 wurde ein neues Instrument zur kollektiven Durchsetzung von Verbraucherrechten eingeführt: die Musterfeststellungsklage (Bundesministerium der Justiz und für Verbraucherschutz 2019). Eine kontinuierliche Marktbeobachtung, auch unter aktiver Beteiligung der Verbraucher*innen, ermöglicht es, Problembereiche zu identifizieren und auf diesen Erkenntnissen basierend die Rahmenbedingungen und die Regulierung der Märkte zu verbessern und verbraucherfreundlicher zu gestalten. Durch Informationen und Verbraucherberatung wird die Selbstbestimmung der Verbraucher*innen gestärkt und sie werden dabei unterstützt, ihre Rechte selbst durchzusetzen. Ein längerfristig angelegtes Instrument des Verbraucherschutzes ist die Verbraucherbildung: Vorrangig in Schulen werden Kenntnisse und Alltagskompetenzen vermittelt. Verbraucherbildung ermöglicht es Kindern und Jugendlichen, ihr Leben verantwortungsbewusst zu gestalten – auch in der komplexen und sich ständig verändernden Konsumgesellschaft. Die Angebote der Verbraucheraufklärung richten sich besonders an Erwachsene. Aber es gibt auch spezielle Angebote, die sich gezielt an Jugendliche richten, zum Beispiel das Online-Jugendmagazin *checked4you* der Verbraucherzentrale Nordrhein-Westfalen.

2   Verbraucherschutz ist ein politisches Querschnittsthema

Verbraucherschutz ist ein Querschnittsthema. Wie Gesundheitsförderung und Prävention betrifft es verschiedene politische Ebenen und Ressorts. Bereits in den 1950er- und 1960er-Jahre wurden in allen westdeutschen Bundesländern Verbraucherzentralen gegründet, die sich als unabhängige Organisationen für die Rechte der Verbraucher*innen einsetzten. 1964 wurde nach Beschluss des Bundestages die Stiftung Warentest gegründet. Ihre vergleichenden Tests von Produkten und Dienstleistungen bieten Verbraucher*innen eine objektive und unabhängige Unterstützung. Als Politikfeld entwickelte sich Verbraucherpolitik ab Mitte der 1970er-Jahre. Eine Bündelung und institutionelle Verankerung erhielt das Politikfeld auf Bundesebene – auch im Zuge der BSE-Krise – 2001 im Bundesministerium für Ernährung, Landwirtschaft und Verbraucherschutz (BMELV). Bereits ein Jahr zuvor wurde der Verbraucherzentrale Bundesverband (vzbv) gegründet, der aus verschiedenen Verbraucherorganisationen hervorging. Er vertritt als Dachverband der 16 Verbraucherzentralen der Bundesländer und weiterer verbraucherpolitischer Verbände die Interessen der Verbraucher*innen gegenüber Politik, Wirtschaft und Verwaltung.

Die unter dem Dach des Ministeriums für Ernährung, Landwirtschaft und Verbraucherschutz zusammengefassten Inhalte betreffen immer wieder konträre Interessen – die der Produzenten und Anbieter auf der einen, die der Verbraucher*innen auf der anderen Seite. 2013 wurde schließlich der Ressortzuschnitt auf bundespolitischer Ebene angepasst. Der Verbraucherschutz liegt seitdem federführend beim Bundesministerium der Justiz und für Verbraucherschutz (BMJV). Beim BMJV ist auch die Verbraucherforschung verortet: Die Geschäftsstellen des Sachverständigenrates für Verbraucherfragen (SVRV) sowie des Netzwerks Verbraucherforschung sind beim Ministerium angesiedelt.

Je nach Sachverhalt bearbeiten außerdem die zuständigen Fachministerien spezifische verbraucherpolitische Themen. Etwa das Bundesministerium für Wirtschaft und Energie (BMWi) oder das Bundesministerium für Ernährung und Landwirtschaft (BMEL). Zum Geschäftsbereich des BMEL gehören das Bundesamt für Verbraucherschutz und Lebensmittelsicherheit (BVL), in dessen Zuständigkeit insbesondere der gesundheitliche Verbraucherschutz im Bereich Lebensmittel liegt, und das Max Rubner-Institut (MRI). Das Institut hat seinen Forschungsschwerpunkt im gesundheitlichen Verbraucherschutz im Ernährungsbereich. Zu seinen Arbeitsschwerpunkten gehören Fragen zur gesundheitlichen Wirkung der Ernährung, einzelner Lebensmittel und Nahrungsbestandteile. Außerdem wird hier das Ernährungsverhalten einzelner Bevölkerungsgruppen erforscht. Verbraucherpolitische Fragen im Bereich Gesundheit und Pflege – etwa das Leistungsrecht in der Gesetzlichen Krankenversicherung (GKV) und der Sozialen Pflegeversicherung (SPV), Patientenrechte, die Digitalisierung im Gesundheitswesen und in der Pflege oder zur Sicherstellung der gesundheitlichen und pflegerischen Versorgung – werden federführend im Bundesministerium für Gesundheit (BMG) bearbeitet. Die genaue Ausgestaltung in der Praxis und Detailregelungen zur gesundheitspolitischen Gesetzgebung, auch zu verbraucherrelevanten Aspekten – etwa zu Patienteninformationen oder Transparenzregelungen –, werden vielfach von den Trägern der gemeinsamen Selbstverwaltung im Gemeinsamen Bundesausschuss (G-BA) beraten. Hier wird außerdem über den Leistungskatalog der gesetzlichen Krankenkassen entschieden.

Die, wenn auch nicht erschöpfende, Aufzählung der verbraucherpolitischen Akteure auf Bundesebene (zu nennen wären insbesondere weitere zivilgesellschaftliche Akteure wie foodwatch e. V.) verdeutlicht, dass bei den verschiedenen Institutionen durchaus ein breites gesundheitsbezogenes Wissen und fachliche Expertise vorhanden sind. Gesundheitlicher Verbraucherschutz ist in seinen verschiedenen Facetten fest in der Organisationsstruktur des BMEL und seiner untergeordneten Behörden verankert. Im BMJV beschäftigt sich ein Referat ausschließlich mit der Verbraucherpolitik im Sozial- und Gesundheitswesen; ein weiteres mit Gesundheits-, Pflege- und Krankenversicherungsrecht. Außerdem gibt es ein Referat, welches sich besonderen Verbrauchergruppen, wie älteren Verbraucher*innen, widmet. Allen ist gemein, dass der Fokus auf dem wirtschaftlichen Verbraucherschutz, das heißt dem Schutz vor Benachteiligungen am Markt, liegt.

Beim vzbv bearbeiten die Teams Lebensmittel sowie Gesundheit und Pflege diese Inhalte. Die Gesundheit und die gesundheitliche Versorgung betreffende Aspekte werden regelmäßig und immer häufiger von verbraucherpolitischen Akteuren aufgegriffen und Besonderheiten des Gesundheitswesens im Vergleich zu anderen Bereichen – zum Beispiel die hohe Sensibilität von gesundheitsbezogenen Daten – thematisiert. Der *Verbraucherpolitische Bericht der Bundesregierung,* der einmal je Legislaturperiode erscheint, enthält standardmäßig ein Kapitel zum Verbraucherschutz im Gesundheits- und Pflegebereich (Bundesregierung 2016). Das Rechtsgutachten des SVRV zu *Information, Beratung und Vermittlung in der digitalen Welt* widmet sich umfassend den spezifischen Phänomenen und Problemen im Gesundheitsbereich (Adam und Micklitz 2016).

Die Perspektive der Verbraucher*innen fließt im Gesundheitswesen an verschiedenen Stellen ein. Der vzbv gehört zu den maßgeblichen Organisationen, die die Interessen der Patient*innen und der Selbsthilfe chronisch kranker und behinderter Menschen in Deutschland vertreten (§ 140f Sozialgesetzbuch V). Die Organisationen haben ein Mitberatungs- und Stimmrecht im G-BA. Im Bereich der Pflege ist der vzbv ebenfalls einer der maßgeblichen Verbände zur Vertretung der Interessen von pflegebedürftigen Verbraucher*innen nach § 118 Sozialgesetzbuch XI und wirkt unter anderem im Qualitätsausschuss Pflege mit. Analog engagieren sich die Verbraucherzentralen in den Gremien der gemeinsamen Selbstverwaltung auf Landesebene. Ziel ist es, die Verbrauchersicht in die Beratungen einzubringen, um die Nutzerorientierung im Gesundheitswesen und in der Pflege zu steigern und durch bessere Information und mehr Transparenz die Selbstbestimmung der Verbraucher*innen beziehungsweise Patient*innen zu erhöhen. Vor diesem Hintergrund vertritt der vzbv die Interessen der Verbraucher*innen in weiteren Fachgremien, etwa im Beirat der Gesellschaft für Telematikanwendungen im Gesundheitswesen (gematik), bei der Nationalen Allianz für Gesundheitskompetenz des Bundesgesundheitsministeriums oder der Nationalen Präventionskonferenz (siehe auch den Beitrag von Liedtke et al. zur Nationalen Präventionskonferenz in diesem Band).

Neben den verbraucherpolitischen Themen, die die Bundesebene betreffen und auf die sich dieser Beitrag im Folgenden vornehmlich bezieht, gewinnt die europäische Ebene auch in der Verbraucherpolitik zunehmend an Bedeutung. Auch innerhalb der Europäischen Union (EU) ist der Verbraucherschutz auf höchster Ebene, in der Kommission, institutionell verankert. Die Verbraucherschutzorganisationen der Mitgliedsstaaten haben sich in einem *Europäischen Verbraucherverband* (BEUC) zusammengeschlossen. Wenngleich die Gesundheitspolitik selbst größtenteils auf nationaler Ebene gestaltet wird, haben andere Politikfelder, etwa die Wirtschafts- und Wettbewerbspolitik, direkten und steigenden Einfluss auf die nationale Gesetzgebung: zum Beispiel den Datenschutz, den Apothekenversandhandel, bei Medizinprodukten und im Bereich Lebensmittel.

In den Bundesländern sind die Politikfelder Gesundheit und Verbraucherschutz häufig in einem Haus zusammengefasst. Die Verbraucherschutzministerkonferenz (VSMK) setzt immer wieder Akzente für die Bundespolitik. Den Ländern kommt im deutschen Verbraucherschutz eine wichtige Funktion zu. Während die politische Rahmensetzung auf europäischer und bundespolitischer Ebene erfolgt, sind die Bundesländer für die Überwachung und Ausführung der Regelungen zum Verbraucherschutz verantwortlich, insbesondere auch für die Organisation der Lebensmittelüberwachung und des Öffentlichen Gesundheitsdienstes. Die Überwachungsbehörden selbst sind bei den Kreisen und kreisfreien Städten angesiedelt. Darüber hinaus sind die Bundesländer für die Verbraucherbildung an Schulen und Hochschulen sowie die Beratung und Information der Verbraucher*innen zuständig – mit allen Vor- und Nachteilen föderaler Strukturen. Sie finanzieren im Wesentlichen auch die Verbraucherzentralen, die an vielen Standorten bundesweit Verbraucherberatung anbieten, unter anderem in den Bereichen Gesundheit und Pflege.

3 Gesundheitsförderung und Prävention im Politikfeld Verbraucherschutz

Das Gesundheitswesen in Deutschland ist von einer hohen Komplexität geprägt. Als juristische und medizinische Laien besteht zwischen Patient*innen und der Behandler*in beziehungsweise Versicherten und der Krankenkasse automatisch ein großes Wissens- und Ressourcengefälle. Hinzu kommt, dass durch den Paradigmenwechsel im Gesundheitswesen von der Daseinsvorsorge hin zum Marktgeschehen eine Entwicklung hin zu mehr Eigenverantwortung und höheren selbst zu tragenden Kosten stattgefunden hat. In der Zahnarztpraxis werden Verbraucher*innen mit (optionalen) Selbstzahlerleistungen konfrontiert. Ärzt*innen treten als Verkäufer*innen individueller Gesundheitsleistungen (IGeL) auf. Auch im Bereich der Pflege werden von Verbraucher*innen zivilrechtliche Verträge abgeschlossen (zum Beispiel Wohn- und Betreuungsverträge) und sie sind mit hohen privat zu tragenden Kosten konfrontiert. Krankenversicherungen stehen im Wettbewerb um „Kund*innen".

Die Verbraucher*innen sehen sich mit stark werbend ausgerichteten Informationen von Kassen, Ärzt*innen und anderen Leistungserbringern konfrontiert. Entscheidungen bezüglich ihrer eigenen Gesundheit können sie daher häufig nur auf Grundlage intransparenter Informationen treffen. Das gilt weit über den Gesundheits- und Pflegesektor hinaus. Eine Vielzahl der alltäglichen Konsumentscheidungen der Bürger*innen hat einen Einfluss auf die Gesundheit.

Die Verbraucherpolitik nimmt Gesundheit neben der individuellen Ebene auch auf gesellschaftlicher Ebene in den Blick. Ziel ist es, verbraucherfreundliche Regelungen und Rahmenbedingungen auf den Märkten beziehungsweise im Gesundheitswesen zu schaffen, die zum Beispiel sicherstellen,

- dass keine gesundheitsschädlichen Waren und Dienstleistungen vertrieben werden,
- dass sich kein für Verbraucher*innen intransparenter und nachteiliger Krankenversicherungsmarkt entwickelt,
- dass Verbraucher*innen gesunde Lebensmittel leicht erkennen können,
- dass sie sich im komplexen Gesundheitswesen zurechtfinden, Orientierungshilfen erhalten und so informierte und selbstbestimmte Entscheidungen bezüglich der eigenen Gesundheit und Pflege treffen und ihre Rechte einfordern und durchsetzen können.

Die Nutzerorientierung des Gesundheitssystems sowie das Empowerment der Verbraucher*innen sind aus Verbrauchersicht zentrale Ziele. Die Nutzer*innen – etwa Patient*innen – müssen zwingend an der Ausgestaltung des Systems beteiligt werden. Ausgehend von diesen Grundannahmen gibt es in vielen Bereichen, bei konkreten Projekten und verbraucherpolitischen Anliegen Anknüpfungspunkte zu Aspekten der Gesundheitsförderung und Prävention, die im Folgenden ohne Anspruch auf Vollständigkeit dargelegt werden.

3.1 Verbraucherberatung

Die Verbraucherzentralen in den Bundesländern bieten an über 200 Standorten in Deutschland eine niedrigschwellige Beratung an. Sie bieten Informationen zu Fragen des Verbraucherschutzes, beispielsweise zu Kaufverträgen, Versicherungen, Geldanlagen oder der richtigen Altersvorsorge, und helfen bei verschiedensten weiteren Rechtsproblemen.

Die zahlenmäßige Bedeutung der gesundheits- und pflegebezogenen Beratung hat in den vergangenen Jahren zugenommen. Konflikte zwischen Ärzt*in und Patient*in, Ärger mit der Krankenkasse oder privaten Krankenversicherung sowie zur Wahl der geeigneten Absicherung für den Krankheitsfall werden von der Beratung abgedeckt: Welche Leistungen übernehmen die Krankenkassen? Welche Rechte haben Patient*innen bei individuellen Gesundheitsleistungen? Wie kann man als Verbraucher*in gegen einen ablehnenden Leistungsbescheid der Krankenkasse vorgehen? Die Informationen aus der Beratung helfen den Verbraucher*innen dabei, ihre Rechte selbstständig durchsetzen zu können. Alternativ bieten die Verbraucherzentralen auch Unterstützung bei der Durchsetzung der individuellen Rechte durch eine außergerichtliche Rechtsvertretung. Insofern erfüllen sie auch eine advokative Funktion.

Gleichzeitig hat die Verbraucherberatung beziehungsweise die Evaluation der Beratungsinhalte eine Seismografen-Funktion. Problemfelder können identifiziert werden. Eine zentrale Aufgabe der Verbraucherzentralen (auf Landesebene) und insbesondere des vzbv (auf Bundesebene) ist deshalb die politische Interessenvertretung. Die Ergebnisse der Marktbeobachtung können einen wesentlichen Beitrag dazu leisten, das Gesundheitswesen nutzerorientiert zu gestalten und weiterzuentwickeln.

3.2 Gesundheitskompetenz fördern

Die Mehrzahl der Verbraucher*innen verfügt nur über ein eingeschränktes gesundheitsrelevantes Wissen. Zu diesem Ergebnis kommt unter anderem eine vom BMJV geförderte Studie der Universität Bielefeld. Demnach verfügen 54,3 % der Deutschen nur über eine eingeschränkte Gesundheitskompetenz (Schaeffer et al. 2016).

Das hat Folgen: Für Menschen mit einer eingeschränkten Gesundheitskompetenz ist es schwierig, mit gesundheitsrelevanten Informationen umzugehen, gesundheitliche Belastungen und Erkrankungen zu bewältigen und im Alltag die Herausforderungen einer gesundheitsförderlichen Lebensweise anzugehen. Weitere Folgen sind Orientierungsprobleme im Gesundheitswesen, nicht zu wissen, an wen man sich mit gesundheitlichen Problemen wenden kann, häufigere Hospitalisierungen und Behandlungen im Rahmen des ärztlichen Notdienstes, außerdem kommt es häufiger zu Kommunikationsproblemen mit den Gesundheitsprofessionen (Schaeffer et al. 2016).

Im Juni 2017 hat das Bundesgesundheitsministerium die Allianz für Gesundheitskompetenz ins Leben gerufen. Ein breites Bündnis aus Akteuren im Gesundheitswesen hat sich zum Ziel gesetzt, Maßnahmen zur Verbesserung der Gesundheitskompetenz zu entwickeln und umzusetzen. Die wichtigsten Handlungsfelder sind die Verbesserung der Gesundheitsbildung, gute Gesundheitsinformationen und Entscheidungshilfen, vor allem auch im Internet. Das Gesundheitssystem selbst ist für die Förderung der Gesundheitskompetenz ein wesentlicher Motor. Ziel ist es daher außerdem, das System nutzerorientiert und gesundheitskompetent zu gestalten: unter anderem durch mehr Verständlichkeit im Arzt-Patienten-Gespräch, aber auch mit Blick auf alle anderen Gesundheitsberufe (Bundesministerium für Gesundheit 2017). Die Stärkung der Gesundheitskompetenz ist Verbraucher*innen-Empowerment: Sie werden dabei unterstützt, informierte Entscheidungen zu treffen, die eigene Gesundheit selbst aktiver zu gestalten und in einem Behandlungsprozess aktiv eingebunden zu werden oder, wenn nötig, dies einzufordern. Der vzbv bringt als einer der Allianzpartner die Verbraucherperspektive in die Allianz für Gesundheitskompetenz ein.

3.3 Nutzerorientierung im Gesundheitswesen verbessern

Ein grundlegendes Problem der Gesundheitsversorgung in Deutschland ist die unzureichende Patientenorientierung. Bisher hat man sich bei der Ausgestaltung der Versorgung viel zu sehr an den Interessen der Anbieter von Gesundheitsleistungen und den Kostenträgern orientiert.

Die harten Sektorengrenzen sind insbesondere für (chronisch) schwer erkrankte und pflegebedürftige Menschen spürbar. Eine integrierte Versorgung, die explizit auch präventive Aspekte berücksichtigt, die Pflege, Rehabilitation und die therapeutischen Belange der Patient*innen zusammen denkt, gelingt nur im Einzelfall – nicht in der Regelversorgung.

Die Digitalisierung kann einen wichtigen Beitrag dazu leisten, die Versorgung neu und an den Patient*innen orientiert zu denken und auszugestalten. Sie kann dazu beitragen, die Patient*innen viel stärker als bisher aktiv in die Versorgung einzubeziehen und engmaschiger zu begleiten. Zwingend erforderlich ist dafür die Beteiligung von Nutzer*innen bei der Gestaltung der Versorgung. Die Nutzung der digitalen Möglichkeiten darf dabei nicht verpflichtend ausgestaltet werden, sondern muss für Verbraucher*innen eine freiwillige Wahlentscheidung bleiben.

3.4 Verständliche und qualitätsgesicherte Gesundheitsinformationen

Verbraucher*innen wollen zunehmend mehr Verantwortung für ihre Gesundheit übernehmen. Es ist ganz selbstverständlich geworden, sich bei Fragen zur Gesundheit im Internet zu informieren. Daten der Organisation für wirtschaftliche Zusammenarbeit und Entwicklung (OECD) zeigen, dass die Suche nach Gesundheitsinformationen, direkt nach dem Online-Einkauf, das zweithäufigste Anliegen von Verbraucher*innen im Netz ist (Organisation für wirtschaftliche Zusammenarbeit und Entwicklung 2018). Eine Studie der Bertelsmann Stiftung kam zu dem Ergebnis, dass sich 58 % der Patient*innen vor einem Arztbesuch im Netz informieren, 62 % danach (Bertelsmann Stiftung 2019). Verbraucher*innen sehen sich dort jedoch mit einer Flut von Informationen konfrontiert. Profi- und Laienwissen sowie qualitätsgesicherte und falsche Informationen sind nicht klar abgrenzbar. Falsche Gesundheitsinformationen – diese werden häufig auch mit Produktwerbung verknüpft – können erhebliche gesundheitliche Folgen und Kosten verursachen.

Vertrauenswürdige Angebote, wie etwa die Webseite gesundheitsinformationen.de des Instituts für Qualität und Wirtschaftlichkeit im Gesundheitswesen (IQWiG), sind bisher noch viel zu wenig bekannt. Ein bereits im Koalitionsvertrag von März 2018 angekündigtes Nationales Gesundheitsportal mit umfassenden und evidenzbasierten Gesundheitsinformationen sowie Präventionsinformationen wird derzeit umgesetzt.

Mit der Einführung der elektronischen Patientenakte (ePA) besteht aktuell die Möglichkeit den Zugang zu Gesundheitsinformationen für diejenigen Verbraucher*innen, die sich für die Nutzung der ePA entscheiden, weiter zu erleichtern. Möglich wäre ein an die Akte angeschlossener Zugang. Informationen, etwa passgenaue Gesundheitsinformationen, könnten anlassbezogen, entsprechend der Einträge in der Akte, zur Verfügung gestellt werden, zum Beispiel im Rahmen einer Anbindung an das geplante Nationale Gesundheitsportal. Gleiches gilt für Entscheidungshilfen – etwa bei Früherkennungsmaßnahmen oder zur Unterstützung der Wahl des Krankenhauses bei einem elektiven Eingriff. Patienteninformationen dürfen nicht interessengeleitet sein. Entscheidungsrelevante Fakten müssen unmissverständlich herausgestellt werden, damit Patient*innen selbstbestimmte Entscheidungen treffen können.

Eine unabhängige Marktbeobachtung, die im Verbraucherschutz bei den Themen Digitales, Finanzen und Energie bereits etabliert ist, gibt es im Bereich Gesundheit bisher noch nicht. Diese könnte ergänzend, wie zum Beispiel in einer gemeinsamen Veröffentlichung von Medwatch und der Bertelsmann Stiftung vorgeschlagen, schädliche Informationen und auch andere verbraucherrelevante Missstände im Gesundheitswesen identifizieren, verfolgen und beseitigen (Bertelsmann Stiftung 2019).

3.5 Transparenz für Verbraucher*innen schaffen

Die Suche nach einer/einem geeigneten Ärzt*in, Krankenhaus, Pflegeheim oder einer Krankenkasse ist für Patient*innen und Versicherte schwierig. Leicht verständliche und vergleichbare Informationen zur Qualität der Angebote sind kaum verfügbar. Unabhängige Vergleichsportale, wie die Weisse Liste oder Informationen der Stiftung Warentest, können Verbraucher*innen hierbei unterstützen und Orientierungshilfe sein. Sie schaffen mehr Transparenz für eine informierte Entscheidung. Bei der Wahl der geeigneten Krankenkasse gibt es bisher, bis auf den Beitragssatz, kaum vergleichbare Informationen für Verbraucher*innen, etwa zur Servicequalität oder Angaben zur Leistungsbewilligung. Hier braucht es aus Verbrauchersicht mehr Transparenz.

Im Zuge der Digitalisierung werden Verbraucher*innen mit ständig neuen Apps und digitalen Anwendungen konfrontiert, viele davon versprechen, Gesundheit und Wohlbefinden zu verbessern. Das Angebot ist breit und reicht von digitalen Schrittzählern über Ernährungstagebüchern bis zu Apps zum Selbstmanagement bei einer chronischen Erkrankung. Auch hier fehlt es Verbraucher*innen bisher an Orientierungshilfen, um eine passende, sichere und qualitätsgesicherte Anwendung zu erkennen. Andere Länder sind hier schon deutlich weiter. Der National Health Service (NHS) in England bietet Verbraucher*innen unabhängige Informationen zu Apps und digitalen Anwendungen und schafft so Transparenz für die Nutzer*innen. In Deutschland wurden mit dem Gesetz für eine bessere Versorgung durch Digitalisierung und Innovation (DVG) hier erste Schritte eingeleitet.

3.6 Leicht verständliche Lebensmittelkennzeichnung

Verbraucher*innen wollen wissen, was in verarbeiteten Lebensmitteln steckt und welches Müsli oder welche Tiefkühlpizza eher gesünder oder ungesünder ist. Diese Angaben sind außerdem für alle wichtig, die gegen Übergewicht und Fehlernährung kämpfen. Bislang müssen Hersteller innerhalb der EU auf der Rückseite von verarbeiteten Lebensmitteln in einer Tabelle angeben, wie viel Zucker, Fett oder Salz pro 100 g oder 100 ml enthalten sind. Doch diese Angaben machen es Verbraucher*innen nicht leicht, zu erkennen, wie ausgewogen ein Lebensmittel ist.

Es muss einfacher werden, am Supermarktregal den Nährwert eines Lebensmittels einschätzen zu können. Aus Verbrauchersicht ist eine verpflichtende, einfach verständliche, farbliche Nährwertkennzeichnung längst überfällig (Verbraucherzentrale Bundesverband 2019).

3.7 Verbraucherbildung

Der Stellenwert des präventiven Verbraucherschutzes wächst kontinuierlich. Ein Beschluss der Kultusministerkonferenz (KMK) aus dem Jahr 2013 legte den politischen Grundstein dafür, dass Verbraucherbildung bundesweit an Schulen verankert werden kann. Die Kultusminister einigten sich darauf, Verbraucherbildung zu den Themen Finanzen, Ernährung und Gesundheit, Medien sowie nachhaltiger Konsum in den Lehr- und Bildungsplänen sowie bei der Aus- und Weiterbildung von Lehrkräften zu integrieren.

Verbraucherbildung hilft dabei, selbstbestimmte Entscheidungen zu treffen, vermittelt Kompetenzen, um sich im Konsumalltag zu schützen und unabhängige Informationen zu finden. Inhaltsstoffe und Kennzeichnung von Lebensmitteln, Essenszubereitung sowie gesunde Ernährung gehören bisher zu den Inhalten im Handlungsfeld Ernährung und Gesundheit. Ergänzende Inhalte, etwa Kenntnisse und Kompetenzen, die Verbraucher*innen dabei helfen, sich im komplexen Gesundheitssystem zurechtzufinden und ihre Rechte, etwa in der Arztpraxis oder gegenüber der Krankenkasse, durchzusetzen, wären denkbar.

Die vom vzbv und seinen Mitgliedsorganisationen gegründete Deutsche Stiftung Verbraucherschutz unterstützt bundesweit Projekte zur Verbraucherbildung, derzeit vor allem für junge Menschen und Geflüchtete. Mit dem Netzwerk und der Auszeichnung *Verbraucherschule* unterstützt und ehrt der vzbv außerdem bundesweit Schulen, die Verbraucherbildung im Schulalltag umsetzen. Noch immer haben nicht alle Bundesländer den Beschluss der KMK umgesetzt. Um dieses wichtige verbraucherpolitische Ziel zu erreichen, sollte der Bund in die Lage versetzt werden, die Länder bei ihren Bildungsaufgaben zu unterstützen.

4 Gesundheitsförderung und Prävention im Politikfeld Verbraucherschutz – Hindernisse und Chancen

Aspekte von Gesundheitsförderung und Prävention werden beim Verbraucherschutz an vielen Stellen aufgegriffen. Auch grundlegende Zielsetzungen – Nutzerorientierung, Empowerment, Partizipation oder Selbstbestimmung – teilt der Verbraucherschutz mit Ansätzen der Gesundheitsförderung. Die Verbraucher*innen selbst fordern zunehmend mehr Informationen und Transparenz ein, beispielsweise bei der Lebensmittelkennzeichnung. Auch bei der Verbraucherbildung gibt es vielfältige Anknüpfungspunkte, insbesondere bei der Kooperation mit Schulen. Bisher beschränken sich die Themen Gesundheitsförderung und Prävention jedoch auf die naheliegenden verbraucherpolitischen Bereiche: Lebensmittel, Gesundheit und Pflege.

Die Verbraucherberatung entwickelt sich weiter, auch dadurch ergeben sich neue Möglichkeiten der Vernetzung und Kooperation – nicht zuletzt auf kommunaler Ebene. Um Verbraucher*innen zu erreichen, die von den bewährten Angeboten der Verbraucherzentralen nur schwer erreicht werden, hat der vzbv gemeinsam mit den Verbraucherzentralen das Projekt *Verbraucher stärken im Quartier* gestartet. Gefördert wird das Projekt gemeinsam von BMJV und dem Bundesministerium des Innern, für Bau und Heimat (BMI) aus dem Programm *Soziale Stadt* (siehe hierzu auch den Beitrag von Graf in diesem Band). Ziel des Projekts ist es, ein regelmäßiges Informations- und Unterstützungsangebot der Verbraucherzentralen in den Quartieren sozial benachteiligter Stadtteile aufzubauen. Hier leben besonders verletzliche Verbrauchergruppen, zum Beispiel mit niedrigem Einkommen oder Bildungsniveau. Die Verbraucherinformation findet vor Ort, üblicherweise in den Räumen des Quartiersmanagements oder anderer etablierter Strukturen statt – ein besonders niedrigschwelliger Zugang. Mit der Hilfsstruktur sollen bestehende Strukturen durch eine gezielte Ansprache der Verbraucher*innen ergänzt werden. Explizites Anliegen des Projektes ist auch die Vernetzung mit anderen Unterstützungsstrukturen. Im Bedarfsfall wird an die Beratungsstellen der Verbraucherzentralen oder Partner wie Sozialberatungen, Migrationsberatung, Schuldnerberatung, Mieterbund et cetera vermittelt (Verbraucherzentrale Bundesverband 2017).

Im Gesundheitswesen erhalten die Themen Gesundheitsförderung und Prävention und ihre gesamtgesellschaftliche Bedeutung zunehmend mehr Aufmerksamkeit. Aus dem korporatistischen System, das stark von den Interessengruppen der Selbstverwaltung im Gesundheitswesen geprägt ist, werden die notwendigen mutigen Impulse zur umfassenden Stärkung von Gesundheitsförderung und Prävention jedoch nicht kommen. Sie sind in ihrer Interessenpolitik und im Wettbewerb der Krankenkassen verhaftet. Deutlich wird dies zum Beispiel an der fehlenden Vernetzung, Kooperation und Kommunikation und dadurch fehlender Patientenorientierung im deutschen Gesundheitswesen. Präventionsangebote werden von den Krankenkassen bislang primär als Marketinginstrument genutzt. Damit das Gesundheitswesen stärker Impulsgeber für Gesundheitsförderung und Prävention in allen Politikbereichen werden kann, sind ein gemeinsames Zielbild und ein Strategieprozess auf nationaler Ebene notwendig, der von Politik und Zivilgesellschaft getragen wird. So könnte ein Prozess eingeleitet werden, der die politischen Ebenen sowie Ressorts und alle Akteure inner- und außerhalb des Gesundheitswesens, Zivilgesellschaft, Unternehmen et cetera einbezieht.

Literatur

Adam, L. & Micklitz, H.-W. (2016). Information, Beratung und Vermittlung in der digitalen Welt. Working Paper Nr. 6 des Sachverständigenrats für Verbraucherfragen. https://www.svr-verbraucherfragen.de/wp-content/uploads/SVRV_WP06_Information_Beratung_Vermittlung.pdf. Zugegriffen: 23. Juli 2019.

Bertelsmann Stiftung. (2019). Gefährliche Gesundheitsinfos. Wie sie erkannt und eingedämmt werden können. Spotlight Gesundheit. https://www.bertelsmann-stiftung.de/fileadmin/files/BSt/Publikationen/GrauePublikationen/VV_SG_Gefaehrliche_Gesundheitsinfos_final.pdf. Zugegriffen: 7. Aug. 2019.

Bundesministerium der Justiz und für Verbraucherschutz. (2019). Die Eine-für-alle-Klage. https://www.bmjv.de/DE/Themen/FokusThemen/MFK/MFK_node.html. Zugegriffen: 13. Dez. 2019.

Bundesministerium für Gesundheit (2017). Allianz für Gesundheitskompetenz. Gemeinsame Erklärung. https://www.bundesgesundheitsministerium.de/fileadmin/Dateien/3_Downloads/E/Erklaerungen/Allianz_fuer_Gesundheitskompetenz_Abschlusserklaerung.pdf. Zugegriffen: 24. Sept. 2019

Bundesregierung (2016). Verbraucherpolitischer Bericht der Bundesregierung 2016. https://www.bmjv.de/SharedDocs/Downloads/DE/News/Artikel/08242016_verbraucherpolitischer_Bericht_16.pdf?__blob=publicationFile&v=1. Zugegriffen: 24. Juli 2019.

Organisation für wirtschaftliche Zusammenarbeit und Entwicklung. (2018). Health Literacy for people centered care. Where do OECD countries stand? OECD Health Working Papers. https://www.oecd.org/officialdocuments/publicdisplaydocumentpdf/?cote=DELSA/HEA/WD/HWP(2018)4&docLanguage=En. Zugegriffen: 6. Aug. 2019.

Schaeffer, D., Vogt, D., Berens, E.-M. & Hurrelmann, K. (2016). Gesundheitskompetenz der Bevölkerung in Deutschland. https://www.uni-bielefeld.de/gesundhw/ag6/downloads/Ergebnisbericht_HLS-GER.pdf. Zugegriffen: 6. Aug. 2019.

Verbraucherzentrale Bundesverband. (2017). Verbraucher stärken im Quartier. Presseerklärung. https://www.vzbv.de/pressemitteilung/verbraucher-staerken-im-quartier. Zugegriffen: 7. Aug. 2019.

Verbraucherzentrale Bundesverband. (2019). Nutri-Score: Gesünder essen dank Ampelfarben. Presseerklärung. https://www.vzbv.de/nutri-score. Zugegriffen: 7. Aug. 2019.

Petra Fuhrmann ist seit 2018 Referentin für Gesundheitspolitik beim Verbraucherzentrale Bundesverband und dabei u. a. Patientenvertreterin im Gemeinsamen Bundesausschuss. Vorher arbeitete sie im Bereich Gesundheitspolitik und Gesundheitsökonomie der AOK Rheinland/Hamburg und zum Thema Bürgerschaftliches Engagement in der Pflege beim Deutschen Verein für öffentliche und private Fürsorge e. V. Sie hat Volkswirtschaftslehre (M.Sc.) in Heidelberg und Berlin sowie Public Health (M.Sc.) in Düsseldorf studiert.

Kai Helge Vogel ist seit 2014 Leiter des Teams Gesundheit und Pflege beim Verbraucherzentrale Bundesverband in Berlin, zuvor war er Leiter des landesweiten Büros des Beauftragten der Landesregierung Nordrhein-Westfalen für Patientinnen und Patienten sowie Projektleiter bei der Verbraucherzentrale NRW in Düsseldorf. Er studierte an der Universität Heidelberg und absolvierte eine Fortbildung im Bereich Gesundheitsmanagement in Berlin, danach war er als wissenschaftlicher Mitarbeiter an der Universität Hohenheim tätig.

Umwelt

Vom gesundheitsbezogenen Umweltschutz zum integrierten Ansatz Umweltgerechtigkeit

Christiane Bunge

1   Einleitung

„Umwelt" ist ein sehr breit gefächertes Politikfeld. Übergeordnete Ziele sind der Schutz der Umwelt und der Erhalt der natürlichen Lebensgrundlagen des Menschen sowie der Schutz und der Erhalt von Pflanzen und Tieren. Der Umweltschutz ist im Grundgesetz der Bundesrepublik Deutschland (GG) Artikel 20 a als Staatsziel verankert. Er wird vom Leitgedanken der Nachhaltigkeit getragen, nach dem die natürlichen Lebensgrundlagen auch in Verantwortung für die künftigen Generationen zu schützen und zu pflegen sind.

Im Zentrum des Umweltschutzes stehen der Schutz und die Pflege der physischen Umwelt – Wasser, Boden, Luft und Klima. Auch die Wiederherstellung der natürlichen Lebensgrundlagen gehört zu den Zielen des Umweltschutzes. Der Schutz und der Erhalt von Pflanzen und Tieren fallen in den Bereich des Naturschutzes, haben aber enge Verbindungen zu klassischen Arbeitsfeldern des Umweltschutzes, wie etwa Bodenschutz, Luftreinhaltung und Gewässerschutz.

Umweltschutz ist ein eigenes Politikfeld und gleichzeitig eine gesamtgesellschaftliche und gesamtpolitische Querschnittsaufgabe. Dies zeigt sich darin, dass Umweltschutz in den vergangenen Jahrzehnten als ein wesentliches Ziel auch in anderen Politikfeldern wie der Verkehrs-, Energie-, Steuer- und Bildungspolitik etabliert werden konnte. Die Umweltpolitik steht dabei – ähnlich wie die Gesundheitspolitik – vor der Herausforderung, dass die Ursachen für Umweltschäden und somit auch die Lösungen oftmals in anderen Politikbereichen, wie Landwirtschaft, Verkehr und Städtebau, zu suchen sind. Eine weitere Problematik erwächst daraus, dass sich die Auswirkungen umweltpolitischer Entscheidungen bzw. Versäumnisse in der Regel erst zeitverzögert zeigen

C. Bunge (✉)
Umweltbundesamt, Berlin, Deutschland
E-Mail: christiane.bunge@uba.de

und auch die Ursachen und Auswirkungen räumlich auseinander liegen können bzw. die negativen Auswirkungen umweltpolitischer Versäumnisse räumlich „verlagert" werden.

Der Beitrag legt den Schwerpunkt auf das Politikfeld des gesundheitsbezogenen Umweltschutzes. Damit wird bereits deutlich, wie eng das Politikfeld Umwelt mit dem Politikfeld Gesundheit/Gesundheitsförderung und Prävention in Beziehung steht.

2 Der gesundheitsbezogene Umweltschutz als zentrales Handlungsfeld

„Jeder Mensch hat Anspruch auf eine Umwelt, die ein höchstmögliches Maß an Gesundheit und Wohlbefinden ermöglicht (WHO 1989, S. 2)." Dieser zentrale Satz der Europäischen Charta „Umwelt und Gesundheit", die von den Umwelt- und Gesundheitsminister*innen der europäischen Region der Weltgesundheitsorganisation (WHO), darunter Deutschland, im Jahr 1989 unterzeichnet wurde, weist auf ein zentrales Handlungsfeld der Umweltpolitik hin: den gesundheitsbezogenen Umweltschutz. Ziel ist es, für die Gesundheit negative Umwelteinflüsse zu erkennen, diese zu reduzieren oder ihre Entstehung möglichst zu verhindern. Natürliche Umwelteinflüsse, wie etwa UV-Strahlung, aber auch vom Menschen verursachte Umweltbelastungen, wie Schadstoffe in der Luft, im Wasser, im Boden und Lärm, oder klimawandelbedingte Extremwetterereignisse können die Lebensqualität der Bevölkerung beeinträchtigen und die menschliche Gesundheit auch erheblich gefährden. Feinstaubkonzentrationen in der Außenluft können beispielsweise zu Atemwegserkrankungen und Herz-Kreislauferkrankungen führen. Besondere Risikogruppen sind Kleinkinder, ältere Menschen, Menschen mit einem geschwächten Immunsystem und Menschen mit Atemwegs- und Herz-Kreislauferkrankungen (UBA 2019).

Aktuelle Berechnungen der WHO gehen davon aus, dass etwa 23 % aller Todesfälle weltweit auf Umweltverschmutzungen zurückzuführen sind. Den WHO-Berechnungen lagen anthropogen erzeugte chemische Emissionen in Luft, Gewässern und Böden sowie weitere gesundheitsrelevante Aspekte zugrunde, wie beispielsweise Lärm, Strahlung und Folgen des globalen Klimawandels (Prüss-Ustün et al. 2016). Es ist zu vermuten, dass der den Umweltschadstoffen zuschreibbare Anteil der Krankheitslast noch weitaus höher liegen könnte, da die gesundheitlichen Wirkungen von zahlreichen neuen chemischen Substanzen noch nicht umfassend bekannt sind. Außerdem zeigt sich, dass umweltbezogene Erkrankungen überdurchschnittlich häufig vulnerable und arme Menschen betreffen – weltweit und auch in den Ländern mit einem hohen Wohlstandsniveau (Landrigan et al. 2017).

Gesundheitsbeeinträchtigungen können aufgrund von negativen Umwelteinflüssen entstehen. Auf der anderen Seite spielt die natürliche Umwelt auch eine wichtige Rolle als Gesundheitsressource. So sind städtische Grünräume von hoher Bedeutung für die wohnortnahe Erholung der Menschen, sie haben wichtige ökologische Funktionen und dienen der Bevölkerung als Erlebnis-, Begegnungs- und Bewegungsorte (Claßen et al.

2012; Völker und Kistemann 2013). Studien zeigen ebenfalls, dass sie zur Prävention von Übergewicht beitragen und zugleich die motorischen Fertigkeiten verbessern können (Bell et al. 2008; Fjortoft 2004; Wolch et al. 2011). Darüber hinaus fördern urbane Grünräume nachweislich die kognitive und emotionale Entwicklung in den ersten Lebensjahren (Faber Taylor und Kuo 2009; Wells und Evans 2003).

3 Akteure und Politikebenen im gesundheitsbezogenen Umweltschutz

Ein vielfältiger Akteurskreis befasst sich mit Themen des gesundheitsbezogenen Umweltschutzes (Kailer 2011). Zentrale Akteure sind in Deutschland die für die Umweltpolitik Verantwortlichen in den Bundes-, Landesministerien und auf kommunaler Ebene sowie die nachgeordneten Behörden und Ämter. Umwelt bildet häufig gemeinsam mit anderen Politikfeldern, wie Verkehr, Klimaschutz, Verbraucherschutz, Stadtentwicklung oder auch Gesundheit, eine Verwaltungseinheit. Technische Berufsabschlüsse und Naturwissenschaftler*innen prägen den Arbeitsbereich des gesundheitsbezogenen Umweltschutzes, aber auch Gesundheitswissenschaftler*innen, (Umwelt-)Mediziner*innen und andere Fachdisziplinen sind dort vertreten.

Als eine Querschnittsaufgabe ist der gesundheitsbezogene Umweltschutz auch in anderen Ministerien und Ämtern außerhalb des Umweltressorts angesiedelt. Für den *umweltbezogenen Gesundheitsschutz* sind ebenfalls die Gesundheitsbehörden zuständig. Der Öffentliche Gesundheitsdienst (ÖGD) ist ein wichtiger Akteur im Themenfeld Umwelt und Gesundheit. Im ÖGD sind vielfach Gesundheitsingenieur*innen, Gesundheitswissenschaftler*innen und (Umwelt-)Mediziner*innen tätig, die für „Trinkwasserhygiene", „Umwelthygiene" und andere Themen des umweltbezogenen Gesundheitsschutzes zuständig sind. Auf Länderebene ist die *Länderarbeitsgemeinschaft Umweltbezogener Gesundheitsschutz (LAUG)* hervorzuheben, in der sich Vertreter*innen der Obersten Landesgesundheitsbehörden sowie ständige Gäste, wie das Bundesumweltministerium (BMU) und das Umweltbundesamt (UBA), regelmäßig austauschen.

Auf europäischer Ebene hat sich die Zusammenarbeit zwischen dem Umwelt- und Gesundheitsbereich seit Ende der 1980er Jahre auf höchster politischer Ebene etabliert. Bei der ersten gemeinsamen Konferenz verabschiedeten die Umwelt- und Gesundheitsminister*innen der europäischen Region der WHO aus über 50 Mitgliedstaaten die Europäische Charta „Umwelt und Gesundheit" (1989). Auf der zweiten Europakonferenz „Umwelt und Gesundheit" im Jahr 1994 wurde ein Europäischer Aktionsplan Umwelt und Gesundheit beschlossen, der vorsah, dass die Mitgliedstaaten Nationale Aktionspläne zu Umwelt und Gesundheit entwickeln. Deutschland hat auf der dritten Europakonferenz 1999 sein nationales Aktionsprogramm Umwelt und Gesundheit (APUG) vorgelegt. Die Botschaft des APUG lautet: Umwelt und Gesundheit gehören zusammen – Umweltschutz ist nachhaltige Gesundheitsvorsorge! Im Mittelpunkt des ressortübergreifenden APUG standen die Forschung zu umweltbedingten Gesundheitsrisiken durch Umwelteinflüsse sowie die Öffentlichkeitsarbeit und Information der Bevölkerung. Ein Schwerpunkt lag auf der Zielgruppe der Kinder und Jugendlichen, beispielsweise auf der Ermittlung der körperlichen Belastung von Kindern und Jugendlichen durch Umweltschadstoffe (BMG et al. 2005; BMG und BMU 1999). Im aktuellen Koalitionsvertrag der CDU, CSU und SPD aus dem Jahr 2018 haben die Koalitionspartner vereinbart, dass sie das APUG auf Bundesebene weiterentwickeln wollen. Auch in Nordrhein-Westfalen (NRW) und in der Landeshauptstadt München wurden Aktionsprogramme Umwelt und Gesundheit entwickelt und vielfältige Aktivitäten umgesetzt. In NRW ist aus dem APUG der Masterplan Umwelt und Gesundheit NRW hervorgegangen (MKULNV NRW 2016). Der Masterplan ist ein integriertes Handlungskonzept. Es wurden einige Themen ausgewählt, bei denen ein ressort- und fachübergreifender Ansatz einen besonderen Mehrwert verspricht. Dazu zählen u. a. die Umweltgerechtigkeit (siehe auch weiter unten), Umwelt und Gesundheit in der Planung und Luftqualität in Innenräumen.

Nichtstaatliche Organisationen sind ebenfalls wichtige Akteure im Politikfeld Umwelt. So waren beispielsweise zahlreiche Verbände und Organisationen in die Entwicklung und Durchführung des APUG von 1999 eingebunden. Neben den großen Umweltverbänden, wie dem Bund für Naturschutz und Umwelt (BUND), der Deutschen Umwelthilfe (DUH), Greenpeace Deutschland, sind es auch kleinere Verbände und Bürgerinitiativen, die sich häufig auf lokaler Ebene und im Quartier für Umweltschutz einsetzen. Allerdings zeigt sich hier generell, dass es bei den Aktivitäten der Umweltverbände meist eher implizit um die Zusammenhänge zwischen Umwelt und Gesundheit geht.

Umwelt- und Naturschutzverbände verfügen in Deutschland über ein besonderes Klagerecht. Die Umweltverbandsklage ermöglicht es anerkannten Umwelt- und Naturschutzvereinigungen, einen Umwelt-Rechtsbehelf zu erheben und bestimmte behördliche Entscheidungen gerichtlich auf ihre Rechtmäßigkeit überprüfen zu lassen. Dies kann z. B. Entscheidungen über die Zulassung von Industrieanlagen, von Anlagen zur Abfallverbrennung oder Energieerzeugung, wasserrechtliche Erlaubnisse sowie Planfeststellungsbeschlüsse, etwa für Deponien und Autobahnen, betreffen (UmwRG). Hierbei spielen meist auch mögliche negative gesundheitliche Auswirkungen eine wesentliche Rolle.

Nichtstaatliche Organisationen, wie Umweltverbände, sind vielfach international miteinander vernetzt, um z. B. auch auf europäischer Ebene ihre Interessen vertreten zu können. Eine bedeutende nichtstaatliche Organisation, die sich auf europäischer Ebene für eine „saubere und sichere Umwelt zur Verbesserung der öffentlichen Gesundheit" einsetzt, ist die *Health and Environment Alliance (HEAL)*. HEAL ist ein Netzwerk aus über 80 Organisationen. HEAL bemüht sich um die Integration von Prävention und Gesundheitsförderung in Umweltpolitik, Stadtplanung und Prozesse zur nachhaltigen Entwicklung. Dafür setzt das Netzwerk auf Information, Aufklärung und Befähigung (Empowerment) der Bevölkerung und der politischen Entscheidungsträger*innen (HEAL o. J.).

Unabhängige Sachverständigenräte und Expertenkommissionen erfüllen wichtige Beratungsfunktionen und bewerten die aktuelle Umweltpolitik. Der Sachverständigenrat für Umweltfragen (SRU) nimmt beispielsweise seit seiner Gründung im Jahr 1971 immer wieder in seinen Gutachten Stellung zu aktuellen Fragen des gesundheitsbezogenen Umweltschutzes. Prof. Dr. Claudia Hornberg, die derzeitige Vorsitzende des SRU, ist Ökologin, Medizinerin und hat eine Professur für Umwelt und Gesundheit an der Fakultät für Gesundheitswissenschaften der Universität Bielefeld inne. Damit unterstreicht der SRU die enge Verknüpfung zwischen Umwelt und Gesundheit. Eine weitere Kommission, die Kommission Umweltmedizin und Environmental Public Health, deren Mitglieder für vier Jahre vom Bundesgesundheitsministerium (BMG) berufen werden, berät das Robert Koch-Institut (RKI) und das Umweltbundesamt (UBA) zu aktuellen Fragen im Bereich Umwelt und Gesundheit sowie Umweltmedizin.

Die zentrale Umweltbehörde Deutschlands, das Umweltbundesamt (UBA), welches 1974 errichtet wurde, setzt in ihrer Arbeit einen wesentlichen Schwerpunkt auf den gesundheitlichen Umweltschutz. Darüber hinaus widmet sich das UBA in seiner Forschung und seiner politikberatenden Tätigkeit zunehmend der Verknüpfung von Umwelt und Gesundheit mit sozialen Aspekten. Seit 2015 ist das UBA daher auch Partnerorganisation im Kooperationsverbund Gesundheitliche Chancengleichheit, den die Bundeszentrale für gesundheitliche Aufklärung (BZgA) initiiert hat und maßgeblich trägt. Über die Mitgliedschaft im Kooperationsverbund möchte das UBA zum einen zu einer stärkeren Wahrnehmung der umweltbezogenen Dimension in der sozialagenbezogenen Gesundheitsförderung und Prävention beitragen und zum anderen im Politikfeld Umwelt Impulse für eine sozialräumliche Betrachtung setzen.

Vor allem die Umweltepidemiologie und Umweltmedizin tragen mit ihren Forschungsergebnissen dazu bei, die Auswirkungen der Umwelt auf die Gesundheit der Bevölkerung zu untersuchen, neue Risiken zu erkennen und damit die Grundlagen für Maßnahmen zur Vermeidung von umweltbedingten Gesundheitsrisiken und Präventionsstrategien abzuleiten. Aber auch andere Fachdisziplinen wie Public Health, Umweltpsychologie, Soziologie oder auch die Stadt- und Raumplanung befassen sich aus ihrer jeweiligen Perspektive – separat oder auch gemeinsam – verstärkt mit Fragen des gesundheitsbezogenen Umweltschutzes.

Der überwiegende Teil der Umweltprobleme macht nicht an Landesgrenzen halt, sodass die Bewältigung von Umweltproblemen immer auch auf internationaler Ebene und länderübergreifend erfolgen muss. Die Vereinten Nationen sind für das gemeinsame umweltpolitische Handeln zentral. Die Vereinbarungen der Vereinten Nationen sind impulsgebend und handlungsleitend für die darunterliegenden Ebenen. Hervorzuheben ist die im Jahr 2015 von den Mitgliedstaaten der Vereinten Nationen verabschiedete Agenda 2030 einschließlich der globalen Nachhaltigkeitsziele (Sustainable Development Goals – SDGs) – die 17 Ziele für eine nachhaltige Entwicklung. Zentrale Bestandteile der Agenda 2030 sind die Armuts- und Hungerbekämpfung, Gesundheit und Bildung, der Schutz der natürlichen Ressourcen und Lebensgrundlagen, nachhaltige Produktions- und Konsumweisen, Frieden und Sicherheit, Gerechtigkeit und Bekämpfung von Ungleichheit sowie Rechtsstaatlichkeit und Demokratie. Ziel 3 nimmt explizit Bezug auf „Gesundheit und Wohlergehen". Darunter verpflichten sich die Unterzeichner*innen der Agenda 2030, ein gesundes Leben für alle Menschen jeden Alters zu gewährleisten und ihr Wohlergehen zu fördern (Vereinte Nationen 2015). Die Bundesregierung hat im Jahr 2016 die Deutsche Nachhaltigkeitsstrategie (DNS) grundlegend überarbeitet und damit die globalen Nachhaltigkeitsziele auf nationaler Ebene umgesetzt. Eine weitere Aktualisierung und die Formulierung neuer Prinzipien einer nachhaltigen Entwicklung fanden im Jahr 2018 statt. Die Umsetzung der DNS und das Erreichen der darin formulierten Ziele erfordern Anstrengungen in allen Politikbereichen. So arbeitet beispielsweise auf Bundesebene der Staatssekretärsausschuss für nachhaltige Entwicklung (StA NHK), in dem alle Ministerien vertreten sind, daran, das Zusammenwirken der verschiedenen Politikbereiche auf eine gemeinsame nachhaltige Entwicklung auszurichten. Auf dem Arbeitsprogramm des StA NHK steht bis Ende 2019 u. a. das Thema „Globale Gesundheitspolitik" (Bundesregierung 2018). Alle Politikbereiche, auch das Gesundheitsressort, sind aufgefordert, sich an den Zielen der Deutschen Nachhaltigkeitsstrategie zu orientieren und ihre jeweiligen Maßnahmenprogramme und Gesetzesvorhaben daran auszurichten. Jedoch erschwert das Fehlen verbindlicher Zielformulierungen in der DNS die Umsetzung dieses Anspruches.

4 Gesundheit im Umweltschutz – von der individuellen zur sozialräumlichen Betrachtung

Der gesundheitsbezogene Umweltschutz als ein zentrales Handlungsfeld der Umweltpolitik zielt darauf, umweltbedingte Gesundheitsrisiken zu erkennen, diese zu reduzieren, zu beseitigen und ihre Entstehung möglichst zu verhindern. Der Schutz der menschlichen Gesundheit vor natürlichen Einflüssen aus der Umwelt, wie UV-Strahlung, sowie vor vom Menschen verursachten Risiken, wie verkehrsbedingten Luftschadstoffen und Lärmbelastungen, Schadstoffen im Boden und im Wasser, Chemikalien in Produkten, oder klimawandelbedingten Extremwetterereignissen stehen im Zentrum des umweltpolitischen Handelns. Bei ihren vielfältigen Aktivitäten bezieht sich die gesundheitsbezogene Umweltpolitik sowohl auf Gesundheit als einem individuellen Zustand als auch auf die Schaffung gesundheitsförderlicher Umweltverhältnisse.

Auf der einen Seite sind Bereiche wie Luftreinhaltung, Lärmschutz, Bodenschutz, Reinhaltung der Innenraumluft, Chemikaliensicherheit und Strahlenschutz durch Grenzwertsetzungen und Regulierungen von der Risikominimierung, -beseitigung und der Abwehr von Gesundheitsgefahren geprägt. Der Schutz vulnerabler Bevölkerungsgruppen, wie Kinder, chronisch kranke und ältere Menschen, wird dabei besonders berücksichtigt. Die gesundheitsbezogene Umweltbeobachtung zielt beispielsweise darauf, die körperliche Belastung der Bevölkerung durch Umweltschadstoffe, wie Chemikalien und Schwermetalle, zu untersuchen und die Exposition des Menschen gegenüber chemischen, physikalischen und mikrobiologischen Belastungen der Umwelt zu bewerten. Dies bildet wiederum die Grundlage für die Richt- und Grenzwertsetzung und schließlich für den Erlass neuer Gesetze zum Schutz der Bevölkerung vor Umweltschadstoffen.

Auf der anderen Seite zielen Aktivitäten zur Förderung der nachhaltigen Mobilität, z. B. durch Verbesserung der städtischen Rad- und Fußgängerinfrastruktur, oder zur Entwicklung und zum Erhalt von urbanen Grünräumen auf die Schaffung gesundheitsförderlicher Umwelt- und Lebensverhältnisse. Im Sinne der Salutogenese stellen attraktive, wohnortnahe und für alle zugängliche Grünräume und Wasserflächen in städtischen Quartieren wichtige Gesundheitsressourcen dar – sie sind Ruhezonen, Erholungsflächen, bieten Raum für Bewegung und soziale Begegnung und können sich positiv auf die Gesundheit der Bewohner*innen auswirken. Die Umweltverhältnisse im Wohnumfeld und Stadtviertel rücken damit zunehmend in den Fokus, nicht nur um Krankheitsrisiken zu reduzieren, sondern auch Gesundheitsressourcen zu fördern. Die Bundesregierung hat mit dem Masterplan Stadtnatur im Jahr 2019 ein Maßnahmenprogramm zur Förderung von urbanem Grün und Blau vorgelegt, welches neben den ökologischen und klimatischen Funktionen die gesundheitliche und soziale Bedeutung von urbaner grüner und blauer Infrastruktur hervorhebt (BMU 2019). Der Masterplan Stadtnatur wurde, wie im Umweltbereich üblich, mit Beteiligung zahlreicher Verbände aus unterschiedlichen Bereichen (u. a. Umwelt, Naturschutz, Landschaftsplanung, Gesundheitsförderung) entwickelt. Ebenso zielen die Grundzüge einer bundesweiten Fußverkehrsstrategie auf die nachhaltige und gesundheitsfördernde Mobilität (Bauer und Buchmann 2018).

Im Sinne der Salutogenese kann sich auch die empfundene Teilhabe an umweltbezogenen Planungs- und Entscheidungsprozessen über eine Stärkung des Kohärenzgefühls gesundheitsfördernd auswirken. Dabei können sich Menschen als selbstwirksam erleben und dies leistet einen wichtigen Beitrag zur Gesundheit (Böhme und Köckler 2018).

Die Betrachtung der gesundheitsrelevanten sozialen, ökonomischen und ökologischen Bedingungen, unter denen die Menschen leben, leitet zum Thema Umweltgerechtigkeit über, das die soziale Dimension von Umwelt und Gesundheit in den Fokus rückt.

5 Umweltgerechtigkeit – Umwelt, Gesundheit und soziale Lage zusammenführen

Unter dem Begriff Umweltgerechtigkeit werden Fragen der sozialen und sozialräumlichen Verteilung von gesundheitsrelevanten Umweltbelastungen (u. a. Lärm, Luftbelastungen) und gesundheitsfördernden Umweltressourcen (u. a. Grünflächen, Parks) diskutiert (Verteilungsgerechtigkeit). Darüber hinaus lenkt Umweltgerechtigkeit die Aufmerksamkeit auf die Frage, wer sich und seine Interessen erfolgreich in umweltpolitisch relevante Planungs- und Entscheidungsprozesse einbringen kann (Verfahrensgerechtigkeit) (Bunge und Böhme 2019).

Politik, Forschung und Praxis zu Umweltgerechtigkeit schließen an den Public Health-Diskurs zu gesundheitlicher Ungleichheit an und führen die Themen Umwelt, Gesundheit und soziale Lage zusammen (Bolte et al. 2012). Sozial schlechter gestellte Menschen sind in Deutschland oft höheren Gesundheitsbelastungen durch Umweltprobleme ausgesetzt als Menschen, die sozial besser gestellt sind. Der Zusammenhang zwischen niedrigem Sozialstatus und höheren Umweltbelastungen bildet sich auch räumlich ab. In sozial benachteiligten Stadtquartieren sind Gesundheitsbelastungen durch Umwelteinflüsse oftmals besonders hoch. Diese Gebiete sind u. a. durch Lärm, Luftschadstoffe, einen Mangel an Grünflächen und soziale Problemlagen häufig mehrfach belastet (u. a. Flacke et al. 2016; SenUVK 2019).

Als normatives Leitbild zielt Umweltgerechtigkeit darauf, gesunde Umweltverhältnisse für und mit allen Menschen unabhängig von ihrer sozialen Lage herzustellen und damit bestmögliche umweltbezogene Gesundheitschancen für alle zu schaffen. Auf der Basis des Sozialstaatsprinzips und des Gleichheitsgrundsatzes werden damit die klassischen Ziele des gesundheitsbezogenen Umweltschutzes im Sinne der Vermeidung oder Beseitigung von Umweltbelastungen mit dem Ziel eines sozial gerechten Zugangs zu einer möglichst gesunden Lebensumwelt verbunden (Bunge und Böhme 2019).

Umweltgerechtigkeit ist ein Querschnittsthema, das vor allem die Bereiche Umwelt- und Naturschutz, Gesundheit/Gesundheitsförderung, Stadtentwicklung/Stadt- und Raumplanung, Soziales und Verkehr betrifft. Das Thema Umweltgerechtigkeit ragt damit in viele Politikfelder hinein und hat Anknüpfungspunkte zu verschiedenen Strategien und Konzepten: von der klassischen Umweltpolitik über die nachhaltige Stadtentwicklung, die Gesunde und Soziale Stadt bis zur soziallagenbezogenen Gesundheitsförderung und Prävention.

Wichtige Impulsgeber zur Entwicklung von Strategien und Maßnahmen zur Schaffung von mehr Umweltgerechtigkeit waren in den vergangenen Jahren das Bundesumweltministerium und seine nachgeordneten Bundesoberbehörden. Als Beispiel sind zwei Forschungsvorhaben zu nennen, die die Entwicklung und modellhafte Umsetzung übergreifender Strategien zu Umweltgerechtigkeit zum Ziel hatten. Gefördert vom Bundesumweltministerium und UBA untersuchte das Deutsche Institut für Urbanistik (Difu) zunächst, wie eine integrierte Betrachtung von Umwelt, Gesundheit, Sozialem und Stadtentwicklung als Planungs- und Entscheidungsgrundlage in der kommunalen Praxis verankert werden kann. Schließlich wurden Empfehlungen für ein strategisches Vorgehen abgeleitet (Böhme et al. 2015). Im Folgeprojekt wurden diese Handlungsempfehlungen in drei Pilotkommunen auf ihre Eignung überprüft (siehe Beitrag von Starick, Schöne und Schaub in diesem Band). Die Erkenntnisse sind in die Online-Toolbox „Umweltgerechtigkeit" eingeflossen, die u. a. Umsetzungstipps, Checklisten und Praxisbeispiele enthält und sich vor allem an die Kommunalpolitik und -verwaltung richtet (Böhme et al. 2019).

Im Jahr 2016 wurde Umweltgerechtigkeit erstmals als explizites Ziel im Städtebauförderprogramm Soziale Stadt festgeschrieben, das Gebiete mit komplexen Problemlagen und erhöhten Integrationsanforderungen in den Blick nimmt. Bundesweit wurden bereits im Rahmen der Sozialen Stadt vielfältige Ansätze entwickelt und erprobt, die u. a. Maßnahmen zum Umwelt-, Natur-, Klimaschutz und zur Anpassung an den Klimawandel mit Strategien aktivierender Gesundheitsförderung verbinden (BMU 2016).

Auf bundes- und landespolitischer Ebene sind außerdem die Beschlüsse der Umweltministerkonferenz (UMK) zu Umweltgerechtigkeit hervorzuheben. Bei der 86. UMK im Mai 2016 haben die Länder das Thema Umweltgerechtigkeit erstmals aufgegriffen und den Bund gebeten, unter Beteiligung der Länder und weiterer relevanter Akteure Leitlinien zur konkreten Umsetzung von mehr Umweltgerechtigkeit zu erarbeiten. Bei der 92. UMK im Mai 2019 hat der Bund den Ländern erste Vorschläge für Leitlinien zur konkreten Umsetzung von mehr Umweltgerechtigkeit präsentiert. Diese Vorschläge sind das Ergebnis der oben genannten Forschungsvorhaben. Bund und Länder sind nun gefordert, die Vorschläge weiterzuentwickeln und daraus Leitlinien abzuleiten.

Auf landespolitischer Ebene sind zudem die Aktivitäten im Land Nordrhein-Westfalen und Berlin von Bedeutung. Nordrhein-Westfalen hat 2016 im Rahmen seines Masterplans Umwelt und Gesundheit NRW Umweltgerechtigkeit als ein Schwerpunktthema gesetzt (MKULNV NRW 2016). Die Berliner Landesregierung hat in ihrer aktuellen Koalitionsvereinbarung (2016) den „Einsatz für Umweltgerechtigkeit" festgeschrieben und sich damit das Ziel gesetzt, „die Anzahl der mehrfach belasteten Gebiete und die Betroffenheit der Berliner*innen deutlich zu reduzieren".

6 Der gesundheitsbezogene Umweltschutz im Umweltrecht

Im Umweltrecht in Deutschland ist neben dem Schutz der Umwelt der Schutz der menschlichen Gesundheit ein ganz zentrales Ziel. Im Wesentlichen besteht das Umweltrecht aus anlagen-, umweltmedien- und stoffbezogenen Schutzgesetzen (Immissionsschutzrecht, Wasserrecht, Bodenschutzrecht, Abfallrecht, Chemikalienrecht). Das Bundes-Immissionsschutzgesetz (BImSchG) ist das bedeutendste praxisrelevante Regelwerk des Umweltrechts. Darin ist der Schutz von Menschen, Tieren, Pflanzen, Böden, Wasser, Atmosphäre und Kulturgütern vor Immissionen und Emissionen geregelt. Im *Gesetz zum Schutz vor schädlichen Umwelteinwirkungen durch Luftverunreinigungen, Geräusche, Erschütterungen und ähnliche Vorgänge* wurden und werden Vorgaben in nationales Recht umgesetzt, die auf europäischer Ebene von den EU-Mitgliedstaaten erlassen wurden. Dies wird im Folgenden am Beispiel der Luftreinhaltung kurz dargestellt.

Für die Reinhaltung der Außenluft gilt derzeit die EU-Luftqualitätsrichtlinie 2008/50/EG, die durch die 39. Verordnung zur Durchführung des Bundes-Immissionsschutzgesetzes (39. BImSchV) in deutsches Recht umgesetzt wurde. Darin sind Grenzwerte für die Konzentrationen unterschiedlicher Luftschadstoffe, wie Stickstoffdioxid (NO_2) und Feinstaub (PM_{10} und $PM_{2,5}$/PM = particulate matter), festgelegt. Diese müssen verbindlich eingehalten werden. Darüber hinaus existieren Empfehlungen der Weltgesundheitsorganisation (WHO), die zum Teil strenger sind als die EU-Grenzwerte. So empfiehlt die WHO beispielsweise für die Feinstaubbelastung durch PM_{10} einen Richtwert von 20 µg/m³ (Jahresmittelwert), während nach der EU-Verordnung der Grenzwert mit 40 µg/m³ (Jahresmittelwert) doppelt so hoch ist. In der EU-Luftqualitätsrichtlinie 2008/50/EG bzw. der 39. BImSchV ist ebenfalls geregelt, dass bei Überschreitung der Grenzwerte in bestimmten Gebieten oder Ballungsräumen Luftreinhaltepläne zu erstellen sind. Darin müssen die betroffenen Städte und Kommunen geeignete Maßnahmen zur Einhaltung der Grenzwerte aufführen (UBA 2019).

Die Differenz im Bereich der Luftschadstoffe zwischen den gesetzlichen Grenzwerten und den teilweise strengeren WHO-Empfehlungen lässt sich u. a. darauf zurückführen, dass die EU-Grenzwerte in politischen Verhandlungsprozessen festgelegt werden. Hier spielen nicht nur gesundheitliche Argumente eine Rolle, sondern beispielsweise auch wirtschaftliche Aspekte und die technische Machbarkeit. Obwohl die europäische Luftreinhaltepolitik wie das gesamte Umweltrecht vom Vorsorgegedanken getragen wird, ist z. B. für die Luftschadstoffe Feinstaub und Stickstoffdioxid belegt, dass auch unterhalb der festgelegten Grenzwerte für die Langzeitkonzentration relevante Gesundheitseffekte auftreten können (UBA 2019).

Richt- und Grenzwerte existieren nicht nur im Bereich der Luftreinhaltung. Beispielsweise gelten auch für Trinkwasser strenge Regeln, die sowohl den Menschen individuell als auch die Bevölkerung insgesamt vor gesundheitlichen Risiken aus der Umwelt schützen sollen.

7 Berücksichtigung gesundheitlicher Belange in der Umweltpolitik: Hindernisse und Chancen

Nicht in allen Umweltbereichen und für alle Umweltschadstoffe existieren verbindliche Grenzwerte. Konkrete Grenz-, Ziel- oder Auslösewerte fehlen beispielsweise in einem zentralen Bereich des Lärmschutzes, dem Schutz vor Umgebungslärm. Damit ist der Lärm gemeint, dem Menschen insbesondere in bebauten Gebieten, in öffentlichen Parks oder anderen ruhigen Gebieten eines Ballungsraumes, in ruhigen Gebieten auf dem Land, in der Umgebung von Schulgebäuden, Krankenhäusern und anderen lärmempfindlichen Gebäuden und Gebieten ausgesetzt sind. Die EU-Umgebungslärmrichtlinie, die über das Bundes-Immissionsschutzgesetz (BImSchG) in deutsches Recht umgesetzt wurde, sieht zwar die Erstellung von Lärmkarten und Lärmaktionsplänen mit dem Ziel der Lärmminderung vor, jedoch ohne konkrete Grenzwerte vorzugeben. Dies ist nicht nur aus Sicht des Gesundheitsschutzes kritisch zu sehen. Es verringert zudem die Chancen für die Umsetzung von Maßnahmen zur Lärmminderung und Vorsorge.

Gesundheitliche Belastungen entstehen häufig aufgrund negativer Umwelteinflüsse aus unterschiedlichen Quellen, beispielsweise durch verkehrsbedingte Luftschadstoffe und Lärm. Die umweltmedien- und stoffbezogenen Schutzgesetze erschweren jedoch die Berücksichtigung von Mehrfachbelastungen und damit die Berücksichtigung kumulativer gesundheitlicher Wirkungen von Belastungen aus der Umwelt. Hinzu kommt, dass die Datenlage häufig unzureichend ist und es methodisch äußerst anspruchsvoll ist, den Einfluss der Umwelt auf die Gesundheit zu quantifizieren, für einzelne Schadstoffe zu belegen und daraus die kumulative Wirkung abzuleiten. Daraus erwächst zudem häufig die Schwierigkeit, in der Öffentlichkeit und im politischen Diskurs die gesundheitliche Belastung der Bevölkerung durch Umweltrisiken wissenschaftlich genau und gleichzeitig allgemein verständlich zu kommunizieren. Dies zeigen beispielsweise die kontrovers geführten Debatten zu den „verlorenen Lebensjahren" bzw. „vorzeitigen Todesfällen" durch verkehrsbedingte Stickstoffdioxid-Belastungen (Schulz et al. 2018; UBA und Kommission Umweltmedizin und Environmental Public Health 2019).

Auch im Bereich der Umweltplanung stößt man auf das Problem der sektoralen, voneinander abgegrenzten Planungen, die eine integrierte Betrachtung und Problemlösung nur bedingt ermöglichen. Die Luftreinhalteplanung und die Lärmaktionsplanung basieren z. B. auf unterschiedlichen gesetzlichen Grundlagen, liegen in der Regel in unterschiedlichen Zuständigkeitsbereichen, werden von unterschiedlichen Akteuren umgesetzt, und so laufen die Planungen meist nebeneinander her.

Sehr häufig ist in der kommunalen Praxis festzustellen, dass gesundheitliche Belange in umweltrelevanten Planungsprozessen, wie der Lärmaktionsplanung, Luftreinhalteplanung und Frei- und Grünflächenplanung, nicht ausreichend Berücksichtigung finden. Zudem wird die unterschiedliche Vulnerabilität von Bevölkerungsgruppen gegenüber Umwelteinflüssen bisher in Planverfahren kaum betrachtet. Die Gründe hierfür sind vielfältig und teilweise abhängig vom jeweiligen Planungsinstrument. Eine Erklärung, die auf viele umweltrelevante Planungsprozesse zutrifft, ist in der mangelnden Kooperation mit Akteuren aus dem Gesundheitssektor in Planungsprozessen zu suchen. Immer noch werden Gesundheitsbehörden/-ämter sowie sonstige Träger öffentlicher Belange, die gesundheitliche Belange vertreten, zu selten frühzeitig und umfassend in umweltrelevante Planungsprozesse eingebunden. Hierfür wiederum sind u. a. generelle Schwierigkeiten im ressortübergreifenden Handeln, strukturelle Hindernisse, unterschiedliche fachliche Zugänge und damit verbunden ein unterschiedliches Verständnis über die Bedeutung und Reichweite gesundheitlicher Belange verantwortlich – von einer Reduzierung von Gesundheitsbelastungen über die Vorsorge bis hin zur Förderung der Gesundheit (Böhme et al. 2015; MUNLV NRW 2006/2007). Jedoch ist festzuhalten, dass umweltrelevante Fachplanungen auf kommunaler Ebene (z. B. Grün- und Freiraumpläne, Luftqualitätspläne, Lärmaktionspläne, Verkehrspläne oder Klimaanpassungspläne) untereinander vielfältige Wechselbeziehungen aufweisen und der Schutz der menschlichen Gesundheit ein verbindendes Ziel ist.

Nicht unerwähnt bleiben darf auch das Auftreten von möglichen Zielkonflikten zwischen Umwelt- und Gesundheitsschutz. Ein Beispiel soll dies kurz skizzieren: Aus

Sicht des Umweltschutzes bietet eine kompakte, nutzungsgemischte Stadtstruktur mit kurzen Wegen zahlreiche Vorteile. Sie zielt auf eine abnehmende Versiegelung weiterer Flächen außerhalb urbaner Gebiete, sie trägt gleichzeitig zur Verkehrsvermeidung, zum Klimaschutz und zum Schutz natürlicher Ressourcen bei. Sie erleichtert eine aktive Mobilität und ermöglicht eine umweltschonende Infrastrukturversorgung. Jedoch bergen die zunehmende Nachverdichtung und Innenentwicklung in Städten auch gesundheitliche Risiken. In erster Linie drohen höhere Lärmbelastungen, vor allem durch Gewerbe-, Freizeit- und Nachbarschaftslärm in nutzungsgemischten Quartieren. Aber auch der Erhalt und die Entwicklung von Grün- und Freiraumstrukturen sind für die psychische, physische und mentale Gesundheit außerordentlich wichtig und stellen im Zuge der Innenentwicklung und Nachverdichtung eine Herausforderung dar (Schubert et al. 2019; SRU 2018).

8   Ausblick

Der Schutz der menschlichen Gesundheit ist ein zentrales Ziel im Umweltschutz. Nicht erst in den aktuellen Debatten zeigt sich, dass umweltpolitische Entscheidungsträger*innen die „Gesundheitskarte" noch sehr viel wirkungsvoller einsetzen könnten, um die Bevölkerung von der Notwendigkeit weitreichender umweltpolitischer Maßnahmen zu überzeugen und zur Mitwirkung zu gewinnen. Die individuelle Betroffenheit, d. h. die Wirkung auf die eigene Gesundheit, ist ein wichtiger Treiber bzw. könnte ein noch sehr viel bedeutenderer Treiber sein, um die Bevölkerung zu mehr Umweltschutz und damit auch Gesundheitsschutz und Gesundheitsförderung zu bewegen.

Darüber hinaus werden auch ökonomische Argumente für einen wirkungsvolleren gesundheitsbezogenen Umweltschutz bisher eher selten ins Feld geführt. Unterlassener Umweltschutz führt auch im Gesundheitsbereich zu höheren Kosten. Erkrankungen, die u. a. auf Lärmbelastungen, Schadstoffe in der Luft und in Produkten zurückzuführen sind, erzeugen Kosten im Gesundheitswesen. Diese zu reduzieren, ist eine gesamtgesellschaftliche Aufgabe – also auch der Umweltpolitik. Nicht zuletzt sind neben den staatlichen Akteuren auch die Nichtregierungsorganisationen, wie Umwelt- und Naturschutzverbände, gefordert, sich verstärkt für gesundheitliche Belange einzusetzen.

Das Leitbild Umweltgerechtigkeit bietet eine neue Perspektive auf die Zusammenhänge zwischen Umwelt, Gesundheit und sozialen Aspekten und lenkt den Blick auf soziale Ungleichheiten bei Umwelt und Gesundheit. Als integrierter Ansatz verknüpft Umweltgerechtigkeit verschiedene Politik- und Interventionsfelder. Vor allem durch die Verbindung von Umweltschutz und Stadtentwicklung/-planung mit Strategien aktivierender Gesundheitsförderung wirkt Umweltgerechtigkeit im Sinne von Health in All Policies. Durch eine stärkere Aufmerksamkeit auf die soziale Dimension kann die Umweltpolitik dazu beitragen, dass der Health in All Policies-Ansatz zu einem Health Equity in All Policies-Ansatz erweitert wird (Bolte et al. 2018).

Literatur

Bauer, U., Buchmann, L., Frehn, M. & Spott, M. (2018). *Geht doch! Grundzüge einer bundesweiten Fußverkehrsstrategie. UBA-Texte, 75/2018.* Dessau-Roßlau: Umweltbundesamt. https://www.umweltbundesamt.de/publikationen/geht-doch. Zugegriffen: 12. Nov. 2019.

Bell, J. F., Wilson, J. S., & Liu, G. C. (2008). Neighborhood greenness and 2-year changes in body mass index of children and youth. *American Journal of Preventive Medicine, 35,* 547–553.

BMG (Bundesministerium für Gesundheit) & BMU (Bundesministerium für Umwelt, Naturschutz und Reaktorsicherheit) (Hrsg.). (1999). Aktionsprogramm Umwelt und Gesundheit. Bonn. https://www.apug.de/archiv/pdf/Aktionsprogramm_1999.pdf. Zugegriffen: 12. Nov. 2019.

BMG (Bundesministerium für Gesundheit), BMU (Bundesministerium für Umwelt Naturschutz und Reaktorsicherheit), BMELV (Bundesministerium für Ernährung, Landwirtschaft und Verbraucherschutz), BfS (Bundesamt für Strahlenschutz), BfR (Bundesinstitut für Risikobewertung), RKI (Robert Koch-Institut), & UBA (Umweltbundesamt) (Hrsg.). (2005). Aktionsprogramm Umwelt und Gesundheit. Projekte – Aktivitäten – Ergebnisse. https://www.apug.de/archiv/pdf/APUG-Bericht-1999-2005.pdf. Zugegriffen: 12. Nov. 2019.

BMU (Bundesministerium für Umwelt, Naturschutz, Bau und Reaktorsicherheit) (Hrsg.). (2016). Umweltgerechtigkeit in der Sozialen Stadt. Gute Praxis an der Schnittstelle von Umwelt, Gesundheit und sozialer Lage. https://www.bmi.bund.de/SharedDocs/downloads/DE/publikationen/themen/bauen/wohnen/soziale-stadt-umweltgerechtigkeit.pdf. Zugegriffen: 12. Nov. 2019.

BMU (Bundesministerium für Umwelt, Naturschutz und nukleare Sicherheit). (2019). Masterplan Stadtnatur – Maßnahmenprogramm der Bundesregierung für eine lebendige Stadt. https://www.bmu.de/fileadmin/Daten_BMU/Download_PDF/Naturschutz/masterplan_stadtnatur_bf.pdf. Zugegriffen: 12. Nov. 2019.

Bolte, G., Bunge, C., Hornberg, C., & Köckler, H. (2018). Umweltgerechtigkeit als Ansatz zur Verringerung sozialer Ungleichheiten bei Umwelt und Gesundheit. *Bundesgesundheitsblatt, 61*(6), 674–683.

Bolte, G., Bunge, C., Hornberg, C., Köckler, H., & Mielck, A. (Hrsg.). (2012). *Umweltgerechtigkeit. Chancengleichheit bei Umwelt und Gesundheit: Konzepte, Datenlage und Handlungsperspektiven.* Bern: Huber.

Böhme, C., Franke, T., & Preuß, T. (2019). *Umsetzung einer integrierten Strategie zu Umweltgerechtigkeit – Pilotprojekt in deutschen Kommunen. Umwelt & Gesundheit, 02/2019.* Dessau-Roßlau: Umweltbundesamt. https://www.umweltbundesamt.de/publikationen/umsetzung-einer-integrierten-strategie-zu. Zugegriffen: 12. Nov. 2019.

Böhme, C., & Köckler, H. (2018). Umweltgerechtigkeit im städtischen Raum – soziale Lage, Umweltqualität und Gesundheit zusammendenken. In S. Baumgart, H. Köckler, A. Rüdiger, & A. Ritzinger (Hrsg.), *Planung für gesundheitsfördernde Städte. Forschungsberichte der ARL 8* (S. 87–100). Hannover: Akademie für Raumforschung und Landesplanung.

Böhme, C., Preuß, T., Bunzel, A., Reimann, B., Seidel-Schulze, A., & Landua, D. (2015). Umweltgerechtigkeit im städtischen Raum – Entwicklung von Strategien und Maßnahmen zur Minderung sozial ungleich verteilter Umweltbelastungen. Umwelt & Gesundheit, 01/2015. Dessau-Roßlau: Umweltbundesamt. https://www.umweltbundesamt.de/publikationen/umweltgerechtigkeit-im-staedtischen-raum. Zugegriffen: 12. Nov. 2019.

Bundesregierung (Hrsg.). (2018). Deutsche Nachhaltigkeitsstrategie. Aktualisierung 2018. Berlin. https://www.bundesregierung.de/resource/blob/975274/1546450/65089964ed4a2ab07ca8a4919e09e0af/2018-11-07-aktualisierung-dns-2018-data.pdf. Zugegriffen: 15. Okt. 2019.

Bunge, C., & Böhme, C. (2019). *Umweltgerechtigkeit. Leitbegriffe der Gesundheitsförderung. Glossar zu Konzepten, Strategien und Methoden in der Gesundheitsförderung.* Köln: Bundeszentrale für gesundheitliche Aufklärung (BZgA). https://www.leitbegriffe.bzga.de/alphabetisches-verzeichnis/umweltgerechtigkeit/. Zugegriffen: 12. Nov. 2019.

Claßen, T., Heiler, A., & Brei, B. (2012). Urbane Grünräume und gesundheitliche Chancengleichheit – längst nicht alles im „grünen Bereich". In G. Bolte, C. Bunge, C. Hornberg, H. Köckler, & A. Mielck (Hrsg.), *Umweltgerechtigkeit durch Chancengleichheit bei Umwelt und Gesundheit – Konzepte, Datenlage und Handlungsperspektiven* (S. 113–123). Bern: Huber.

Faber Taylor, A., & Kuo, F. E. (2009). Children with attention deficits concentrate better after walk in the park. *Journal of Attention Disorders, 12*(5), 402–409.

Fjortoft, I. (2004). Landscape as playscape: The effects of natural environments on children's play and motor development. *Children, Youth and Environments, 14*(2), 21–44.

Flacke, J., Schüle, S., Köckler, H., & Bolte, G. (2016). Mapping environmental inequalities relevant for health for informing urban planning interventions—A case study in the City of Dortmund, Germany. *International Journal of Environmental Research and Public Health, 13*(7), 711. https://doi.org/10.3390/ijerph13070711.

HEAL (Health and Environment Alliance). (o. J.). https://www.env-health.org/. Zugegriffen:12. Nov. 2019.

Kailer, K. (2011). „Umwelt und Gesundheit" in Deutschland. Überblick über Institutionen, Forschungsprogramme und -projekte. *Umwelt & Gesundheit, 06/2011*. Dessau-Roßlau: Umweltbundesamt. https://www.umweltbundesamt.de/publikationen/umwelt-gesundheit-in-deutschland-0. Zugegriffen: 12. Nov. 2019.

Landrigan, P. J., Fuller, R., Acosta, N.J.R. et al. (2017). The Lancet Commission on pollution and health. *The Lancet Commissions, 391*(10119), 462–512. https://doi.org/10.1016/S0140-6736(17)32345-0. Zugegriffen: 12. Nov. 2019.

MKULNV NRW (Ministerium für Klimaschutz, Umwelt, Landwirtschaft, Natur- und Verbraucherschutz des Landes Nordrhein-Westfalen). (2016). *Masterplan Umwelt und Gesundheit.* https://www.umwelt.nrw.de/fileadmin/redaktion/Broschueren/masterplan_umwelt_und_gesundheit_nrw.pdf. Zugegriffen: 12. Nov. 2019.

MUNLV NRW (Ministerium für Umwelt und Naturschutz, Landwirtschaft und Verbraucherschutz des Landes Nordrhein-Westfalen) (Hrsg.). (2006/2007). Vorbeugender Gesundheitsschutz durch Mobilisierung der Minderungspotentiale bei Straßenverkehrslärm und Luftschadstoffen Teilprojekt: Zusammenwirken von kommunalen und regionalen Planungsinstrumenten in den Bereichen Umwelt- und Stadt-/Verkehrsplanung zur Verbesserung des umweltbezogenen Gesundheitsschutzes. https://www.umwelt-und-gesundheit.nrw.de/fileadmin/redaktion/PDF-Dateien/Planungsinstrumente.pdf. Zugegriffen: 19. Nov. 2019

Prüss-Ustün, A., Wolf, J., Corvalán, C., Bos, R., & Neira, M. (2016). *Preventing disease through healthy environments. Global assessment of the burden of disease from environmental risks.* Geneva: World Health Organization.

Schubert, S., Bunge, C., Gellrich, A., von Schlippenbach, U., & Reißmann, D. (2019). Innenentwicklung in städtischen Quartieren: Die Bedeutung von Umweltqualität, Gesundheit und Sozialverträglichkeit (Hintergrund, Hrsg.: Umweltbundesamt, Dessau-Roßlau). https://www.umweltbundesamt.de/publikationen/innenentwicklung-in-staedtischen-quartieren-die. Zugegriffen: 16. Jan. 2020.

Schulz, H., Karrasch, S., Bölke, G., Cyrys, J., Hornberg, C., Pickford, R., Schneide, A., Witt, C., & Hoffmann, B. (2018). *Atmen: Luftschadstoffe und Gesundheit. Positionspapier der Deutschen Gesellschaft für Pneumologie und Beatmungsmedizin e.V.* Berlin: Deutsche Gesellschaft für Pneumologie und Beatmungsmedizin e.V.. https://pneumologie.de/fileadmin/user_upload/DGP_Luftschadstoffe_Positionspapier_20181127.pdf. Zugegriffen: 12. Nov. 2019.

SenUVK (Senatsverwaltung für Umwelt, Verkehr und Klimaschutz Berlin). (2019). *Basisbericht Umweltgerechtigkeit. Grundlagen für die sozialräumliche Umweltpolitik*. Berlin: SenUVK. https://www.berlin.de/senuvk/umwelt/umweltgerechtigkeit/. Zugegriffen: 12. Nov. 2019.

SRU (Sachverständigenrat für Umweltfragen). (2018). *Wohnungsneubau langfristig denken – Für mehr Umweltschutz und Lebensqualität in den Städten. Stellungnahme*. Berlin: Sachverständigenrat für Umweltfragen. https://www.umweltrat.de/SharedDocs/Downloads/DE/04_Stellungnahmen/2016_2020/2018_11_Stellungnahme_Wohnungsneubau.pdf. Zugegriffen: 12. Nov. 2019.

UBA (Umweltbundesamt). (2019). *Gesunde Luft. Schwerpunkt, 1/2019*. Dessau-Roßlau: Umweltbundesamt. https://www.umweltbundesamt.de/publikationen/schwerpunkt-1-2019-gesunde-luft. Zugegriffen: 12. Nov. 2019.

UBA (Umweltbundesamt) & Kommission Umweltmedizin und Environmental Public Health. (2019). *Luftschadstoffe: Hintergrund zur derzeitigen Grenzwertdiskussion*. https://www.umweltbundesamt.de/themen/luftschadstoffe-hintergrund-zur-derzeitigen. Zugegriffen: 12. Nov. 2019.

Vereinte Nationen. (2015). *Transformation unserer Welt: die Agenda 2030 für nachhaltige Entwicklung. Resolution der Generalversammlung, verabschiedet am 25. September 2015*. New York: Vereinte Nationen. https://www.un.org/Depts/german/gv-70/band1/ar70001.pdf. Zugegriffen: 12. Nov. 2019.

Wells, N. M., & Evans, G. W. (2003). Nearby Nature. *Environment and Behavior, 35*(3), 311–330.

WHO (World Health Organization) Europa. (1989). *Europäische Charta zu Umwelt und Gesundheit*. Kopenhagen: WHO Europa. https://www.euro.who.int/__data/assets/pdf_file/0003/114087/ICP_RUD_113_ger.pdf. Zugegriffen: 12. Nov. 2019.

Wolch, J., Jerrett, M., Reynolds, K., McConnell, R., Chang, R., Dahmann, N., et al. (2011). Childhood obesity and proximity to urban parks and recreational resources: a longitudinal cohort study. *Health Place, 17*(1), 207–214.

Christiane Bunge ist Diplom-Soziologin und Diplom-Sportlehrerin. Sie arbeitet als wissenschaftliche Mitarbeiterin im Umweltbundesamt zu den Themen Umweltgerechtigkeit und Gesundheit in der nachhaltigen Stadtentwicklung. Sie ist Mitglied im Beratenden Arbeitskreis des Kooperationsverbundes Gesundheitliche Chancengleichheit sowie im Sachverständigenbeirat für Naturschutz und Landespflege des Landes Berlin.

Klimapolitik

Heike Köckler

> *"Our house is on fire."* Greta Thunberg 2019
> *"Africans have truly been erased from the map of climate action."* Vanessa Nakate, 2020

Der Klimawandel ist ein globales Phänomen mit räumlichen und zeitlichen Verlagerungen in Ursache und Wirkung, was ihn zu einer komplexen Problematik macht. Es gibt schon lange umfangreiche Wissensbestände zur Entstehung und Wirkungsweise der verschiedenen Treibhausgase hin zu einer Erderwärmung, die ihrerseits insbesondere zum Anstieg des Meeresspiegels und Extremwettern führt, was seinerseits die Veränderung von Ökosystemen mit Folgen für die Lebensräume von Fauna, Flora und Menschen nach sich zieht[1] (WBGU 2011; Flannery 2005). Um Ursachen und Folgen zu begegnen, ist eine – wie der Wissenschaftliche Beirat der Bundesregierung Globale Umweltveränderungen (WBGU) in seinem Jahresgutachten schon 2011 deutlich gemacht hat – „große Transformation", also eine tiefgreifende Veränderung von Gesellschaften, erforderlich.

Das einleitende Zitat von Greta Thunberg, Klimaaktivistin aus Schweden, bezieht sich auf die vielen Wald- und Buschbrände im Jahr 2019, die uns einmal mehr gezeigt haben, dass die Folgen des Klimawandels bereits eingetreten sind. Greta Thunberg steht für einen bedeutenden Wandel im gesellschaftlichen Umgang mit dem Klimawandel. Trotz der langen Historie von Klimapolitik, die im Rahmen der globalen Umweltpolitik seit der Stockholmer Umweltkonferenz von 1972 thematisiert wird, hat es keine ausreichenden Maßnahmen gegeben. „Fridays for Future" hat als zivilgesellschaftliche

---

[1] https://www.unenvironment.org/global-environment-outlook (Zugegriffen: 8. Februar 2020).

H. Köckler (✉)
Department of Community Health, Hochschule für Gesundheit, Bochum, Deutschland
E-Mail: heike.koeckler@hs-gesundheit.de

© Springer Fachmedien Wiesbaden GmbH, ein Teil von Springer Nature 2020
K. Böhm et al. (Hrsg.), *Gesundheit als gesamtgesellschaftliche Aufgabe*,
https://doi.org/10.1007/978-3-658-30504-8_13

globale Bewegung den Druck aus der Gesellschaft auf Politik, Verwaltung, Wirtschaft und die gesamte Gesellschaft erhöht. Als eine Folge in Deutschland sind erste politische Beschlüsse noch im selben Jahr zu werten. Mehrere Kommunen in Deutschland haben den Klimanotstand ausgerufen und die Bundesregierung hat Eckpunkte für ein Klimaschutzprogramm 2030 verabschiedet. Ob diese jedoch zur großen Transformation im Sinne des WBGU führen, bleibt derzeit fraglich. Im Rahmen von „Fridays for Future" haben sich verschiedene Subgruppen gebildet. Eine von diesen ist die gesundheitsbezogene Gruppierung „Health for Future", in der sich Akteure des Gesundheitswesens für den Klimaschutz engagieren.

Die Diskursmacht des globalen Nordens in der Klimapolitik ist angesichts der eingangs erwähnten räumlichen Verlagerung von Ursache und Wirkung zentral für ein Verständnis von Fehlentwicklungen und Unterlassungen in der Klimapolitik der letzten Jahrzehnte. Das ebenfalls einleitend aufgeführte Zitat von Vanessa Nakate, Klimaaktivistin aus Uganda, steht für ein aktuelles Ereignis in diesem Zusammenhang. Sie nahm an der Pressekonferenz der „Fridays for Future"-Aktivistinnen im Rahmen des Weltwirtschaftsforums in Davos im Januar 2020 teil und wurde weder in Pressetexten noch auf Fotos der Presseagentur Associated Press repräsentiert. Es wurde ein Ausschnitt des Fotos gewählt, der ausschließlich die weißen Aktivistinnen zeigte. Es folgte nach der gebotenen Empörung in den sozialen Medien eine Entschuldigung der Presseagentur. Die rassistische Handlung gegen Vanessa Nakate ist ein Sinnbild für tiefgreifende strukturell verankerte Muster von Macht, fehlender Anerkennung und Diskriminierung in umweltbezogenen Kontexten.

Das Politikfeld Klima ist in vielerlei Hinsicht bedeutend für den Ansatz einer Strategie, die dem Ziel einer Health in All Policies entspricht. Aufgrund ihrer Komplexität ist die gesamte Klimapolitik, wie im Folgenden gezeigt wird, ein „in All Policies"-Ansatz, der in einem Wechselspiel aus staatlichen und zivil-gesellschaftlichen sowie wirtschaftlichen Ansätzen verfolgt werden kann und muss. Zudem wurden Möglichkeiten zu Veränderungen durch die Diskursmacht von insbesondere jungen Klimaaktivistinnen deutlich und stehen somit in der Sprache der Gesundheitswissenschaften für die zivilgesellschaftliche Komponente des Whole-of-Society-Ansatzes der Gesundheitsförderung (siehe Beitrag von Trojan in diesem Band).

1 Das Politikfeld Klima

Klimapolitik besteht aus den beiden Elementen Klimaschutz und Klimaanpassung. Die Gegenstände der Klimapolitik sind so vielfältig wie die Ursachen und Folgen des Klimawandels: Der Bedarf an und die Bereitstellung von Strom und Wärme sind gemeinsam mit Mobilität, Landwirtschaft und Flächennutzung die zentralen Felder des Klimaschutzes. Die Anpassung an den Klimawandel zieht sich wegen seiner vielfältigen Auswirkungen durch alle Lebensbereiche.

Aufgrund der globalen Zusammenhänge ist Klimapolitik ein Teil der globalen Umweltpolitik. Bei der Konferenz für Umwelt und Entwicklung in Rio de Janeiro im Jahr 1992 wurde nicht nur die „Agenda 21" als Abschlussdokument und Vereinbarung für eine globale zukunftsfähige Entwicklung, sondern auch die Klimarahmenkonvention verabschiedet. Auf Grundlage dieser Rahmenkonvention wurden seit 1992 eine Vielzahl von Abkommen (u. a. Kyoto-Protokoll, Übereinkommen von Paris) verabschiedet. Im Geiste von Rio 1992 und der Agenda 21 werden globale Probleme sowohl im Rahmen abgestimmter globaler Politiken als auch von Nationalstaaten und insbesondere von Kommunen als zentraler Handlungsebene verfolgt[2].

Im Jahr 1988 hat sich als Teil des Umweltprogramms der Vereinten Nationen der Intergovernmental Panel on Climate Change (IPCC), auch bekannt als Weltklimarat, gegründet. Er ist ein politikberatendes Gremium, dem Forscher*innen unterschiedlicher Disziplinen angehören und das aktuelle Erkenntnisse zum Klimawandel nach Peer-Review-Verfahren in Sachstandsberichten darstellt und Szenarien zum Klimawandel entwickelt[3]. Der IPCC wurde 2007 für seine Arbeit mit dem Friedensnobelpreis ausgezeichnet.

Die in Abkommen der Vereinten Nationen im Rahmen der Klimarahmenkonvention vereinbarten Ziele gehen im Wesentlichen auf Empfehlungen des IPCC zurück. Daher haben die Vereinten Nationen den IPCC gebeten, die Auswirkungen einer Erwärmung von 1,5 Grad Celsius zu erörtern. Die Analysen wurden im Sonderbericht 2018 veröffentlicht und legen im Ergebnis nahe, den globalen Temperaturanstieg nicht um mehr als 1,5 Grad zu überschreiten. Bereits im Jahr 2015 haben die Vertragsstaaten der Klimarahmenkonvention im Abkommen von Paris vereinbart, den Temperaturanstieg deutlich unter 2 Grad zu senken und das Ziel von 1,5 Grad als maximalem Temperaturanstieg zu verfolgen (IPCC 2018).

Die globale Klimapolitik verfügt über ein umfangreiches Instrumentarium, und wird auf den regelmäßigen Konferenzen der Mitgliedsstaaten (COPs) kontinuierlich weiterverhandelt. Trotzdem ist immer wieder ein Scheitern globaler Klimapolitik zu verzeichnen. So wurden in den Protokollen klare Reduktionsziele vereinbart, die von vielen Vertragsstaaten nicht eingehalten werden. Auch wenn das Kyoto-Protokoll derzeit von 192 Vertragsstaaten ratifiziert ist, haben bedeutende Industriestaaten ihre Ratifizierung in Hinblick auf ihren Beitrag zum Klimawandel widerrufen. Hierzu zählen die USA, Kanada und Russland[4]. Eine zentrale Herausforderung der globalen Klimapolitik ist der weltweite Ausgleich zwischen Verursacher*innen des Klimawandels und denjenigen Staaten, die ihrerseits einen geringen Beitrag zum Klimawandel hatten, unter den Folgen

---

[2]https://www.c40.org (Zugegriffen: 8. Februar 2020), https://iclei-europe.org (Zugegriffen: 8. Februar 2020).
[3]https://www.ipcc.ch (Zugegriffen: 8. Februar 2020).
[4]https://unfccc.int/process/the-kyoto-protocol/status-of-ratification (Zugegriffen: 30. März 2020).

aber bedeutend leiden. Hier spielen Fragen von Gerechtigkeit, Macht, kolonialen Denkweisen und Wirtschaftsmodellen eine zentrale Rolle (Wuppertal Institut 2005; Edenhofer et al. 2010). Vanessa Nakates Erfahrung ist hier, wie bereits beschrieben, sinnbildlich.

Als Teil der Ratifizierung der Protokolle innerhalb der Klimarahmenkonvention verfassen Nationalstaaten oder Zusammenschlüsse wie die EU eigene Ziele. So sieht die EU-Kommission die folgenden Ziele für 2030 als zentral an: „Senkung der Treibhausgasemissionen um mindestens 40 % (gegenüber 1990), Erhöhung des Anteils von Energie aus erneuerbaren Quellen auf mindestens 32 %, Steigerung der Energieeffizienz um mindestens 32,5 %".[5] Das Klimaschutzprogramm der Bundesregierung aus dem Jahr 2019 sieht 55 % weniger Treibhausgase im Vergleich zum Jahr 1990 vor. Aufgrund der Unsicherheiten in der Modellierung von Klimazusammenhängen wird jedoch immer wieder kritisiert, dass die angegebenen Reduktionen nicht ausreichend sind, um das 1,5 Grad-Ziel des IPCC zu erreichen.

Neben dem Schutz des Klimas ist die Anpassung an den bereits eingetretenen und zu erwartenden Klimawandel und seine Folgen eine zentrale Säule der Klimapolitik. Im Bereich der Klimaanpassung wurde in Deutschland unter Federführung des Bundesumweltministeriums die Klimaanpassungsstrategie verfasst und 2008 vom Bundeskabinett beschlossen. Die Deutsche Anpassungsstrategie (DAS) stellt in Regionalmodellen Klimaprojekte auf, die zeigen, welche Unterschiede im Bereich der Klimafolgen in Deutschland zu erwarten sind. Die DAS umfasst 13 Handlungsfelder, zu denen auch die menschliche Gesundheit gehört. Das Umweltbundesamt begleitet die Umsetzung der Strategie mit dem KomPass (Kompetenzzentrum Klimafolgen und Anpassung).[6]

Kommunen sind in der gesamten Politik einer zukunftsfähigen Entwicklung und somit auch in der Klimapolitik zentrale Akteure. Teilweise verfassen sie eigene Klimaschutzziele. So sind die C40-Kommunen ein weltweiter Zusammenschluss von Städten, die Klimaschutz verfolgen. Weltweit hat Kalifornien als Bundesstaat hier eine Vorreiterrolle (Mendez 2015). In Deutschland gibt es eine Vielzahl von Kommunen mit eigenen Planungen zum Klimaschutz und zur Klimaanpassung. Gefördert vom Bundesumweltministerium, werden in Kommunen Klimaschutzmanager*innen eingestellt, die ämterübergreifend Klimaschutz als Querschnittsaufgabe verfolgen. Entsprechend den Verursachern des Klimawandels spielen hier insbesondere Mobilität und Flächennutzung eine zentrale Rolle. Aufgrund zunehmender Diskussion einer gesundheitsfördernden Stadtentwicklung werden von diesen Akteuren zunehmend auch Bezüge zu Gesundheit hergestellt. Wie umfangreich diese sind, wurde bislang jedoch noch nicht systematisch erfasst.

---

[5] https://ec.europa.eu/clima/policies/strategies/2030_de (Zugegriffen: 8. Februar 2020).
[6] https://www.umweltbundesamt.de/themen/klima-energie/klimafolgen-anpassung/kompass-aktuelles (Zugegriffen: 29. März 2020).

Im Bereich der Energieversorgung wird das Wechselspiel aus staatlichen und zivil-gesellschaftlichen sowie wirtschaftlichen Ansätzen deutlich. So ermöglicht das Erneuerbare-Energien-Gesetz mit seinen Novellen seit dem Jahr 2000 vielfältige grundlegende Änderungen der deutschen Energiewirtschaft. Diese haben zu Änderungen in der Energiewirtschaft geführt und Innovationspotentiale freigesetzt, wenngleich immer wieder auch kritisch hinterfragt wird, ob die Änderungen im Sinne einer großen Transformation weitreichend genug sind (Müller 2012). Das Erneuerbare-Energien-Gesetz ist eine Reaktion sowohl auf internationale Vereinbarungen innerhalb der Klimarahmenkonvention als auch auf zivilgesellschaftlich entwickelte Ansätze einer dezentralen Energieversorgung, wie sie beispielsweise von den „Schönauer Stromrebellen" verfolgt wurde. Hierbei handelt es sich um eine Bürgerinitiative, die im Baden-Württembergischen Schönau 1986 als Reaktion auf das Reaktorunglück von Tschernobyl gegründet wurde, um eine atomstromfreie alternative regionale Energieversorgung umzusetzen. Die Bürgerinitiative ist mittlerweile in die Elektrizitätswerke Schönau, eine bürgereigene Genossenschaft, überführt worden und wird in diesem Kontext zurecht als soziale Innovation gesehen (Sladek 2015).

Diese gesetzlichen Veränderungen haben deutliche Disruptionen in der deutschen Energiewirtschaft mit sich gebracht. Es gibt insbesondere im Bereich der Energiegewinnung neue Technologien, die alte ablösen. Gleichzeitig werden Versorgungsmonopole aufgelöst, und neue Unternehmen sind im Bereich der Energieversorgung entstanden (Berg 2017).

Es gibt neben den Stromrebellen aus den 1980er-Jahren und den Klimaprotesten des Jahres 2019 eine Vielzahl anderer Beispiele für die zentrale Rolle der Zivilgesellschaft für grundlegende Veränderungen im Sinne des Klimaschutzes, national ebenso wie international. Der Beitrag von Jansen zum Thema Energiewirtschaft in diesem Sammelband zeigt dies sehr eindrücklich.

2 Gesundheitsfolgen des Klimawandels

Da sich die Klimadebatte in die Umweltpolitik eingliedert, ist die enge Verbindung von Umwelt und Gesundheit, wie im Beitrag von Bunge in diesem Sammelband beschrieben, auch hier angelegt. So werden aufgrund des klimawandelbedingten Temperaturanstiegs die Lebensbedingungen für Überträger von Infektionskrankheiten, wie Mücken und Zecken, verbessert. Neue Krankheiten, die es bislang nicht „über die Alpen geschafft haben", werden daher in Mitteleuropa auftreten. Hierzu zählen insbesondere Malaria, Dengue-Fieber oder Zika. Gleichzeitig hat der Temperaturanstieg Änderungen in Ökosystemen zur Folge, die ihrerseits gesundheitliche Auswirkungen haben. So führt die erhöhte Temperatur in Gewässern zu einer verminderten Gewässerqualität, beispielsweise aufgrund von Algenwachstum. Eichenprozessionsspinner können sich vermehrt fortpflanzen und zu Hautreaktionen und Atemnot führen. Neue Pflanzenarten finden einen Lebensraum in Mitteleuropa und Blütezeiten verändern und verlängern sich, was wiederum zu mehr Pollenflug, Heuschnupfen und in Folge einer Zunahme asthmatischer Erkrankungen führen kann (vgl. Städtetag 2012; Watts et al. 2019; Lancet Countdown 2019).

Eine besondere Rolle spielen auch Wetterextreme. Hier sind insbesondere Hitze, Starkregen und Sturm/Orkane zu nennen. So beschreibt die Bundesregierung 2015 in ihrem Fortschrittsbericht zur DAS: „Für das Handlungsfeld „Menschliche Gesundheit" wurde festgestellt, dass der Klimawandel, insbesondere Hitzeereignisse, bereits gegenwärtig die menschliche Gesundheit erheblich bedroht (mittlere bis hohe Gewissheit)" (Bundesregierung 2015: 55). Es werden Hitzebelastungen insbesondere für Herz-Kreislauf beschrieben sowie Atembeschwerden durch bodennahes Ozon, welches aufgrund fotochemischer Prozesse zu erwarten ist. Die Bundesregierung formuliert ferner: „Eine Überlastung der Rettungsdienste, der Krankenhäuser und Ärzte wird im Zuge des Klimawandels derzeit nicht erwartet" (ebd.). Diese Einschätzung wird von einzelnen lokalen Rettungsdiensten nicht geteilt. „Witterungs- und Klimaveränderungen führen dazu, dass (…) Verletzungen durch Extremwetterereignisse zunehmen könnten" (Bundesregierung 2008: 16). Aufgrund von Starkregenereignissen kommt es zu vielfältigen Auswirkungen, die ebenfalls eine Gesundheitsrelevanz haben.[7] Diese Aussagen beziehen sich vor allem auf gesundheitliche Auswirkungen in Deutschland. Global sind die Auswirkungen teilweise deutlich gravierender (vgl. Watts 2019; Edenhofer et al. 2010, S. 21 ff..).

Wie stark die gesundheitsbezogenen Klimafolgen sind, hängt vom Ausmaß des Klimawandels ab. So haben die Autor*innen des IPCC in einem Sonderbericht die Auswirkungen einer Erhöhung der globalen Erwärmung um 1,5 Grad auf die verschiedenen Sustainable Development Goals und somit auch auf das Ziel Gesundheit wie folgt beschrieben: „Any increase in global warming is projected to affect human health, with primarily negative consequences (high confidence). Lower risks are projected at 1.5 °C than at 2 °C for heat-related morbidity and mortality (very high confidence) and for ozone-related mortality if emissions needed for ozone formation remain high (high confidence). Urban heat islands often amplify the impacts of heatwaves in cities (high confidence). Risks from some vector-borne diseases, such as malaria and dengue fever, are projected to increase with warming from 1.5 °C to 2 °C, including potential shifts in their geographic range (high confidence)" (IPCC 2018, S. 11).

Fragen sozialer Ungleichheit und Klima sind auch bezogen auf Gesundheit relevant. Durch die Einbindung in die Debatte einer zukunftsfähigen Entwicklung sind inter- und intragenerative Gerechtigkeit zentrale Fragestellungen (Wuppertal Institut 2005, Edenhöfer et al. 2010). Diese sind nicht nur im globalen Vergleich zu betrachten, sondern auch innerhalb von Staaten. Hurrikane in den USA oder Waldbrände in Australien zeigen, dass auch Staaten, die zu den Verursachern zählen, von den Folgen des Klimawandels betroffen sind. Für den Hurrikan Katrina gibt es umfangreiche Untersuchungen,

---

[7]https://www.dwd.de/DE/leistungen/unwetterklima/starkregen/starkregen_node.html (Zugegriffen: 30. März 2020).

die aufzeigen, dass vor allem Menschen mit einem geringen Einkommen und Afro-Amerikaner*innen besonders von den Folgen betroffen waren und auch heute noch sind. Dies wurde als eine umweltbezogene Ungerechtigkeit (Environmental Injustice) eingeordnet (Adeola und Picou 2017). Es gibt umfangreiche Analysen und Wissensbestände zur Vulnerabilität der Bevölkerung gegenüber Extremwettern, die auch für Deutschland von Relevanz sein könnten. So sind auch in Deutschland soziale Ungleichheiten im Hinblick auf Wärme als ein Faktor von Mehrfachbelastungen bei Stadtgesundheit festzumachen (Köckler et al. 2020). Mendez arbeitet für die Bay Area in Kalifornien die Bedeutung von Mehrfachbelastungen vulnerabler Gruppe bezogen auf Folgen des Klimawandels aus Perspektive umweltbezogener Gerechtigkeit heraus (Mendez 2015).

Die Relevanz sozialer Determinanten für die Auswirkungen von Klimafolgen wird auch vom IPCC erkannt und bearbeitet. In den „shared socio-economic pathways" werden unterschiedliche Szenarien für gesellschaftliche Entwicklungspfade formuliert, die in neue IPCC-Szenarien im Hinblick auf Klimaschutz und Klimaanpassung eingehen (O'Neill et al. 2014). Aufbauend auf dieser Arbeit konnte Guillaume Rohat in seiner wegweisenden Forschung herausarbeiten, wie sich Veränderungen in der Vulnerabilität der Bevölkerung in Klimamodellierungen im Hinblick auf gesundheitliche Folgen auswirken. Er hat unter anderem in einer kleinräumigen Modellierung für Houston/Texas aufgezeigt, dass der Pfad der sozio-ökonomischen Entwicklung stärker auf die Mortalität wirkt als die klimawandelbedingte Hitze selbst (Rohat et al. 2019).

2015 wurde die Lancet Commission zu Gesundheit und Klimawandel gegründet (Watts et al. 2015). Sie hat unter anderem einen Satz von 41 Indikatoren in fünf Themenfeldern entwickelt, um mit dem sogenannten Lancet Countdown jährliche Berichte über die Entwicklungen in diesem Bereich zu liefern. Vergleichbar der Funktionsweise des IPCC basieren die Ergebnisse auf einer interdisziplinären Auswertung von Wissensbeständen verschiedener Disziplinen und dienen der Politikberatung (Watts et al. 2019).

Für Deutschland werden in einer gemeinsamen Publikation von Helmholtz Zentrum München, Bundesärztekammer, Potsdam Institut für Klimafolgenforschung, Charité und Hertie School aus dem Jahr 2019 die folgenden drei Themenfelder des Lancet Countdown als besonders relevant angesehen: hitzebedingte Risiken des Klimawandels einschließlich Umsetzung entsprechender Anpassungsmaßnahmen sowie Klimaschutzmaßnahmen im Gesundheitssektor und zudem Ausbildungsmaßnahmen und Wissensaufbau für Angehörige von Gesundheitsberufen. (Lancet Countdown 2019).

3 Gesundheitsfolgen des Klimaschutzes

Maßnahmen zum Schutz des Klimas haben häufig einen Gesundheitsbezug wie die folgenden Beispiele zeigen: So ist die Energiewende aufgrund der Verringerung fossiler Verbrennung nicht nur positiv für die Treibhausgasbilanz, sondern führt zu einer Verringerung vielfältiger gesundheitsbelastender Emissionen, die mit der Gewinnung der Brennstoffe und deren Umwandlung in Wärme und Strom verbunden sind. Für Braunkohle als fossilem Energieträger hat Jansen dies in diesem Sammelband beschrieben.

Die Verkehrswende steht für eine Verlagerung vom motorisiertem Individualverkehr zu öffentlichem Verkehr und einer mehr auf physischer Aktivität ausgerichtete Mobilität. Auch dies ist mit einer Verringerung gesundheitsbelastender Emissionen, insbesondere von Luft und Lärm, verbunden. Die positiven gesundheitlichen Aspekte von alltäglicher Bewegung für nicht übertragbare Krankheiten sind ebenfalls hinlänglich bekannt. (Zu Verkehr und Gesundheit siehe Beitrag von Becker und Gerlach in diesem Band.)

Neben der Energiegewinnung und dem Mobilitätsbereich stellt der Wohngebäudebestand eine bedeutende Quelle von Treibhausgasemissionen dar. Hier liefert die energetische Wohngebäudesanierung einen Beitrag und wird sowohl für Vermieter*innen als auch für selbstnutzende Eigentümer*innen vielfältig finanziell unterstützt. Aus gesundheitlicher Sicht kann eine Fensterdämmung auch als passiver Schallschutz genutzt werden und zu einer Lärmminderung im Innenraum führen. Belüftungssysteme in energetisch hochwertig sanierten Gebäuden dienen unter anderem der Wärmerückgewinnung und können dank integrierter Pollenfilter eine Entlastung für Allergiker*innen im Innenraum zur Folge haben. Sanierungsanlässe können genutzt werden, um sowohl energetisch zu sanieren als auch Barrieren, beispielsweise im Bereich des Hauszugangs, abzubauen oder Diebstahlschutz zu verstärken und somit über ein erhöhtes Sicherheitsempfinden einen Beitrag zu psychischer Gesundheit zu leisten (Hiete et al. 2017).

Die Landwirtschaft als weiterer Produzent von Treibhausgasemissionen kann mit einem verringerten Einsatz von Dünger die Produktion von Lachgas vermindern. Weniger Viehwirtschaft führt zu weniger Methan-Ausstoß. Im Ergebnis ist eine klimafreundliche Landwirtschaft auch eine ökologische Landwirtschaft, die ihrerseits einen Beitrag zu gesunder Ernährung leistet (siehe Beitrag zur GemüseAckerdemie in diesem Band). Eine Regionalisierung der Vermarktung landwirtschaftlicher Produkte ist mit Lagerung und Transportmobilität verbunden und liefert auf diesem Wege einen Beitrag zu weniger Treibhausgasemissionen.

Neben einer Verminderung von Treibhausgasemissionen ist der Erhalt von Waldfläche und Wiederaufforstung als Beitrag zur CO_2-Bindung zu nennen. Je nach Standort der Wiederaufforstungsflächen liefern diese, wie im Folgenden gezeigt wird, auch einen Beitrag zur Anpassung an den Klimawandel. Aufforstung bietet somit sowohl in der Abschwächung von Klimafolgen als auch aufgrund der gesundheitsförderlichen Wirkung von Grünflächen einen Beitrag zur Gesundheitsförderung (Rittel et al. 2014).

4 Klimaanpassung: Prävention und gesundheitliche Versorgung

Dem Bereich der Anpassung an den Klimawandel sind vielfältige Maßnahmen zuzuordnen, die auch vonseiten der Bundesregierung in der Deutschen Anpassungsstrategie verfolgt werden. Die DAS ist nicht allein in der Umweltpolitik verankert, da neben den Ursachen auch die Folgen der Umweltpolitik in viele Politikfelder greifen. Dies gilt auch aus Sicht der Bundesregierung in besonderem Maße für das Politikfeld Gesundheit: „Insbesondere die Cluster Gesundheit, Wasser und Infrastrukturen erfordern einen integrativen Ansatz bei der Anpassung an den Klimawandel, da sie besonders viele Verknüpfungen mit anderen Clustern aufweisen: (…) Gesundheit, weil sie das Ende von vielen im Netzwerk Vulnerabilität identifizierten Wirkungsketten bildet" (Bundesregierung 2015, S. 69). Im Fortschrittsbericht zur Anpassungsstrategie heißt es weiter: „Im Cluster Gesundheit sind mit Blick auf bestimmte Gefährdungen kurzfristige Anpassungen möglich, beispielsweise durch öffentliche Warnsysteme oder Verhaltensinformationen. Der Ausbau von Gesundheitsinfrastruktur, Rettungs- und Hilfsdiensten braucht im Gegensatz dazu etwas mehr Zeit, wird derzeit aber auch nicht als erforderlich angesehen. (…) Ein mittleres Handlungserfordernis ergibt sich für Atembeschwerden durch bodennahes Ozon, aber auch durch die Überträger von Krankheitserregern, die ihr Verbreitungsgebiet durch höhere Temperaturen verändern können. Die größte Betroffenheit wird – bedingt durch den Wärmeinseleffekt und die höhere Bevölkerungsdichte – in Ballungsräumen erwartet" (Bundesregierung 2015, S. 68).

Den Kommunen wird eine große Umsetzungskompetenz zugesprochen. Dementsprechend hat der Deutsche Städtetag im Jahr 2012 ein Positionspapier „Anpassung an den Klimawandel – Empfehlungen und Maßnahmen der Städte" veröffentlicht, das eine Vielzahl kommunaler Politikfelder benennt. Für viele Großstädte dient das Positionspapier als eine Grundlage für spezifische Anpassungsstrategien. Im Hinblick auf Gesundheit werden unterschiedliche Maßnahmen von der Bekämpfung des Eichenprozessionsspinners und Ambrosia, über Hitzewarnsysteme in Zusammenarbeit mit dem Deutschen Wetterdienst bis zur Erstellung und/oder Überarbeitung von Notfallplänen für Einrichtungen wie Behinderten-, Alten- und Pflegeeinrichtungen und Krankenhäuser benannt (Deutscher Städtetag 2012).

Mit der Situation vulnerabler, insbesondere alleinlebender älterer Menschen hat sich das BMBF-Projekt „Klimzug-Nordhessen" beschäftigt. Erkenntnisse aus diesem Projekt bilden eine Grundlage für den Hessischen Aktionsplan zur Vermeidung hitzebedingter Gesundheitsgefährdungen der Bevölkerung (Grewe et al. 2012). In diesem Aktionsplan werden unterschiedliche Analyse- und Interventionsmaßnahmen benannt. Hitzeaktionspläne werden mittlerweile bundesweit als sinnvolles Instrument angesehen und in ihrer Erstellung vom Bundesumweltministerium unterstützt. Hierbei wird auch auf Arbeiten der ehemaligen Bund/Länder-Ad-hoc Arbeitsgruppe ‚Gesundheitliche Anpassung an die Folgen des Klimawandels (GAK) zurückgegriffen, die vom BMU geleitet wurde. (BMU 2017).

Soziale Ungleichheit spielt auch bei der Planung von Klimaanpassungsmaßnahmen eine Rolle. Dies wurde aus einer Environmental Justice-Perspektive für Kalifornien untersucht. So hat Solange M. Gould (2015) in ihrer Promotion die Folgen des Klimawandels aus Public Health-Sicht im Hinblick auf die Situation von Haushalten mit geringem Einkommen oder/und einer ethnischen Zugehörigkeit (people of colour) eingeordnet. Sie macht in ihrer auf Kalifornien bezogenen Arbeit deutlich, was die Associated Press im Umgang mit Vanessa Nakate auf globaler Ebene verdeutlicht hat:

Bestimmte Gruppen sind in umweltpolitischen Diskursen und Entscheidungsprozessen unterrepräsentiert. Dies wird auch als eine umweltbezogene Verfahrensungerechtigkeit bezeichnet (Köckler 2017). Gould arbeitet bezogen auf Klimaschutz und Klimaanpassung für die Bay Area in Kalifornien heraus, dass eine Public Health-Perspektive die Planwerke insbesondere im Hinblick auf eine Berücksichtigung vulnerabler Gruppen verbessert hat.

5   Hindernisse und Chancen zur Berücksichtigung von Gesundheitsaspekten in der Klimapolitik

Zunächst ist festzuhalten, dass Gesundheit, wie bereits dargelegt, in der Klimapolitik bereits in vielfältiger Weise und seit mehreren Jahren berücksichtigt wird. Auch wenn etliche Wirkungsweisen bekannt sind, bleibt es doch schwierig, diese in politisches Handeln zu überführen. So hat der Deutsche Städtetag bereits 2012 vor den Gefahren von Eichenprozessionsspinnern gewarnt, die gesundheitliche Gefährdung aufgrund dieses Falters im Jahr 2019 wurden jedoch nicht verhindert.

Auch die Situation alleinlebender älterer Menschen ist und bleibt in Hitzetagen herausfordernd. Dies liegt jedoch weniger in einer mangelnden Berücksichtigung von Gesundheit in der Klimapolitik, sondern mehr in strukturellen Defiziten des Gesundheitswesens begründet. So fehlt es beispielsweise an innovativen sozialraumbezogenen Konzepten, wie Community Health Nurses/Gemeindeschwestern, die in solchen Situationen einen Beitrag zur Versorgung zu Hause liefern könnten.

Der wohl zentrale Punkt ist, dass die große Transformation mit Gewinnern und Verlierern einhergeht, was zu einer Veränderung von Machtverhältnissen führt. Wie dies möglich ist, wurde im Bereich der Energieversorgung anhand der Schönauer Energierebellen aufgezeigt. Wie schwierig es ist, wurde durch die mehrfachen Bezüge zu umweltbezogener Ungerechtigkeit (Environmental Injustice) aufgezeigt.

Gleichzeitig bietet die Klimadebatte und ihre gesteigerte Aufmerksamkeit durch die Zivilgesellschaft und hier insbesondere Dank der „Fridays for Future"-Bewegung die Möglichkeit, auch im Gesundheitsbereich strukturelle Veränderungen einzufordern und zu unterstützen. So könnte die Situation alleinlebender älterer Menschen in Verbindung mit der Klimadebatte Aufmerksamkeit erhalten und aus einer ganzheitlichen Perspektive betrachtet werden. Wichtig ist hierbei, dass Kompetenzen aus dem Public und Community Health-Bereich Klimapolitiker*innen bei Anpassungsstrategien helfen können, wie die Arbeit von Gould für die Bay Area aufgezeigt hat. Dies gilt es über eine Berücksichtigung von Inhalten zum Klimawandel in der Ausbildung von Studierenden in den Gesundheitswissenschaften, Therapie oder Medizin zu berücksichtigten. Dies ist auch eine Forderung in der deutschen Adaptation des Lancet Countdown zu Klima (Lancet Countdown 2019).

Zudem erwartet die Öffentlichkeit Antworten zu gesundheitsbezogenen Fragen, da Klimafolgen derzeit erlebbar werden und wir auch in Deutschland gesundheitlich von den Folgen durch Starkregen, Hitze oder Eichenprozessionsspinnern eingeschränkt sind.

6 Ausblick

Wie die weitere Entwicklung einer integrierten Betrachtungsweise von Klima- und Gesundheitspolitik sich entwickelt, hängt von einer Vielzahl von Faktoren ab. So ist es zweifelsohne wichtig, dass sich Akteure des Gesundheitswesens die umfassenden und langjährigen Wissensbestände der Klimaforschung und -politik erschließen und vor dem Hintergrund ihrer eigenen Kompetenzen ergänzen. Es geht nicht darum, dass Gesundheitswissenschaftler*innen nun Radwege planen, das können Verkehrsplaner*innen besser. Aber die Nutzung von Radwegen beispielsweise über das Setting Betrieb und ein mobilitätsbezogenes Betriebliches Gesundheitsmanagement zu erhöhen und sich in diesem Sinne in Planungen für eine Verkehrswende als Teil der großen Transformation einzubringen, ist der Weg, der gegangen werden sollte.

Bedeutend für die Klimapolitik als Ganzes ist das Fortbestehen des zivilgesellschaftlichen Drucks. Um Gesundheit vermehrt auf die Agenda der Klimapolitik zu setzen und die unmittelbaren gesundheitlichen Folgen sichtbar zu machen, ist es wichtig, dass Aktivitäten wie „Health for Future" stark bleiben. Ob diese sich auch eine Diskursmacht für Gesundheitsthemen jenseits der Klimadebatte erhalten, bleibt offen, wäre aber wünschenswert.

In der Klimapolitik wurden bereits erste Schritte in Richtung einer großen Transformation unternommen. Es wäre für eine Verfolgung von mehr Chancengerechtigkeit für Gesundheit daher eine Option, von systeminnovativen Ansätzen aus der Klimapolitik für die Gesundheitspolitik zu lernen. Außerdem sind strukturelle und organisatorische Ansätze gegebenenfalls auf das Gesundheitswesen zu übertragen, denn auch Klimapolitik verfolgt, wie gezeigt, eine „in All Policies"-Strategie.

Literatur

Adeola, F. O., & Picou, J. S. (2017). Hurricane Katrina-linked environmental injustice: race, class, and place differentials in attitudes. *Disasters, 41*(2), 228–257.

Berg, A. (2017). Disruption in der Energiewende. https://www.eurosolar.de/de/index.php/solarzeitalter-eurosolar-zeitschrift/2199-disruption-energiewende-berg. Zugegriffen: 7. Apr. 2020.

BMU (Bundesministerium für Umwelt, Naturschutz, Bau und Reaktorsicherheit). (2017). *Handlungsempfehlungen für die Erstellung von Hitzeaktionsplänen zum Schutz der menschlichen Gesundheit.* Bonn: BMU.

Bundesregierung. (2008). Deutsche Anpassungsstrategie an den Klimawandel vom Bundeskabinett, 17. Dezember 2008. Berlin.

Bundesregierung. (2015). *Fortschrittsbericht zur Deutschen Anpassungsstrategie an den Klimawandel*. Berlin.

Edenhofer, O., Wallacher, J., Reder, M., & Lotze-Campen, H. (2010). *Global aber gerecht. Klimawandel bekämpfen, Entwicklung ermöglichen*. München: Beck.

Flannery, T. (2005). *Wir Wettermacher. Wie die Menschen das Klima verändern und was das für unser Leben bedeutet*. Frankfurt a. M.: S. Fischer.

Gould, S. M. (2015). *Advancing health equity and climate change solutions in California through integration of public health in regional planning. Dissertation*. University of California: Berkeley.

Grewe, H. A. (2012). *Hessischer Aktionsplan zur Vermeidung hitzebedingter Gesundheitsbeeinträchtigungen der Bevölkerung (HEAT). Abschlussbericht*. Fulda: Hochschule Fulda.

Hiete, M., Brengelmann, S., Hahne, U., Kallendrusch, S., Köckler, H., Lee, J., Lützkendorf, T., Marquardt, C., Matovelle, A., Naber, E., Neumann, U., Rauschen, M. & Schultmann, M. (2017). Energetische Sanierung von Wohngebäuden im Quartier. Eigentümer im demographischen Wandel. *Informationen zur Raumentwicklung*, Heft 4/2017, 82–95.

IPCC (Intergovernmental Panel on Climate Change). (2018). Summary for policymakers. In V. Masson-Delmotte, P. Zhai, H. O. Pörtner, D. Roberts, J. Skea, P. R. Shukla, A. Pirani, W. Moufouma-Okia, C. Péan, R. Pidcock, S. Connors, J. B. R. Matthews, Y. Chen, X. Zhou, M. I. Gomis, E. Lonnoy, T. Maycock, M. Tignor & T. Waterfield (eds.), *Global warming of 1.5°C. An IPCC Special Report on the impacts of global warming of 1.5°C above pre-industrial levels and related global greenhouse gas emission pathways, in the context of strengthening the global response to the threat of climate change, sustainable development, and efforts to eradicate poverty* (S. 32–34). Geneva: World Meteorological Organization.

Köckler, H. (2017). *Umweltbezogene Gerechtigkeit - Anforderungen an eine zukunftsweisende Stadtplanung*. Frankfurt a. M: Lang.

Köckler, H., Simon, D., Agatz, K. & Flacke, J. (2020). Indikatoren für eine gesundheitsfördernde Stadtentwicklung. Die Methodik des SUHEI Modells am Beispiel der Stadt Herne. *Informationen zur Raumentwicklung*, 97–109.

Lancet Countdown on Health and Climate Change (Hrsg.). (2019). *Policy Brief für Deutschland*.

Mendez, M. A. (2015). *Climate Change from the Streets: A Community-based Framework for Addressing Local and Global Environmental Health Impacts. Dissertation*. University of California: Berkeley.

Müller, T. (Hrsg.). (2012). *20 Jahre Recht der Erneuerbaren Energien*. Nomos: Baden-Baden.

O'Neill, B. C., Kriegler, E., Riahi, K., Ebi, K. L., Hallegatte, S., Carter, T. R., et al. (2014). A new scenario framework for climate change research: The concept of shared socioeconomic pathways. *Climatic Change, 122*(3), 387–400.

Rittel, K., Bredow, L., Wanka, E. R., Hokema, D., Schuppe, G., Wilke, T., et al. (2014). *Grün, natürlich, gesund: Die Potenziale multi-funktionaler städtischer Räume*. BfN: Bonn.

Rohat, G., Wilhelmi, O., Flacke, J., Monaghan, A., Gao, J., Dao, H., & van Maarseveen, M. (2019). Characterizing the role of socioeconomic pathways in shaping future urban heat-related challenges. *Science of total Environment, 695*, 133941.

Sladek, S. (2015). EWS Schönau: Die Schönauer Stromrebellen – Energiewende in Bürgerhand. In H. Kopf, S. Müller, D. Rüede, K. Lurtz, & P. Russo (Hrsg.), *Soziale Innovationen in Deutschland*. Wiesbaden: Springer VS.

Städtetag, (2012). *Positionspapier Anpassung an den Klimawandel*. Köln: Empfehlungen und Maßnahmen der Städte.

Watts, N., et al. (2019). The 2019 report of The Lancet Countdown on health and climate change: ensuring that the health of a child born today is not defined by a changing climate. *The Lancet, 394*, 1836–1878.

Watts, N., et al. (2015). Health and climate change: Policy responses to protect public health. *The Lancet, 386,* 1861–1914.
WBGU (Wissenschaftlicher Beirat der Bundesregierung Globale Umweltveränderungen). (2011). *Welt im Wandel. Gesellschaftsvertrag für eine Große Transformation.* WBGU: Berlin.
Wuppertaler Institut (2005). *Fair Future. Ein Report aus dem Wuppertal Institut.* München: Beck.

Heike Köckler ist Professorin für Sozialraum und Gesundheit am Department of Community Health der Hochschule für Gesundheit in Bochum. Sie hat Raumplanung studiert und arbeitet zu gesundheitsfördernder Stadtentwicklung, umweltbezogener Gerechtigkeit und partizipativen Methoden digitaler Sozialraumanalyse. Sie ist ordentliches Mitglied der Akademie für Raumforschung und Landesplanung und der IAPS (International Association of People and Environment Studies).

Wasserwirtschaft

Thomas Kistemann

1 Das Politikfeld Wasserwirtschaft

Die Verfügbarkeit von Wasser in ausreichender Quantität und Qualität ist von herausragender Bedeutung für den Wohlstand, die soziale Sicherheit und die Gesundheit von Menschen und Gesellschaften (Kistemann 2003). Diesem Umstand trug die Weltgesundheitsorganisation (WHO) Rechnung, als sie das Thema Wasser explizit in ihre zentrale *Health-for-All*-Strategie aufnahm, die 1978 mit einer internationalen Konferenz in Almaty gestartet wurde. Auf dieser Basis formulierte das WHO-Regionalbüro für Europa ein Set von Gesundheitszielen. Zum Thema Wasser forderte sie, dass bis zum Jahr 2020 alle Menschen Zugang zu einer angemessenen, sicheren Trinkwasser-Versorgung haben sollten und dass von der Verschmutzung von Grundwasser, Flüssen, Seen und Meeren keine Bedrohung menschlicher Gesundheit mehr ausgehen sollte (WHO 1991).

Die planvolle Bewirtschaftung der Ressource Wasser durch den Menschen wird als Wasserwirtschaft bezeichnet. Dabei geht es einerseits um den quantitativen und qualitativen Schutz der Wasserressourcen, andererseits um ihre Nutzung, insbesondere zur Trinkwasser- und Energiegewinnung, Abwasserentsorgung, Verkehrs- und Freizeitnutzung. Die Maßnahmen der Wasserwirtschaft umfassen:

- die Bewirtschaftung der ober- und unterirdischen Gewässer,
- die Bewirtschaftung des niederschlagsabhängigen Wasserdargebotes durch Be- bzw. Entwässerung,
- die Trinkwassergewinnung und -verteilung,
- die Bewirtschaftung von Abwässern.

T. Kistemann (✉)
Universität Bonn, Bonn, Deutschland
E-Mail: Thomas.Kistemann@ukbonn.de

Die Bewirtschaftung der Gewässer von der Quelle bis zum Meer unter Berücksichtigung der Ökosystem-Anforderungen und der Nutzungen wird auch als integriertes Wasserressourcenmanagement bezeichnet (UBA 2017).

Für die Wasserwirtschaft bestehen, je nach Thema, bis zu sechs relevante politische Ebenen mit jeweils rechtsverbindlichen Regelungen: die Vereinten Nationen (UN, UNECE, WHO), die Europäische Union, der Bund, die Bundesländer, die Kreise und kreisfreien Städte sowie schließlich die Gemeinden.

In Deutschland sind der vorsorgende Schutz der Gewässer als Bestandteil des Naturhaushaltes und die Sicherstellung der Wasserver- und Abwasserentsorgung zentrale Aufgaben von Bund, Ländern und Kommunen. Staatliche und kommunale Behörden spielen insofern eine wesentliche Rolle in der Wasserwirtschaft. Das Wasserhaushaltsgesetz (WHG) des Bundes, die Wassergesetze der Länder sowie subsidiäre Rechtsverordnungen werden von diesen Wasserbehörden vollzogen. Sie setzen damit auch die rechtsverbindlichen Bestimmungen der EU wie die Wasserrahmenrichtlinie um.

Der Vollzug der wasserrechtlichen Bestimmungen obliegt in Deutschland im Wesentlichen den Bundesländern. Die übergeordneten Bundesangelegenheiten werden durch das Bundesamt für Seeschifffahrt und Hydrographie, die Wasserstraßen- und Schifffahrtsverwaltung sowie das Umweltbundesamt umgesetzt. In den Bundesländern besteht für Wasserangelegenheiten eine zwei- oder dreistufige Verwaltungsgliederung. Diese umfasst das in der Regel zuständige Umweltministerium als oberste Wasserbehörde, in den großen Flächenländern eine obere Wasserbehörde (in NRW zum Beispiel fünf Bezirksregierungen) als mittlere Verwaltungsebene sowie in allen Bundesländern die unteren Wasserbehörden der Kreise und kreisfreien Städte. Letztere sind in der Regel den Umweltdezernaten der Kommunalverwaltungen zugeordnet. Trinkwasserbereitstellung und Abwasserbeseitigung gehören zur Daseinsvorsorge und sind somit pflichtige Selbstaufgaben der verantwortlichen Gebietskörperschaften (§ 50 Abs. 1 bzw. § 56 WHG).

In Deutschland stehen aktuell Qualitätsanforderungen an das Wasser gegenüber Quantitätsherausforderungen deutlich im Vordergrund der wasserwirtschaftlichen Aktivitäten. National ist der Wassernutzungs-Index (Verhältnis von Wassernutzung und Wasserdargebot) in den letzten 30 Jahren kontinuierlich gesunken und liegt seit der Jahrtausendwende wieder unter dem kritischen Wert von 20 %, der als Grenze für Wasserstress interpretiert wird (UBA 2017). Dies kann sich im Zuge des Klimawandels jedoch wieder verschieben: So ist zu erwarten, dass infolge langer sommerlicher Trockenperioden zumindest regional der Bedarf landwirtschaftlicher Beregnung, welcher derzeit nur 0,2 % des nationalen Wasserdargebotes in Anspruch nimmt, steigen wird. Andererseits können häufigere Extremniederschlagsereignisse neue Herausforderungen für den Hochwasserschutz bringen.

Wesentliche praktische Aspekte der wasserwirtschaftlichen Aufgaben werden in Deutschland durch gemeinnützige Verbände wahrgenommen. Ein Wasserwirtschaftsverband ist eine flussgebietsbezogene, öffentlich-rechtliche Organisationsform zur Lösung wasserwirtschaftlicher Aufgaben wie Hochwasserschutz, Abwasserableitung und

-reinigung, Gewässerunterhaltung, Grundwasserbewirtschaftung u. v. m. Sielverbände der Nordseeküste, die bereits im 13. Jahrhundert für die Durchleitung von Binnen- und Durchstauwasser aus dem Marschland durch die Deiche sorgten, können als die ersten wasserwirtschaftlichen Genossenschaften bezeichnet werden (Bochalli 1913). Eine Renaissance dieser Genossenschaftskultur setzte im 19. Jahrhundert ein. So wurde beispielsweise im Jahr 1859 die „Genossenschaft für die Melioration der Erftniederung" gegründet (Bochalli 1921), aus der vor 60 Jahren der Erftverband hervorging.

Die wasserwirtschaftlichen Herausforderungen des Ruhrgebietes wurden zum Motor der weiteren Entwicklung. Durch Bodensenkungen in Folge des Bergbaus mit Störung der Abflussverhältnisse und großen Überschwemmungen kam es in diesem sehr dicht besiedelten Gebiet zu einem regelrechten Entwässerungsnotstand. Vor allem durch kontaminiertes Trinkwasser und wegen der mangelhaften Abwasserbeseitigung breiteten sich immer wieder Typhus, Cholera und auch Malaria aus. 1899 wurde deshalb die Gründung einer Organisation beschlossen, welche die Wahrnehmung von wasserwirtschaftlichen Aufgaben im öffentlichen Interesse gewährleisten sollte, insbesondere die Herstellung einer ausreichenden Vorflut sowie die Errichtung von Sammelkanälen zur Abwasserableitung. Eine Kommission aus Kommunal-, Landkreis-, Industrie- und Bergbauvertretern sowie technischen und hygienischen Sachverständigen übernahm die Planung. 1904 wurde dann das „Gesetz betreffend Bildung einer Genossenschaft zur Regelung der Vorflut und zur Abwässerreinigung im Emschergebiet" vom preußischen König bestätigt (Peters 1999). Die damals festgelegten genossenschaftlichen Grundsätze (Vertretung der Städte und Kreise, Verursacherprinzip, behördliche Aufsicht und Kontrolle) sind heute noch gültig. Mit dem ökologischen Umbau des Emschersystems, welcher die vollständige Neuordnung des Abwasserklärsystems sowie die Renaturierung des Emschertals zwischen Holzwickede und Dinslaken umfasst, steht die Genossenschaft jetzt vor der Vollendung eines Jahrhundertprojektes (siehe hierzu den Beitrag von Paetzel und Knickmeier in diesem Band).

2 Gesundheitsschutz und Gesundheitsförderung in der Wasserwirtschaft

Traditionell wird die Dimension Gesundheit im Politikfeld Wasserwirtschaft im Sinne von Gesundheits*schutz* und als Teil der Verhältnisprävention (Schwartz et al. 1998) berücksichtigt: Im Mittelpunkt stehen dabei gesellschaftliche und institutionelle Maßnahmen und Anstrengungen, die geeignet sind, gesundheitliche Schädigungen zu vermeiden, welche im Zusammenhang mit Wasser und seiner Nutzung auftreten können (Kistemann et al. 2002). Es geht also vornehmlich um Gesundheit als individuellen Zustand, welcher durch die gesundheitsschützende Gestaltung von Lebensverhältnissen vor Schädigung bewahrt werden soll.

Die Wahrnehmung des Themenfeldes Wasser findet sich in diesem Sinne auf allen politischen Ebenen wieder. Im Jahr 2010 hat die Generalversammlung der UN mit großer Mehrheit das Recht auf hygienisch sicheres Trinkwasser und auf sanitäre Versorgung zu einem universellen Menschenrecht erklärt (UN 2010).

Die 2016 in Kraft getretenen 17 UN-Nachhaltigkeitsziele (SDGs) umfassen ein eigenes Ziel zur Verfügbarkeit und nachhaltigen Bewirtschaftung von Wasser und Sanitärversorgung. Danach soll bis 2030 weltweit

- ein allgemeiner und gerechter Zugang zu einwandfreiem und bezahlbarem Trinkwasser für alle Menschen erreicht werden
- ein Zugang zu einer angemessenen Sanitärversorgung für alle Menschen erreicht werden
- die Wasserqualität unter anderem durch Minimierung der Freisetzung gefährlicher Chemikalien und Halbierung des Anteils unbehandelten Abwassers weltweit verbessert werden
- die Effizienz der Wassernutzung wesentlich gesteigert werden
- auf allen Ebenen eine integrierte Bewirtschaftung der Wasserressourcen umgesetzt werden
- der Schutz und die Wiederherstellung wasserverbundener Ökosysteme erreicht werden
- die internationale Zusammenarbeit im Bereich der Wasser- und Sanitärversorgung ausgebaut werden
- die Mitwirkung lokaler Gemeinwesen bei der Wasserbewirtschaftung gestärkt werden.

Für die WHO-Region Europa hatte bereits zuvor das von Deutschland im Jahr 2007 ratifizierte und damit rechtsverbindliche Protokoll über Wasser und Gesundheit (UNECE und WHO 1999) große Bedeutung erlangt. Das Ziel dieses Protokolls ist es, durch die Verbesserung der Wasserbewirtschaftung, einschließlich des Schutzes der Wasser-Ökosysteme, und durch die Verhütung, Bekämpfung und Reduzierung wasserbedingter Erkrankungen im Rahmen einer nachhaltigen Entwicklung den Schutz der Gesundheit und des Wohlbefindens jedes Einzelnen sowie der gesamten menschlichen Gemeinschaft zu fördern (Kistemann 2003).

Auf EU-Ebene stellt die Wasserrahmenrichtlinie (WRRL 2000) das zentrale Regelwerk der Wasserpolitik und Wasserwirtschaft dar. Ziel dieser Richtlinie ist die Schaffung eines Ordnungsrahmens für den Schutz der Binnenoberflächengewässer, der Übergangsgewässer, der Küstengewässer und des Grundwassers (Artikel 1). Wichtige Elemente der WRRL sind die Betonung der Gewässerökologie, die Festlegung ökologischer, chemischer und mengenmäßiger Umweltziele, die Aufstellung von Bewirtschaftungsplänen zur Verbesserung des Zustandes der Gewässer sowie die Einbeziehung der Öffentlichkeit (UBA 2017). Im Wesentlichen implizit gehört auch die menschliche Gesundheit zu den Zielen der WRRL.

Die Mitgliedstaaten sind verpflichtet, alle Wasserkörper mit dem Ziel, einen guten ökologischen und chemischen Zustand der Oberflächengewässer zu erreichen, zu schützen, zu verbessern und zu sanieren (Artikel 4). Für Gewässer mit Entnahme von

Trinkwasser gelten besondere Schutzziele (Artikel 7). Die WRRL wird durch zwei Tochter-Richtlinien zu Grundwasser und Umweltqualitätsnormen ergänzt. Weitere wasserwirtschaftlich relevante EU-Richtlinien behandeln Trinkwasser sowie Badegewässer.

Der Begriff „ökologischer Zustand" ist zentral für die Wasserrahmenrichtlinie. Er bezieht sich auf die Qualität von Struktur und Funktionsfähigkeit oberirdischer Wasser-Ökosysteme. Für Grundwasser wird auf den mengenmäßigen sowie den chemischen Zustand fokussiert. In dem umfangreichen Katalog von Kriterien, welche zur Beurteilung des ökologischen, chemischen oder mengenmäßigen Zustandes von Oberflächenwasser bzw. Grundwasser herangezogen werden, spielt die menschliche Gesundheit keine direkte Rolle. Hinsichtlich des chemischen Zustandes werden „gefährliche Stoffe" definiert. Diese sind toxisch, persistent und können sich in Organismen konzentrieren. Zwar kann davon ausgegangen werden, dass gefährliche Stoffe im Sinne des Gesundheitsschutzes auch gefährlich für aquatische Ökosysteme sind, aber zwingend ist dies nicht. Mikrobiologische Gesundheitsrisiken, wie zum Beispiel die Erreger wichtiger Darminfektionen (Cholera, Ruhr, Typhus), die humanmedizinisch auch im Zusammenhang mit Wasser von herausragender Bedeutung sein können, wenn das Wasser etwa zur Trinkwassergewinnung herangezogen wird, werden überhaupt nicht behandelt.

Durch das WHG, die Oberflächen- und die Grundwasserverordnung hat Deutschland die WRRL in nationales Recht umgesetzt. Das WHG schreibt vor, die Gewässer als Bestandteil des Naturhaushaltes und als Lebensraum für Fauna und Flora zu sichern und so zu bewirtschaften, dass sie dem Wohl der Allgemeinheit dienen (UBA 2017). Ausnahmen vom Bewirtschaftungsziel des guten ökologischen Zustandes lässt das WHG allerdings dann zu, wenn der Nutzen für die Gesundheit oder Sicherheit des Menschen oder für die nachhaltige Entwicklung größer ist als der Nutzen, den die Erreichung der Bewirtschaftungsziele für die Umwelt und die Allgemeinheit hat (§ 31 Abs. 2 WHG).

Die Gewässer werden grundsätzlich vom Staat bewirtschaftet. Jegliche Gewässerbenutzung, etwa die Entnahme oder die Einleitung von Wasser, bedürfen im Sinne eines vorsorgenden Gewässerschutzes einer behördlichen Genehmigung. Das WHG beinhaltet auch Vorschriften zu Abwasseranlagen, zum Ausbau von Gewässern, zum Hochwasserschutz sowie zu Wasserschutzgebieten.

Die wasserrechtlichen Regelungen der Bundesländer, in der Regel Landeswassergesetze sowie untergesetzliche Verordnungen und Verwaltungsvorschriften, ergänzen und konkretisieren das Bundesrecht. Ausführlich werden in den Landeswassergesetzen die Themen Trinkwasser und Abwasser, deren Bezug zur menschlichen Gesundheit offensichtlich ist, behandelt (zum Beispiel LWG NRW 1995: § 35–42 bzw. § 43–60). Die kommunale Satzungshoheit umfasst zum Beispiel Regelungen zum Anschluss an die zentrale Wasserversorgung und Abwasserentsorgung. Auch hier spielen gesundheitliche Aspekte regelmäßig eine Rolle, etwa bei Bestimmungen zum Umgang mit Krankenhausabwasser.

Zur Erreichung der wasserwirtschaftlichen Ziele wurden neben den beschriebenen regulatorischen umfassende technische Instrumente installiert, deren Systematik im Wesentlichen den verschiedenen Nutzungsbereichen von Wasser folgt. Die verfügbaren Wasserressourcen werden bedarfsweise und im Rahmen der technischen und ökonomischen Möglichkeiten so bereitgestellt, geschützt, behandelt und konditioniert, dass die jeweiligen quantitativen und qualitativen Nutzungsansprüche befriedigt werden können. Im Trinkwasserbereich gehört dazu der Schutz des Rohwassergebietes vor gesundheitsgefährdenden Einträgen durch Schutzgebiete mit Nutzungsbeschränkungen, die Reinigung und möglicherweise Desinfektion im Wasserwerk sowie der regelgerechte Transport zu den Konsumenten. Zum Schutz von Badegewässern werden chemische und mikrobiologische Einträge in die Oberflächengewässer vermieden oder soweit reduziert, dass eine gesundheitliche Gefährdung für Badende unwahrscheinlich ist. Auch hierzu bedarf es teilweise aufwendiger Maßnahmen im Zustrom zu Badestellen, wie etwa Gewässerrandstreifen mit Auszäunung von Viehweiden oder die Ertüchtigung abwassertechnischer Anlagen (Kistemann et al. 2009).

Je nach Nutzung bestehen spezifische chemische und hygienisch-mikrobiologische Qualitätsanforderungen an das jeweilige Wasser. Zu nennen sind hier die Qualitätsanforderungen für Trinkwasser und Mineralwasser, Badewasser (in öffentlichen Schwimmbädern) und Badegewässer, Tränkwasser und Beregnungswasser, Kühl- und Prozesswasser. Exemplarisch sei hier § 4 Absatz 1 der deutschen Trinkwasserverordnung zitiert: „Trinkwasser muss so beschaffen sein, dass durch seinen Genuss oder Gebrauch eine Schädigung der menschlichen Gesundheit insbesondere durch Krankheitserreger nicht zu besorgen ist. Es muss rein und genusstauglich sein."

Diese Qualitätsanforderungen werden behördlich (Gesundheitsamt, Untere Wasserbehörde) überwacht. Im Falle der Nichteinhaltung nutzungsspezifischer Qualitätsanforderungen kann zum Schutz der menschlichen Gesundheit behördlicherseits die Nutzung vorübergehend oder dauerhaft eingeschränkt oder untersagt werden. Beispiele hierfür sind ein Abkochgebot für Trinkwasser, nachdem ein Fäkalindikator in einer Trinkwasserprobe des Versorgungssystems nachgewiesen wurde, oder ein Badeverbot, wenn die mikrobiologischen Grenzwerte in einem Badegewässer nicht eingehalten werden.

Gesundheitliche Belange des Wasserressourcenmanagements werden auf kommunaler Ebene durch die Gesundheitsämter wahrgenommen. Dies funktioniert in den Aufgabengebieten, die durch das Infektionsschutzgesetz definiert sind (7. Abschnitt des IfSG: Wasser, §§ 37–41: Trinkwasser, Badewasser, Abwasser) gut; in anderen Bereichen (siehe unten) ist die Einbeziehung der Gesundheitsbehörden nicht immer zufriedenstellend, auch wenn die Landesgesetzgebung über den öffentlichen Gesundheitsdienst die Mitwirkung der Gesundheitsbehörden an Planungs- und Genehmigungsverfahren immer dann vorsieht, wenn gesundheitliche Belange der Bevölkerung berührt werden (§ 8 ÖGDG NRW 1997) und die Auswirkungen von Umwelteinflüssen auf die Bevölkerung unter gesundheitlichen Gesichtspunkten zu bewerten ist (§ 10 Abs. 1 ÖGDG NRW 1997).

Jenseits der oben dargestellten und im IfSG begründeten, hygienischen und toxikologischen Aspekte zum Gesundheitsschutz bei verschiedenen Wassernutzungen werden gesundheitliche Implikationen des Wassermanagements in der Wasserwirtschaft bislang wenig thematisiert. Dies ist historisch nachvollziehbar, weil der Schutz vor Infektionen für das Wassermanagement im 19. und frühen 20. Jahrhundert, als die deutsche Wasserwirtschaft institutionalisiert wurde, von zentraler Bedeutung war. Jedoch kennt man inzwischen wichtige weitere Aspekte, die sowohl Gesundheitsschutz als auch Gesundheitsförderung betreffen.

Gesundheitsschutz: Insbesondere im urbanen Raum ist die menschliche Gesundheit spezifischen Umweltstressoren ausgesetzt (Wärme, Luftschadstoffe, Lärm), welche durch regulierende und bereitstellende Ökosystemleistungen von Oberflächengewässern abgemildert werden können (Frumkin 2002; Galea und Vlahov 2005; WHO 2010). Gewässer mit ihren Uferzonen zählen innerhalb städtischer Wärmeinseln zu den thermisch weniger belasteten Räumen. Gewässerachsen bilden oft wichtige radiale Frischluftschneisen, welche die städtische Überwärmung abmildern können (BMVBS 2011). Zudem besitzen große Wasserflächen eine eigenständige, thermisch dämpfende Wirkung (Coutts et al. 2012). Die durch die Gewässerachsen verbesserte Durchlüftung des Stadtraums sorgt auch für einen intensivierten bodennahen Luftaustausch und damit für eine Reduzierung von stadttypischen Luftschadstoff-Konzentrationen. Zudem konnte gezeigt werden, dass infolge der höheren Luftfeuchtigkeit an Gewässern die Feinstaubbelastung geringer ist (Chazette und Liousse 2001; Kuttler et al. 2002). Darüber hinaus können breite urbane Gewässer zu einer objektiv oder subjektiv reduzierten Lärmbelastung in Wohnquartieren beitragen. Wegen der natürlichen Geräuschkulisse an Gewässern werden störende Lärmeinwirkungen in geringerem Maße wahrgenommen (White et al. 2010). Offene Wasserflächen können auch die Belichtungsverhältnisse von angrenzenden Stadtquartieren verbessern, indem sie einerseits keinerlei Schattenwurf provozieren und andererseits Wasserflächen durch Reflexion die Wirkung des einfallenden Sonnenlichtes verstärken.

Für die Entfaltung gesundheitsfördernder Wirkungen von Gewässern spielen neben ihrer reinen physischen Beschaffenheit die Formen ihrer Aneignung eine entscheidende Rolle. Als relevante Aneignungsdimensionen wurden körperliche Aktivität, soziale Interaktion, kontemplatives Erleben und symbolische Aufladung identifiziert (Völker und Kistemann 2011). Diese Aneignungsdimensionen spiegeln das Konzept der therapeutischen Landschaften wider, nach welchem Orte und Landschaften *an sich*, also jenseits ihrer unmittelbaren physischen Eigenschaften und Wirkungen, das gesundheitliche Wohlbefinden von Menschen beeinflussen (Kistemann 2016).

Für zahlreiche von Wasser geprägte Stadtlandschaften („Stadtblau") liegen inzwischen grundlegende Untersuchungen vor, welche die verschiedenen genannten Aspekte berücksichtigen (Völker und Kistemann 2011; 2013, 2015). Gewässer stellen ideale, vielseitige und beliebte Orte zur wohnortnahen körperlichen Aktivität dar. Diese umfassen neben wassergebundenen Sportaktivitäten auch die Möglichkeiten uferbegleitender, körperlicher Betätigung (Völker und Kistemann 2013). Die positiven Wirkungen derartiger körperlicher Aktivitäten für das Herz-Kreislaufsystem, den Bewegungsapparat, die hormonelle Regulation und das Koordinationsvermögen sind hinreichend untersucht und belegt. Auch kontemplative Erfahrungen und symbolische Konnotationen sind häufig mit Gewässern verknüpft (White et al. 2010). Gewässer-Erfahrungen wirken stressmildernd und verbessern die Gemütslage (Völker und Kistemann 2013). Die visuellen Effekte, wie Oberflächenbewegungen oder Reflexionen von Licht und Umgebung, lassen Gewässerflächen besonders attraktiv erscheinen (Fernandez und Wilkins 2008). Wasser wurde als hochwirksamer Faktor für Landschaftspräferenzen identifiziert (Kaplan und Kaplan 1989). Diese positiven Konnotationen fördern die emotionale Bindung an den Wohnort, was sich wiederum positiv auf das gesundheitliche Wohlbefinden auswirkt (Eyles und Williams 2008). Bewohner in Gewässernähe bewerten ihr Wohnumfeld vornehmlich positiv (Asakawa et al. 2004). Auch als Ort sozialer Interaktion werden Gewässer genutzt. Menschen beobachten, neue Bekanntschaften schließen, Freunde treffen und sich unter Menschen aufhalten wurden als beliebte soziale Aktivitäten von Flusspromenaden-Besuchenden genannt (Völker und Kistemann 2015).

Diese Aspekte von Gesundheitsschutz und Gesundheitsförderung mit Gewässerbezug spielen bislang in der Planungs- und Verwaltungspraxis keine systematische Rolle und werden offensichtlich hinsichtlich ihrer gesundheitlichen Bedeutung unterschätzt oder übersehen. Nur sporadisch und abhängig von Interessen einzelner Akteure finden sie zum Beispiel Eingang in Bebauungsplan-Verfahren.[1]

3 Fazit

Hinsichtlich des Schutzes vor Infektionen und Intoxikationen ist Gesundheit als Thema in der Wasserwirtschaft seit langem in wesentlichen Bereichen fest und formal etabliert. Gesundheit schützende Ökosystemleistungen von Gewässern selbst spielen hingegen in politischen Diskursen und Verwaltungshandeln bislang kaum eine Rolle. Dies gilt umso mehr für gesundheitsfördernde Aspekte von Gewässern, obwohl diese für verschiedene Aneignungsdimensionen empirisch belegt sind.

Zu den Grund- und Leitsätzen des WHO-Protokolls über Wasser und Gesundheit, zu dessen Erfüllung sich auch Deutschland verpflichtet hat, gehört die Feststellung, dass Wasser einen sozialen, einen wirtschaftlichen und einen umweltbezogenen Wert hat, während die europäische Wasserrahmenrichtlinie vornehmlich ökologischen Werten verpflichtet ist. Wasser und seine Bewirtschaftung können jedoch in vielfältiger Weise zur Gesundheit des Menschen beitragen, die nach der umfassenden WHO-Definition physisches, mentales und soziales Wohlbefinden umfasst. Trinkwasser und landwirtschaftliche Produktivität, Körperpflege und sanitäre Services sind von der Verfügbarkeit

---

[1]Dipl.-Ing. Bruno Neff, Gesundheitsamt der Stadt Köln. Persönliche Mitteilung, 16.8.2018.

von Wasser geeigneter Menge und Qualität abhängig. Viele Sport- und Freizeitaktivitäten sind wassergebunden, Wasser wird als landschaftliches und städtebauliches Gestaltungselement eingesetzt und geschätzt, ist in unserer technisch gestalteten Umwelt allgegenwärtig, erfährt Bedeutungsaufladungen und begründet die Bindung an Orte und die soziale Bedeutung von Orten. Das Zusammenspiel dieser vielfältigen Aspekte, welches Wasser als Leitmotiv therapeutischer Landschaften prädestiniert (Foley und Kistemann 2015), wird bislang in der Wasserwirtschaft als gesellschaftliche Aufgabe kaum wahrgenommen. Um diese Situation zu verändern, wären die Integration dieser holistischen Perspektive, die auch indirekt-physische, mentale, soziale und kulturelle Aspekte des Wassers berücksichtigt, in wasserwirtschaftliche Ingenieurstudiengänge, sowie die Öffnung der Wasserwirtschaftsverbände für diese Expertise wichtige Schritte. Auch ein Echo des bisher kaum wahrgenommenen WHO-Protokolls im deutschen Wasserrecht wäre sehr wünschenswert. Auf diese Weise könnte das Bewusstsein der Wasserwirtschaft dafür gestärkt werden, dass zwischen Wasser und Gesundheit starke und sehr vielfältige Beziehungen bestehen, die es, ganz im Sinne des HiAP-Ansatzes, zu beachten und zu entwickeln gilt.

Literatur

Asakawa, S., Yoshida, K. & Yabe, K. (2004). Perceptions of urban stream corridors within the greenway system of Sapporo, Japan. *Lands Cape and Urban Planning,* 68, (S. 167–182, S. 7–13).

BMVBS (Bundesministerium für Verkehr, Bau und Stadtentwicklung) (Hrsg.). (2011). *Integrierte Stadtquartiersentwicklung am Wasser.* Werkstatt Praxis, 77. Berlin.

Bochalli, A. (1913). *Die Wassergenossenschaften.* Berlin: Verlag Paul Parey.

Bochalli, A. (1921). *Das Wassergenossenschaftsrecht.* Berlin: Carl Heymanns Verlag.

Chazette, P., & Liousse, C. (2001). A case study of optical and chemical ground apportionment for urban aerosols in Thessaloniki. *Atmospheric Environment,* 35(14), 2497–2506.

Coutts, A. M., Tapper, N. J., Beringer, J., Loughnan, M., & Demuzere, M. (2012). Watering our cities: The capacity for water sensitive urban design to support urban cooling and improve human thermal comfort in the Australian context. *Progress in Physical Geography,* 37(1), 2–28.

Eyles, J., & Williams, A. (2008). *Sense of place, health and quality of life.* Aldershot: Routledge.

Fernandez, D., & Wilkins, A. J. (2008). Uncomfortable images in art and nature. *Perception,* 37(7), 1098–1113.

Foley, R., & Kistemann, T. (2015). Blue space geographies: Enabling health in place. *Health and Place,* 35, 157–165.

Frumkin, H. (2002). Urban Sprawl and Public Health. *Public Health Reports,* 117(5/6), 201–217.

Galea, S., & Vlahov, D. (Hrsg.). (2005). *Handbook of urban health: Populations, methods, and practice.* New York: Springer.

Kaplan, R., & Kaplan, S. (1989). *The experience of nature: A psychological perspective.* New York: Cambridge University Press.

Kistemann, T., Engelhart, S., & Exner, M. (2002). Standortbestimmung: Umweltmedizin, Hygiene und Öffentliche Gesundheit. In W. Dott, H. F. Merk, J. Neuser, & R. Osieka (Hrsg.), *Lehrbuch der Umweltmedizin* (S. 7–13). Stuttgart: Wissenschaftliche Verlagsgesellschaft.

Kistemann, T., Koch, C., Claßen, T., Rechenburg, A., Kramer, F., Herbst, S., et al. (2009). *Mikrobielle Fließgewässerbelastungen durch abwassertechnische Anlagen und diffuse Einträge*. Düsseldorf: Ministerium für Umwelt, Naturschutz, Landwirtschaft und Verbraucherschutz NRW.

Kistemann, T. (2003). Guter ökologischer Zustand des Wassers. 8.Konferenz für Planerinnnen und Planer NRW. In Institut für Landes- und Stadtentwicklung des Landes (Hrsg.), *Wasser – Raum – Planung, Nordrhein-Westfalen* (S. 74–77). Dortmund.

Kistemann, T. (2016). Das Konzept der therapeutischen Landschaften. In U. Gebhard & T. Kistemann (Hrsg.), *Landschaft, Identität und Gesundheit* (S. 123–149). Wiesbaden: Springer.

Kuttler, W., Lamp, T., & Weber, K. (2002). Summer air quality over an artificial lake. *Atmospheric Environment, 36*(39–40), 5927–5936.

Peters, R. (1999). *100 Jahre Wasserwirtschaft im Revier*. Bottrop: Peter Pomp Verlag.

Schwartz, F. W., & Walter, U. (1998). Prävention. In F. W. Schwartz, B. Badura, R. Leidl, H. Raspe, & J. Siegrist (Hrsg.), *Das Public Health Buch. Gesundheit und Gesundheitswesen* (S. 151–170). Stuttgart: Urban & Schwarzenberg.

Trinkwasserverordnung in der Fassung der Bekanntmachung vom 10. März 2016 (BGBl. I S. 459), die zuletzt durch Artikel 1 der Verordnung vom 3. Januar 2018 (BGBl. I S. 99) geändert worden ist.

UBA (Umweltbundesamt). (2017). *Wasserwirtschaft in Deutschland. Grundlagen, Belastungen, Maßnahmen*. Berlin: Umweltbundesamt.

UN (United Nations). (2010). Resolution 64/292, adopted by the General Assembly on 28 July 2010. The human right to water and sanitation. https://undocs.org/A/RES/64/292. Zugegriffen: 3. Nov. 2019.

UNECE (United Nations Economic Commission for Europe), & WHO (World Health Organization). (1999). *Protokoll über Wasser und Gesundheit*. London.

Völker, S., & Kistemann, T. (2015). Developing the urban blue: Comparative health responses to blue and green urban open spaces in Germany. *Health and Place, 35,* 196–205.

Völker, S., & Kistemann, T. (2011). The impact of blue space on human health and well-being – Salutogenetic health effects of inland surface waters: A review. *International Journal of Hygiene and Environmental Health, 214*(6), 449–460.

Völker, S., & Kistemann, T. (2013). „I'm always entirely happy when I'm here!" Urban blue enhancing human health and well-being in Cologne and Düsseldorf, Germany. *Social Science and Medicine, 78,* 113–124.

White, M., Smith, A., Humphryes, K., Pahl, S., Snelling, D., & Depledge, M. (2010). Blue space: The im-portance of water for preference, affect, and restorativeness ratings of natural and built scenes. *Journal of Environmental Psychology, 30,* 482–493.

WHO (World Health Organization). (2010). Urban Planning, environment and health. From evidence to policy action. Meeting Report. Kopenhagen.

Thomas Kistemann ist Professor für Hygiene, Umweltmedizin und Medizinische Geographie am GeoHealth Centre des Instituts für Hygiene und Public Health des Universitätsklinikums Bonn. Er hat Geographie, Klassische Philologie, Erziehungswissenschaft und Humanmedizin studiert. Den Schwerpunkt seiner wissenschaftlichen Arbeit bilden natur- und humanwissenschaftliche Aspekte des Wasser-Gesundheit-Nexus, Therapeutische Landschaften und räumliche Versorgungsforschung.

Energieversorgung

Gesundheitsaspekte des Braunkohle-Ausstiegs

Dirk Jansen

1 Gesundheitsschutz stärker gewichten

Die Struktur der Energieversorgung unterliegt derzeit einem rapiden Wandel. Viele gute ökonomische und ökologische Gründe sprechen für einen schnellen Ausstieg aus der Nutzung fossiler Energieträger und der prinzipiell unbeherrschbaren Atomkraft. Nach dem Atomausstieg kommt dabei dem Braunkohlenausstieg eine zentrale Rolle zu. Denn ohne einen raschen Ausstieg aus diesem klimaschädlichsten aller Energieträger würden nicht nur alle Klimaschutzziele unerreichbar, auch die menschliche Gesundheit würde durch Feinstaub, Quecksilber und sonstige Schadstoffimmissionen dauerhaft belastet.

Festzustellen bleibt allerdings, dass das im Grundgesetz manifestierte Recht auf Leben und körperliche Unversehrtheit bislang als Argument für einen schnellen Kohleausstieg von der Politik nicht genutzt wird. Zwar diskutiert die Öffentlichkeit breit die durch den anthropogen bedingten Klimawandel eintretenden Folgen auch für die menschliche Gesundheit. So hat der so genannte „Hitzesommer 2018" nach Angaben des Robert Koch-Instituts allein in Berlin und Hessen 1.230 hitzebedingte Sterbefälle verursacht (an der Heiden et al. 2019). Gesundheitliche Belastungen durch fossile Energieversorgungsstrukturen und die damit verbundenen, in die Zig-Milliarden gehenden volkswirtschaftlichen Folgekosten spielten aber auch bei den Verhandlungen 2018/2019 um den vorzeitigen Kohleausstieg keine Rolle.

Nach der Devise „Umwelt- und Naturschutz ist immer auch Menschenschutz" treibt der Bund für Umwelt und Naturschutz Deutschland (BUND) das Thema hingegen seit

---

D. Jansen (✉)
Bund für Umwelt und Naturschutz Deutschland Landesverband Nordrhein-Westfalen e.V., Düsseldorf, Deutschland
E-Mail: dirk.jansen@bund.net

© Springer Fachmedien Wiesbaden GmbH, ein Teil von Springer Nature 2020
K. Böhm et al. (Hrsg.), *Gesundheit als gesamtgesellschaftliche Aufgabe*,
https://doi.org/10.1007/978-3-658-30504-8_15

Jahren voran. Als einer der mit derzeit etwa 650.000 Mitgliedern und Unterstützer*innen größten bundesdeutschen Umwelt-Verbände setzt sich der BUND qua Satzung insbesondere dafür ein, einen wirkungsvollen Schutz des Lebens und der natürlichen Umwelt durchzusetzen und die Verbraucher*innen über die umwelt- und gesundheitsrelevanten Auswirkungen aufzuklären und zu beraten (BUND 2017).

Ziel ist es, nicht nur die unbeherrschbare Nutzung der Atomenergie sofort zu beenden, sondern bis 2030 aus der Kohleverstromung auszusteigen und spätestens bis 2050 eine Vollversorgung mit 100 % erneuerbarer Energie sicher zu stellen. Dabei gibt es viele Widerstände zu überwinden. Die Beharrungskräfte des atomar-fossilen Energiesystems der Vergangenheit sind groß, unter dem Druck der Wirtschaftslobby fassen die Regierungen in Bund und Land zu zaghafte Beschlüsse, die Energiewende wird nicht konsequent genug vorangetrieben.

Allerdings finden die Argumente der Umweltverbände – auch im Hinblick auf die Forderung einer emissionsfreien Energieversorgung – zunehmend Gehör. Dies mag zum einen an den von ihnen konsequent genutzten Beteiligungsmöglichkeiten in Genehmigungsverfahren und erfolgreichen Klagen liegen. Zum anderen ist der Klimaschutz – und damit auch Menschenschutz – nicht länger ein Randthema, sondern wird von der Mitte der Gesellschaft vorangetrieben. Dabei entstehen auch neue Kooperationen. So hat zum Beispiel eine „Ärzteinitiative gegen Kohlekraftwerke" – ihr gehörten mehr als 100 Mediziner*innen und Apotheker*innen an – maßgeblich den erfolgreichen Widerstand von BUND und Bürgerinitiativen gegen ein neues Kohlekraftwerk in Krefeld unterstützt, und auch beim Thema Feinstaub aus Braunkohlentagebauen arbeiten engagierte (Kinder-)Ärzt*innen mit den Umweltschützer*innen zusammen.

2   Naturschutzvereine mit Sonderrolle

Anders als „normalen" Bürgerinitiativen und anderen Verbänden stehen anerkannten Naturschutzvereinen wie dem BUND als einem nach dem Umwelt-Rechtsbehelfsgesetz, dem Bundesnaturschutzgesetz sowie den entsprechenden Landesnaturschutzgesetzen anerkannten Verein besondere Beteiligungs- und Mitwirkungsmöglichkeiten zu. Gemäß § 63 Bundesnaturschutzgesetz ist einer nach § 3 des Umwelt-Rechtsbehelfsgesetzes anerkannten Vereinigung, die nach ihrem satzungsgemäßen Aufgabenbereich im Schwerpunkt die Ziele des Naturschutzes und der Landschaftspflege fördert, in vielen Genehmigungsverfahren für industrielle und andere Vorhaben Gelegenheit zur Stellungnahme und zur Einsicht in die einschlägigen Sachverständigengutachten zu geben (BNatSchG 2009). Dies trifft auf den BUND zu.

In der Praxis bedeutet das, dass der BUND ähnlich wie sogenannte Träger öffentlicher Belange (Behörden, etc.) bei vielen Vorhaben, die mit der Beeinträchtigung von Natur und Umwelt einher gehen, sich zum Beispiel bereits in nicht-öffentlichen Scoping-Terminen, die der Festlegung des Untersuchungsumfanges notwendiger Umweltverträglichkeitsprüfungen (inkl. „Schutzgut Mensch") dienen, einbringen kann. Der BUND kann seine Anregungen und Kritikpunkte in die folgenden Genehmigungsverfahren mit Öffentlichkeitsbeteiligung und anschließenden Erörterungsterminen einspeisen.

Die in Nordrhein-Westfalen anerkannten Naturschutzvereine BUND, LNU und NABU unterhalten dazu mit dem „Landesbüro der Naturschutzverbände" (siehe www.lb-naturschutz-nrw.de) eine zentrale Koordinierungsstelle für die beteiligungspflichtigen Genehmigungsverfahren. Damit sind schnelle Verfahren garantiert. Denn die von den Genehmigungsbehörden zugesandten Antragsunterlagen werden zentral gesichtet und bewertet, die Stellungnahmen werden bereits zwischen den einzelnen Verbänden in Rückkopplung mit den (ehrenamtlichen) Expert*innen vor Ort abgestimmt und letztendlich zügig in die Verfahren eingespeist.

Ferner steht dem BUND und anderen anerkannten Vereinen gemäß § 64 Bundesnaturschutzgesetz offen, Rechtsbehelfe gegen bestimmte Zulassungsentscheidungen und Genehmigungen einzulegen, ohne in eigenen Rechten verletzt zu sein. Diese so genannte „altruistische Verbandsklage" eröffnet dem BUND somit die Möglichkeit, stellvertretend für die Belange von Natur und Mensch vor Gericht zu streiten.

3   Verbandsklagen als „ultima ratio"

Allein die Möglichkeit, viele Verwaltungsentscheidungen gerichtlich überprüfen zu lassen, entfaltet eine präventive Wirkung. Stellungnahmen in Genehmigungsverfahren müssen von den Genehmigungsbehörden ernst genommen werden, wollen sie nicht das Risiko eingehen, später vor Gericht zu landen. In vielen Fällen werden so potenziell umweltschädliche Vorhabenplanungen zugunsten des Natur- und Umweltschutzes abgeändert, Eingriffe minimiert oder Belastungen gesenkt.

Der BUND nimmt sein Klagerecht als „ultima ratio" sehr selektiv und in ausgewählten Fällen in Anspruch. Obwohl der Verband zum Beispiel in Nordrhein-Westfalen mit jährlich etwa 1.000 neuen beteiligungspflichtigen Genehmigungsverfahren konfrontiert wird, sind dort derzeit nur etwa ein Dutzend Klagen anhängig (BUND o. J.). Ein Schwerpunkt der Klagen liegt dabei im Bereich der Energieversorgung. Bundesweit Schlagzeilen machten zum Beispiel die erfolgreichen BUND-Klagen gegen die immissionsschutzrechtlichen Genehmigungen für die Steinkohlenkraftwerke Datteln IV und das Trianel Kohlekraftwerk Lünen oder die Klagen gegen die bergrechtlichen Zulassungen bzw. Enteignungsbeschlüsse im Zusammenhang mit den Braunkohlentagebauen Garzweiler II und Hambach.

Dabei spielt nicht zuletzt auch das „Schutzgut Mensch" eine wesentliche Rolle. Bei den (erfolgreichen) Klagen gegen neue Steinkohlenkraftwerke sind die vom Vorhabensträger vorgelegten Immissionsprognosen ein zentraler Angriffspunkt. Die Fragen unzulässig hoher Zusatzbelastungen durch Feinstaub, Quecksilber, Stickoxide oder Schwefeldioxid sind dabei ebenso relevant wie Fragen des Lärmschutzes.

Anders als in Normenkontrollverfahren gegen Bebauungspläne ist ein vorsorgender Gesundheitsschutz in den immissionsschutzrechtlichen Genehmigungsverfahren allerdings bislang schwer durchsetzbar. Erfolgreiche Angriffspunkte boten bislang vor allem unzulässig hohe Schadstoffeinträge in europarechtlich geschützte Naturräume. Allerdings führen solche Klageerfolge letztendlich natürlich dazu, dass auch die Belastungen der betroffenen Bevölkerung minimiert werden.

Auch die Durchsetzung umwelt- oder gesundheitsbezogener Klagen gegen Braunkohlentagebaue ist nach wie vor mit vielen Hindernissen verbunden. Der Aufschluss und die Fortführung eines Tagebaus unterliegen den Bestimmungen des Bundesberggesetzes, einem Spezialgesetz, das aufgrund seiner juristischen Konstruktion kaum geeignet ist, die Interessen der Tagebau-Betroffenen ausreichend zu berücksichtigen.

Erst seit 1980 existiert mit dem Bundesberggesetz eine bundesrechtliche Regelung, die eine Vielzahl zuvor existierender Einzelvorschriften bündelt. Diese stammten zum Teil noch aus rechtshistorischen Zeiten des nationalsozialistischen Deutschen Reiches bzw. fußten auf dem Allgemeinen Berggesetz für die Preußischen Staaten von 1865. Die Möglichkeit zur Gewinnung von Bodenschätzen durch die Zwangsumsiedlung auf der Lagerstätte wohnender Menschen wurde so zum Beispiel erst 1937 etabliert. Bis heute profitieren Bergbauunternehmen wie RWE Power davon, dass die Rechtsschutzmöglichkeiten Bergbaubetroffener unzureichend waren. Durch die so genannten „gebundenen Entscheidungen" hat der Bergbautreibende de facto einen Genehmigungsanspruch. Anders als sonst im Umweltrecht üblich, sieht das Bundesberggesetz auch keine umfangreiche Abwägung aller dem Bergbauvorhaben entgegen stehender Belange vor (BUND 2015). In der Praxis bedeutet das, dass bergrechtliche Zulassungsentscheidungen weder eine ergebnisoffene Prüfung ermöglichen, noch überhaupt der Schutzgüter-Katalog des Gesetzes über die Umweltverträglichkeitsprüfung „abgearbeitet" werden musste. Eine vollumfängliche Prüfung sah das Bundesberggesetz erst im Rahmen von Grundabtretungsverfahren vor. Dann ist es aber meistens schon zu spät, denn der Bagger steht quasi vor der Haustür.

Erst das vom BUND erwirkte sogenannte „Garzweiler-Urteil" des Bundesverfassungsgerichtes vom 17. Dezember 2013 hat zu einer Stärkung der Belange der Betroffenen geführt. Danach ist bereits bei der Vorhabenzulassung eine Gesamtabwägung aller öffentlichen und privaten Belange erforderlich, die für und gegen das Vorhaben sprechen (Bundesverfassungsgericht 2013). Die Prüfanforderungen für Grundabtretungen zugunsten des Bergbaus sind danach deutlich gestiegen. Und auch bergrechtliche Zulassungsentscheidungen wie Haupt- und Rahmenbetriebspläne unterliegen heute wegen der vom BUND vor Gericht erstrittenen Fortentwicklung des Beteiligungs- und Klagerechts (vgl. „Trianel-Urteil" des Europäischen Gerichtshofs (Oberverwaltungsgericht 2011)) einer vollumfänglichen gerichtlichen Überprüfungsmöglichkeit. Aktuell wehrt sich der BUND vor diesem Hintergrund erfolgreich gegen die Fortführung des Braunkohlentagebaus Hambach. Insbesondere in dem Verfahren gegen eine vom Land NRW auf Antrag der RWE Power AG verfügte Grundabtretung spielt neben umweltbezogenen Vorschriften auch der Schutz der Bevölkerung vor schädlichen Immissionen eine wichtige Rolle.

Wie die wenigen Beispiele zeigen, verfolgen die Klagen dabei immer auch das übergeordnete Ziel, die Rechtsprechung und – bestenfalls – auch die politischen Vorgaben fortzuentwickeln. Im Wechselspiel von politischer Lobbyarbeit, begleitenden öffentlichkeitswirksamen Aktionen und juristischem Engagement kann so das Politikfeld aktiv mitgestaltet werden.

4 Braunkohle und Gesundheitsschutz

Die derzeitige Form der Energieversorgung, insbesondere auch die Gewinnung und Nutzung von Braunkohle, macht krank. Während die gesundheitlichen Auswirkungen der Verbrennung von Braunkohle in Kraftwerken inzwischen überwiegend gut dokumentiert sind und das Bundes-Immissionsschutzgesetz in Umsetzung europarechtlicher Vorgaben auch entsprechende Festsetzungen zum Gesundheitsschutz beinhaltet, gilt dies für die Gewinnung der Braunkohle in Tagebauen nur bedingt. In vielerlei Hinsicht sind die Braunkohlentagebaue in Deutschland noch immer eine „black box".

So wurden etwa die gesundheitlichen Auswirkungen durch Feinstaub-Immissionen in der Vergangenheit vor allem im Kontext städtischer Problemlagen und den verkehrsbedingten Immissionen thematisiert. Dass auch die Braunkohlentagebaue eine wesentliche Quelle für die Entstehung und den Ausstoß von Feinstaub (PM10) darstellen, wurde hingegen erst durch die Recherchen des BUND einer größeren Öffentlichkeit bekannt (BUND 2003). Die daraufhin seitens der nordrhein-westfälischen Landesregierung erstmals vorgenommenen Messungen bestätigten die BUND-Prognosen. Da die Voraussetzungen des § 47 Abs. 1 Bundes-Immissionsschutzgesetz vorlagen, mussten Luftreinhaltepläne aufgestellt werden. In der Folge startete – begleitet von einer Projektgruppe von Stakeholdern, der u. a. auch der BUND angehörte – das entsprechende Verfahren. Im Ergebnis wurde ein umfassendes Maßnahmenkonzept für die Braunkohlentagebaue aufgestellt und über bergrechtliche Sonderbetriebspläne gegenüber dem Bergbautreibenden verbindlich gemacht (BUND 2019). Allerdings vermag bis heute niemand zu sagen, wie hoch die (diffusen) Feinstaubemissionen der Tagebaue in ihrer Gesamtheit sind – und das trotz entsprechender Berichtspflichten im Rahmen des European Pollutant Release and Transfer Register (PRTR) (EU 2006). Es fehlt schlichtweg an entsprechenden Berechnungsmodellen (UBA 2019a). Ein weiteres Manko bleibt, dass die vom Land NRW im Revier betriebenen Messstationen nicht alle auch die Fraktion PM2,5 erfassen.

Im Ergebnis konnten die Feinstaub-Belastungen im Umfeld der Braunkohlentagebaue durch ein Bündel von Maßnahmen zur Begrenzung der Emissionen an den technischen Einrichtungen der Tagebaue und Kohlebunker aber unter den gesetzlichen Grenzwert gedrückt werden.

Grundsätzlich besteht bei Braunkohlentagebauen das Problem, dass für sie die Bestimmungen des Bundes-Immissionsschutzgesetzes nicht gelten. So fehlen rechtsverbindliche Richtwerte z. B. in Bezug auf die Lärmbelastung. Im Ergebnis werden über 200 m tiefe Braunkohlegruben heute bis auf eine Entfernung von weniger als 100 m an reine Wohngebiete heran geführt. Windenergieanlagen sollen in Nordrhein-Westfalen hingegen einen Mindestabstand von 1500 m einhalten.

Auch die Emissionen aus den Kohlekraftwerken tragen in bedeutender Weise zur Krankheitslast durch Umweltverschmutzung bei. Nach einem Bericht der Health and Environment Alliance (HEAL) verursacht die von deutschen Kohlekraftwerken bedingte Luftverschmutzung jährlich 4350 vorzeitige Todesfälle in Deutschland und Europa. Allein das mit Braunkohlenkraftwerk Niederaußem ist danach statistisch für schätzungsweise 450 vorzeitige Todesfälle, 190 neue Fälle chronischer Bronchitis, 340 Krankenhauseinweisungen, 125.320 Ausfalltage und 8500 Asthmaanfälle bei Kindern verantwortlich (HEAL 2018). Die Europäische Umweltagentur (EEA) hat berechnet, dass die externen Kosten durch die Luftverschmutzung der RWE Power-Kraftwerke zwischen 3,5 und 4,8 Mrd. Euro pro Jahr liegen (EEA 2011).

Alle von RWE betriebenen Braunkohlenkraftwerke und -fabriken kommen zusammen jährlich auf einen Feinstaub-Ausstoß von etwa 1544 t (BUND 2019). Das entspricht einem Anteil von etwa 18 % an den gesamten industriellen PM10-Emissionen Nordrhein-Westfalens (LANUV NRW o. J.).

Dabei ließen sich die Feinstaub-Emissionen der Kraftwerke mit technischen Mitteln deutlich verringern. Die Verwendung von Gewebefiltern anstelle der gewöhnlichen Elekrofilter zur Staubabscheidung ist deutlich effizienter. Als Nebeneffekt hätten Gewebefilter dazu eine Quecksilber-Abscheidung von etwa 90 % bewirkt (s. u.). Der BUND hatte deren Einsatz im Rahmen der Genehmigungsverfahren für die neue Kraftwerks-Generation (Braunkohle mit optimierter Anlagentechnik, BoA) eingefordert, dies war aber unter Verweis auf die höheren Kosten von RWE abgelehnt worden.

Zudem ist die Energiewirtschaft nach wie vor einer der größten Verursacher von Stickoxid- und Schwefeldioxidemissionen in Deutschland (UBA 2017a). Allein das RWE Power-Kraftwerk Niederaußem emittierte 2017 z. B. 20.200 t Stickoxide und 5640 t Schwefeloxide (UBA 2017b). Die acht größten Braunkohlenkraftwerke Deutschlands sind für zwei Drittel der NOx-Emissionen des Energiesektors und acht Prozent der gesamten NOx-Emissionen verantwortlich. Wegen der europaweit anhaltend hohen Stickoxid-Belastung hat die EU-Kommission allerdings im Jahr 2017 einen neuen Stand der Technik für Großfeuerungsanlagen publiziert. Die Anforderungen sind rechtsverbindlich und müssen im Fall von neuen Anlagen sofort und bei bestehenden Anlagen spätestens ab dem 17. August 2021 eingehalten werden. Kernergebnis eines vom BUND mit beauftragten Gutachtens: 73 % der Braunkohlenkraftwerke, darunter Blöcke von Neurath und Niederaußem im Rheinischen Braunkohlenrevier, schaffen nicht einmal das Mindestniveau der neuen EU-Standards. Werden sie nicht im Zuge des beschlossenen Kohleausstiegs stillgelegt, müssen sie nachgerüstet werden (Tebert 2018).

Gleiches gilt auch in Bezug auf Quecksilber. Im Rahmen der Meldepflichten gemäß PRTR hat Deutschland im Berichtsjahr 2017 luftgebundene Emissionen von Quecksilber in Höhe von 6,2 t gemeldet. 75 % davon entfallen auf Kohlekraftwerke, wovon wiederum ein Anteil von 70 % auf Braunkohlenkraftwerke entfällt (UBA 2019b, 2017a). Allein etwa 1,4 t des Nervengiftes stammen aus den Braunkohlenkraftwerken der RWE-Power AG im Rheinischen Revier. Damit sind diese Kraftwerke für etwa die Hälfte der NRW-Quecksilberemissionen verantwortlich (Tebert et al. 2016).

Auf europäischer Ebene wurden mit der Veröffentlichung der Schlussfolgerungen zu den besten verfügbaren Techniken (BVT) für Großfeuerungsanlagen im Sommer 2017 auch neue verbindliche Emissionsbandbreiten für die Quecksilberemissionen aus kohlebetriebenen Großfeuerungsanlagen festgelegt. Für mit Braunkohle befeuerte Bestandsanlagen liegt diese Bandbreite zwischen < 1 und 7 µg/m^3, wobei die BVT-Schlussfolgerungen ausdrücklich anmerken, dass das untere Ende dieses Wertebereichs mit spezifischen Techniken zur Quecksilberminderung erreicht werden könne (EU 2017). Laut Tebert (2016) ließen sich durch solche Minderungstechniken rund 82 % der Quecksilberemissionen aus Braunkohlenkraftwerken vermeiden, wobei die Investitions- und Betriebskosten sich im Allgemeinen auf deutlich weniger als ein Prozent der Stromerzeugungskosten beliefen. Der BUND stellte daher die politische Forderung, die bestehenden immissionsschutzrechtlichen Genehmigungen für Braunkohlenkraftwerke nachträglich mit weiteren Auflagen zur Quecksilberminimierung zu versehen. Dies scheiterte allerdings bislang am fehlenden politischen Willen und dem Widerstand der Kraftwerksbetreiber. Nachrüstpflichten ergeben sich allerdings nach BUND-Ansicht zwingend: Quecksilber wird gemäß EU-Wasserrahmenrichtlinie als prioritär gefährlicher Stoff eingestuft und soll bis 2027 überhaupt nicht mehr in die Gewässer und damit die Biosphäre gelangen (sog. „phasing out"). Damit sind auch Bestandsanlagen gezwungen, ihre Quecksilber-Emissionen zu minimieren oder die Kraftwerke stillzulegen.

5 Fazit

Die Frage nach der Zukunft der Energieversorgung ist von entscheidender Bedeutung für den Gesundheitsschutz. Auch wenn vor allem das europäische Recht zunehmend strengere Vorgaben in Bezug auf den Ausstoß von Schadstoffen durch Kohlekraftwerke vorsieht, bleibt die Umsetzung konkreter Maßnahmen schwierig. Das effektivste Mittel zum Schutz der menschlichen Gesundheit vor den Auswirkungen der Gewinnung und Nutzung der Braunkohle bleibt damit der schnelle Kohleausstieg. Dieser würde wegen der eingesparten hohen externen Kosten auch unsere Volkswirtschaft entlasten. Bei der Diskussion um den vermeintlich hohen Preis der Energiewende muss dieser Aspekt stärker berücksichtigt werden.

Literatur

an der Heiden M., Buchholz U., & Uphoff H. (2019). *Schätzung der Zahl hitzebedingter Sterbefälle und Betrachtung der Exzess-Mortalität. Berlin und Hessen, Sommer 2018. Epidemiologisches Bulletin, 23*. Berlin: Robert Koch-Institut.

BNatSchG (Bundesnaturschutzgesetz). (2009). Bundesnaturschutzgesetz vom 29. Juli 2009 (BGBl. I S. 2542), das zuletzt durch Artikel 8 des Gesetzes vom 13. Mai 2019 (BGBl. I S. 706) geändert wurde.

BUND (Bund für Umwelt und Naturschutz Deutschland). (o. J.). BUND-Verbandsklagen. https://www.bund-nrw.de/der-bund-nrw/bundtransparent/bund-verbandsklagen. Zugegriffen: 9. Dez. 2019.

BUND. (2003). Feinstaub und Radioaktivität aus Tagebauen – die verschwiegene Gefahr. BUNDhintergrund, August 2003. Düsseldorf: BUND.

BUND (Hrsg.). (2015). Kernforderungen zur Novellierung des Bergrechts. Eckpunkte zur ökologischen Effektivierung und Demokratisierung bergrechtlicher Bestimmungen. BUND-Standpunkt. https://www.bund-nrw.de/fileadmin/nrw/dokumente/braunkohle/2016_02_09_bund_bergrecht_standpunkt.pdf. Zugegriffen: 9.12.2019.

BUND. (2017). § 2 der Satzung des BUND e.V. vom 19. Nov. 2017.

BUND. (2019). Braunkohle und Gesundheit. Gesundheitsaspekte bei der Gewinnung und Nutzung fossiler Energieträger – das Beispiel der rheinischen Braunkohle. BUNDhintergrund, August 2019. https://www.bund-nrw.de/fileadmin/nrw/dokumente/braunkohle/2019_08_15_BUND_Hintergrund_Braunkohle_und_Gesundheit.pdf. Zugegriffen: 9. Dez. 2019.

Bundesverfassungsgericht. (2013). 1 BvR 3139/08. https://www.bundesverfassungsgericht.de/SharedDocs/Entscheidungen/DE/2013/12/rs20131217_1bvr313908.html;jsessionid=32B369727A5E01C54E8DFEB417B9E1B3.1_cid393. Zugegriffen: 9. Dez. 2019.

EEA (European Environment Agency). (2011). Revealing the costs of air pollution from industrial facilities in Europe. EEA Technical report, 15/2011, (S. 25). Kopenhagen: EEA.

EU (Europäische Union). (2006). VERORDNUNG 166/2006/EG DES EUROPÄISCHEN PARLAMENTS UND DES RATES vom 18. Januar 2006 über die Schaffung eines Europäischen Schadstofffreisetzungs- und -verbringungsregisters und zur Änderung der Richtlinien 91/689/EWG und 96/61/EG des Rates.

EU. (2017). Durchführungsbeschluss (EU) 2017/1442 der Kommission vom 31. Juli 2017, veröffentlicht am 17.8.2017 im Amtsblatt der Europäischen Union, Seite L 212/35.

HEAL (Health and Environment Alliance). (2018). Die gesundheitlichen Folgen von Braunkohle und Empfehlungen des Gesundheitssektors. HEAL-Briefing. https://www.env-health.org/wp-content/uploads/2018/12/HEAL-Lignite-Briefing-DE.pdf. Zugegriffen: 9. Dez. 2019.

LANUV NRW (Landesamt für Natur, Umwelt und Verbraucherschutz Nordrhein-Westfalen). (o. J.). Emissionskataster Luft des Landesamtes für Natur, Umwelt und Verbraucherschutz NRW. https://www.ekl.nrw.de/ekat/#. Zugegriffen: 9. Dez. 2019.

Oberverwaltungsgericht NRW. (2011). Urteil des Gerichtshofs (Vierte Kammer) vom 12. Mai 2011 in der Rechtssache C-115/09. https://curia.europa.eu/juris/document/document.jsf?text=&docid=82053&pageIndex=0&doclang=DE&mode=req&dir=&occ=first&part=1. Zugegriffen: 9. Dez. 2019.

Tebert, C. (2018). *Stickstoffdioxid-Emissionen aus Kohlekraftwerken. Minderungspotenzial auf Basis von Messdaten der Jahre 2016 und 2017. Gutachten im Auftrag des Bund für Umwelt und Naturschutz Deutschland e.V. und der Klima-Allianz Deutschland*. Hamburg: Ökopol GmbH.

Tebert, C., Volz, S., Gebhardt, P., Dehoust, G. & Kremer, P. (2016). *Gutachten im Rahmen der Entwicklung einer medienübergreifenden Quecksilber-Minderungsstrategie für Nordrhein-Westfalen. Auftraggeber: Land Nordrhein-Westfalen vertreten durch das Ministerium für Klimaschutz,*

Umwelt, Landwirtschaft, Natur- und Verbraucherschutz NRW. Endbericht. Hamburg: Ökopol GmbH.

Umweltbundesamt (UBA). (2017a). Daten und Fakten zu Braun- und Steinkohlen. Hintergrund. Dezember 2017. Dessau-Roßlau: UBA.

UBA (2017b). PRTR-Daten 2017. https://www.thru.de/betriebe-prtr. Zugegriffen: 9. Dez. 2019.

UBA. (2019a). Feinstaubemissionen im PRTR. https://www.thru.de/fileadmin/SITE_MASTER/content/Dokumente/Downloads/01_Topthemen/Feinstaubemissionen/TOP-Thema_Feinstaubemissionen_in_PRTR_FINAL.pdf. Zugegriffen: 9. Dez. 2019.

UBA. (2019b). *Schadstoffe im PRTR – Situation in Deutschland Berichtsjahre 2007–2017.* Dessau-Roßlau: UBA.

Dirk Jansen ist Geschäftsleiter des NRW-Landesverbandes des Bund für Umwelt und Naturschutz Deutschland (BUND) mit Sitz in Düsseldorf. Er hat Geographie, Geologie und Ethnologie studiert und beschäftigt sich seit mehreren Jahrzehnten mit der Klima- und Umweltpolitik. Schwerpunkte sind der Kohleausstieg und die Energiewende.

Mobilität und Verkehr

Die Integration von Gesundheitsaspekten in die Verkehrsplanung – Status Quo und ein Ausblick

Thilo Becker und Julia Gerlach

1 Aufgaben und Ziele der Verkehrspolitik und -planung

Können Menschen ihre Bedürfnisse nicht vor Ort erfüllen, sind Ortsveränderungen notwendig, es entsteht ein Bedürfnis nach Mobilität. Diese Ortsveränderungen können mit unterschiedlichen Verkehrsmitteln wie zu Fuß, mit dem Fahrrad, Bus und Bahn, aber auch dem Kfz oder Flugzeug zurückgelegt werden – die Befriedigung von Mobilitätsbedürfnissen führt also zu Verkehr.

Die Vorteile und der Nutzen von Ortsveränderungen für die Befriedigung von Mobilitätsbedürfnissen sind offensichtlich. Allerdings ist der motorisierte Verkehr – speziell der Pkw- und Lkw-Verkehr – mit hohen Belastungen für die Menschen und die Umwelt verbunden. Das Ziel für die Verkehrspolitik und Verkehrsplanung besteht darin, eine hohe Bedürfnisbefriedigung durch das Ermöglichen von Mobilität sicherzustellen. Die Herausforderung dabei ist, gleichzeitig den dafür notwendigen Verkehr durch eine vorausschauende Infrastrukturplanung und den Einsatz geeigneter ordnungspolitischer und ökonomischer Instrumente möglichst umweltfreundlich, sozial inklusiv und ökonomisch tragfähig zu gestalten (Becker 2018).

Exemplarisch für diesen Spagat seien hier die Zielsetzungen des aktuellen Bundesverkehrswegeplans (BVWP) aufgeführt, welcher die geplante Weiterentwicklung der Verkehrswege des Bundes, also der Autobahnen und Bundesstraßen, Schienenwege und Bundeswasserstraßen, bis 2030 beschreibt (BMVI 2016):

T. Becker (✉)
Stadt Offenburg, Offenburg, Deutschland
E-Mail: thilo.becker@offenburg.de

J. Gerlach
Technische Universität Dresden, Dresden, Deutschland
E-Mail: Julia.Gerlach@tu-dresden.de

- Ermöglichung von Mobilität im Personenverkehr,
- Sicherstellung der Güterversorgung, Erhöhung der Wettbewerbsfähigkeit von Unternehmen,
- Erhöhung der Verkehrssicherheit,
- Reduktion der Emissionen von Schadstoffen und Treibhausgasen,
- Begrenzung der Inanspruchnahme von Natur und Landschaft,
- Verbesserung der Lebensqualität einschließlich der Lärmsituation in Regionen und Städten.

Die genannten Ziele weisen untereinander zahlreiche Interessen- und Zielkonflikte auf. Beispielsweise werden schnellere Verkehrswege gebaut, um den Möglichkeitsraum von Personen und die Wettbewerbsfähigkeit von Unternehmen zu verbessern. Diese führen aber gleichzeitig auch zu zusätzlichem Verkehr, welcher sich wiederum negativ auf sämtliche Umweltziele auswirkt.

Nach wie vor fehlt der Verkehrspolitik eine eigene strategische Vision zur Weiterentwicklung des Verkehrssystems, welche solche teils konkurrierenden gesamtgesellschaftlichen Zielsetzungen konsistent integrieren könnte (Bracher et al. 2014). Damit beschränkt sich die Verkehrspolitik selbst: statt politisch gestaltend Einfluss auf die zukünftige Verkehrsentwicklung und deren Aufteilung auf die einzelnen Verkehrsträger zu nehmen, liegt der Fokus darauf, die Infrastruktur quasi nachgelagert an den als nicht beeinflussbar betrachteten, extern vorgegebenen Faktor Verkehrswachstum anzupassen (Schwedes 2016).

2 Verkehrspolitische Entscheidungsebenen und ihre Akteure

Barrieren für die Entwicklung eines konsistenten Zielsystems und einer daran anknüpfenden Handlungsstrategie stellen die starke Abhängigkeit der Verkehrspolitik von anderen Politikfeldern sowie die Vielzahl der am Entscheidungsprozess beteiligten Akteur*innen dar.

Entsprechend des staatlichen Aufbaus gliedern sich die Akteur*innen in der Verkehrsplanung und -politik auf in die supranationale Ebene der EU sowie innerhalb der staatlichen Gliederung die Bundes-, Länder- sowie Kommunalebene. Als Planungsträger agieren im Verkehrswesen grundsätzlich die genannten Gebietskörperschaften, welche Konzepte für die zukünftige Weiterentwicklung der Verkehrssysteme in ihrem jeweiligen Verantwortungsbereich erstellen und dort jeweils auch für Bau, Unterhalt und Betrieb zuständig sind. Bearbeitet werden die verkehrsplanerischen und -politischen Themen überwiegend von Ingenieur*innen, zunehmend aber auch von Geograph*innen, Wirtschaftswissenschaftler*innen oder Psycholog*innen.

Naturgemäß existieren starke Interdependenzen zwischen der Verkehrspolitik und anderen Politikfeldern, namentlich der Raum- und Siedlungspolitik, aber auch der

Wirtschafts-, Finanz- und Arbeitsmarktpolitik sowie der Umweltpolitik. Beispiele für Maßnahmen anderer Politikfelder mit Auswirkungen auf die Verkehrsnachfrage stellen beispielsweise die Abwrackprämie 2009, die Entfernungspauschale und das Dienstwagenprivileg sowie die 2005 abgeschaffte Eigenheimzulage dar. Die zwischen der Gesundheits- und Verkehrspolitik bestehenden Interdependenzen spielten bisher im Vergleich zu den genannten Politikfeldern eine eher untergeordnete Rolle. Insbesondere auf kommunaler Ebene sind hier jedoch zukünftig Veränderungen erwartbar – vor allem, weil die Förderung der aktiven Mobilität in beiden Politikfeldern an Bedeutung gewinnt.

Die verkehrspolitischen und -planerischen Entscheidungen der Gebietskörperschaften werden überdies durch nichtstaatliche Interessenträger beeinflusst, darunter die verkehrsspezifischen Fachverbände (ADAC, ADFC, Fuß e. V., VCD, Verband deutscher Verkehrsunternehmen), aber auch Wirtschafts- (Industrie-, Handels- und Handwerkskammern, Bundesverband der Deutschen Industrie) und Umweltverbände (BUND, Greenpeace, Deutsche Umwelthilfe). Auch diese bringen je nach Interessenlage ökonomische, ökologische und soziale Argumente in die Verkehrspolitik ein, gelegentlich auch solche mit Gesundheitsbezug.

3 Verkehrspolitische und -planerische Themenfelder mit Gesundheitsbezug

Direkte inhaltliche Überschneidungen zwischen den Zielen und Themenfeldern der Verkehrs- und der Gesundheitspolitik gibt es vor allem in den folgenden drei Bereichen:

- bei der Verkehrssicherheitsarbeit
- bei der Luftreinhalte- und Lärmminderungsplanung
- bei der Förderung des nicht-motorisierten Verkehrs

3.1 Die Verkehrssicherheitsarbeit und ihr Einfluss auf die öffentliche Gesundheit

Das Thema Verkehrssicherheit ist in Deutschland ein zentrales Handlungsfeld der Verkehrsplanung. Das Bewusstsein für die Problematik ist in den 1970er-Jahren mit der Höchstzahl an Verkehrstoten im Jahr 1970 von 21.322 in der Bundesrepublik stark gestiegen und bewegt sich seitdem auf einem hohen Niveau. Im Jahr 2018 wurden im Straßenverkehr 3.275 Menschen getötet sowie 396.018 verletzt (Destatis 2019). Seit den Höchstzahlen in den 1970er Jahren ist die Anzahl der Getöteten, mit Ausnahme der Zeit nach der deutschen Wiedervereinigung, kontinuierlich gesunken, in den letzten zehn Jahren allerdings nur noch sehr langsam (Abb. 1). So wird folgerichtig das im Verkehrssicherheitsprogramm 2011 formulierte Ziel einer Reduzierung der Zahl der Getöteten um 40 % auf 2.405 im Jahr 2020 nicht erreicht werden (BMVI 2011).

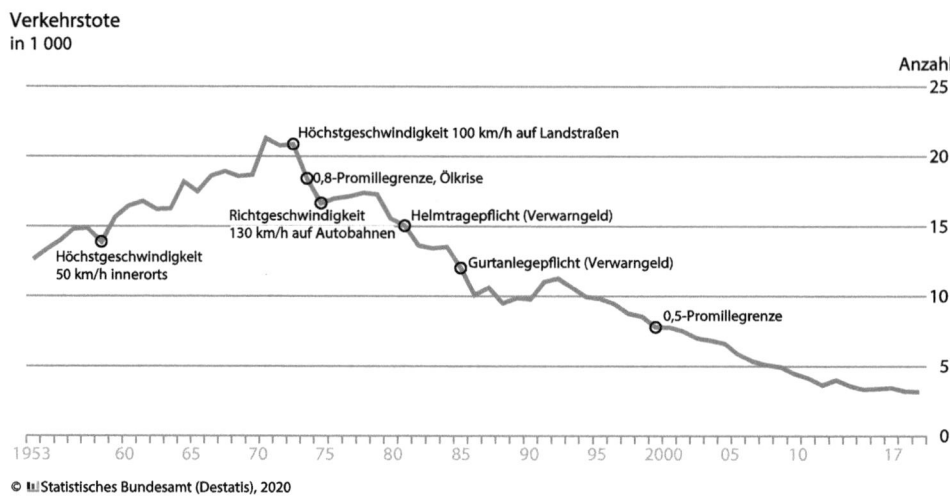

Abb. 1: Langfristige Entwicklung der Anzahl der Verkehrstoten (in 1.000) in Deutschland

Auch für die öffentliche Gesundheit hat die Verkehrssicherheitsarbeit eine große Bedeutung. Schließlich sind Transportmittelunfälle nach vorsätzlicher Selbstbeschädigung und Stürzen die größte nicht-natürliche Todesursache. In der besonders gefährdeten Altersgruppe der 20- bis 25-Jährigen sind sie für über 20 % aller Todesfälle verantwortlich (Destatis 2017).

Die Verkehrssicherheitsarbeit umfasst ein breites Maßnahmenspektrum, welches sowohl an der Infrastruktur und den Fahrzeugen, aber auch am Verkehrsverhalten ansetzt. Tab. 1 zeigt die vier großen Maßnahmenbereiche der Verkehrssicherheitsarbeit und Beispiele für typische Maßnahmen.

Im Bereich technischer Maßnahmen haben verbesserte Fahrzeugkonstruktionen einschließlich der verbindlichen Einführung von Sicherheitssystemen wie Gurt und Airbag in den letzten Jahrzehnten große Verbesserungen beim Insassenschutz gebracht. Mittlerweile wurden auch spezielle Assistenzsysteme zur Vermeidung von Konflikten mit ungeschützten Verkehrsteilnehmer*innen entwickelt, wie der (noch nicht verbindlich einzusetzende) Abbiegeassistent für Lkws. Trotzdem profitieren Radfahrende, Fußgänger*innen und auch Motorradfahrer*innen von diesen Verbesserungen bisher noch nicht im selben Maße wie Kfz-Insassen.

Eine bewährte Maßnahme im Bereich der Straßengestaltung und des Verkehrsmanagements sind die verbindlich geregelten und standardisierten örtlichen Unfalluntersuchungen zur Beseitigung von Unfallhäufungsstellen. Freiwillige Sicherheitsaudits bei neuen Planungsvorhaben und auch im Bestand unterstützen ebenfalls dabei, Verkehrswege selbsterklärend, fehlerverzeihend und damit verkehrssicher zu gestalten.

Maßnahmen aus den Bereichen Ausbildung/Aufklärung, Anreiz- und Belohnungssysteme sowie Ge- und Verbote zielen direkt auf das Verhalten der Verkehrsteilnehmenden. Die Verkehrs- und Mobilitätserziehung beginnt in der Regel in

Tab. 1: Bereiche und Maßnahmen der Verkehrssicherheitsarbeit

Gestaltung der Verkehrsinfrastruktur und der Verkehrsmittel
Umbau von Verkehrswegen und Knotenpunkten
verbindliche Ausrüstung von Fahrzeugen mit sicherheitsrelevanten Fahrerassistenzsystemen, z. B. Sitzgurt, Airbag, ESP und das automatische Notrufsystem eCall
Ausbildung und Aufklärung
Mobilitätserziehung in Grundschule und Kindergarten, Radfahrausbildung
Fahrschultraining und begleitetes Fahren ab 17
Sicherheitskampagnen, z. B. in Bezug auf Ablenkungen am Steuer oder das freiwillige Tragen eines Fahrradhelms
Gebote, Verbote und entsprechende Sanktionsmechanismen
Handyverbot am Steuer, Alkoholverbot für Fahranfänger*innen, usw.
Geschwindigkeitsbegrenzungen
durchgesetzt durch Kontrollen und Sanktionsmechanismen, wie Bußgelder, Führerscheinentzug, usw.
Anreize und Belohnungssysteme
Dialogdisplays, welche entsprechend der gemessenen Geschwindigkeit positive oder warnende Botschaften anzeigen
Auszeichnungen für langjähriges unfallfreies Fahren

Kindergärten und Grundschulen, wird allerdings an weiterführenden Schulen in der Regel nicht fortgeführt und rückt damit erst mit der Fahrschulausbildung wieder in den Fokus. Im Erwachsenenalter sind Verkehrssicherheitskampagnen (BAST 2012) sowie Sanktionsmaßnahmen im Fall von Regelverstößen übliche Verkehrssicherheitsmaßnahmen. Die Sanktionsmaßnahmen in Form von Bußgeldern, dem Eintrag von Punkten im Fahreignungsregister des Kraftfahrtbundesamts oder einem vollständigen Führerscheinentzug sind in Deutschland auf Bundesebene geregelt und im europäischen Vergleich sehr schwach. Hier gibt es zahlreiche Forderungen von Verkehrssicherheitsakteuren, eine deutliche Verschärfung umzusetzen, um eine tatsächliche Abschreckung zu erreichen (Verkehrsgerichtstag 2018).

Wie die Beispiele zeigen, erfordert die Verbesserung der Verkehrssicherheit ein Zusammenwirken vieler Akteur*innen. Neben den Gebietskörperschaften und Planenden seien hier stellvertretend die Polizei, Kindergärten/Schulen, aber auch die Fahrzeughersteller und Ärzt*innen genannt. Insgesamt kann konstatiert werden, dass diese Zusammenarbeit mit anderen Politikfeldern und Akteur*innen bei der Verkehrssicherheitsarbeit bereits vergleichsweise gut funktioniert. Ein Positivbeispiel sind die sich ergänzenden Aktivitäten verschiedener Akteur*innen zum gesundheitsbewussten Alkoholkonsum (Überwachung und Sanktionierung, Kampagnen), welche auch zur zunehmenden gesellschaftlichen Ächtung des Fahrens unter Alkoholeinfluss geführt haben (Rößger 2011).

Zukünftig sind derartige Kooperationen notwendig, um beispielsweise geeignete Maßnahmen zur Verbesserung der Verkehrssicherheit in einer alternden Gesellschaft umzusetzen oder die Verkehrssicherheitsziele mit der Förderung des Fuß- und Radverkehrs in Einklang zu bringen.

3.2 Verkehrsbedingte Lärm- und Luftschadstoffbelastung

Die durch Verkehr verursachte Lärmbelastung stellt vermutlich das in der Bevölkerung am stärksten wahrgenommene Umweltproblem in Deutschland dar. 76 % der deutschen Bevölkerung fühlen sich durch Straßenverkehrslärm gestört oder belästigt, 44 % durch Flugverkehrslärm und 38 % durch Schienenverkehrslärm (UBA 2017a).

Die verkehrsbedingten Luftschadstoffemissionen werden von der „Normalbevölkerung" häufig nicht in gleichem Maße als gesundheitsgefährdend wahrgenommen, sie stellen jedoch einen Schlüsselfaktor für die Vermeidung umweltbedingter Krankheiten dar. Hier ist die Situation differenziert zu sehen: seit den 1990er-Jahren konnte die Luftqualität in Deutschland in vielen Bereichen stark verbessert werden. Dazu wurden eine Vielzahl von Maßnahmen in der Industrie, bei Gebäudeheizungen und im Verkehr umgesetzt. Schwefelfreie Kraftstoffe und Entschwefelungsanlagen im Industriebereich haben das Schwefeldioxidproblem (SO_2) nahezu gelöst. Ebenfalls große Rückgänge gab es dank Drei-Wege-Katalysator bei Kohlenstoffmonoxid (CO).

Weniger erfolgreich waren die Bemühungen zur Reduzierung der ebenfalls gesetzlich regulierten Feinstaub- und Stickoxidemissionen (PM_{10}/$PM_{2,5}$ bzw. NO_x) (siehe Abb. 2). Beide Luftschadstoffe sind Risikofaktoren für die Entwicklung von Atemwegs- und Herz-Kreislauf-Erkrankungen. Nach Berechnungen des Umweltbundesamtes für das Jahr 2015 sind beispielsweise 41.500 vorzeitige Todesfälle in Deutschland auf die Feinstaub-Belastung der Luft zurückzuführen (UBA 2017b). Auf Stickoxide werden für das Jahr 2015 etwa 6000 vorzeitige Todesfälle zurückgeführt (UBA 2018b).

Die geltenden Immissionsgrenzwerte für Feinstaub und Stickoxide sind seit 1999 bekannt und wurden 2008 mit der EU-Richtlinie 2008/50/EG bestätigt. Sämtliche Möglichkeiten der Fristverlängerung zur Einhaltung sind 2011 (PM_{10}) und 2015 (NO_2) ausgelaufen. Im Jahr 2018 gab es nur noch eine Überschreibung des PM_{10}-Grenzwertes an einer industrienahen Messstation, während es an 39 % der verkehrsnahen Stationen Überschreitungen bei NO_2 gab (UBA 2019).

Die Summe der pro Jahr in einer Region ausgestoßenen Luftschadstoffe lässt sich durch das Produkt der drei Faktoren Einwohnerzahl, Verkehrsverhalten und Emissionen der Fahrzeuge ermitteln und letztendlich auch beeinflussen (Abb. 3).

Konkret ergibt sich die Umweltbelastung als Emission in Gramm pro Jahr aus den folgenden fünf Faktoren (Becker 2016a):

1. der Anzahl der Menschen im Untersuchungsgebiet: trotz der Tendenzen zur weiteren Urbanisierung ist die Bevölkerungszahl in Deutschland im Vergleich zu Städten in Schwellen- und Entwicklungsländern relativ konstant.
2. der Anzahl der motorisierten Fahrten je Person und Jahr: die Zahl der Wege je Person und Tag ist im Durchschnitt relativ konstant (3 bis 4), aber durch Verschiebungen in Richtung der Nutzung aktiver Verkehrsmittel wie Fuß und Fahrrad gibt es hier große Einflussmöglichkeiten.

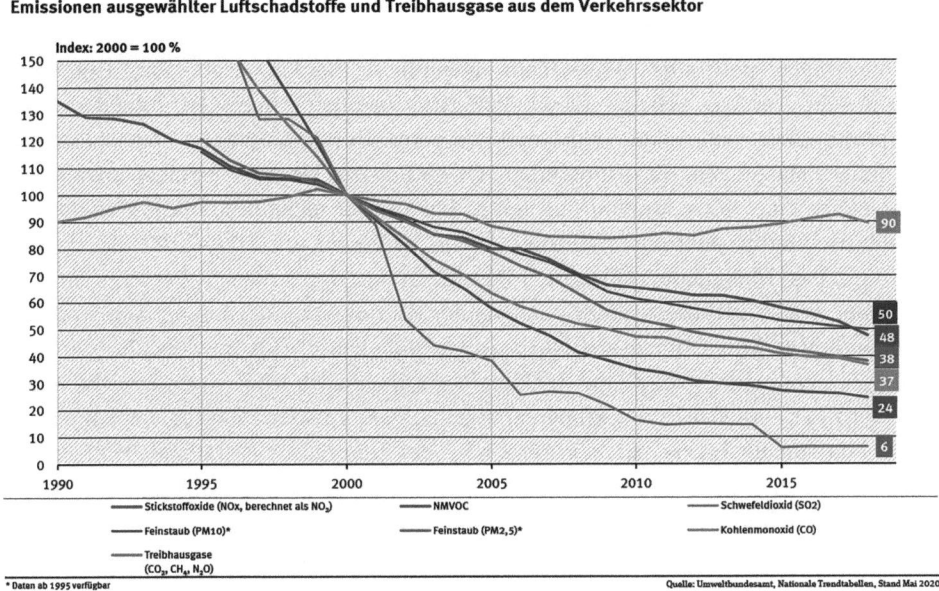

Abb. 2: Trend der Luftschadstoff-Emissionen seit 1990. (Quelle: UBA 2018a)

$$\frac{\text{Emissionen}}{\text{Jahr}} = \text{Einwohnerzahl} * \frac{\text{Fahrten}}{\text{Person}} * \frac{\text{Personenkilometer}}{\text{Fahrt}} * \frac{\text{Fahrzeugkilometer}}{\text{Personenkilometer}} * \frac{\text{Emissionen}}{\text{Fahrzeugkilometer}}$$

Abb. 3: Verkehrsökologische Tautologie zur Bestimmung der Einflussgrößen bei Luftschadstoffemissionen. (Quelle: Becker 2016a)

3. der Reiseweite je motorisierter Fahrt („Wie weit ist das Ziel entfernt?"): Hier sind in der Vergangenheit große Steigerungen zu verzeichnen gewesen, die Verbesserungen in anderen Bereichen aufgezehrt haben.
4. dem Kehrwert des Besetzungsgrades: Steigt der Besetzungsgrad (Mitfahrer*innen im Pkw, bessere Auslastung im ÖPNV), sinken die Emissionen pro Kopf. Zukünftig wird hier von manchen Planenden Potenzial durch bessere Vernetzung mittels Digitalisierung erwartet. Ohne weitere Lenkungsmaßnahmen wie Kostenerhöhungen wäre dann aber mit Steigerungen bei Fahrtenanzahl und Reiseweite zu rechnen.
5. dem technischen Emissionsfaktor in Gramm je Fahrzeugkilometer des betreffenden motorisierten Fahrzeugs: Dies schließt alle Verbesserungen bei den Abgasstandards ein.

Alle Faktoren der Formel haben in der Theorie gleichermaßen Einfluss. Die Faktoren 2 bis 4 betreffen allerdings das Verkehrsverhalten der Menschen, das nur relativ schwer und nur gegen politische Widerstände beeinflusst werden kann. Der Bundesverkehrsminister Andreas Scheuer fasste dies 2019 in einem Interview folgendermaßen zusammen: „Was ich nicht will, sind Verbote, Einschränkungen und zusätzliche finanzielle Belastungen für Autofahrer." (BMVI 2019) Deshalb erfolgte speziell auf Bundesebene eine Konzentration auf den 5. Faktor, der technologischen Verbesserung. Exemplarisch dafür steht das „Sofortprogramm Saubere Luft 2017–2020" der Bundesregierung, das Maßnahmen für die Elektrifizierung des urbanen Verkehrs und die Errichtung von Ladeinfrastruktur, Maßnahmen für die Digitalisierung von Verkehrssystemen sowie Maßnahmen zur Nachrüstung von Diesel-Bussen vorsieht. Ob allein mit dieser Herangehensweise eine Senkung der Luftschadstoffbelastung erreicht werden kann, wird stark von der Entwicklung der anderen Faktoren der Tautologie abhängen.

Die kommunale Ebene hat mit Ausnahme der Beschaffungsstrategie beim eigenen Fuhrpark keinen Einfluss auf den 5. Faktor der Tautologie. Stattdessen kann sie vor Ort versuchen, das Verkehrsverhalten zu beeinflussen (Faktoren 2 bis 4). Ein klassischer Ansatz sind die von der EU vorgeschriebenen Luftreinhaltepläne. Deren Erstellung ist im Falle von Grenzwertüberschreitungen seit 1996 bzw. in der heutigen Form seit 2008 verbindlich vorgeschrieben. Bei der Senkung der Feinstaubbelastung haben diese Pläne – und speziell die Einführung von Umweltzonen – gewisse Minderungen erreicht. Die weiterhin häufigen Grenzwertüberschreitungen bei Stickoxid zeigen jedoch, dass die in Luftreinhalteplänen enthaltenen Maßnahmen nicht den erhofften Erfolg gebracht haben bzw. grundsätzlich keine ausreichend große Wirkung entfalten können. Wirkungsvolle Maßnahmen wie großräumige Fahrverbote, die seit 2016 teilweise gerichtlich angeordnet sind, können allerdings nicht durchgesetzt werden, weil die Bundesebene diese zum Schutz von Diesel-Fahrzeughalter*innen (und -herstellern und -händler*innen) offen erschwert. Insgesamt wäre bei den Luftreinhalteplänen ein konsequentes Anwenden der Maßnahmen zur Förderung aktiver Mobilität und der Stärkung des ÖPNV, verknüpft mit einer De-Attraktivierung des Kfz-Verkehrs, sicherlich zielführender.

Teilweise werden entsprechende Verkehrskonzepte mit der Begründung abgelehnt, dass darunter gerade Menschen mit niedrigem sozio-ökonomischen Status leiden müssen, da sie ältere Autos fahren. Gerade diese soziale Frage kann, ähnlich wie in anderen Themengebieten der Gesundheitswissenschaften auch, als Argument für eine Förderung aktiver Mobilität genutzt werden. Am Beispiel von Berlin konnte nachgewiesen werden, dass Straßenabschnitte, in denen viele Menschen mit Migrationshintergrund leben, um Faktor 2,8 stärker durch Luftschadstoffe belastet sind als andere. Bei Straßenlärm liegt der Faktor sogar bei 3,4 (siehe Abb. 4). Der Anteil der Menschen mit Migrationshintergrund ist dabei, neben dem Bezug von SGB-II-Leistungen, einer

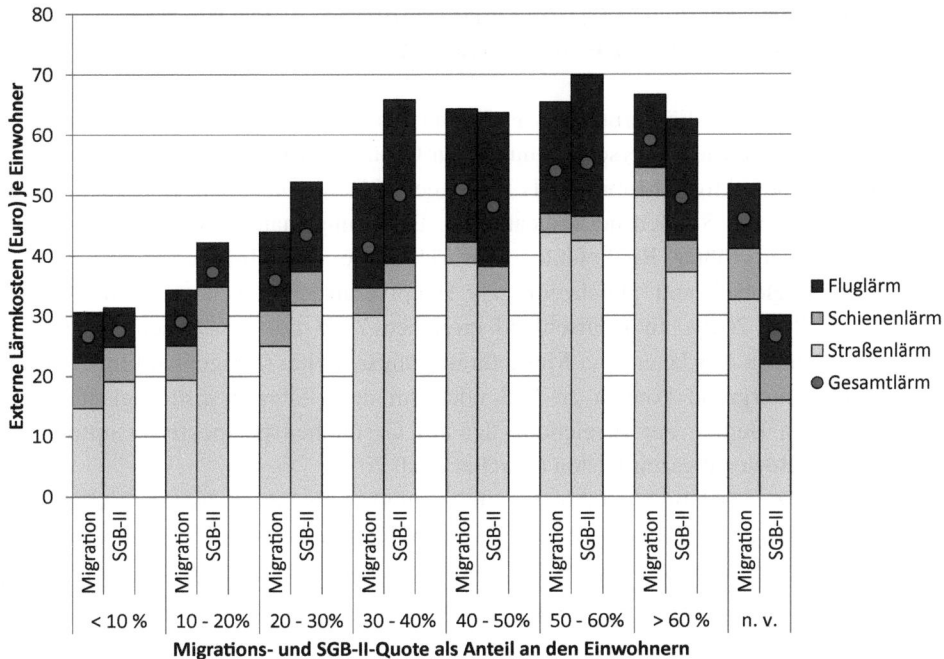

Abb. 4: Durchschnittliche externe Kosten (in Euro) durch Verkehrslärm je Einwohner*in für Straßenabschnitte nach Anteil der Menschen mit SGB-II- und Migrationshintergrund in Berlin im Jahr 2012. (Quelle: Becker 2016)

der wenigen Indikatoren für einen niedrigen sozio-ökonomischen Status (u. a. niedrigere Bildungsabschlüsse und durchschnittliches Einkommen, höhere Armutsgefährdungsquote), der in Berlin flächendeckend gebäudefein vorliegt.

Besonders prekär ist die Situation dadurch, dass Menschen mit niedrigem sozio-ökonomischen Status kaum Ausweichmöglichkeiten bei der Wohnungswahl haben (Becker 2016).

Die Förderung aktiver Mobilität und der Stärkung des ÖPNV in Kombination mit einer De-Attraktivierung des Kfz-Verkehrs lässt sich sozial gerecht umsetzen, da durch ihr heutiges Verkehrsverhalten davon gerade Menschen mit niedrigem sozio-ökonomischen Status profitieren würden. Entscheidend ist, nicht nur an Messstationen für die Luftqualität die Grenzwerte einzuhalten, sondern flächendeckend Minderungen beim Verkehrsaufkommen und damit bei den Schadstoffimmissionen zu erreichen. Bei der Fokussierung auf diese flächendeckende Verbesserung, die sich auch mit den Zielen des Klimaschutzes deckt, können die Gesundheitswissenschaften sicherlich wichtige Impulse und Versachlichungen liefern.

3.3 Die Berücksichtigung von Gesundheitsaspekten bei der Planung für den Fuß- und Radverkehr

Abschließend stellt die Förderung des Fuß- und Radverkehrs wohl das Handlungsfeld mit den offensichtlichsten Überschneidungen zur Gesundheitspolitik dar.

Die Vorteile der aktiven Mobilität als Mittel gegen Bewegungsmangel wurden bereits in einer Vielzahl von Studien herausgearbeitet. Bewegungsmangel wird von der WHO weltweit als viertgrößter Risikofaktor für frühzeitige Mortalität eingeschätzt (6 % der Todesfälle global) und gleichzeitig als Hauptverursacher weiterer Erkrankungen angesehen (WHO 2019). In Deutschland erreichen 77 % der Erwachsenen nicht das empfohlene Maß an Ausdauer- und Muskelkräftigungsaktivität (Lange und Finger 2017). Vor diesem Hintergrund können zu Fuß oder mit dem Fahrrad zurückgelegte Wege einen relevanten Beitrag zur Erreichung der aus Gesundheitsperspektive empfohlenen wöchentlichen Bewegungszeit leisten (Mueller et al. 2015).

Über die letzten 10 bis 15 Jahre konnte zumindest in den größeren Städten eine Zunahme der aktiven Mobilität beobachtet werden. Dort ist der Anteil der mit dem Fahrrad zurückgelegten Wegen zwischen 2002 und 2017 von 9 auf 15 % gestiegen. In ländlichen Räumen ist der Anteil an den Wegen von 9 auf 7 % gesunken. Gleichzeitig sind die Zahl der Menschen, die zu Fuß gehen sowie die zu Fuß zurückgelegten Distanzen gestiegen, während die Anzahl der Wege gesunken ist (Nobis 2019). Zu ergänzen ist allerdings, dass auch die mit dem Pkw und anderen passiven Verkehrsmitteln zurückgelegten Distanzen weiter gestiegen sind (Nobis & Kuhnimhof 2018).

Die Verkehrspolitik verstärkte in den letzten Jahren ihre Anstrengungen zur Förderung der aktiven Mobilität. Argumentativ wurden Maßnahmen zur Förderung des Radverkehrs früher hauptsächlich mit Verkehrssicherheitsargumenten und später dann auch mit dem Klimaschutz begründet. Der anhaltende Gesundheits- und Fitnesstrend wird argumentativ erst zögerlich aufgegriffen. Eine Ausnahme stellt der Nationale Radverkehrsplan 2020 dar, der die nationale Radverkehrsstrategie definiert und entsprechende Programme und Maßnahmen zur Förderung des Radverkehrs beschreibt. Dieser stellt fest: „Radfahren leistet vor diesem Hintergrund einen wichtigen Beitrag zur Gesundheit der Bevölkerung, indem es den Menschen die Möglichkeit bietet, ausreichend Bewegung in die Alltagswege zu integrieren. Gerade im Distanzbereich ab fünf Kilometer, in dem Radverkehr vor allem Pendelfahrten mit dem Pkw ersetzen kann, ist der Effekt für die Herz-Kreislauf-Prophylaxe am größten. Darüber hinaus dient Radfahren der frühzeitigen Entwicklung der Motorik, des Konzentrationsvermögens und des Gleichgewichts- sowie des Orientierungssinns von Kindern." (BMVBS 2012).

In den kommunalen Verkehrsentwicklungsplänen wird dieser Aspekt bisher höchstens am Rande als unterstützendes Argument erwähnt (z. B. erwähnen nur 5 der 10 größten Städte die Gesundheitseffekte des Radverkehrs in ihren Verkehrsentwicklungsplänen: Berlin 2011, München 2006; Stuttgart 2015; Leipzig 2015, Essen 2018). Insgesamt scheinen die Synergieeffekte zwischen der Förderung aktiver Verkehrsmittel und dem Abbau des Bewegungsdefizits damit primär in den Gesundheitswissenschaften und nur in kleinen Teilen in der Verkehrsplanung im Bewusstsein der Akteure verankert zu sein (Frahsa 2018). Dabei könnte die Verkehrsplanung zukünftig durchaus von einer Erweiterung des eigenen Planungshorizonts profitieren. Beispielsweise wollen Projekte zur Umsetzung einer bespielbaren Stadt oder zur Schaffung „urbaner Bewegungsräume" die aktive Mobilität genauso fördern wie informelle, sportliche Aktivitäten und Spiel im öffentlichen Raum. Sie werden bisher vorrangig im Bereich der Stadtplanung oder öffentlichen Gesundheit entwickelt. Gemeinsame Projekte dieser Disziplinen mit der Verkehrsplanung könnten dazu beitragen, die Fuß- und Radverkehrsinfrastruktur nicht nur sicher und funktional, sondern auch zur Bewegung anregend zu gestalten.

4 Gesundheitsthemen in der Verkehrspolitik – Status Quo und ein Blick in die Zukunft

Die genannten Beispiele zeigen, dass es zwischen den Aufgaben und Zielstellungen der Verkehrs- und Gesundheitspolitik deutliche Schnittmengen gibt, an die angeknüpft werden kann. Die Maßnahmen zur Verbesserung der Verkehrssicherheit und Luftreinhaltung seit den 1980er-Jahren verdeutlichen, dass auch die eher „schwachen" Politikfelder Umwelt und Gesundheit durchaus Einfluss auf verkehrspolitische Entscheidungen nehmen können. Sichergestellt ist eine generelle Berücksichtigung von Gesundheitsaspekten in der Verkehrspolitik damit allerdings nicht. Anstatt gesundheitliche Zielsetzungen wirklich umfassend in die Verkehrspolitik und -planung zu integrieren, werden entsprechende Anforderungen häufig als zusätzliche Aufgabe oder unnötige Reglementierung wahrgenommen. Diese werden entsprechend des vorgegebenen Mindeststandards berücksichtigt, fließen darüber hinaus aber nicht weiter in die strategischen Überlegungen innerhalb des Politikfeldes ein.

Eine Ursache für diese eher unsystematische und je nach Thema unterschiedlich starke Integration von Gesundheitsaspekten in die Verkehrspolitik ist das generelle Fehlen eines strategischen Leitbildes für die Weiterentwicklung des Verkehrssystems (Bracher et al. 2014), in welches dann gesundheitsbezogene Zielsetzungen und Erkenntnisse entsprechend integriert werden könnten. Das Leitbild einer nachhaltigen Verkehrsentwicklung kann zukünftig diese Lücke füllen. Eine Verkehrspolitik, die zu einer umweltfreundlichen und gesunden Mobilität beitragen soll, kann sich nicht mehr auf eine nachsorgende Anpassungsplanung beschränken, sondern muss aktiv und tatsächlich gestaltend auf die Verkehrsentstehung und deren Ursachen einwirken.

Die Zielstellungen, Strategien und fachlichen Grundlagen der Gesundheitspolitik können in vielfältiger Weise zur dafür notwendigen Neuausrichtung der Verkehrspolitik beitragen.

Einerseits beschäftigen sich die Gesundheitswissenschaften in empirischen Studien zunehmend mit der Frage, unter welchen Umständen, wie und in welchem Ausmaß Maßnahmen zur Förderung der aktiven Mobilität tatsächlich eine Wirkung, das heißt eine Veränderung des Verkehrsverhaltens erbringen können (Panter und Ogilvie 2017; Rissel et al. 2015; Dons et al. 2015). Andere Studien erweitern unsere Wissensbasis zu den positiven und negativen Gesundheitsfolgen der Nutzung der verschiedenen Verkehrsmittel (Mueller et al. 2015). Diese Erkenntnisse können dann wiederum dazu beitragen, dass möglichst effiziente verkehrspolitische Strategien und Maßnahmen zur Förderung einer aktiven, gesunden und umweltfreundlichen Mobilität umgesetzt werden.

In diesem Sinne profitiert auch die gesellschaftliche und verkehrspolitische Debatte um neuartige Mobilitätsangebote und -technologien, wie z. B. das E-Scooter- und Pedelec-Sharing, von gesundheitswissenschaftlichen Diskussionsbeiträgen. Dies gilt in besonderem Maße für so weitreichende technologische Neuerungen wie die Entwicklung selbstfahrender Autos. Auch in dieser Debatte müssen positive und negative Gesundheitswirkungen abgewogen werden, darunter die verbesserte Verkehrssicherheit, aber auch die negativen Wirkungen der fortwährenden körperlichen Inaktivität sowie die Exposition mit verkehrsbedingten Luftschadstoff- und Lärmemissionen selbstfahrender Fahrzeuge (Curl und Fitt 2019). Die Gesundheitswissenschaften können die hierfür benötigten Bewertungsgrundlagen zur Verfügung stellen.

Doch die Verkehrspolitik profitiert nicht nur durch die Verbreiterung der Wissensbasis von einer stärkeren Verzahnung mit der Gesundheitspolitik. Grundsätzlich ist auf gesellschaftlicher Ebene die Zustimmung zu mehr Verkehrssicherheit, mehr aktiver Mobilität, weniger Luftschadstoff- und Lärmbelastung und auch mehr Klimaschutz heute leichter denn je zu erzielen. Werden die gesundheitlichen Vor- und Nachteile verkehrspolitischer Maßnahmen entsprechend transparent dargestellt, kann dies auch den Handlungsbedarf verdeutlichen. Eine entsprechend glaubwürdige Legitimierung der getroffenen Maßnahme ist besonders bei eher unpopulären, z. B. preispolitischen Maßnahmen (Energiesteuern, fahrleistungsabhängige Mautsysteme, Parkraummanagement) oder der Reduzierung von Fahrstreifen für den Kfz-Verkehr notwendig und kann die erforderliche Akzeptanz sichern.

Literatur

Becker, T. (2016). Sozialräumliche Verteilung von verkehrsbedingtem Lärm und Luftschadstoffen am Beispiel von Berlin. https://nbn-resolving.org/urn:nbn:de:bsz:14-qucosa-203064. Zugegriffen: 03. Dez. 2019.

Becker, U. J. (2016a). *Grundwissen Verkehrsökologie. Grundlagen, Handlungsfelder und Maßnahmen für die Verkehrswende.* München: oekom.

Becker, U. J. (2018). Verkehr und Umwelt: Zu den übergeordneten Zielen der Verkehrspolitik und zur Bedeutung von Umweltaspekten. In O. Schwedes (Hrsg.), *Verkehrspolitik: Eine interdisziplinäre Einführung,* (2. Aufl. 2018). https://doi.org/10.1007/978-3-658-21601-6.

BMVBS (Bundesministerium für Verkehr, & Bau und Stadtentwicklung). (2012). Nationaler Radverkehrsplan 2020: Den Radverkehr gemeinsam weiterentwickeln. https://edoc.difu.de/edoc.php?id=SR21T6V3.

BMVI (Bundesministerium für Verkehr und digitale Infrastruktur). (2011). Verkehrssicherheitsprogramm 2011. https://www.bmvi.de/SharedDocs/DE/Publikationen/StV/verkehrssicherheitsprogramm-2011.pdf?__blob=publicationFile. Zugegriffen: 03. Dez. 2019.

BMVI (Bundesministerium für Verkehr und digitale Infrastruktur). (2016). Bundesverkehrswegeplan 2030. https://www.bmvi.de/SharedDocs/DE/Publikationen/G/bundesverkehrswegeplan-2030-gesamtplan.pdf?__blob=publicationFile. Zugegriffen: 03. Dez. 2019.

BMVI (Bundesministerium für Verkehr und digitale Infrastruktur). (2019). „Ich will weniger Verkehr, aber mehr Mobilität". Interview mit der Berliner Zeitung am Dienstag 16.03.2019. https://www.bmvi.de/SharedDocs/DE/RedenUndInterviews/2019/scheuer-interview-berliner-zeitung-16032019.html?nn=13326. Zugegriffen: 03. Dez. 2019.

Bracher, T., Gies, J., Thiemann-Linden, J. & Beckmann, K. (2014). Umweltverträglicher Verkehr 2050: Argumente für eine Mobilitätsstrategie für Deutschland. UBA-Texte, 59/2014. https://www.umweltbundesamt.de/publikationen/umweltvertraeglicher-verkehr-2050-argumente-fuer-0. Zugegriffen: 03. Dez. 2019

Bundesanstalt für Straßenwesen (BAST). (2012). Evaluation der bundesweiten Verkehrssicherheitskampagne „Runter vom Gas!". https://bast.opus.hbz-nrw.de/files/348/M223b.pdf . Zugegriffen: 03. Dez. 2019.

Curl, A. & Fitt, H. (2019). Will driverless cars be good for us? Now is the time for public health to act together with urban and transport planning. *Journal of Global Health, 9* (2). https://doi.org/10.7189/jogh.09.020303.:

Destatis (Statistisches Bundesamt). (2017a). Gesundheit: Todesursachen in Deutschland 2015. https://www.destatis.de/DE/Themen/Gesellschaft-Umwelt/Gesundheit/Todesursachen/Publikationen/Downloads-Todesursachen/todesursachen-2120400157005.xlsx?__blob=publicationFile&v=5. Zugegriffen: 03. Dez. 2019.

Destatis (Statistisches Bundesamt). (2017b). Unfallentwicklung auf deutschen Straßen 2017. https://www.destatis.de/DE/Presse/Pressekonferenzen/2018/Verkehrsunfaelle-2017/pressebroschuere-unfallentwicklung.pdf?__blob=publicationFile. Zugegriffen: 10. Dez. 2019.

Destatis (Statistisches Bundesamt). (2019). Verkehr: Verkehrsunfälle 2018. https://www.destatis.de/DE/Themen/Gesellschaft-Umwelt/Verkehrsunfaelle/Publikationen/Downloads-Verkehrsunfaelle/verkehrsunfaelle-jahr-2080700187004.pdf?__blob=publicationFile. Zugegriffen: 03. Dez. 2019.

Dons, E., Götschi, T., Nieuwenhuijsen, M., de Nazelle, A., Anaya, E., Avila-Palencia, I., & Int Panis, L. (2015). Physical Activity through Sustainable Transport Approaches (PASTA): Protocol for a multi-centre, longitudinal study. *BMC Public Health, 15*(1), 1126. https://doi.org/10.1186/s12889-015-2453-3

Europäische Kommission. (2011). Weißbuch zum Verkehr. Fahrplan zu einem einheitlichen europäischen Verkehrsraum – hin zu einem wettbewerbsorientierten und ressourcenschonenden Verkehrssystem. https://ec.europa.eu/transport/sites/transport/files/themes/strategies/doc/2011_white_paper/white-paper-illustrated-brochure_de.pdf. Zugegriffen: 03. Dez. 2019.

Frahsa, A. (2018). Verkehr und Gesundheit – Walkability. In O. Schwedes (Hrsg.), *Verkehrspolitik: Eine interdisziplinäre Einführung* (2. Aufl. 2018). https://doi.org/10.1007/978-3-658-21601-6.

Gehlert, T. & Kröling, S. (2018). Verkehrssicherheit. In O. Schwedes (Hrsg.), *Verkehrspolitik: Eine interdisziplinäre Einführung* (2. Aufl. 2018). https://doi.org/10.1007/978-3-658-21601-6.

Landeshauptstadt München. (2006). Verkehrsentwicklungsplan. https://www.muenchen.de/rathaus/dam/jcr:35de0167-b45e-4217-8a7c-83358e247898/vep06_beschluss.pdf. Zugegriffen: 03. Dez. 2019.

Landeshauptstadt Stuttgart. (2015). VEK 2030: Das Verkehrsentwicklungskonzept der Landeshauptstadt Stuttgart. https://www.stuttgart.de/img/mdb/item/521819/110256.pdf. Zugegriffen: 03. Dez. 2019.

Lange, C. & Finger, J. D. (2017). Gesundheitsverhalten in Europa – Vergleich ausgewählter Indikatoren für Deutschland und die Europäische Union. Journal of Health Monitoring, 2/2017. https://doi.org/10.17886/RKI-GBE-2017-024.

Mueller, N., Rojas-Rueda, D., Cole-Hunter, T., de Nazelle, A., Dons, E., Gerike, R. & Nieuwenhuijsen, M. (2015). Health impact assessment of active transportation: A systematic review. *Preventive Medicine, 76,* 103–114. https://doi.org/10.1016/j.ypmed.2015.04.010.

Nobis, C. (2019). Mobilität in Deutschland. MiD Analysen zum Radverkehr und Fußverkehr. Studie von infas, DLR, IVT und infas 360 im Auftrag des Bundesministers für Verkehr und digitale Infrastruktur (DE-Nr. 70.904/15). https://mobilitaet-in-deutschland.de/pdf/MiD2017_Analyse_zum_Rad_und_Fussverkehr.pdf. Zugegriffen: 03. Dez. 2019.

Nobis, C. & Kuhnimhof, T. (2018). Mobilität in Deutschland. MiD Ergebnisbericht. Studie von infas, DLR, IVT und infas 360 im Auftrag des Bundesministers für Verkehr und digitale Infrastruktur (DE-Nr. 70.904/15). https://www.mobilitaet-in-deutschland.de/pdf/MiD2017_Ergebnisbericht.pdf. Zugegriffen: 03. Dez. 2019.

Panter, J., & Ogilvie, D. (2017). Can environmental improvement change the population distribution of walking? *Journal of Epidemiology and Community Health, 71*(6), 528. https://doi.org/10.1136/jech-2016-208417

Rissel, C., Greaves, S., Wen, L. M., Crane, M., & Standen, C. (2015). Use of and short-term impacts of new cycling infrastructure in inner-Sydney, Australia: A quasi-experimental design. *International Journal of Behavioral Nutrition and Physical Activity, 12*(1), 129. https://doi.org/10.1186/s12966-015-0294-1

Rößger, L., Schade, J., Schlag, B. & Gehlert, T. (2011). Verkehrsregelakzeptanz und Enforcement. Berlin: Gesamtverband der deutschen Versicherungswirtschaft e.V. https://udv.de/de/file/1539/download?token=ZPzr6dgQ. Zugegriffen: 03. Dez. 2019.

Schwedes, O. (2016). Verkehrspolitik: ein problemorientierter Überblick. In O. Schwedes, W. Canzler, & A. Knie (Hrsg.), *Handbuch Verkehrspolitik* (2. Aufl., S. 3–32). Wiesbaden: Springer VS.

Senatsverwaltung für Stadtentwicklung Berlin. (2011). Stadtentwicklungsplan Verkehr Berlin. https://www.berlin.de/senuvk/verkehr/politik_planung/step_verkehr/download/Stadtentwicklungsplan_Verkehr_Berlin_gesamt.pdf. Zugegriffen: 03. Dez. 2019.

Stadt Essen (Hrsg.). (2018). Masterplan Verkehr Essen 2018. https://media.essen.de/media/wwwessende/aemter/61/dokumente_7/verkehrsthemen/Masterplan_Verkehr_Essen_2018.pdf. Zugegriffen: 03. Dez. 2019.

Stadt Leipzig. (2015). Stadtentwicklungsplan Verkehr und öffentlicher Raum. Erste Fortschreibung. https://www.leipzig.de/fileadmin/mediendatenbank/leipzig-de/Stadt/02.6_Dez6_Stadtentwicklung_Bau/66_Verkehrs_und_Tiefbauamt/StEP/StEP_Verkehr.pdf. Zugegriffen: 03. Dez. 2019.

UBA (Umweltbundesamt). (2017a). Hintergrundinformationen zum Handbuch für Emissionsfaktoren für Straßenverkehr (HBEFA). https://www.umweltbundesamt.de/sites/default/files/medien/2546/dokumente/faqs_hbefa.pdf. Zugegriffen: 03. Dez. 2019.

UBA (Umweltbundesamt). (2017b). Indikator: Gesundheitsrisiken durch Feinstaub. https://www.umweltbundesamt.de/indikator-gesundheitsrisiken-durch-feinstaub#textpart-1. Zugegriffen: 03. Dez. 2019.

UBA (Umweltbundesamt). (2018a). Trend der Luftschadstoff-Emissionen. https://www.umweltbundesamt.de/themen/luft/emissionen-von-luftschadstoffen/trend-der-luftschadstoffemissionen. Zugegriffen: 03. Dez. 2019.

UBA (Umweltbundesamt). (2018b). Wie sehr beeinträchtigt Stickstoffdioxid (NO2) die Gesundheit der Bevölkerung in Deutschland? https://www.umweltbundesamt.de/sites/default/files/medien/479/publikationen/uba_factsheet_krankheitslasten_no2.pdf. Zugegriffen: 03. Dez. 2019.

UBA (Umweltbundesamt). (2019). Stickstoffdioxidbelastung geht 2018 insgesamt leicht zurück. Pressemitteilung. https://www.umweltbundesamt.de/presse/pressemitteilungen/stickstoffdioxidbelastung-geht-2018-insgesamt. Zugegriffen: 03. Dez. 2019.

Verkehrsgerichtstag. (2018). Empfehlungen des Arbeitskreis VI beim 56. Deutscher Verkehrsgerichtstag am 24. Bis 26. Januar 2018 in Goslar. https://www.deutscher-verkehrsgerichtstag.de/images/empfehlungen_pdf/empfehlungen_56_vgt.pdf. Zugegriffen: 03. Dez. 2019.

WHO (World Health Organization). (2019). Global strategy on diet, physical activity and health: Physical activity. https://www.who.int/dietphysicalactivity/pa/en/. Zugegriffen: 03. Dez. 2019.

Thilo Becker ist promovierter Verkehrsingenieur und arbeitet als Fachbereichsleiter Tiefbau und Verkehr bei der Stadt Offenburg. Er forscht zu Bezügen zwischen Lärm, Luftschadstoffen und Klimaschutz mit der Verkehrsplanung und fördert aktive Mobilität im städtischen und regionalen Alltagsverkehr.

Julia Gerlach Diplom-Wirtschaftsingenieurin, ist wissenschaftliche Mitarbeiterin an der Professur für Verkehrsökologie an der TU Dresden. Sie beschäftigt sich in ihrer Forschung mit den sozialen und gesundheitlichen Konsequenzen unseres Verkehrssystems sowie Methoden zur Bewertung der Nachhaltigkeit und Wirkung von Verkehrsplanungen.

Stadtentwicklung

Eine kommunalpolitische Querschnittsaufgabe

Sabine Baumgart

1 Stadtentwicklung – Arena vielfältiger Interessenlagen

Stadtentwicklung ist Kommunalpolitik, die sich auf die Weiterentwicklung der gesamten Stadt bezieht. Dabei stellen sich raumbezogene Fragen nach bestehenden und zukünftig erforderlichen Flächennutzungen für Wohnen, Gewerbe, Freizeit- und Sporteinrichtungen sowie für soziale und technische Infrastruktur. So sind auf der örtlichen Ebene politisch-administrative Entscheidungen zu treffen, beispielsweise:

- Es wird neuer Wohnraum benötigt, der nicht nur in den bestehenden Gebäuden eingerichtet werden kann, sondern der auch im Neubau erfolgen muss. Dies haben die Datengrundlagen zu Angebot, Nachfrage im Wohnungsmarkt deutlich gezeigt. Ebenso besteht der Bedarf an bezahlbarem Wohnraum. In welchem Umfang und an welchen Standorten soll er entstehen? Welche Standorte und Flächen eignen sich für welche Formen des Wohnungsneubaus? Kann Neubau auch innerhalb von bestehenden Quartieren erfolgen und wenn ja, ist die Dichte, die die Investoren anstreben, nicht zu hoch? Sollen am Rand der Stadt neue Wohnbauflächen erschlossen werden?
- Es werden neue Gewerbeflächen von ansässigen Unternehmen nachgefragt, die sich erweitern wollen. Die Wirtschaftsförderung möchte sie in der Stadt halten. An welchen Standorten können weitere Gewerbeflächen entwickelt werden? Geht dies dann zu Lasten von Naturräumen, die der Naherholung dienen? Wie sind dann die verkehrliche Erschließung und die weitere technische Infrastruktur zu organisieren? Gibt es Probleme mit dem Immissionsschutz mit Blick auf Lärm-/Luftbelastungen?

S. Baumgart (✉)
Technische Universität Dortmund (bis 2018), Bremen, Deutschland
E-Mail: sabine.baumgart@tu-dortmund.de

© Springer Fachmedien Wiesbaden GmbH, ein Teil von Springer Nature 2020
K. Böhm et al. (Hrsg.), *Gesundheit als gesamtgesellschaftliche Aufgabe*,
https://doi.org/10.1007/978-3-658-30504-8_17

- Sind bestehende Kindergärten, Schulen, Krankenhäuser, Seniorenheime oder Spiel- und Sportplätze in Quantität und Qualität angemessen oder bedarf es Verbesserungen? Wie ist die sportliche Ausstattung der Gemeinde in Bezug auf Anzahl und Zustand der Sportplätze, Sporthallen und Schwimmbäder, die insbesondere für junge und alte Menschen von großer Bedeutung sind?

2 Stadtentwicklung als politisch-administrative Aufgabe in der Stadt/Gemeinde

Diese Fragen geben einen Einblick in die Themen, die im Rahmen von Stadtentwicklungsplanung zu behandeln sind. Stadtentwicklung berührt alle Bereiche des gesellschaftlichen Lebens auf lokaler Ebene; sie ist dazu angelegt, den Rahmen für andere kommunale Planungen zu setzen. Sie umfasst dementsprechend alle Planungen innerhalb des Gemeinwesens und damit sowohl die sektoralen wie auch die räumlichen Komplexe. Dass Gemeinden ihre Entwicklung selbst bestimmen können, basiert auf Artikel 28 des Grundgesetzes der Bundesrepublik Deutschland, der sich auf die gemeindliche Selbstverwaltung bezieht und diese sichert. Zu diesem Selbstverwaltungsrecht gehören unter anderem die Planungshoheit, das Recht, kommunale Satzungen zu erlassen und das Recht einer eigenen Einnahmen- und Ausgabenwirtschaft. Die Gemeinden haben also das grundgesetzlich garantierte Recht, alle Angelegenheiten ihrer örtlichen Gemeinschaft durch eigene Verwaltung mit selbstbestimmten Organen in eigenem Namen und in eigener Verantwortung zu regeln. Stadtentwicklung hat einen normativen Charakter und wird durch die politischen Schwerpunktsetzungen und Prioritäten bestimmt. Denn es bestehen unterschiedliche Zielsetzungen, Notwendigkeiten und Zusammenhänge zwischen diesen vielfältigen Vorstellungen, wie sich eine Stadt entwickeln soll.

Stadtentwicklungsplanung ist ein politisch-administrativer Prozess zur Erstellung von Plänen und Programmen, die umfassend einzelne Aufgaben in der Stadt mit der Zielsetzung der Funktionsfähigkeit der Stadt integriert. Um diese zu steuern und zu priorisieren, bedarf es der mittelfristigen Finanzplanung (Streich 2011). Dies bedeutet, dass eine Abwägung zwischen unterschiedlichen privaten und unterschiedlichen öffentlichen sowie privaten und öffentlichen Belangen untereinander erfolgen muss, um die vielfach konfligierenden Ziele zum Ausgleich zu bringen. Es gilt, politische Konsensfindungsprozesse zwischen Einzelinteressen und Gemeinwohlbelangen zu gestalten. Die raumbezogene Stadtentwicklung in Form der Organisation der Flächennutzung in der Stadt ist dabei von zentraler Bedeutung für die Gestaltung der Lebenswelt der Bevölkerung. Stadtentwicklungsplanung ist „die planerische Verbindung von Raum, Zeit und Geld" (Wékel 2010, S. 466).

Die kommunalen Selbstverwaltungskörperschaften sind die dritte Ebene im Staatsaufbau der Bundesrepublik Deutschland. Die meisten Gesetze werden von den kommunalen Gebietskörperschaften ausgeführt, gleichgültig, ob es sich um Bundesgesetze, Landesgesetze oder um Normen handelt, die von den kommunalen Gebietskörperschaften selbst gesetzt sind. Die Kommunen kommen so mit der Stadtbevölkerung am engsten in Berührung, damit gibt es hier zwangsläufig auch mehr Konflikte. Dazu gehört auch der eigenverantwortliche Umgang mit gemeindlichen Einnahmen und deren Einsatz zur Steuerung der Entwicklung. Für Fragen des Gesundheitswesens relevant und zu unterscheiden sind hier in erster Linie:

- freiwillige Aufgaben in der eigenen finanziellen Verantwortung der Kommune; sie entscheidet, ob sie tätig werden will oder nicht, beispielsweise in kulturellen Angelegenheiten (z. B. Bücherei, Museum, Theater, Volkshochschule) oder dem Bau und Betrieb eines Schwimmbades, einer Sportanlage oder auch der Einrichtung und Pflege von Grünanlagen,
- pflichtige Selbstverwaltungsaufgaben, zu denen die Gemeinde gesetzlich verpflichtet ist, aber selbst entscheiden kann, wie sie dieser Verpflichtung nachkommt – also über die Art und Weise, wie Aufgaben erfüllt werden sollen. Dazu zählen zum Beispiel die Bauleitplanung, der Brandschutz, die Abwasserbeseitigung, die Versorgung mit Strom, Wasser, Gas, Schulentwicklungsplanung, Katastrophenschutz, Anlage/Unterhalt von Kindergärten und Horten, Schulträgerschaft, Friedhöfen.

Stadtentwicklungsplanung hat für die gesamtstädtische Entwicklung Leitbildcharakter, sie formuliert Ziele und Handlungsempfehlungen auf räumlicher und fachbezogener Ebene. Dabei hat sie unterschiedliche Ausprägungen, die programmatisch und/oder konkret mit einzelnen Politik- und Handlungsfeldern unterlegt sein können, einschließlich der Zuordnung von Zuständigkeiten und Zeithorizonten. Damit enthält ein Stadtentwicklungskonzept strategische Ansätze für die zukünftige Entwicklung der Stadt, die mittelfristige Disposition von als sicher verfügbar geltenden Ressourcen für bestimmte Ziele sowie die Koordinierung des Verwaltungshandels der Ressorts. Es wird in der Regel in einem öffentlichen Planverfahren, begleitet von Vorträgen, Workshops und Arbeitsgruppen, entwickelt. Ein Stadtentwicklungskonzept ist nicht für Dritte bindend, bindet aber die Gemeinde, wenn sie einen solchen Beschluss gefasst hat. In den weiteren Planverfahren für die städtebauliche Entwicklung und Ordnung, beispielsweise der Flächennutzungsplanung für das gesamte Gemeindegebiet oder die Bebauungsplanung für einzelne Flächen, bei denen ein Planerfordernis besteht, fließen die Inhalte des Stadtentwicklungskonzeptes in den Abwägungsprozess ein. Ein Planungserfordernis besteht dann, wenn durch ein Planungs-/Bauvorhaben von unterschiedlichen Interessen/Belangen auszugehen ist, die aufeinandertreffen. Dies können Interessenskonflikte zwischen privaten Grundstückseigentümer*innen, Mieter*innen oder Trägern öffentlicher Belange sein, aber auch von bestehenden Planungen abweichende Zielsetzungen wie die Bebauung einer Sportfläche, die seit langem nicht mehr genutzt wird. Diese unterschiedlichen Interessen werden in einem strukturierten Abwägungsprozess für die abschließende Entscheidung durch die politischen Gremien vorbereitet. Erschwerend kommt hinzu, dass die Städte zu mehr als 90 % ja bereits gebaut sind und in erster Linie zu klären ist, in welchem Umfang und in welcher Art die bestehenden Gebäude und Flächen an sich verändernde demographische, ökonomische und ökologische Anforderungen anzupassen sind. Man kann

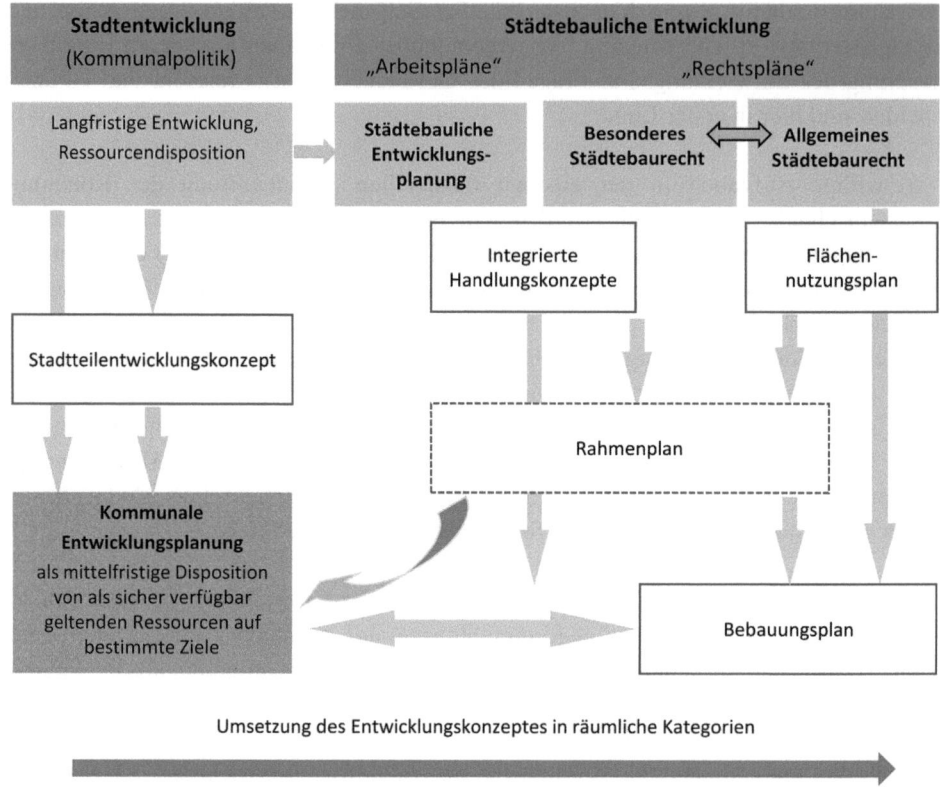

Abb. 1 Integrierende Konzepte und Planwerke auf gesamtstädtischer Ebene, ohne Fachplanungen. (Quelle: Andrea Rüdiger, Sabine Baumgart)

unterscheiden zwischen kommunalpolitischen Konzepten/Planungen und im Weiteren für die städtebauliche Entwicklung als eines der Handlungsfelder zwischen (informellen) Arbeitsplänen und (formellen) Rechtsplänen (siehe Abb. 1).

Stadtentwicklung ist eine kommunale Querschnittsaufgabe, die zumeist von der Stadtplanung koordiniert wird. Involviert sind alle Ressorts, deren Zuschnitt sich in den Städten und Gemeinden unterscheidet. Dazu gehören vor allem Wohnungs- und Verkehrswesen, Umwelt- und Naturschutz, Wirtschaftsförderung, Schutz und Ordnung, Sozial- und Gesundheitswesen, Schule, Kultur, öffentliche Infrastruktur.

Themen der Gesundheitsversorgung – von der medizinischen Versorgung (Krankenhäuser, Ärzt*innen, Pflege- und Senioreneinrichtungen, usw.) bis zur Beratung und Prävention – sind in kreisfreien Großstädten einem Ressort in der Stadtverwaltung zugeordnet. In kreisangehörigen Klein- und Mittelstädten sind diese Aufgaben beim (Land-)Kreis angesiedelt und damit nicht direkt vor Ort; dies kann zu Reibungsverlusten führen, wenn Fragen der stadtplanerischen und städtebaulichen Gestaltung zu klären sind.

Geht man von Public Health als einem präventiven, Setting-orientierten, vernetzten und zum Handeln befähigenden Verständnis aus, wie dies in der Ottawa-Charta der WHO 1986 und entsprechend vom Gesunde Städte-Netzwerk vertreten wird, ist dies eine Querschnittsaufgabe, die auch Gesundheitsförderung im umfassenden Sinne auf der Ebene der Entwicklung der Gesamtstadt bzw. der Gemeinde umfasst.

3   Gesundheitsförderung in der Stadtentwicklung

Gesundheit und Gesundheitsförderung sind in allen aktuellen Herausforderungen für die Stadtentwicklung relevant, sei es der Klimawandel, die Digitalisierung in der Wirtschaft und allen Lebensbereichen, Globalisierung, der demografische Wandel und die Veränderung der Stadtgesellschaft oder die Knappheit natürlicher Ressourcen. Sie sind ebenso Querschnittsthemen wie Stadtplanung, denn es werden in beiden Politikfeldern viele Themen und Aufgabenbereiche und damit unterschiedliche Ressorts und Zuständigkeiten (v. a. Planungs-, Umwelt-, Verkehrsamt, Bauordnung) berührt. Hier treffen gesundheitsrelevante Themen auf vielfältige Interessenlagen. Synergieeffekte und Konfliktbereiche sind in einem transparent anzulegenden Diskurs zwischen Fachressorts, Zivilgesellschaft, Trägern öffentlicher Belange und nicht zuletzt den politischen Entscheidungsträgern zu identifizieren, zu bewerten und zu gewichten. Angesichts jeweils komplexer Ausgangslagen ist es eine große Herausforderung, dass sich alle Beteiligten auf der Grundlage von Daten, deren Auswahl und Bewertung verständigen; dies erfordert bereits einen umfassenden Kommunikationsprozess. Dies gilt auch für das Erarbeitungs- und Entscheidungsverfahren mit angestrebten ergebnisorientierten Arbeitsschritten und der Rahmung durch Handlungsspielräume.

Denn Entscheidungen über die baulich-räumlichen Rahmenbedingungen städtischen Lebens beinhalten auch grundsätzliche Entscheidungen über das „gesundheitliche Belastungssetting" und die angestrebte Lebensqualität. Damit sind das Ausmaß und die Mischung von gesundheitlich belastenden und gesundheitsfördernden Faktoren gemeint, vor allem:

- Qualität von Luft, Boden, Wasser und klimatischen Bedingungen
- Stress und andere Schädigungen erzeugender Lärm bzw. das Vorhandensein von Ruhe- und Entspannungszonen
- fehlende oder vorhandene sinnliche und intellektuelle Anreize in einer Stadt (z. B. multifunktionale Räume)
- qualitätsvolle und bewegungsfördernde Räume und Strukturen
- Erreichbarkeit von gesundheitsrelevanten Leistungen und Institutionen (Rodenstein 1991)

Mit dem Blick auf den Raum ist Gesundheit bzw. Gesundheitsvorsorge ein klassisches Thema in der Stadtentwicklung und -planung, denn aus diesen Perspektiven und Anliegen ist sie im 19. Jahrhundert als eigenständige Disziplin entstanden. Darüber hinaus sind es nachhaltige Belange, die für die Steuerung einer nachhaltigen gesundheitsfördernden Raumentwicklung relevant sind und die Ansätze der Gesundheitsförderung durch Raumplanung enthalten. Diese sind dynamisch und unterliegen kontinuierlichen Veränderungen. Dazu zählen beispielsweise:

- ökonomische Aspekte mit einer politisch angestrebten Eigentumsbildung weiter Kreise der Bevölkerung, Prosperität für den gemeindlichen Haushalt, aber auch die Belange der Wirtschaft (internationale Konzerne oder inhabergeführte Unternehmen, die global agieren oder regional orientiert sind; hier ist ein regionales Engagement bei Fragen der Stadtentwicklung ebenso unterschiedlich ausgeprägt wie dies der Zugang zu politischen Entscheidungsträgern ist)
- soziale Aspekte mit der Vermeidung einseitiger Bevölkerungsstrukturen, sowohl in Quartieren mit überwiegend wohlhabenden Haushalten, aber auch in solchen Teilräumen, in denen sich eher einkommensschwächere Haushalte konzentrieren. Die Vermeidung oder Verringerung stadträumlicher Segregation ist eine der aktuell größten Herausforderungen für die Stadtgesellschaft und die Stadtökonomie.
- ökologische Aspekte mit den allgemeinen Anforderungen an gesunde Wohn- und Arbeitsverhältnisse und den Belangen des Umweltschutzes, die oftmals den Interessen an Naherholungsmöglichkeiten der Bevölkerung entgegenstehen.

Man kann also festhalten, dass Gesundheitsförderung in der Stadtentwicklung auf die Verhältnisse, in denen die Stadtbevölkerung lebt, abzielt, und dies auf der Ebene der Gesamtstadt, aber auch ihrer Teilräume bis zum kleinräumigen Quartier. Im Gegensatz zur Bauleitplanung gehört Stadtentwicklungsplanung nicht zu den pflichtigen Selbstverwaltungsaufgaben einer Stadt/Gemeinde. Damit kann die Kommunalpolitik selbst entscheiden, ob sie für diese strategische Aufgabe, die den gemeindlichen Flächendispositionen vorausgeht, finanzielle, personelle und zeitliche Ressourcen aufwenden möchte. Allerdings kann man inzwischen beobachten, dass in vielen Städten Stadtentwicklungskonzepte erstellt wurden. Dies hat unterschiedliche Gründe:

- intern: eine geänderte Führungs- und Organisationsstruktur, die durch eine Steuerung des Outputs mit Blick auf die Leistungserbringung und Kundenorientierung der Verwaltung und eine angestrebte Zielkoordinierung unterschiedlicher Fachbereiche (politikfeldorientierte Kontrakte z. B. Wohnen, Verkehr, Soziales, …) charakterisiert ist. Durch Berichte an Politik und Verwaltung können stadtentwicklungspolitische Ziele und Prognosen überprüft und der dafür erforderliche Aufwand zugeordnet werden. Dies sorgt für Transparenz für die Stadtöffentlichkeit.
- extern: Die Beantragung von Finanzmitteln der Städtebauförderung (v. a. Programme „Stadtumbau", „Aktive Stadt- und Ortsteilzentren") setzt die Erstellung von räumlich

integrierten, ressort- und akteursübergreifenden Entwicklungskonzepten voraus, um Umsetzungsbedingungen der zu fördernden Maßnahmen in einem kooperativen Prozess zu verbessern. Damit können zusätzliche Finanzmittel für die städtebauliche Entwicklung generiert werden.

Stadtentwicklung korrespondiert mit ihren raumbezogenen, städtebaulichen Aspekten mit Blick auf Gesundheit und Gesundheitsförderung im Wesentlichen mit den Regelungen des Baugesetzbuches (Bundesrepublik Deutschland: Baugesetzbuch) auf Bundesebene mit dem grundlegenden Paragraph 1: „(6) Bei der Aufstellung der Bauleitpläne sind insbesondere zu berücksichtigen: die allgemeinen Anforderungen an gesunde Wohn- und Arbeitsverhältnisse und die Sicherheit der Wohn- und Arbeitsbevölkerung." (Bundesrepublik Deutschland: Baugesetzbuch § 1 Abs. 6 Nr. 1). Dabei hat sie sich an die Ziele der Raumordnung auf überörtlicher Ebene (Region, Bundesland) anzupassen und ist somit mit dem Raumordnungsgesetz (ROG) auf überörtlicher Ebene verknüpft: „Die Versorgung mit Dienstleistungen und Infrastrukturen der Daseinsvorsorge, insbesondere die Erreichbarkeit von Einrichtungen und Angeboten der Grundversorgung für alle Bevölkerungsgruppen, ist zur Sicherung von Chancengerechtigkeit in den Teilräumen in angemessener Weise zu gewährleisten. [...] Dem Schutz kritischer Infrastrukturen ist Rechnung zu tragen." (Bundesrepublik Deutschland: Raumordnungsgesetz § 2 Abs. 3).

Gegenüber diesen beiden Bundesgesetzen für die räumliche Entwicklung ist die Grundlage für Gesundheitsschutz und -vorsorge sowie Gesundheitsförderung als Thema des Öffentlichen Gesundheitsdienstes und Public Health auf der Ebene der Bundesländer durch die 16 Ländergesetze über den öffentlichen Gesundheitsdienst umrissen. Inzwischen hat die Gesundheitsministerkonferenz 2018 das Aufgabenspektrum über die genannten Aufgaben hinaus erweitert: „Der Öffentliche Gesundheitsdienst: Public-Health vor Ort" (GMK 2018). Gesundheits-, Sicherheits- und Teilhabeförderung wird zu einem wichtigen Beitrag zu größerer gesundheitlicher Chancengleichheit. In den Bundesrahmenempfehlungen der Nationalen Präventionskonferenz (NPK) werden für die Umsetzung des Präventionsgesetzes Ziele und Handlungsfelder mit gemeinsamer Verantwortung sowie Verfahrensgrundsätze für die Zusammenarbeit mit gegenseitiger Information und bedarfsbezogenen Absprachen bei der Zusammenarbeit zwischen unterschiedlichen Trägern mit ihren Zuständigkeitsbereichen formuliert (siehe Beitrag von Liedtke et al. in diesem Band). Hier ergeben sich Anknüpfungspunkte für gesundheitsfördernde Themen in der Stadtentwicklung, die noch weitgehender erschlossen werden können.

4   Stadtentwicklung – Planung mit vielfältigen Koordinationsfunktionen

Im Folgenden werden die unterschiedlichen Leitbilder, Formen, Methoden und Prozesse von Stadtentwicklungsplanung mit Blick auf Anknüpfungspunkte für Gesundheitsförderung betrachtet.

Leitbilder: Gesundheitsbezogene Zielsetzungen waren bereits in den Leitbildern zum Städtebau in der Antike zu finden; bis heute orientieren sie sich an den Leitgedanken vorheriger Epochen (z. B. Renaissance auf die Antike) oder grenzen sich von diesen ab (z. B. Die Gartenstadt (Howard 1902)). In den Leitbildern der Stadtentwicklung spiegeln sich gesellschaftliche Machtverhältnisse und ökonomische und institutionelle Rahmenbedingungen wider. Heute ist Gesundheitsförderung auf der Ebene von politisch beschlossenen Leitbildern zur Stadtentwicklung häufig zu finden (z. B. im Beitritt der Städte zum Gesunde Städte-Netzwerk mit mehr als 70 Städten in Deutschland (Kistemann und Ritzinger 2018; siehe auch Beitrag von Weth in diesem Band) oder beispielsweise: Qualitätsziele „Wiesbaden 2030+" Wir sind eine gesunde und grüne Stadt! (Qualitätsziele „Wiesbaden 2030+" o. J.). Es mangelt jedoch vielfach an einer konkreten Umsetzung und Implementation in die Verwaltungsroutinen (Kistemann und Ritzinger 2018), denn es wird erst dann tragfähig, wenn es sich auch in den folgenden Planungen, Projekten und Maßnahmen mit den jeweiligen öffentlichen oder privaten Zuständigkeiten und im Haushaltsplan der Stadt wiederfindet.

Formen: Stadtentwicklungsplanung zielte in den 1960er-Jahren auf die Koordination von großen Infrastruktur- und Bauinvestitionen ab und wurde als umfassende technisch orientierte Konzeption und Grundlage für die räumliche Steuerung des Wachstums über alle Sektoren hin angelegt. Dies änderte sich in den folgenden Jahrzehnten unter den Bedingungen von Ressourcenengpässen (finanziell, ökologisch) und einem steigenden Anspruch der Stadtbevölkerung an einer wirksameren Beteiligung an Planungsprozessen, die sich seit den 1980er-Jahren zunehmend auf die Erneuerung des städtebaulichen Bestands orientieren. Stadtentwicklung wurde nun eher in Form kleiner Schritte organisiert, aber vielfach unter dem Leitgedanken einer nachhaltigen Stadt (planungstheoretisch formuliert: perspektivischer Inkrementalismus) als eine Planung in kleinen Schritten (Projekten/Maßnahmen), aber mit rahmenden Leitzielen. Ausgangspunkt bei diesem Vorgehen sind Teilschritte in Form bestehender, geplanter und angestrebter einzelner Projekte, die thematisch und/oder räumlich miteinander programmatisch zu Themenfeldern verbunden werden, wie u. a. in Agenda 21-Prozessen. Darunter sind oftmals Projekte, die der Gesundheitsförderung implizit dienen, aber es können auch Maßnahmen explizit zur Gesundheitsförderung angesiedelt werden, wie beispielsweise im Stadtentwicklungsprogramm der Stadt Ibbenbüren (siehe Abb. 2).

Gesundheit ist in den Themenfeldern nicht explizit aufgeführt, aber in diesen enthalten, wenn man sich die Oberziele und nachfolgende Planungen und Maßnahmen anschaut, die dazu einschließlich ihrer Verantwortlichkeiten und guter Beispiele angeführt sind (u. a. Förderung des Radverkehrs im Themenfeld Umwelt und Klima). Dieses Programm wurde unter Mitwirkung unterschiedlicher Ressorts und mit umfassender Beteiligung der Zivilgesellschaft als langfristiger Rahmen für die Stadtentwicklung (2040) erarbeitet. So wurden u. a. in sogenannten Bürgerwerkstätten ebenso die Potenziale und Problemlagen in den einzelnen Stadtteilen und in der Innenstadt

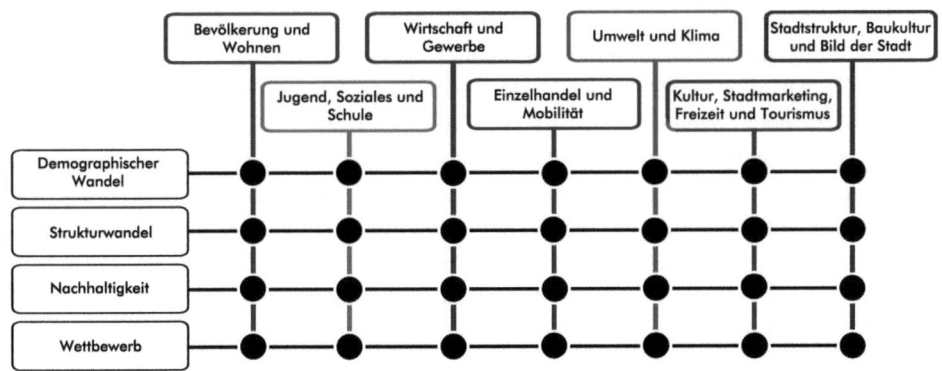

Abb. 2 Herausforderungen der Stadtentwicklung (Stadt Ibbenbüren 2010: Stadtentwicklungsprogramm: 1)

diskutiert wie ein Fokus auf die Bevölkerungsgruppe der Jugend gelegt. Themen wie beispielsweise die Sicherung und Weiterentwicklung sozialer Infrastruktur, Anpassung an den Klimawandel, neue Wohnbauflächen oder die Verbesserung von Aufenthaltsqualitäten von Plätzen und Freiräumen in der Innenstadt und deren Vernetzung haben alle implizit Bezüge zum Thema Gesundheit. Abschließend wurde es vom Stadtrat, dessen Vertreter*innen auch im Planungsprozess bereits mitgewirkt hatten, beschlossen.

Auf einen Teilraum bezogen ist das 2015 beschlossene Integrierte städtebauliche Entwicklungskonzept (ISEK) Bochum-Wattenscheid: „Gesundes Wattenscheid – familienfreundlich und generationengerecht" ein anschauliches Beispiel (Stadt- und Regionalplanung Dr. Jansen GmbH 2014). Im Rahmen der Stadterneuerung wird das Thema Gesundheit und Gesundheitsförderung explizit auf der Ebene des übergeordneten Leitbildes kommuniziert. Hier beansprucht die räumliche Planung ihre Koordinationsfunktion von einer Vielzahl staatlicher und privatwirtschaftlicher Akteure mit ihrem raumrelevanten Handeln, dies auch mit dem Blick der Förderung und Vorsorge als auf die Zukunft gerichtete Zielsetzung und Einflussnahme, Intervention zur Verbesserung der Wohn- und Arbeitsverhältnisse innerhalb eines definierten Teilraums bzw. Gebiets. Stadtentwicklungsplanung wird nunmehr als eine strategische Aufgabe verstanden.

Methoden: Angesichts vielschichtiger Rahmenbedingungen (v. a. Globalisierung der Wirtschaft, technologische Entwicklungsdynamik, Klimawandel und mangelnde Umweltressourcen), vielfältiger und oftmals konfliktreicher Ansprüche an die (räumliche) Stadtentwicklung, heterogene Interessensträger, oftmals partikulare Interessen ist auch der Methodenkanon in der Stadtentwicklung umfassender und komplexer geworden. Für die Erarbeitung von Leitbildern für die zukünftige Stadtentwicklung bedarf es belastbarer Datengrundlagen auf Basis von Prognosen und Szenarien als Wissen über den Planungsgegenstand (Quartier, Stadt, Region, Sozialstruktur etc.), um darauf das Wissen über die instrumentellen Möglichkeiten zur Beeinflussung bzw.

Veränderung des Planungsgegenstandes und den gesellschaftlichen Kontext von Planung und damit die Handlungsspielräume zu erkennen.

Generelle Aussagen über Entwicklungsdynamiken, sei es im Bereich des globalen Klimawandels oder steigender Lebenserwartung, sind auf die örtlichen Bedingungen herunter zu brechen, um Lokalpolitik zu überzeugen. Methodische Kenntnisse aus unterschiedlichen Disziplinen fließen hier zusammen, für Gesundheitsförderung sind dies insbesondere epidemiologische Studien, vor allem solche mit Raumbezug (Bolte 2018). Erst die Einbeziehung soziodemographischer Daten ermöglicht es, gesundheitliche Ungleichheiten zu erkennen und in diesen Teilräumen dann gezielt das Leitbild des Stadtentwicklungskonzepts für stadtplanerische Interventionen entlang des Policy Cycles herunter zu brechen. Um damit kommunalpolitische Entscheidungsgrundlagen zu qualifizieren und Akzeptanz zu erzeugen, bedarf es wissenschaftlicher Expertise und methodischer Qualifikationen sowie der Dialogfähigkeit auf Schnittstellen und damit starker kommunikativer Kompetenzen.

Mit Blick auf die Zielerreichung sollte auch die Effektivität der durchgeführten Maßnahmen zur Gesundheitsförderung anhand von Indikatoren gemessen werden. Ein gutes Monitoringsystem sollte datenbasiert die Resultate unmittelbar zugänglich und verständlich machen und damit auch die weiteren Umsetzungsschritte begleiten und zur (Nach-)Steuerung beitragen. Dafür sind Beteiligte, Zuständigkeiten, Informationsflüsse und zeitliche Bedingungen zu klären.

Prozesse: Das Baugesetzbuch (und auch das Raumordnungsgesetz) enthält auch verfahrensorganisatorische Qualitätsstandards, bei denen der Raumplanung eine Koordinationsfunktion zugeschrieben wird, dies mit einer Vielzahl staatlicher und privatwirtschaftlicher Akteure, deren raumrelevantes Handeln aufeinander abzustimmen ist. Ein Stadtentwicklungsprogramm oder Stadtentwicklungskonzept bzw. eine Stadtentwicklungsplanung gehören zu den informellen Planungen, die als Entscheidungshilfen zur Ermittlung der Erforderlichkeit einer Planung oder des Planungsbedarfs eingesetzt werden. Sie können die Anschaulichkeit verbessern und damit beispielsweise auch die Beteiligung der Bevölkerung erleichtern. Daher übernehmen sie auch eine Kommunikationsfunktion. Insbesondere bei konfliktträchtigen Planungen können frühzeitig divergierende Vorstellungen aufgearbeitet werden, Sachinformationen geliefert und Konsenslösungen gefunden werden; ebenso dienen sie der Vermittlung zwischen den Planungsebenen. Ein Stadtentwicklungskonzept steht außerhalb der verwaltungsrechtlichen Kontrolle und ist daher flexibel sowohl gegenüber tagespolitischen als auch mittel- bis langfristigen Planungsabsichten. Es hat Empfehlungscharakter, nicht nur für räumliche Planung. Darin werden Arten von Maßnahmen und Maßnahmenräume sowie ggf. zeitliche Stufungen dargestellt, die für weitere Planungsträger (Schule, Sport, Kultur etc.) Relevanz besitzen können. Hier bestehen viele Möglichkeiten, gesundheitsfördernde Zielsetzungen und Strategien einzubringen (vgl. Landeszentrum Gesundheit NRW 2016).

Entscheidend ist, gesundheitsfördernde Belange mit Daten (Problemlagen, Zielsetzungen, strategischen Ansätzen und Akteuren) für den Abwägungsprozess zu unterlegen. Denn Gesundheitsförderung ist ein Belang unter vielen Belangen, mit denen er konkurriert, aber auch Synergien bilden kann. Dies gilt es für den Abwägungsprozess entsprechend aufzubereiten, denn der Beschluss beinhaltet die politische Selbstbindung der Stadt/Gemeinde für nachfolgende Planungen, bei denen er im Rahmen der weiteren Abwägungsprozesse zu berücksichtigen ist. Es bedarf demnach eines ergebnisorientierten Projektmanagements, das insbesondere hinsichtlich der zumeist erforderlichen sektoralen Gutachten (z. B. ein Fachplan Gesundheit) und der aktiven Mitwirkung der Öffentlichkeit Transparenz und Offenheit qualitätsvoll zu gestalten ist. Geht man allerdings davon aus, dass nicht alle Bevölkerungsgruppen über entsprechende Voraussetzungen (Bildung, Sprachkompetenz, Interesse etc.) verfügen, stellt sich die Frage, ob und wie weit Empowerment eine Aufgabe der öffentlichen Hand bei Planungsprozessen sein kann, bzw. Finanzmittel dafür bereitgestellt werden müssen.

5 Gesundheitsförderung in der Stadtentwicklung – eine Zukunftsaufgabe

Jason Corburn zeichnet fünf Kernelemente für die Planung einer gesunden Stadt, die auf die Aufgaben von Stadtentwicklung bezogen werden können:

- Demokratische Beteiligung: Prozesse der Beteiligung
- Integrierte Entscheidungsfindung: eine informierte Lokalpolitik
- Multi-dimensionale (Raum-)Beobachtung: Datenbereitstellung durch Fachressorts
- Soziales/kollektives Lernen: Erhöhung von Kompetenzen aller Beteiligten, auch für weitere Umsetzungsschritte
- Regelung/Steuerung und Innovation: eine institutionell gerahmte explizite Definition von Prinzipien, Zielen und Strategien für eine Implementation. (Corburn 2013, S. 27)

Eine gesundheitsfördernde Stadtentwicklung ist somit Aufgabe von Politik und Verwaltungsspitze; sie hat top down strategische Prioritäten zu setzen, ohne dass die Fachämter aus ihrer jeweiligen Verantwortung entlassen werden. Für (gesundheitsfördernde) Taten sind Daten erforderlich. Deshalb hilft eine Überlagerung unterschiedlicher Datenbestände, insbesondere aus den Bereichen Soziodemographie, Umwelt und Gesundheit und ihre raumbezogene Verknüpfung, um daraus Indikatoren zu definieren (Böhme et al. 2015). Die Gesundheitsberichterstattung kann der erste Schritt in Richtung eines sektoralen Fachplans Gesundheit als informelles sektorales Instrument des Gesundheitsamts sein, in dem pro-aktive raumbezogene Anforderungen, z. B. zur Identifikation von Stadtteilen mit besonderem Bedarf an Gesundheitsförderung formuliert werden (Baumgart et al. 2018).

Gesundheitsförderung ist auch eine Machtfrage, bei der oftmals die Interessen privater Grundeigentümer dem öffentlichen Interesse z. B. der Gesundheitsförderung entgegenstehen (z. B. bei der Bebauung von örtlichen wohnungsnahen Grünflächen, der Etablierung von Infrastruktur, dem Anteil sozialen Wohnungsbaus). Gesundheitsförderung hat sich hier mit Argumenten der städtebaulichen Zielsetzung der Innenentwicklung (bauliche Nachverdichtung) und damit auch mit Baulandpreisen oder auch mit Fragen der Luftreinhaltung und Lärmminderung auch bereits auf der Ebene der gesamtstädtischen Entwicklung auseinander zu setzen. Es geht letztendlich um die Bereitstellung von Ressourcen in Form insbesondere von Boden, aber auch von Kapital und Personal. Hier stellt sich die Frage im Sinne der Stärkung von Gesundheitsförderung, ob die Aufstellung eines Fachplans Gesundheit zu einer Pflichtaufgabe werden sollte oder zumindest verpflichtende Qualitätsstandards an die Gesundheitsberichterstattung zu definieren sind. Dies könnte eine Anschlussfähigkeit durch Verräumlichung von gesundheitsbezogenen Daten und die Visualisierung für Beteiligungsprozesse befördern (Baumgart et al. 2018).

In der Kopplung von Gesundheitsförderung mit anderen Themen (insbesondere Klimaanpassung, Immobilienentwicklung, Mobilität älterer Menschen, Nutzungsmischung, soziale Infrastruktur, Grün- und Freiräume) und der Verknüpfung von Instrumenten bei der Umsetzung einer gesundheitsfördernden Stadtentwicklung können Argumentationslinien für Nachhaltigkeit und Gesundheitsförderung aufgebaut werden. Insbesondere beim Umgang mit dem städtebaulichen Bestand kann der Setting-Ansatz (Public Health) diese Anliegen befördern (Baumgart et al. 2018). Demzufolge gilt für Gesundheitsförderung, ebenso wie für andere Aufgaben in der Stadtentwicklung, dass ihre Ziele und Anliegen nicht form-, frist- und folgenlos bleiben dürfen bzw. für eine Umsetzung die sogenannten SMART-Kriterien herangezogen werden sollten (spezifisch, messbar, ausführbar, relevant, terminiert).

Es ist deutlich geworden, dass Kooperation von räumlicher Planung und Public Health auf der Ebene der Stadtentwicklung Mehrwert für Gesundheitsförderung generieren kann. Denn um Gesundheitsförderung hier bereits ein stärkeres Gewicht zu verleihen, ist es sinnvoll, Allianzen zu bilden und Bündnispartner zu finden. Die Erarbeitung eines Stadtentwicklungskonzepts oder Programms ist per se bereits als ressortübergreifendes Verwaltungshandeln angelegt; hier ist eine bessere Operationalisierung von räumlicher Planung und Public Health/Gesundheitswesen anzustreben. Dies ist ein wesentlicher Schritt, um Gesundheitsförderung als eine transdisziplinäre zukunftsorientierte Querschnittsaufgabe für eine auf Nachhaltigkeit ausgerichtete Stadtentwicklung zu begreifen und damit das Anliegen von Health in All Policies auf allen Ebenen und in allen Politiksektoren auf die politische Agenda zu setzen. Nachhaltigkeit ist hier im Sinne der Sustainable Development Goals (insbesondere Goal 11: Nachhaltige Städte und Gemeinden in Verbindung mit Goal 3: Gesundheit und Wohlergehen) (UN 2017) zu verstehen.

Literatur

Baumgart, S. et al. (2018). Planung für gesundheitsfördernde Städte – ein Ausblick. In S. Baumgart, H. Köckler, A. Ritzinger, & A. Rüdiger (Hrsg.), *Planung für gesundheitsfördernde Städte. Forschungsberichte der ARL 08* (S. 422–428). Hannover: ARL.

Böhme, C., Preuß, T., Bunzel, A., Reimann, B., Seidel-Schulze, A., & Landua, D. (2015). *Umweltgerechtigkeit im städtischen Raum – Entwicklung von praxistauglichen Strategien und Maßnahmen zur Minderung sozial ungleich verteilter Umweltbelastungen. Umwelt & Gesundheit 01/2015*. Dessau-Roßlau: UBA.

Bolte, G. (2018). Epidemiologische Methoden und Erkenntnisse als eine Grundlage für Stadtplanung und gesundheitsfördernde Stadtentwicklung. In S. Baumgart, H. Köckler, A. Ritzinger, & A. Rüdiger (Hrsg.), *Planung für gesundheitsfördernde Städte Forschungsberichte der ARL 08* (S. 118–134). Hannover: ARL.

Bundesrepublik Deutschland: Baugesetzbuch. In der Fassung der Bekanntmachung vom 23.9.2004 (BGBl. I S. 2414), zuletzt geändert durch Gesetz vom 20.7.2017 (BGBl. I S. 2808) m.W.v. 29.7.2017, Stand: 5.1.2018 aufgrund Gesetzes vom 30.6.2017 (BGBl. I S. 2193). https://dejure.org/gesetze/BauGB. Zugegriffen: 18. Dez. 2019.

Bundesrepublik Deutschland: Raumordnungsgesetz. Artikel 1 des Gesetzes vom 22.12.2008 (BGBl. I S. 2986), in Kraft getreten am 31.12.2008 bzw. 30.06.2009, zuletzt geändert durch Gesetz vom 20.07.2017 (BGBl. I S. 2808) m.W.v. 29.11.2017. https://dejure.org/gesetze/ROG. Zugegriffen: 18. Dez. 2019.

Corburn, J. (2013). *Healthy city planning. From neighbourhood to national health equity*. London/New York: Routledge/Taylor & Francis Group.

Gesundheitsdienst, LZG.NRW. (2019). (2. überarbeitete Aufl.). https://www.lzg.nrw.de/_php/login/dl.php?u=/_media/pdf/service/Pub/2019_df/lzg-nrw_leitfaden_gesunde_stadt_2019.pdf. Zugegriffen: 18. Dez. 2019.

GMK (Gesundheitsministerkonferenz). (2018). TOP 10.21: Leitbild für einen modernen Öffentlichen Gesundheitsdienst (ÖGD) – „Der ÖGD: Public Health vor Ort". https://www.gmkonline.de/Beschluesse.html?jahr=2018. Zugegriffen: 18. Dez. 2019.

Howard, E. (1902). *Garden cities of tomorrow* (2. Aufl.). London: S. Sonnenschein & Co., Ltd.

Kistemann, T., & Ritzinger, A. (2018). Leitbilder einer gesundheitsfördernden Stadtentwicklung. In S. Baumgart, H. Köckler, A. Ritzinger, & A. Rüdiger (Hrsg.), *Planung für gesundheitsfördernde Städte. Forschungsberichte der ARL 08* (S. 59–69). Hannover: ARL.

Landeszentrum Gesundheit NRW. (2016). *Leitfaden Gesunde Stadt. Hinweise für Stellungnahmen zur Stadtentwicklung aus dem Öffentlichen*. Bochum: Landeszentrum Gesundheit NRW.

Qualitätsziele „Wiesbaden 2030+" Wir sind eine gesunde und grüne Stadt! (o. J.). https://www.wiesbaden2030.de/sites/default/files/downloads/2016-12-15_zwischenergebnis_qualitaetsziele_0.pdf. Zugegriffen: 18. Dez. 2019.

Rodenstein, M. (1991). Gesundheit, Stadtplanung und Modernisierung. *Archiv für Kommunalwissenschaften, 1*(91), 47–63.

Stadt Ibbenbüren. (2010). Stadtentwicklungsprogramm. https://www.ibbenbueren.de/media/custom/3030_887_1.PDF?1564388717. Zugegriffen: 5. Jan. 2020.

Stadt- und Regionalplanung Dr. Jansen GmbH (Hrsg.). (2014). Gesundes Wattenscheid – Familienfreundlich und generationengerecht. Integriertes städtebauliches Entwicklungskonzept für Bochum-Wattenscheid. http://www.wat-bewegen.de/wp-content/uploads/ISEK_Text.pdf. Zugegriffen: 18. Dez. 2019.

Streich, B. (2011). *Stadtplanung in der Wissensgesellschaft. Ein Handbuch* (2. Aufl.). Wiesbaden: Springer Fachmedien Wiesbaden.

UN (United Nations). (2017). Sustainable development goals. https://www.un.org/sustainabledevelopment/sustainable-development-goals. Zugegriffen: 18. Dez. 2019.

Wékel, J. (2010). Stadtentwicklungsplanung. In D. Henckel, K. von Kuczkowski, P. Lau, E. Pahl-Weber, & F. Stellmacher (Hrsg.), *Planen-Bauen-Umwelt. Ein Handbuch* (1. Aufl.). Wiesbaden: Springer Fachmedien Wiesbaden.

Sabine Baumgart Professorin Dr.-Ing., ist Architektin und Bauassessorin. Sie war bis Februar 2018 Fachgebietsleiterin des Fachgebiets Stadt- und Regionalplanung, Fakultät Raumplanung der TU Dortmund. Es bestehen Mitgliedschaften u. a. bei: Vereinigung für Stadt-, Regional- und Landesplanung e. V., Informationskreis Raumplanung, Architektenkammer Bremen, Editorial Advisory Board von disP. Sie ist Mitglied der Arbeitsgruppe „Menschliche Gesundheit" der UVP-Gesellschaft, Fachkollegiatin im Bereich „Bauwesen und Architektur" der Deutschen Forschungsgemeinschaft (DFG, FK 410, 2012–2020) und von 2019 bis 2020 Präsidentin der ARL-Akademie für Raumentwicklung in der Leibniz-Gemeinschaft sowie Mitinhaberin des Büros BPW Stadtplanung, Bremen und assoziiertes Mitglied des Instituts für Public Health und Pflegeforschung/Universität Bremen.

Wohnen: Gesundheit im Politikfeld Wohnen

Andrej Holm

1 Politikfeld Wohnen: Aufgabenbereiche, Instrumente und Akteure

Das Politikfeld Wohnen umfasst die ökonomischen und rechtlichen Rahmenbedingungen, die sozialen Konflikte sowie die staatlichen Steuerungsinstrumente im Bereich des Wohnungswesens und der Wohnungsversorgung. Dazu gehören „alle politischen und verbandlichen Aktivitäten sowie die staatlichen Maßnahmen, die sich mit der Wohnraumversorgung der Bevölkerung, dem Neubau, der Modernisierung und der Erhaltung von Wohnungen befassen" (Schubert und Klein 2011, S. 332). Eine Darstellung der *Aufgabenbereiche,* der *Instrumente* und der *Akteure* im Bereich der Wohnungspolitik verweist auf die Komplexität des Politikfeldes. Die Ziele der Wohnungspolitik haben sich in Abhängigkeit von allgemeinen gesellschaftlichen Entwicklungen mehrfach verändert und reichen von eher städtebaulichen, wirtschaftlichen bis hin zu sozialen Orientierungen. Im Gegensatz zu den Verfassungen der Weimarer Republik und der DDR gibt es in der Bundesrepublik ein Recht auf Wohnen und die Anforderungen an eine soziale Wohnversorgung variieren in Abhängigkeit von gesellschaftlichen Diskursen und politischen Mehrheiten.

Die Aufgabenbereiche der Wohnungspolitik umfassen die Wohnversorgung, den Neubau und den Umgang mit dem Bestand. Als Bereich der *Wohnraumversorgung* werden dabei alle Maßnahmen und Instrumente verstanden, die den Zugang zur Wohnungsversorgung, die Entwicklung der Mietpreise und den Schutz der Wohnverhältnisse regulieren. Dazu gehören unter anderem das Mietrecht, das Instrument

A. Holm (✉)
Humboldt Universität Berlin, Berlin, Deutschland
E-Mail: a.holm@sowi.hu-berlin.de

der Belegungsbindung oder das Wohngeld. Der *Neubau* als Feld der Wohnungspolitik umfasst insbesondere die boden- und baurechtlichen sowie die wirtschaftlichen Rahmenbedingung des Wohnungsbaus. Dazu zählen stadtplanerische Voraussetzungen von Neubaumaßnahmen ebenso wie die steuerliche Stellung von immobilienwirtschaftlichen Investitionen oder staatliche Förderinstrumente. Als *Umgang mit dem Bestand* umfasst ein drittes Handlungsfeld der Wohnungspolitik schließlich alle Maßnahmen und Instrumente, die auf die Erhaltung und Weiterentwicklung bestehender Wohnungen ausgerichtet sind (Holm et al. 2015).

Die (aktuellen) Anforderungen an die Wohnungspolitik sind vielfältig und weisen eine Reihe von Schnittstellen zu anderen Politikfeldern auf.

- Sozialpolitik und Demographie: Die veränderten sozialen und demographischen Anforderungen sollen mit ausreichenden, bedarfsgerechten, angemessenen und leistbaren Wohnungsangeboten gedeckt werden.
- Ökologie und Klimaschutz: Die Wohnungsversorgung soll einen nachhaltigen Beitrag zu einer ressourcenschonenden und energieeffizienten Stadtentwicklung leisten.
- Infrastruktur und Daseinsvorsorge: Wohnungsunternehmen sollen einen Beitrag für die Sicherstellung und Innovation einer zunehmend dezentralen Bereitstellung von netzgebundenen und sozialen Infrastrukturen übernehmen. Sogenannte Serviceleistungen können dabei auch Aufgaben der Pflege und Betreuung umfassen.
- Stadtentwicklungspolitik: Die Wohnungsversorgung soll sozialräumliche Segregationen vermeiden und den sozialen Zusammenhalt der Gesellschaft stärken.
- Wirtschaftspolitik: Wohnungsbau galt lange Zeit als Schlüsselindustrie und wurde bewusst als Konjunkturinstrument gefördert. Die aktuellen Tendenzen der Finanzialisierung wohnungswirtschaftlicher Investitionen stellen die Wohnversorgung vor enorme Herausforderungen, da steigende Renditen und insbesondere soziale Versorgungseffekte sich weitgehend ausschließen. Wirtschaftliche Konstellationen sind daher eher als Rahmenbedingungen denn als Anforderungen anzusehen.
- Gesundheitspolitik: Der Bezug zur Gesundheitspolitik des Wohnungswesens ist zurzeit nicht explizit. Im Baugesetzbuch wird zwar auf „die allgemeinen Anforderungen an gesunde Wohn- und Arbeitsverhältnisse und die Sicherheit der Wohn- und Arbeitsbevölkerung" (§1 Abs. 6 BauGB) verwiesen – eine vertiefende Definition dieser Anforderungen wird nicht gegeben.

Die Instrumente der Wohnungspolitik sind vielfältig und umfassen rechtliche, finanzielle und aus der öffentlichen Verfügungsgewalt abgeleitete Instrumente. *Rechtliche Instrumente* richten sich insbesondere auf die Gestaltung der Rahmenbedingungen des

Miet-, Eigentums- und Baurechts[1] sowie den Erlass von Ge- und Verboten (z. B. Baugebote oder Zweckentfremdungsverbote). *Finanzielle Instrumente* der Wohnungspolitik umfassen in der Regel geldwerte Anreize und Förderprogramme zur Umsetzung wohnungspolitischer Ziele. Sie werden in Objektförderung (bei denen Gelder in die Bausubstanz fließen und z. B. Mietpreis- und Belegungsbindungen erwirken oder ökologische und teilweise auch gesundheitsbezogene Ziele (z. B. Barrierearmut) verfolgen) und Subjektförderung (z. B. Wohngeld, Baukindergeld) sowie indirekte Förderung (über Steueranreize) unterschieden. *Öffentliche Verfügungsgewalt* über Grundstücke oder Wohnungsbestände und Eigenbetriebe stellt ein drittes Steuerungsmedium der Wohnungspolitik dar, bei dem die wohnungspolitischen Ziele über Nutzungsverträge, Gesellschafterverträge und Zielvorgaben gegenüber den öffentlichen Einrichtungen bzw. öffentlichen Unternehmen durchgesetzt werden (Heinelt und Egner 2006).

Die Akteure der Wohnungspolitik umfassen Interessenverbände verschiedener Wirtschaftszweige (z. B. Haus- und Grundeigentümer*innen, Bauwirtschaft, Finanzwirtschaft, Planung und Architektur) ebenso wie die Interessenvertretungen von Mieterinnen und Mietern sowie staatliche Institutionen auf verschiedenen Ebenen. Das Politikfeld Wohnen ist nicht nur multidimensional, sondern wird auch durch eine Mehrebenen-Zuständigkeit geprägt. Bund, Länder und Kommunen sind für unterschiedliche Bereiche der Wohnversorgung zuständig.

Die Zuständigkeit der *Bundesebene* umfasst unter anderem die Eigentums- und Mietgesetzgebung, die Wohnraumförderung, das Wohngeld und andere Subjektförderprogramme wie das Baukindergeld.

Die Stellung der *Länder* im Bereich der Wohnungspolitik wurde mit der Föderalismusreform 2006 gestärkt. „Im Zuge der Reform wurde das Wohnungswesen aus dem Zuständigkeitskatalog des Art. 74 Abs. 1 Nr. 18 GG entfernt. Es fällt seither gemäß Art. 70 GG in den Zuständigkeitsbereich der Länder." (Deutscher Bundestag 2019). Die Zuständigkeit der Länder umfasst dabei unter anderem die Ausgestaltung von Förderprogrammen der Wohnraumförderung, den Erlass von Zweckentfremdungs- und Umwandlungsverordnungen sowie Regelungen über die Bewirtschaftung des Wohnraums (Weber 2019). Über die Festlegung von Bauordnungen setzen die Bundesländer zudem die Rahmenbedingungen für den Wohnungsbau.

Die Zuständigkeit der *Kommunen* umfasst neben der Erstellung von Bebauungsplänen und der Vergabe von Baugenehmigungen den Erlass von städtebaulichen Sondersatzungen (z. B. Sanierungs- und Milieuschutzgebiete), vor allem die Sicherstellung

---

[1]Eigentums-und Baurechte umfassen ein vielfältiges Spektrum an rechtlichen Regulierungen. Eigentumsrechte umfassen u. a. das Wohneigentumsrecht, das Genossenschaftsrecht, die Regulierungen von Stiftungen und die gesetzlichen Rahmenbedingungen der Bodennutzung im Rahmen von Pacht- und Überlassungsverträgen. Baurechtliche Regulierungen umfassen neben Vorgaben des Baugesetzes (BauGB) auch Anforderungen der Bauordnungen, des besonderen Städtebaurechts und der Flächennutzung.

einer angemessenen Wohnungsversorgung (Hintzsche 1999) und die Gewährleistung der kommunalen Unterbringungspflicht (z. B. für Wohnungslose oder Geflüchtete) (Stollenwerk 1999). Für die Vermeidung von Wohnungsverlust und zur Unterstützung bei der Wiedererlangung von Wohnungen sind die Abteilungen der Sozialen Wohnhilfe der Sozialämter in den Kommunen zuständig.

Bezüge zur Gesundheit sind im Feld der Wohnungspolitik nicht formalisiert und werden indirekt bestimmt. Die inhaltlichen und verwaltungsseitigen Aufgaben der Wohnungspolitik haben bis auf wenige Ausnahmen (z. B. extreme Überbelegung, Schädlingsbefall) keinen formalen Bezug zur Gesundheit und zur Gesundheitspolitik – sind jedoch über die Aspekte der Wohnverhältnisse, der Nachbarschaftssituationen und der Ausstattung und Qualität von (auch) medizinischen Wohnfolgeeinrichtungen eng mit den Fragen der Gesundheitsversorgung und Gesundheitsförderung verbunden.

Insbesondere die Geschichte der Wohnungspolitik verweist auf einen historisch gewachsenen Nexus von Wohnen und Gesundheit, der sich bis heute nachzeichnen lässt.

2   Ursprünge der Wohnungspolitik

Mit der sich durchsetzenden Industrialisierung in Europa im 19. Jahrhundert war auch das rapide Wachstum der Städte verbunden. Insbesondere in den späteren Industriemetropolen stiegen innerhalb von wenigen Jahren die Einwohnerzahlen von einigen zehntausenden zu mehreren Millionen Bewohner*innen. Der Zustrom von Proletarier*innen und Subproletarier*innen verwandelte die traditionellen Bürger-, Hof- und Handelsstädte in hoch verdichtete Räume der industriellen Produktion und des sozialen Elends. Insbesondere die Lebensverhältnisse und Wohnbedingungen des Massenproletariats galten als sichtbarer Ausdruck der frühkapitalistischen Ausbeutungsverhältnisse. Überbelegung, schlechte Ausstattung und ungenügende Versorgung mit Wasser- und Abwassersystemen verwandelten das städtische Armutswohnen in eine hygienische und soziale Katastrophe (Holm 2008). Eindringlich wird dies von Friedrich Engels in seiner Schrift „Die Lage der arbeitenden Klasse in England" (1845) am Beispiel von London und Manchester beschrieben. So beschreibt er die extrem schlechten Wohnbedingungen, die hohe Belegungsdichte und den schlechten Bauzustand sowie die mangelnde vertragsrechtliche Sicherheit der Mieter*innen: „Die Häuser sind bewohnt vom Keller bis hart unters Dach, schmutzig von außen und innen (…) fast keine ganze Fensterscheibe ist zu sehen, die Mauern bröcklig, (…) die Türen von alten Brettern zusammengenagelt oder gar nicht vorhanden …" (Engels 1962, S. 260).

Das Wohnungselend der wachsenden Städte stand auch im Zentrum der Wohnungsreformbewegungen in der zweiten Hälfte des 19. Jahrhunderts, die eine angemessene Wohnungsversorgung zu leistbaren Preisen für alle sicherstellen wollten (Häußermann und Siebel 1996). Die bürgerlichen Wohnungsreformer fürchteten vor allem die unkontrollierte Konzentration der niederen Klassen und gesamtstädtische Auswirkungen der prekären Wohnbedingungen. In einem „Mahnruf in der Wohnungsfrage" (1890) appellierte Gustav Schmoller – Mitbegründer und langjähriger Vorsitzender des „Vereins für Socialpolitik" – an die „besitzenden Klassen, (...) große Opfer" zu bringen, um sich zu schützen „gegen die Epidemien und gegen die socialen Revolutionen, die da kommen müssen, wenn wir nicht aufhören, die unteren Klassen in unseren Großstädten durch ihre Wohnverhältnisse zu Barbaren, zu tierischem Dasein herabzudrücken." (Schmoller 1983, S. 174).

Der Zusammenhang von Wohnverhältnissen, Lebensweisen und politischen Einstellungen beunruhigte die frühen Wohnungsreformer dabei ebenso wie die Gefahr von Seuchen und Krankheiten, die von den miserablen hygienischen Bedingungen der oft überbelegten Wohnquartiere ausgingen. Seit der ersten Berliner Wohnungszählung 1861 liegen statistische Daten vor, die das Ausmaß der Überbelegung, die Ausstattungsdefizite und die Mietkostenbelastung in den Städten empirisch belegen (Gransche und Rothenbacher 1988). Symptomatisch für die Wohnverhältnisse der Großstädte wies die Statistik für Berlin auch noch zur Jahrhundertwende für etwa die Hälfte der Haushalte Situationen der Überbelegung aus: Zimmerbelegungen mit sechs und mehr Bewohner*innen, Familien, deren Wohnung aus einem Küchenraum bestanden, und Schlafleute, die stundenweise Betten nutzten, waren keine Ausnahme, sondern für einen Großteil der Bevölkerung in den Mietskasernen der Standard (Häußermann und Siebel 1996). 1871 erfasste das statistische Jahrbuch 26,9 % der Familienhaushalte in Berlin in der Kategorie „Familienhaushalte mit Schlafleuten" (Gransche und Rothenbacher 1988). Etwa zehn Prozent der Wohnungen in Berlin waren in den 1860er-Jahren Kellerwohnungen, die „durch den Mangel an Licht und Luft und die Feuchtigkeit des Mauerwerks" als „besonders ungesund" galten (Gransche und Rothenbacher 1988, S. 72). Auch dass das heute bekannte Bild über das Wohnungselend in den Mietskasernen eng mit den Zeichnungen von Käthe Kollwitz und den Erfahrungen ihres Mannes, der als Armenarzt in Berlin-Prenzlauer Berg arbeitete, verbunden ist, bestätigt den engen Zusammenhang von prekären Arbeitsverhältnissen, Armut, Wohnungsnot und Krankheit.

Insbesondere feuchte, unzureichend beheizbare und schlecht zu lüftende Wohnungen verstärkten die Ausbreitung von Lungenentzündungen und Tuberkulose. Die gesundheitsgefährdenden Wohnverhältnisse gingen nicht nur auf Baustruktur und Überbelegung zurück, sondern waren eine unmittelbare Folge von Immobilienspekulation und Wohnungsnot. Um keine Ertragsmöglichkeit auszulassen, vermieteten viele Baufirmen die meist im Sommer errichteten Wohnhäuser selbst dann, wenn Putz und Mörtel noch feucht waren. Mit der Praxis des „Trockenwohnens" sollten die Übergangsmieter*innen über die Wintermonate die Wände durch das Bewohnen trocknen, ehe die Wohnungen im Frühjahr regulär vermietet werden konnten. Die Gesundheitsrisiken waren bekannt und wurden durch einen Preisnachlass honoriert: Letztendlich wurde der günstige Mietpreis mit der Gesundheit bezahlt (Sethmann 2019).

Während die Ansätze der *bürgerlichen Wohnreform* auf abgeschlossene Kleinwohnungen für Familien setzten, um „eine sozial angepasste, sittlich und hygienisch einwandfreie Lebensführung" durchzusetzen, verfolgten sozialistische Wohnreformideen das Konzept einer Vergesellschaftung von Haus- und Reproduktionsarbeit und schlugen kollektive Einrichtungen für Ernährung, Erziehung und Kleidungspflege vor (Häußermann und Siebel 1996, S. 88 f.). Beiden Strömungen gemein war, dass sie die Wohnungsfrage als zentralen Schlüssel für eine deutliche Verbesserung der Lebensverhältnisse ansahen.

Mit der schnellen Urbanisierung, den Überbelegungen in den Wohnungen und der „hygienischen Unbekümmertheit" der in die Städte gewanderten Landbevölkerung verschärften sich hygienische Probleme in den Städten und Fragen der Gesundheit wurden zum integralen Bestandteil der Stadtplanung (Strohmeyer 2000): „Die Gesundheitsorientierung bezog Bestimmungen der Bauordnungen, der Straßenbefestigung, der Reinhaltung und Abfallbeseitigung (…) ein. (…) Parameter der Wohnverhältnisse wie Höhe der Häuser, Enge der Straßen bzw. Dichte der Bebauung, Bedingungen der Belichtung und Belüftung, und die Menge des anfallenden Abfalls (wurden) zu Faktoren, die von der Stadtplanung zu berücksichtigen waren." (Strohmeyer 2000, S. 83). Mit der sich in den Städten durchsetzenden „Verhäuslichung der körperlichen Verrichtungen" (Gleichmann 1979) wurde die Zentralisierung der Wasserleitungen und Kanalisationen zu einem zentralen Projekt der Gesundheitsorientierung im Bereich der Stadtplanung und des Wohnens. Der Bau von Kanalisationsanlagen und auch gesetzliche Regelungen zur Nutzung der Kanalisation erfolgten in Berlin in den 1870er-Jahren: „… auf der Grundlage eines Gesetzes vom 7. März 1877 wurde u.a. festgelegt, daß jedes bebaute Grundstück in den mit einer Kanalisation versorgten Stadtteilen an diese angeschlossen werden mußte…" (Strohmeyer 2000, S. 122). Der flächendeckende Anschluss an zentralisierte Wasser- und Abwassersysteme stieß Ende des 19. Jahrhunderts auf den Widerstand von Fuhrunternehmen, Landwirten und Hausbesitzern, die bisher vom Geschäft mit dem Abtransport der städtischen Fäkalien profitierten oder zusätzliche Kosten befürchteten. Gesundheitsdienliche Infrastrukturen und Auflagen mussten in der Zeit des schnellen Städtewachstums gegen private Gewinninteressen durchgesetzt werden.

3 Luft, Licht und Sonne – Modernes Bauen

Eine umfassende Neuorientierung der Wohnungspolitik erfolgte in der Weimarer Republik. Das Recht auf Wohnen wurde zum Verfassungsgrundsatz erhoben:

„Die Verteilung und Nutzung des Bodens wird von Staats wegen in einer Weise überwacht, die (…) dem Ziele zustrebt, jedem (…) eine gesunde Wohnung und allen (…) Familien (…) eine ihren Bedürfnissen entsprechende Wohnstätte zu sichern." (Weimarer Verfassung, Artikel 155).

Gesundheitsaspekte waren neben der sozialen Wohnversorgung damals das zentrale Ziel der Wohnungspolitik. In vielen europäischen Ländern wurden Mieterschutzgesetze eingeführt oder verschärft, um Mietsteigerungen einzudämmen und Mieterinnen und Mieter vor Kündigungen zu schützen. Teilweise wurden die Städte ermächtigt, unmittelbar in die Verteilung und Belegung der Wohnungen einzugreifen, und in Städten wie

Wien, Berlin oder auch Stockholm wurden umfangeiche Förderprogramme für den Bau von preisgünstigen Wohnungen aufgelegt (Schulz 1993; Lehnert 1991; Deland 2008).

In Berlin wurden allein zwischen 1924 und 1931 etwa 170.000 Wohnungen neu errichtet. Davon wurden etwa 85 % (146.000 Wohnungen) gefördert, um vor allem eine soziale Wohnversorgung zu günstigen Mieten sicherzustellen. Die Projekte wurden überwiegend von Genossenschaften, öffentlichen Unternehmen oder gemeinnützigen Bauträgern realisiert, sodass sich auch eine langfristige Bewirtschaftung an den Prinzipien der Kostenmiete orientierte und spätere Mietsteigerungen weitgehend ausgeschlossen waren. Geplant wurden die Anlagen im modernistischen Stil des Bauhauses und des Neuen Bauens. Sechs Siedlungen aus dieser Zeit wurden 2008 von der UNESCO als „Siedlungen der Berliner Moderne" auf die Liste der Welterbestätten aufgenommen (Haspel et al. 2008). Darunter auch die Carl-Legien-Siedlung und die Hufeisensiedlung, die von Bruno Taut als Chefplaner der gemeinnützigen GEHAG entworfen wurden (Schäche 1999). In einem Aufsatz zu den Planungsgrundsätzen des neuen Bauens betonte Taut auch die gesundheitsbezogenen Aspekte der neuen Wohnungspolitik: „Die Versorgung der Menschen mit guten Wohnungen enthebt sie von selbst der vielen gesundheitlichen, ethischen, wirtschaftlichen Schädigungen…" (Taut 1927). Die städtebauliche Umsetzung des Reformwohnungsbaus kann als realisierter Gegenentwurf der kritisierten Zustände in den gründerzeitlichen Mietskasernen verstanden werden. In „städtebaulich aufgelockerten, der Luft und der Sonne erschlossenen, in weitem Grün eingebetteten Siedlungen wurden für Tausende Menschen Wohnungen geschaffen", die „mit Balkonen oder Mietergärten und Bädern für einen angemessenen Mietpreis ein höchstmögliches Maß an Komfort boten" (GEHAG 1957, S. 21).

Der Reformwohnungsbau der 1920er-Jahre ist Ergebnis einer Kombination aus öffentlichen Förderprogrammen, gemeinwirtschaftlichen Formen der Bauproduktion und gemeinnützigen Wohnbauträgern. Die Wohnungspolitik verfolgte die Prinzipien der öffentlichen Verantwortung und der Gemeinwohlorientierung und setzte die bis dahin dominierenden Marktlogiken bei der Planung, dem Bau und der Bewirtschaftung von Wohnungen weitgehend außer Kraft.

4 Von der Wohnungspolitik zur Wohnungsmarktpolitik

In der Nachkriegszeit wurden in Ost- und Westdeutschland zentrale Elemente der Wohnungsreformstrategien aus der Weimarer Republik aufgegriffen und fortgeführt, um akute Wohnungsnot zu beheben.

In der DDR wurde das Recht auf eigenen Wohnraum in der Verfassung verankert: „Jedem Bürger und jeder Familie ist eine gesunde und ihren Bedürfnissen entsprechende Wohnung zu sichern. Opfer des Faschismus, Schwer-Körperbehinderte, Kriegsgeschädigte und Umsiedler sind dabei bevorzugt zu berücksichtigen." (Verfassung der DDR von 1949, Artikel 26). Die DDR-Wohnungspolitik war von einer weitgehenden Zurückdrängung marktwirtschaftlicher Elemente geprägt und von Beginn an in den

Aufbau einer sozialistischen Gesellschaftsordnung eingebettet. Wohnungsversorgung wurde zur Staatsaufgabe und die Wohnverhältnisse waren einer der Ausgangspunkte der Unzufriedenheiten, die in den 1980er-Jahren zum Ende der DDR führten. Auch wenn die DDR-Baupolitik die angekündigte Bauleistung realisieren konnte und die Mengenziele des Wohnungsbauprogramms erfüllte, galt die Wohnungspolitik als gescheitert, weil weder eine vollständige Versorgung sichergestellt noch eine überzeugende Strategie im Umgang mit den Altbauten entwickelt wurde. Von den über 4 Mio. Wohnungen, die vor 1949 errichtet wurden, waren in den 40 Jahren der DDR bis zum Jahr 1989 gerade einmal 11 % saniert worden (Tesch 2000; Buck 2004).

In der Bundesrepublik galten nach dem Krieg zunächst strenge Auflagen für die Wohnungsversorgung bis hin zur Zwangsbewirtschaftung. Parallel zu den Wiederaufbau-Anstrengungen in vielen kriegszerstörten Städten wurden umfangreiche Programme des Sozialen Wohnungsbaus eingerichtet und umgesetzt. In dem 1956 verabschiedeten Zweiten Wohnungsbaugesetz (2. WoBauG) wird der Soziale Wohnungsbau als öffentliche Aufgabe definiert. Ziel der Wohnungsbauförderung war der Bau „von Wohnungen, die nach Größe, Ausstattung und Miete oder Belastung für die breiten Schichten des Volkes bestimmt und geeignet sind" (§1 2. WoBauG). Vor dem Hintergrund der weiter entwickelten Baustandards gab es für den Gesetzgeber zu diesem Zeitpunkt keinen Anlass, gesundheitsbezogene Aspekte und Normen explizit einzufordern. Im Zentrum der Wohnungspolitik standen Mengenziele zur Sicherstellung der sozialen Wohnversorgung für breite Schichten der Bevölkerung. Insgesamt wurden zwischen 1956 und 1989 in der Bundesrepublik etwa 4,3 Mio. Mietwohnungen und Eigentumswohnungen im Rahmen der Wohnungsbauförderung errichtet. In den 1950er- und 1960er-Jahren wurden pro Jahr durchschnittlich mehr als 150.000 soziale Mietwohnungen im Rahmen staatlicher Programme gefördert – das waren immerhin fast ein Drittel aller damals fertiggestellten Wohnungen. Nach diesem „Goldenen Zeitalter des sozialen Wohnungsbaus" (Häußermann und Siebel 1993) reduzierte sich der Umfang der subventionierten Wohnungen. In den letzten zwei Dekaden des letzten Jahrhunderts wurden bundesweit nur noch 25.000 soziale Mietwohnungen pro Jahr errichtet. Zur Jahrtausendwende galt die Wohnungsfrage als grundsätzlich gelöst (Aring 2016) und das Wohnraumfördergesetz (WoFG) trat 2001 an die Stelle des Wohnungsbaugesetzes. Die Zielgruppe des Sozialen Wohnungsbau verengte sich auf „Haushalte, die sich am Markt nicht angemessen mit Wohnraum versorgen können und auf Unterstützung angewiesen sind" (§2 WoFG).

Die umfangreichen Sanierungsprogramme (in Westdeutschland seit den 1970er-Jahren und in Ostdeutschland seit den 1990er-Jahren) haben den allgemeinen Wohnstandard deutlich erhöht und Wohnungen ohne Bäder, WC in der Wohnung oder moderne Heizungsanlagen sind zur Ausnahme geworden. In den Mietspiegeltabellen der meisten Städte wurden die Kategorien für solche Substandardwohnungen spätestens in den 2000er-Jahren nicht mehr explizit aufgeführt, weil die Fallzahlen zu gering geworden waren. Gesundheitliche Fragen der Wohnungsbestände verschoben sich von Fragen der Ausstattung, des allgemeinen Bauzustandes und der Belegungsdichte auf

Aspekte der in früheren Wohnungsbauphasen benutzten Baumaterialien. Trotz des seit 1973 geltenden Verbotes zur Verwendung von Bleirohren werden in etlichen Altbauten die Grenzwerte des Bleigehalts im Trinkwasser überschritten. Das Umweltbundesamt verweist auf eine Analyse von Stiftung Warentest, die 2004 für etliche Regionen in Nord- und Ostdeutschland eine erhöhte Bleibelastung in mehr als 5 % aller Wohnungen festgestellt hat (Stiftung Warentest 2004). Auch die Nutzung asbesthaltiger Baumaterialien in der Vergangenheit wird heute als Gesundheitsrisiko angesehen und für Sanierungsarbeiten in asbesthaltigen Gebäuden gelten besondere Auflagen (DIBt 1996; BBSR 2010).

In politikwissenschaftlichen Arbeiten wird die Entwicklung der Wohnungspolitik in der Bundesrepublik und nach der Wiedervereinigung als schrittweiser Prozess der Liberalisierung und Deregulierung beschrieben (Heinelt und Egner 2006): Von der Zwangswirtschaft der Nachkriegszeit über Phasen der Sozialen Marktwirtschaft bis hin zu einer Wohnungsmarktpolitik, die dadurch gekennzeichnet ist, dass der Staat „seine Rolle als Anbieter auf dem Wohnungsmarkt auf(gab) (…) und sich darauf (beschränkte), (…) die Mieterinnen und Mieter durch Zuschüsse zu stützen" (Egner 2014, S. 18).

Mit diesem Verzicht auf angebotsseitige Interventionen verschwanden auch die Bezüge zur Größe und Beschaffenheit der Wohnbestände selbst von der Agenda der Wohnungspolitik. Mit diesem Übergang von der Wohnungspolitik zur Wohnungsmarktpolitik verzichtete der Staat auf ein eigenständiges Eingreifen in die Struktur und Ausstattung der Wohnungsbestände und angesichts des allgemein angenommenen hohen Wohnstandards gingen auch die frühere Gesundheitsbezüge verloren.

5 Aktuelle Gesundheitsbezüge der Wohnungspolitik

Mit der Durchsetzung von modernen Wohnverhältnissen verschoben sich gesundheitliche Aspekte des Wohnens[2] verstärkt auf allgemeinere Aspekte der Stadtentwicklung, wie die Ausstattung von Nachbarschaften mit medizinischen Versorgungseinrichtungen, die räumlich ungleiche Verteilung von Lebenschancen (O'Brien und Cheshire 2012) oder Nachbarschaftseffekte auf bestimmte psycho-soziale Krankheitsbilder (Chetty et al. 2015).

Jüngere medizinische Studien legen einen Zusammenhang von Stadtleben und psychischen Erkrankungen nahe und führen das u. a. auf die Zunahme der „sozialen

---

[2]Infolge der massiven Sanierungs- und Modernisierungsaktivitäten in den meisten Städten gehören Substandardwohnungen (also Wohnungen ohne WC, Bad und moderne Heizungen) inzwischen zur Ausnahme und sind wegen der zu geringen Fallzahlen als eigenständige Kategorie aus den meisten Mietspiegelerfassungen verschwunden. Angesichts der hohen Mietpreise in sanierten Wohnungen konzentrieren sich in den Restbeständen des Substandards vor allem Haushalte in prekären sozialen Lagen. Wie in der Vergangenheit ist Wohnqualität vor allem eine Frage des Einkommens.

Stressbelastung in urbanen Lebensräumen" zurück. Neben physischen Umweltfaktoren (Lärm, Luftverschmutzung, Reizüberflutung) werden auch soziale Umweltbedingungen (soziale Ängste, Entsolidarisierung, Diskriminierungserfahrung) als ursächlich für den „sozialen Stadtstress" angesehen (Gruebner et al. 2017). Soziale Dichte und soziale Isolation – so eine Annahme – können dabei gleichermaßen stressverstärkende Auswirkungen haben (Adli 2016).

Während sich die unmittelbaren Gesundheitsbezüge des Wohnens weitgehend auflösten, stellen aktuelle Untersuchungen einen engen Zusammenhang von Gesundheitsproblemen und dem Nicht-Wohnen heraus. Aufgrund vielfältiger Umstände sind wohnungslose Menschen von den regulären Institutionen der Gesundheits- und Krankenversorgung ausgeschlossen oder werden von den vorhandenen Versorgungsstrukturen schwer erreicht. In der wissenschaftlichen Literatur zeigt sich beispielsweise, dass Wohnungslosigkeit in Notaufnahmen häufig nicht erkannt und nicht adäquat adressiert wird (Salhi et al. 2018). Neben häufigen körperlichen Erkrankungen liegt die Rate aktuell behandlungsbedürftiger psychischer Erkrankungen bei 77,4 % (Schreiter et al. 2017). Umgekehrt gibt es Studienergebnisse, die darauf verweisen, dass sich der psychische Zustand auch auf die Wohnsituation auswirkt: Etwa 85 % wohnungsloser Menschen verloren während bzw. erst, nachdem sie sich in stationär psychiatrischer Behandlung befanden, ihre Wohnung (Bäuml 2017).

Der historische enge Zusammenhang zwischen Wohnverhältnissen und Gesundheit hat sich im Zuge des letzten Jahrhunderts nicht vollständig aufgelöst, sondern auf andere Felder verlagert, die einen oft nur noch mittelbaren Bezug zur Wohnsituation haben. Das Wohnen mit seiner existentiellen Bedeutung für die allgemeine Lebensführung und das Wohlbefinden wird immer auch eine Schnittstelle zur Gesundheit, gesundheitlichen Prävention und Gesundheitsversorgung aufweisen. Mit einem erweiterten Verständnis von Gesundheit, wie es in den Public Health-Ansätzen verfolgt wird, geraten auch die Wohnverhältnisse als zentraler Aspekt der Lebensführung wieder verstärkt ins Blickfeld gesundheitspolitischer Debatten. Vor allem, wenn Wohnen nicht nur auf wohnungsbezogene Merkmale reduziert wird, sondern auch in den Aspekten der Wohnzufriedenheit, Wohnsicherheit, Umweltbelastungen und Nachbarschaft betrachtet wird, ergeben sich vielfältige Schnittpunkte zu Fragen der Gesundheit.

Literatur

Adli, M. (2016). Neurourbanistik – Ein methodischer Schulterschluss zwischen Stadtplanung und Neurowissenschaften. *Die Psychiatrie, 13*(2), 70–78.

Aring, J. (2016). Sie ist wieder da! *vhw Forum Stadtentwicklung und Wohnen, 2*(2016), 57.

Bäuml, J. (2017). *Die SEEWOLF-Studie: Seelische Erkrankungsrate in den Einrichtungen der Wohnungslosenhilfe im Großraum München*. Freiburg: Lambertus.

Buck, H. F. (2004). *Mit hohem Anspruch gescheitert - Die Wohnungspolitik der DDR*. Münster: LIT.

Bundesinstitut für Bau-, Stadt- und Raumforschung (BBSR). (2010). *Gefahrstoff Asbest. BBSR-Berichte KOMPAKT, 2/2010.* Bonn: BBSR.

Chetty, R., Hendren, N., & Katz, L. F. (2015). The effects of exposure to better neighborhoods on children: New evidence from the moving to opportunity experiment. *American Economic Review, 106*(4), 855–902.

Deland, M. (2008). *The social city. Middle-way approaches to housing and suburban governmentality in stockholm 1900- 1945.* Saarbrücken: VDM-Verlag.

Deutscher Bundestag. (2019). Mietpreisregulierung durch die Länder. Möglichkeit einer Regelung durch Gesetz oder Rechtsverordnung sowie Vereinbarkeit mit Art. 14 GG. Ausarbeitung der Wissenschaftlichen Dienste des Bundestages, WD 3 - 3000 - 017/19. Berlin.

Deutsches Institut für Bautechnik (DIBt). (1996). Richtlinien für die Bewertung und Sanierung schwach gebundener Asbestprodukte in Gebäuden (Asbest-Richtlinie). *DIBt-Mitteilungen, 3*(1996), 88.

Egner, B. (2014). Wohnungspolitik seit 1945. *APuZ, 64,* 13–18.

Engels, F. (1962). Die Lage der arbeitenden Klasse in England. MEW, Bd. 2.

GEHAG (Gemeinnützige Heimstätten-Aktiengesellschaft). (1957). *Entstehung und Entwicklung eines gewerkschaftlichen Wohnungsunternehmens.* Berlin: Gebr. Feyl.

Gleichmann, P. R. (1979). Die Verhäuslichung der körperlichen Verrichtungen. In P. R. Gleichmann, J. Goudsblom, & H. Korte (Hrsg.), *Materialien zu Norbert Elias´ Zivilisationstheorie* (S. 254–278). Frankfurt a. M.: Suhrkamp.

Gransche, E., & Rothenbacher, F. (1988). Wohnbedingungen in der zweiten Hälfte des 19. Jahrhunderts 1861-1910. *Geschichte und Gesellschaft, 14*(1), 64–95.

Gruebner, O., Rapp, M. A., Adli, M., Kluge, U., Galea, S., & Heinz, A. (2017). Cities and Mental Health. *Deutsches Ärzteblatt Int, 114*(8), 121–127.

Haspel, J., Jaeggi, A., & Jager, M. (2008). *Siedlungen der Berliner Moderne.* Berlin: DKV.

Häußermann, H., & Siebel, W. (1993). Das Ende des goldenen Zeitalters im Sozialen Wohnungsbau. In J. Bärsch (Hrsg.), *Das Ende der Normalität im Wohnungs- und Städtebau? Thematische Begegnungen mit Klaus Novy* (S. 9–31). Darmstadt: Verlag für Wissenschaftliche Publikationen.

Häußermann, H., & Siebel, W. (1996). *Soziologie des Wohnens.* Weinheim: Juventa.

Heinelt, H., & Egner, B. (2006). Wohnungspolitik – von der Wohnraum-zwangsbewirtschaftung zur Wohnungsmarktpolitik. In M. G. Schmidt & R. Zohlnhöfer (Hrsg.), *Regieren in der Bundesrepublik Deutschland. Innen- und Außenpolitik seit 1949* (S. 203–220). Wiesbaden: VS Verlag.

Hintzsche, B. (1999). Kommunale Wohnungspolitik. In H. Wollmann (Hrsg.), *Kommunalpolitik: Politisches Handeln in den Gemeinden* (S. 801–820). Opladen: Leske+Budrich.

Holm, A. (2008). Neuordnungen des Städtischen in kapitalistischen Gesellschaften. *Marxistische Blätter, 46*(5–08), 13–21.

Holm, A., Horlitz, S. & Jensen, I. (2015). Neue Gemeinnützigkeit Gemeinwohlorientierung in der Wohnungsversorgung. Arbeitsstudie im Auftrag der Fraktion DIE LINKE im Deutschen Bundestag. Berlin.

Lehnert, D. (1991). *Kommunale Politik, Parteiensystem und Interessenkonflikte in Berlin und Wien 1919-1932.* Berlin: Haude & Spener.

O'Brien, O. & Cheshire, J. (2012). Lives on the line: Life expectancy and child poverty as a tube map. https://spatialanalysis.co.uk/2012/07/lives-on-the-line. Zugegriffen: 19. Dez. 2019.

Salhi, B. A., White, M. H., Pitts, S. R., & Wright, D. W. (2018). Homelessness and emergency medicine: A review of the literature. *Academic Emergency Medicine, 25*(5), 577–593.

Schäche, W. (1999). *Jahre Gehag.* Berlin: gebr. Mann Verlag.

Schmoller, G. (1983). Ein Mahnruf in der Wohnungsfrage. In H. Frank & D. Schubert (Hrsg.), *Lesebuch zur Wohnungsfrage* (S. 159–174). Köln: Pahl-Rugenstein.

Schreiter, S., Bermpohl, F., Krausz, M., Leucht, S., Rössler, W., Schouler-Ocak, M., & Gutwinski, S. (2017). The prevalence of mental illness in homeless people in Germany. *Deutsches Ärzteblatt Int, 114*(40), 665–672.

Schubert, K., & Klein, M. (2011). *Das Politiklexikon Begriffe Fakten Zusammenhänge*. Bonn: Dietz.

Schulz, G. (Hrsg.). (1993). *Wohnungspolitik im Sozialstaat. Deutsche und europäische Lösungen 1918-1960*. Düsseldorf: Droste.

Sethmann, J. (2019). Ein Problem so alt wie das Wohnen. MieterMagazin, 2019/1+2. www.berliner-mieterverein.de/magazin/online/mm0119/wenn-die-wohnung-krank-macht-die-gefahren-erkennen-und-was-der-mieter-tun-kann.html. Zugegriffen: 19. Dez. 2019.

Stiftung Warentest. (2004). Blei im Trinkwasser. Umweltkarte. www.test.de/filestore/blei_09_2004.pdf?path=/d0/3c/c69ca74c-7090-4da3-8825-711106bac780-file.pdf&key=72763F54AA6C803ABDCCC0A21E1A3F545B18B2C7. Zugegriffen: 19. Dez. 2019.

Stollenwerk, D. (1999). Die Bekämpfung der Obdachlosigkeit als kommunale Herausforderung. *vhw FWS, 5*(2009), 273–277.

Strohmeyer, K. (2000). *James Hobrecht (1825-1902) und die Modernisierung der Stadt*. Potsdam: Verlag für Berlin-Brandenburg.

Taut, B. (1927). Bauen – Der neue Wohnbau. Leipzig: Klinkhardt & Biermann. www.cloud-cuckoo.net/openarchive/Autoren/Taut/Taut1927a1.htm. Zugegriffen: 19. Dez. 2019.

Tesch, J. (2000). Wurde das DDR-Wohnungsbauprogramm 1971/1976 bis 1990 erfüllt? *UTOPIE kreativ, 2000*(Sonderheft), 50–58.

Weber, P. (2019). Mehrdimensionalität im Wohnungsrecht. *ZMR (Zeitschrift für Miet- und Raumrecht), 6*(2019), 389–494.

Andrej Holm arbeitet als promovierter Sozialwissenschaftler an der Humboldt-Universität und forscht zu Fragen der Wohnversorgung und der Wohnungspolitik.

Innere Sicherheit

Bernhard Frevel und Hermann Groß

1 Das Politikfeld Innere Sicherheit

Das Wort Sicherheit wird in der deutschen Sprache sehr breit eingesetzt und in sehr unterschiedlichen Kontexten genutzt. Im Englischen hingegen wird Sicherheit mit verschiedenen Begriffen bezeichnet, die unterschiedliche Dimensionen erfassen: Mit Bezug auf den lateinischen Wortursprung „securitas" (beruhend auf „sine cura" – ohne Sorge) heißt es dort *„security"* und meint so etwas wie „Angriffssicherheit" im Sinne der Sorge vor von außen kommenden Gefahren. *„Safety"* hingegen kann mit „Betriebssicherheit" in Verbindung gebracht werden, also mit den Strukturen und Prozessen, die möglichst gefahrenfrei sein sollten, um Sicherheit zu gewähren.

Im Blickpunkt der folgenden Ausführungen steht die *Security,* die der Einzelne nur bedingt beeinflussen kann. Für den Umgang mit vielen Formen der Kriminalität oder für die Verteidigung des Landes braucht es komplexere Systeme, die Individuum, Gesellschaft und Staat schützen (sollen). Fragen von Krieg und Frieden gehören dabei in die Rubrik der Äußeren Sicherheit. Insbesondere Kriminalität, Extremismus und Terrorismus werden dem Bereich der Inneren Sicherheit zugeordnet.

„Innere Sicherheit" ist ein politischer Begriff, der in keinem Gesetz rechtsverbindlich geregelt ist. Heute bezieht sich Innere Sicherheit (zumeist) auf diejenigen Maßnahmen, die das gemeinschaftliche Zusammenleben ermöglichen und die öffentliche Sicherheit

---

B. Frevel (✉)
Hochschule für Polizei und öffentliche Verwaltung Nordrhein-Westfalen, Münster, Deutschland
E-Mail: bernhard.frevel@hspv.nrw.de

H. Groß
Hessische Hochschule für Polizei und Verwaltung, Mühlheim, Deutschland
E-Mail: hermann.gross@hfpv-hessen.de

© Springer Fachmedien Wiesbaden GmbH, ein Teil von Springer Nature 2020
K. Böhm et al. (Hrsg.), *Gesundheit als gesamtgesellschaftliche Aufgabe,*
https://doi.org/10.1007/978-3-658-30504-8_19

und Ordnung gewährleisten. Den „Staat und seine Bürger vor Bestrebungen zu schützen, welche die Sicherheit, Stabilität und Funktionsfähigkeit der staatlichen Institutionen, die rechtliche, politische, ökonomische und soziale Ordnung eines Staates sowie den Einzelnen als Träger von Bürger- und Menschenrechten gefährden", sei – so Jesse und Urban (2013, S. 301) – das Ziel. Nach Schubert und Klein (2018, S. 170) bezeichnet Innere Sicherheit „staatliche Einrichtungen und Organe (Polizei) sowie soziale Maßnahmen, die zum Schutz von Leben und Eigentum der Bürger und Bürgerinnen und zur Aufrechterhaltung der öffentlichen Ordnung beitragen". Der über das Gewaltmonopol verfügende Rechtsstaat ist für die Gewährleistung der Inneren Sicherheit verantwortlich und baut hierfür ein System von Polizei-, Justiz- und Geheimdienstbehörden auf, die exekutiv für die Innere Sicherheit verantwortlich sind.

Fragen der Gesundheit werden im Kontext der Inneren Sicherheit und des Gefahrenabwehrauftrages des Staates aus den verfassungsrechtlichen Schutzbereichen des Rechts auf Leben und körperliche Unversehrtheit (Art. 2 Abs. 2 GG) abgeleitet. Leben und körperliche Unversehrtheit können jedoch durch verschiedene Formen der Kriminalität, unter anderem Körperverletzung, Mord und Totschlag oder Straftaten gegen die sexuelle Selbstbestimmung, gefährdet sein. Die Aufgaben für die Akteure der Inneren Sicherheit liegen nun darin, diese Gefährdungen abzuwehren, in dem z. B. mit gemeinwesenbezogener oder situativer Kriminalprävention Tatmotive gemindert oder Tatgelegenheiten reduziert werden. Weiterhin gehört die (meist polizeiliche) Intervention zu diesem Bereich, die dann greift, wenn eine akute Gefahrenlage besteht und Einsatzkräfte ein Fortbestehen z. B. gesundheitsgefährdender Situationen im Kontext von körperlichen Auseinandersetzungen unterbinden. Zudem besteht bei einigen Akteuren der Inneren Sicherheit der Auftrag der Strafverfolgung (§ 163 Strafprozessordnung). Hier gilt es, diejenigen Personen, die als Täter die Gesundheit ihrer Opfer schädigten, zu ermitteln und dem Strafverfahren zuzuführen.

In ihrem Handeln orientieren sich BOS – in dem hier relevanten Kontext – an den Regelungen des Strafgesetzbuches und der Strafprozessordnung. Während die Zuständigkeit für diese gesetzlichen Regelungen beim Bund liegt, besteht die Verantwortung für das Polizeirecht sowie für den Polizeivollzugsdienst im Wesentlichen in der Verantwortung der Länder (Frevel und Groß 2016; Groß 2019).

Weder die gesetzlichen Grundlagen noch das Handeln der Polizeien werden jedoch im engeren Sinn mit Gesundheit und Gesundheitsförderung in Bezug gesetzt, sondern diese sind immer aus dem Gefahrenabwehrbegriff abzuleiten. Das polizeiliche Handeln ist auch – bis auf die Anforderung der Erste-Hilfe-Leistung bei Verletzungen oder akuten Erkrankungen – nicht auf die Gesundheitsarbeit bezogen, sondern orientiert sich immer an der Abwehr oder Bewältigung von Gefahren. Gleichwohl ergeben sich durch die Polizeiarbeit auch (indirekte) salutogene Effekte, wenn z. B. im Rahmen der Kontrolle von Drogenkriminalität Drogen sichergestellt werden, wenn Umweltkriminalität verfolgt wird oder gefälschte Arzneimittel beschlagnahmt werden. Und wenn die nächtliche

Ruhestörung durch Polizist*innen beendet wird, hat dies auch gesundheitliche Effekte auf die sonst um den Schlaf gebrachten Menschen.

2 Gesundheitsaspekte im Politikfeld Innere Sicherheit

2.1 Gesetzliche Vorgaben und Bedingungen

Der Schutz der körperlichen Unversehrtheit und die Abwendung von Gefahren für Leib und Leben begründen einen Hauptteil des sich aus dem Strafgesetzbuch ergebenden Polizeiauftrages. Der 16. Abschnitt des Strafgesetzbuches (Straftaten gegen das Leben), der 17. Abschnitt (Straftaten gegen die körperliche Unversehrtheit) und der 20. Abschnitt (Raub und Erpressung) erfassen wesentliche Aspekte des auf die Gesundheit der Menschen ausgerichteten Strafverfolgungsauftrages, aber damit auch die Anforderungen an das Gefahren abwehrende Schutzhandeln im Kontext der Inneren Sicherheit. Doch auch in anderen Gesetzen mit strafrechtlichen Inhalten (z. B. dem Betäubungsmittelgesetz, Waffengesetz, im Arzneimittelrecht) oder im Ordnungswidrigkeitenrecht finden sich gesundheitsrelevante Normen, die von BOS durchgesetzt werden (sollen).

Der Generalauftrag der Polizei zur Gefahrenabwehr und Strafverfolgung wird in Polizeigesetzen beschrieben, die spezifische Anforderungen und Bevollmächtigungen normieren. Gesundheitsrelevant sind hier z. B. die Regelungen zur Anwendung von Zwang in den Formen der Gewaltanwendung (z. B. § 55 PolG NRW) bis hin zum Schusswaffengebrauch (§§ 64 und 65 PolG NRW). Bedeutsam sind auch die Mittel des Platzverweises (§ 34 PolG NRW) oder der Wohnungsverweisung in Verbindung mit einem Rückkehrverbot im Kontext von häuslicher Gewalt (§ 34a PolG NRW), die z. B. genutzt werden können, um von Personen ausgehende Gefahren abzuwehren und Menschen zu schützen. Spezialgesetzliche Regelungen, denen (auch) Polizeien unterliegen, betreffen z. B. Handlungen, in denen kranke oder hilflose Personen zwangsweise in Kliniken eingewiesen und damit dem Gesundheitswesen zugeführt werden. Betroffen sind dabei vor allem psychisch Kranke, unter Alkohol- und Drogeneinfluss stehende Personen und demente (ältere) Menschen.

Unterhalb der Gesetzesnormen werden die Regelungen für die Akteure der Inneren Sicherheit z. B. durch ministerielle Erlasse, durch Verordnungen oder durch Polizeidienstvorschriften getroffen. Die für alle deutschen Polizeien gültige PDV 100 zu „Führung und Einsatz der Polizei" beschreibt (als „Verschlusssache – nur für den Dienstgebrauch" eingestufte und deshalb nicht zitierfähige Norm) den Auftrag der Polizei und präzisiert die Gefahrenabwehr. Wichtig hierin ist aber, dass dieser nicht auf die konkreten Gefahren beschränkt ist, sondern auch einen allgemeineren (Kriminal-) Präventionsauftrag enthält und Forderungen zur Kooperation der Polizei mit anderen Akteuren – darunter auch des Rettungs- und Gesundheitswesens – enthält.

2.2 Schädigung der individuellen Gesundheit durch Kriminalität

Die Kriminalität in Deutschland wird in der jährlich vom Bundeskriminalamt erfassten Polizeilichen Kriminalstatistik (PKS) beschrieben. Alle den Polizeien bekannt gewordenen (!) Straftaten werden hier mit Daten zur Tat, gegebenenfalls zum ermittelten Tatverdächtigen, zum Opfer und zum Schaden erfasst. Taten, die z. B. von Geschädigten – aus welchen Gründen auch immer – nicht angezeigt werden, verbleiben im von der PKS nicht erfassten Dunkelfeld (BKA 2019a). Insofern spiegelt die PKS nicht „die" Kriminalität. Die Trendaussagen der behördlichen Statistik sind gleichwohl relevant.

Im Berichtsjahr 2018 wird die geringste Straftatenzahl seit 2004 registriert. Wurden 2004 noch über 6,63 Mio. Fälle bei einer Bevölkerungszahl von 82,53 Mio. Menschen gezählt (das sind 8037 Fälle je 100.000 Einwohner*innen), sank die Zahl auf 5,55 Mio. Fälle in 2019 (entspricht 6710 Fällen je 100.000 Einwohner*innen bei einer Bevölkerungszahl von 82,79 Mio.) (BKA 2019a). Der größte Teil der Straftaten ist den Diebstahlsdelikten zuzuordnen (Straftatenanteil 34,9 %), 15,1 % fallen auf Betrugs- und 10,1 % auf Sachbeschädigungsdelikte. Direkte gesundheitliche Auswirkungen haben vor allem Körperverletzungen (10,0 %), Sexualdelikte (1,1 %) und Straftaten gegen das Leben mit weniger als 1 %.

Grob skizziert haben in diesen Deliktfeldern Männer ein größeres Viktimisierungsrisiko als Frauen – ausgenommen sind hier die Sexualdelikte, bei denen weibliche Personen häufiger Opfer werden als männliche. Jüngere Personen sind häufiger betroffen als Senior*innen. In gut zwei Drittel dieser Taten bestehen familiäre, partnerschaftliche und andere soziale Beziehungen zwischen Tätern und Opfern (BKA 2019b).

Besonders bei Sexualdelikten mit dem hohen Anteil von Vorfällen im sozialen Nahbereich kann von einem sehr hohen Dunkelfeld ausgegangen werden, da auf Anzeigen vielfach verzichtet wird. Auch bei den Körperverletzungsdelikten der jungen Männer wird ein hohes Dunkelfeld vermutet, wenn z. B. nach der Party im öffentlichen Raum oder in der Disco unter Alkoholeinfluss die Fäuste flogen.

Die kriminalstatistischen Daten geben in Verbindung mit Dunkelfeldstudien deutliche Hinweise auf besondere Risikolagen der Opfer, differenziert nach Geschlecht und Alter sowie nach den situativen Kontexten der gesundheitsschädlichen Delikte. Es lassen sich Unterschiede in der Verletzlichkeit verschiedener Personengruppen aufzeigen. Simon Green (2007, S. 92) betrachtet die Verletzlichkeit in Hinblick auf physische, soziale und situative Komponenten, die beim beziehungsweise vom Individuum im Kontext der biografischen, kulturellen und umgebungsbedingten Lebensbedingungen gesehen und gedeutet werden und dabei sowohl innere und äußere Einflüsse berücksichtigt. Er definiert weiter:

> „Vulnerability is often used to express the level of risk posed to certain groups or individuals. The more vulnerable a person is the more at risk they are of victimisation. It can also be used to refer to the level of harm we are likely to suffer when we are victimised. The greater the impact and consequences of victimisation the more vulnerable a person is. Hence vulnerability can be measured on two axis, risk and harm."

Eine gesundheitsorientierte Sicherheitsarbeit ist gefordert, die individuell und situativ unterschiedlichen Vulnerabilitätsgrade von „risk" und „harm" zu berücksichtigen. Dies kann z. B. im Bereich der polizeilichen Kontroll-, Schutz- und Interventionsaktivitäten die Gestaltung der Streifentätigkeiten im öffentlichen Raum betreffen. Der hohe Anteil von gesundheitlich schädigenden Delikten im sozialen Nahbereich ist jedoch mit polizeilicher Kontrolle kaum zu beeinflussen. Hier sind vor allem Präventionsmaßnahmen gefordert, die auf die Stärkung von Copingfähigkeiten und Resilienz ausgerichtet sind. Ferner muss es darum gehen, die Bereiche des Opferschutzes und der Opferhilfe weiter auszubauen, an denen vor allem auch zivilgesellschaftliche Organisationen mitwirken, die z. B. mit Frauenhäusern und Gewaltberatungsstellen Wege aus Gewaltbeziehungen aufzeigen.

2.3 Prävention und kooperative Sicherheitsarbeit

Wie in anderen gesundheitlich relevanten Politik- und Handlungsfeldern hat auch im Bereich der Inneren Sicherheit die Bedeutung der Prävention seit den 1990er-Jahren an Bedeutung gewonnen. Während hierbei die Polizei sich im Wesentlichen auf die situative Prävention bezieht und mit ihren Maßnahmen versucht, Tatgelegenheiten einzugrenzen, liegt die Aufgabe der tertiären Prävention mit Bezug auf Täter vielfach bei der Justiz (Resozialisierungsmaßnahmen u. ä.). Die tertiäre Prävention für Opfer mit Opferhilfemaßnahmen, Opferentschädigung oder Täter-Opfer-Ausgleichsmaßnahmen wird hingegen vielfach von Sozialhilfeträgern und zivilgesellschaftlichen Hilfsorganisationen geleistet.

Besondere Bedeutung hat die primäre Prävention, die z. B. durch schulisch getragene Werteerziehung zur Gewaltfreiheit und Förderung des Respektes vor anderen Menschen oder durch quartiersbezogene Integrationsarbeit das friedliche Zusammenleben und (strafrechts-)normkonformes Verhalten fördert.

Konkreter sind Maßnahmen der sekundären Prävention, die potenzielle Täter und potenzielle Opfer sowie Risikosituationen in den Blick nimmt. Im Kontext von Health in All Policies sind hier z. B. Anti-Gewalttrainings einerseits sowie Selbstverteidigungskurse andererseits relevant, sowie Projekte zur Bekämpfung von häuslicher Gewalt oder auch Maßnahmen, die z. B. die besonders Opfer- und Täterrisiken ausgesetzte Zielgruppe der Jugendlichen und Heranwachsenden adressieren und z. B. „Sport um Mitternacht" oder Alkohol- und Drogenprävention umfassen. Ungefähr seit 2010 setzt sich im Bereich der Kriminalprävention, wie in anderen Präventionsbereichen, der Trend zur evidenzbasierten Prävention stärker durch (Walsh et al. 2018), obgleich auch weiterhin viele nicht-evaluierte und somit in ihrer Reichweite kaum einschätzbare Einzelprojekte die Präventionslandschaft prägen (Schreiber 2019).

Diese Maßnahmen werden häufig gemeinsam mit der Polizei entwickelt, aber von kommunalen Trägern oder zivilgesellschaftlichen Organisationen umgesetzt. Zur Stabilisierung der kooperativen Sicherheitspolitik und -arbeit haben sich seit Mitte der

1990er-Jahre Formen wie Kriminalpräventive Räte, Ordnungspartnerschaften, Sicherheitspartnerschaften oder Runde Tische zu einem weit verbreiteten Standard entwickelt. Hier kommunizieren und koordinieren z. B. kommunale und Sicherheitsbehörden, Erziehungs- und Bildungseinrichtungen, Wohlfahrtsverbände und Wirtschaftsunternehmen ihre kriminalpräventiven Aktivitäten und kooperieren dazu (Schreiber 2019; Frevel 2012).

2.4 Kriminalitätsfurcht und Sicherheitsempfinden als Risikofaktoren

2018 gaben 28 % der befragten Deutschen in der „Ängste-Studie" der R+V Versicherung an, Angst vor Straftaten zu haben, womit diese Angst auf Platz 18 landete. Ängste vor schweren Erkrankungen, vor Terrorismus, einer Überforderung des politischen Systems oder vor Entwicklungen einer „gefährlicheren Welt" belegen die vorderen Rangplätze. Im Langzeitvergleich ist die Angst vor Straftaten seit den 1990er-Jahren, in denen 35–45 % der Befragten Angst vor Straftaten hatten, ab den 2000er-Jahren deutlich, auf 20–30 %, gesunken (R+V Versicherung 2018).

Gleichzeitig lässt sich in den letzten Jahren aber ein doppeltes Kriminalitätsfurcht-Paradoxon erkennen: Das subjektive Sicherheitsgefühl sinkt bei einer objektiven Abnahme der Kriminalitätsbelastung im Hellfeld, gemessen an den Zahlen der PKS. Diejenigen Personen, die ein geringeres Viktimisierungsrisiko haben, fühlen sich gleichzeitig tendenziell unsicherer. Jüngere Personen und Männer sind nicht nur häufiger Täter als ältere Menschen und Frauen, sondern auch häufiger Kriminalitätsopfer, fühlen sich aber gleichzeitig subjektiv sicherer.

Kriminalitätsfurcht (auch Kriminalitätsangst) – oder positiv gewendet (subjektives) Sicherheitsgefühl (Sicherheitsempfinden) – beeinflusst direkt und mittelbar physische und psychische Aspekte der Gesundheit, z. B. wenn Opfer eines Wohnungseinbruches traumatisch reagieren und beispielsweise Vermeidungsverhalten zeigen, das über ein Gefühl der Unsicherheit in der vom Einbruch betroffenen Wohnung bis zu einem unfreiwilligen Auszug führen kann. Aber auch bei einer direkt oder über Medien vermittelten perzipierten Unsicherheit im eigenen engeren oder weiteren Umfeld sind negative Auswirkungen auf das Wohlbefinden zu erwarten.

Zu unterscheiden ist damit eine personale von einer sozialen Kriminalitätsfurcht. Im ersten Fall werden individuelle Befürchtungen und Wahrscheinlichkeiten konzeptualisiert, die eine Opferwerdung beinhalten. Es handelt sich damit um individuelle Viktimisierungsrisiken und -ängste. Im zweiten Fall stehen dagegen Einschätzungen im Vordergrund, die die soziale Umgebung im Mesobereich (etwa der eigenen Kommune oder Region) bis hin zum Makrobereich von Gesamtgesellschaften wie einem Bundesland oder ganz Deutschland markieren. Mit einer Ausdifferenzierung des Konzeptes „Sicherheitsgefühl", die einer gängigen Definition menschlichen Verhaltens in der Psychologie folgt, werden drei Dimensionen unterschieden:

- kognitiv: individuelle Risikoeinschätzung, Opfer einer Straftat zu werden
- affektiv-emotional: Gefühlsreaktionen im Hinblick auf Kriminalität
- konativ-handlungsbezogen: manifestes (Schutz)-Verhalten zur Vermeidung von Kriminalität (Bornewasser und Köhn 2012)

Anhand von Ergebnissen des Deutschen Viktimisierungssurveys 2012 bzw. 2017 (BKA 2019c) sollen ausgewählte Trends zu diesen drei Dimensionen mit besonderem Bezug zu Gesundheitsaspekten präsentiert werden.

- Kognitiv sieht eine deutliche Mehrheit der Bevölkerung nur relativ wenige Risiken der Opferwerdung im Bereich Körperverletzung, Raub, sexuelle Belästigung, Wohnungseinbruch und Terrorismus. Zwischen 2012 und 2017 steigt die Risikowahrnehmung entgegen den objektiven PKS-Zahlen tendenziell etwas an. Deutliche geschlechtsspezifische Unterschiede gibt es bei sexuellen Belästigungen, wobei Frauen hier für sich ein höheres Risiko erkennen und von entsprechender Furcht berichten. Selbst wenn das Dunkelfeld der Kriminalität hinzugerechnet wird, liegen im kognitiven Bereich massive Überschätzungen des tatsächlichen Viktimisierungsrisikos vor, was nicht nur bei der Kriminalität, sondern insbesondere auch im Bereich des Terrorismus deutlich wird.
- Die klassische kriminologische Fragestellung zur Erfassung von Unsicherheitsgefühlen fragt nach der subjektiven Sicherheitseinschätzung, wenn man zu Fuß und bei Dunkelheit in der eigenen Wohnumgebung unterwegs ist. Hier zeigt sich eine höhere Furchtquote der Frauen gegenüber den Männern und der Älteren gegenüber den jüngeren Generationen. Auch der Migrationshintergrund spielt eine Rolle im subjektiven Sicherheitsgefühl, wenn sich Befragte ohne Migrationshintergrund in ihrem Wohnumfeld weniger unsicher fühlen als Befragte mit Migrationshintergrund. Während sich Menschen in kleinen Kommunen sicherer fühlen als Bewohner von Großstädten, fällt auf, dass die höchsten Unsicherheitswerte in Mittelstädten (50.000 bis 100.000 Einwohner*innen) gemessen werden. Zudem liegt das Unsicherheitsempfinden in Ostdeutschland etwas höher als im Westen. Eine Erklärung hierfür könnte sein, dass subjektives Sicherheitsgefühl in einem Kontext zu betrachten ist, der darüber hinaus andere Sicherheitsaspekte, wie ökonomische Sicherheit und soziales Vertrauen, generell einbeziehen muss.
- Konkretes Vermeidungsverhalten (konativ) zeigt sich, wenn bestimmte Örtlichkeiten vermieden werden, bedrohlich wirkenden Personen ausgewichen wird, Umwege in Kauf genommen werden oder im Dunkeln alleine kein Aufenthalt in öffentlichen Räumen erfolgt. Einen direkten Zusammenhang gibt es dabei mit dem perzipierten „sozialen Zusammenhalt" in der eigenen Wohngegend. Wird dieser als „stark beziehungsweise sehr stark" empfunden, werden die oben genannten Vermeidungsstrategien weniger angewandt als in Quartieren, in denen der Zusammenhalt „schwach oder sehr schwach" bewertet wird.

Aufgrund von Kriminalitätsfurcht ist ein erheblicher Anteil der Bevölkerung (und hier insbesondere Frauen) in seiner Handlungsfreiheit erheblich eingeschränkt. Das subjektive Sicherheitsgefühl tangiert das allgemeine Wohlbefinden und insbesondere die psychische Gesundheit von Menschen. Daher muss es im psycho-sozialen Kontext gesehen werden, wenn Akteure der Inneren Sicherheit auch den Auftrag haben, die subjektive Sicherheit zu fördern. Ob die klassische Aufklärungsarbeit in Form von Präventionskampagnen oder kriminalpolizeilicher Beratungsstellen dabei das subjektive Sicherheitsempfinden steigert, bleibt dabei zumindest unklar. Es verhält sich ähnlich wie bei einer Erhöhung der Polizeipräsenz, die von der Öffentlichkeit gefordert wird, aber auch zu dem kontraindizierten Effekt führen könnte, dass die Unsicherheit steigt, wenn überall Polizeikräfte sichtbar sind. Einen deutlichen Zusammenhang dürfte es aber mit einer veränderten Mediennutzung insbesondere im Bereich Social Media geben, wofür etwa das Deliktspektrum „Hate Crime" spricht, also die vorurteilsbedingte Kriminalität gegenüber marginalisierten Gruppen wie Asylbewerber*innen, obdachlosen oder homosexuellen Menschen. Hier gibt es Verstärkerwirkungen und Verzerrungen, die mit einer realistischen Wahrnehmung nichts mehr zu tun haben, aufgrund der technischen und rechtlichen Beschränkungen aber nur schwierig bekämpft werden können (Hummelsheim-Doss 2017).

2.5 Gesundheit der Einsatzkräfte

Die Polizei als Organisation und Polizist*innen als Individuen verfügen im Prinzip über ein gegenüber der Gesamtbevölkerung überdurchschnittliches Gesundheitsbewusstsein. Schon bei der Rekrutierung von Vollzugspersonal wird auf Gesundheit und körperliche Leistungsfähigkeit geachtet. In Ausbildung und Studium bilden Sport und Fitness Lehrinhalte, später fortgesetzt durch Dienstsportangebote. Für die Identität von Polizist*innen spielt (körperbetonte) Fitness eine besondere Rolle. Auch im Bereich des innerbetrieblichen Gesundheitsmanagements sind Polizeibehörden gut aufgestellt, wenn es darum geht, beispielsweise gesündere Ernährung oder gesundheitsfördernde Verhaltensweisen innerhalb und außerhalb des Dienstes zu fördern. Hinzu kommt, dass aufgrund der Arbeitsbedingungen im Polizeidienst (z. B. Schichtarbeit oder der Wechsel zwischen Hochbelastung in Form etwa von Alarmfahrten und ereignisarmen „langweiligen" Phasen) viele Polizist*innen am eigenen Leib gesundheitliche Belastungen verspüren und zu bewältigen haben, womit ein Verständnis für salutogene Arbeits- und Lebensbedingungen nicht nur theoretisch vorhanden ist. Prinzipiell besteht damit eine sehr gute Ausgangsbasis für ein „Health Mainstreaming" der Polizeiarbeit im Sinne des Health in All Policies-Ansatzes.

Allerdings werden diese positiven Randbedingungen durch folgende Faktoren eingeschränkt:

- Der gesetzliche Auftrag der Polizei geht primär vom Gedanken der Gefahrenabwehr aus, der sich insbesondere in kurzfristigen Extremsituationen, wie Unfällen oder Gewaltverbrechen, ausdrückt. Hier gilt es „Leib und Leben" zu schützen. Repressiv sollen Täter*innen identifiziert werden und präventiv Straftaten verhindert werden. Mittel- und langfristige Gesundheitsaspekte für die Einsatzkräfte spielen dabei nur eine nachgeordnete Rolle.
- Das Selbstverständnis der meisten Polizeibeamt*innen entspricht dabei dem gesetzlichen Auftrag und lässt sich als „Crime Fighter" (Liebl 2003) charakterisieren. Polizist*innen wollen keine Sozialarbeiter*innen sein und gesellschaftliche Probleme lösen und genauso wenig „Gesundheitsarbeiter*innen", die für das Wohlbefinden der Bevölkerung zuständig sind.

3 Hindernisse und Chancen in der Umsetzung von Gesundheitsaspekten

Health in All Policies im Bereich der Inneren Sicherheit müsste auf mehreren Ebenen ansetzen und dabei

- Kontrollstrategien auf besondere, die Gesundheit der Bevölkerung gefährdende Straftaten ausrichten. Zu denken wäre dabei neben der traditionellen Bekämpfung der Alltagskriminalität beispielsweise an den gesamten Komplex der Umweltdelikte, die Fälschung von Arzneimitteln, den illegalen Handel mit Dopingsubstanzen, Cybermobbing oder illegale Beschäftigung unter gesundheitsgefährdenden Bedingungen;
- das Bewusstsein der Basisakteure in Polizei und anderen BOS dahin gehend schärfen, welchen gesundheitlichen Belastungen Opfer ausgesetzt sind, gerade auch im Umgang mit der Polizei, wie das Beispiel von Vernehmungen von traumatisierten Menschen, etwa Opfern von Sexualdelikten, zeigt. Im Umgang mit der Bevölkerung müsste der Schutzaspekt um einen Gesundheitsaspekt erweitert werden, der insbesondere vulnerable Bevölkerungsgruppen, wie etwa psychisch Kranke, Kinder, ältere Personen oder Randgruppen wie Obdachlose stärker fokussiert;
- in der Aus- und Fortbildung für Einsatzkräfte der Inneren Sicherheit Fragen der Gesundheit, der Verletzlichkeit sowie der psychischen Effekte von Viktimisierungen oder von Kriminalitätsfurcht aufgreifen, um gesundheitsschädliche Wirkungen des Handelns zu reduzieren.

Auch wenn mit HiAP im Bereich Innerer Sicherheit ein „kultureller Umbruch" verbunden wäre, ist das Potenzial für eine verstärkte und flächendeckende Gesundheitsorientierung enorm.

Literatur

Bornewasser, M., & Köhn, A. (2012). Subjektives Sicherheitsempfinden. In B. Frevel (Hrsg.), *Handlungsfelder lokaler Sicherheitspolitik* (S. 190–225). Frankfurt a. M.: Verlag für Polizeiwissenschaft.

Bundeskriminalamt (Hrsg.). (2019a). *Polizeiliche Kriminalstatistik. Bundesrepublik Deutschland. Jahrbuch 2018 – Band 1 „Fälle, Aufklärung, Schaden"*. Wiesbaden: BKA.

Bundeskriminalamt (Hrsg.). (2019b). *Polizeiliche Kriminalstatistik. Bundesrepublik Deutschland. Jahrbuch 2018 – Band 2 „Opfer"*. Wiesbaden: BKA.

Bundeskriminalamt (Hrsg.). (2019c). *Der Deutsche Viktimisierungssurvey 2017. Opfererfahrungen, kriminalitätsbezogene Einstellungen sowie die Wahrnehmung von Unsicherheit und Kriminalität in Deutschland*. Wiesbaden: BKA.

Frevel, B. (Hrsg.). (2012). *Handlungsfelder lokaler Sicherheitspolitik. Netzwerke, Politikgestaltung und Perspektiven*. Frankfurt a. M.: Verlag für Polizeiwissenschaft.

Frevel, B., & Groß, H. (2016). „Polizei ist Ländersache!" – Polizeipolitik unter den Bedingungen des deutschen Föderalismus. In A. Hildebrandt & F. Wolf (Hrsg.), *Die Politik der Bundesländer. Staatstätigkeit im Vergleich* (S. 61–86). Wiesbaden: Springer VS.

Green, S. (2007). Crime, victimisation and vulnerability. In S. Walklate (Hrsg.), *Handbook of victims and victimology* (S. 91–117). London: Willan.

Groß, H. (2019). Polizei(en) und Innere Sicherheit in Deutschland. *Aus Politik und Zeitgeschichte, 21–23*, 4–10.

Hummelsheim-Doss, D. (2017). Objektive und subjektive Sicherheit in Deutschland. *Aus Politik und Zeitgeschichte, 32–33*, 34–39.

Jesse, E., & Urban, J. (2013). Innere Sicherheit. In U. Andersen & W. Woyke (Hrsg.), *Handwörterbuch des politischen Systems der Bundesrepublik Deutschland* (S. 301–304). Wiesbaden: Springer VS.

Liebl, K. (2003). „Crime Fighter" oder „Pensionsbesorgter"? – Warum wird man Polizist? *Polizei & Wissenschaft, 2*, 4–17.

R+V Versicherung. (2018). Die Ängste der Deutschen. https://www.ruv.de/presse/aengste-der-deutschen. Zugegriffen: 7. Okt. 2019.

Schreiber, V. (2019). *Kommunale Kriminalprävention in Deutschland 2018. Fortschreibung einer Bestandsaufnahme 2007*. Bonn: Nationales Zentrum für Kriminalprävention.

Schubert, K., & Klein, M. (2018). *Das Politiklexikon*. Bonn: Dietz.

Walsh, M., Pniewski, B., Kober, M., & Armborst, A. (Hrsg.). (2018). *Evidenzorientierte Kriminalprävention in Deutschland. Ein Leitfaden für Politik und Praxis*. Wiesbaden: Springer VS.

Bernhard Frevel Dipl. Päd., Dr. rer. soc. habil., ist Professor für Sozialwissenschaften an der Hochschule für Polizei und öffentliche Verwaltung Nordrhein-Westfalen (HSPV NRW) sowie assoziierter Professor für Politikwissenschaft an der Westfälischen Wilhelms-Universität Münster. Seine Forschungsschwerpunkte liegen im Bereich der Politikfeldanalyse Innere und Zivile Sicherheit sowie zu Fragen der Ausbildung von Polizei und Verwaltung. Er ist zzt. Sprecher des Fachbereichs Allgemeine Verwaltung/Rentenversicherung der HSPV NRW.

Hermann Groß Dipl.-Pol., Dipl.-Psych., arbeitet als Hochschullehrer für Sozialwissenschaften an der Hessischen Hochschule für Polizei und Verwaltung (HfPV). Von 2008 bis 2015 war er Fachbereichsleiter und stellvertretender Rektor der HfPV. Seine Arbeitsschwerpunkte sind Verwaltungsforschung, empirische Polizeiforschung und Polizeipsychologie.

Engagementpolitik: Engagement und Gesundheit in einer solidarischen Bürgergesellschaft

Serge Embacher und Ansgar Klein

1 Erster Teil: Das Politikfeld Engagementpolitik

1.1 (Relativ) neu im Programm – Engagementpolitik als eigenständiges Handlungsfeld

Engagementpolitik ist in Deutschland ein noch relativ junges Politikfeld. Sein Ursprung lässt sich dafür ziemlich genau benennen. Im Jahr 2002 legte die Enquete-Kommission des Bundestages zur „Zukunft des Bürgerschaftlichen Engagements" einen Abschlussbericht mit etwa 200 Handlungsempfehlungen vor.[1] Schon vorher – 1999 – erschien der erste Freiwilligensurvey der Bundesregierung, in dem systematisch und repräsentativ die Lage des bürgerschaftlichen Engagements beschrieben und in Zahlen zum Ausdruck gebracht wurde.[2] Der mit diesen beiden Ereignissen definierte politische Handlungsbedarf zur Unterstützung und Förderung der aktiven Bürgergesellschaft in Deutschland konstituierte das neue Politikfeld. Plötzlich wurde klar, dass eine gute Engagementförderung mehr umfasst als Händeschütteln, Schulterklopfen und warme Worte für Freiwillige und Ehrenamtliche. Vielmehr geht es dabei um Themen wie Infrastruktur, Information, Versicherungsschutz, Fortbildungen und den Abbau von bürokratischen

---

[1] online unter http://dip21.bundestag.de/dip21/btd/14/089/1408900.pdf.
[2] zum bislang letzten Freiwilligen-Survey (2014) vgl. online unter www.dza.de/forschung/fws.html.

S. Embacher (✉) · A. Klein
Bundesnetzwerk Bürgerschaftliches Engagement, Berlin, Deutschland
E-Mail: serge.embacher@b-b-e.de

A. Klein
E-Mail: ansgar.klein@b-b-e.de

Hemmnissen. Angesichts der beachtlichen Zahl von etwa 30 Mio. Engagierten in Deutschland wurde zugleich klar, dass Engagementpolitik kein Randthema, sondern für die Zukunft der Gesellschaft ganz zentral ist.

Seit 2002 haben die Prozesse, Handlungsstrategien und Akteurskonstellationen im Feld deutlich Form angenommen (Röbke 2015). Engagementpolitik hat eigenständige Leitlinien, strategische Vorgehensweisen und Regeln, eigene Diskurse und Aushandlungsprozesse und schließlich verfasste Gremien, Institutionen und Netzwerke. Und in den letzten Jahren hat sich auch die öffentliche Aufmerksamkeit für das Themenfeld deutlich erhöht. Ereignisse wie die Flutkatastrophe 2013 oder die Flüchtlingskrise 2015, bei denen jeweils Millionen Menschen sich freiwillig engagiert haben, führten dem großen Publikum die Bedeutung des Engagements unmittelbar vor Augen. Auch die aktuell anstehende Gründung einer Ehrenamtsstiftung durch den Bund zeigt das gewachsene politische Interesse, aber auch die Notwendigkeit von Engagementpolitik an.

1.2 Die solidarische Bürgergesellschaft als Ziel von Engagementpolitik

Nun ist es allerdings so, dass zwar das Politikfeld Engagementpolitik als solches mittlerweile anerkannt ist. Indes ist *nicht* klar, wohin das Feld sich politisch bewegen sollte. Zwei Grundvorstellungen liegen seit etwa 20 Jahren im Clinch, ohne dass den handelnden Akteuren dies unbedingt klar vor Augen stünde. Auf der einen Seite kursieren liberalistische Vorstellungen und Szenarien, in denen das Engagement mehr oder weniger unverhohlen als Ausfallbürge für einen auf zentralen Feldern sich zurückziehenden Sozialstaat oder auch als eine Art sozialstaatlicher Dienstleister quasi zum Nulltarif betrachtet wird. Auf der anderen Seite gibt es die Idee einer solidarischen Bürgergesellschaft, die davon ausgeht, dass das Engagement nur dann gute Bedingungen vorfindet, wenn der Staat seine Aufgaben im Sinne einer gut funktionierenden Sozialstaatlichkeit umfänglich und verantwortungsbewusst wahrnimmt.[3]

Da die Idee einer im neoklassischen Sinne liberalen Bürgergesellschaft bis heute eher den Fluch eines um wesentliche Leistungen (Arbeit, Rente, Pflege, Soziale Wohlfahrt) verkürzten Sozialstaats als den Segen einer von Freiheit und Gestaltungswillen geprägten Bürgergesellschaft nach sich zieht, wird sie von den Autoren – im Einklang mit vielen anderen kritischen Stimmen (Pinl 2018) – zugunsten des Gedankens einer solidarischen Bürgergesellschaft zurückgewiesen. Die Idee der solidarischen Bürgergesellschaft (Embacher 2012) steht dagegen in der Traditionslinie der sozialen Demokratie (nicht unbedingt der SPD!). Solidarisch heißt das Konzept deshalb, weil hier

---

[3]zur Unterscheidung zwischen liberaler und solidarischer Bürgergesellschaft vgl. Embacher und Lang (2008, S. 94 ff.).

das Streben nach gesellschaftlichem Zusammenhalt im Vordergrund steht, das sich in wechselseitiger Hilfsbereitschaft sowie der gemeinsamen Definition und Verfolgung von Gemeinwohlinteressen äußert. Es ist in der öffentlichen Diskussion nicht so prominent vertreten wie das liberale Konzept, vermutlich weil es weniger spektakulär ist als die Forderung nach weniger Staat (Klein 2001; Meyer 2005). Bei der Idee einer solidarischen Bürgergesellschaft steht weniger die Staatskritik im Vordergrund als vielmehr die Frage, wie sich staatliches Handeln zur Bürgergesellschaft ins Verhältnis setzen soll. Man setzt weiterhin auf den Wohlfahrtsstaat, sieht aber auch die Notwendigkeit seiner Veränderung unter dem Aspekt einer „Vitalisierung der Demokratie" (R. Roth).

Beim solidarischen Modell der Bürgergesellschaft geht es also um die Suche nach einem geeigneten Ergänzungsverhältnis von Staat und Gesellschaft. Die Vertreter*innen der solidarischen Bürgergesellschaft wollen den Wohlfahrtsstaat nicht zurückdrängen oder abschaffen, sondern die Bürgergesellschaft in den Rang einer im normativen Sinne „Ko-Produzentin" wohlfahrtsstaatlicher Leistungen erheben. Die Kritik des Wohlfahrtsstaates verbinden sie nicht mit der Forderung nach seiner Abschaffung, sondern mit seiner Demokratisierung. Der Wohlfahrtsstaat, so der Kern des Arguments, sei sinnvoll, notwendig und alternativlos, bedürfe aber einer Erweiterung durch bürgerschaftliche Komponenten und Demokratisierung, wenn er sich nicht durch Bürgerferne, Bürokratismus und ein Dispositiv der Kontrolle (wie etwa in der Arbeitsmarktpolitik) selber diskreditieren wolle. Das sozialstaatliche Handeln bedürfe einer Weiterentwicklung im Sinne von mehr Demokratie und Teilhabe, wenn die Ermöglichung von Freiheit ein realistisches staatliches Ziel bleiben soll.

Die Idee der solidarischen Bürgergesellschaft bewegt sich um das Credo, dass Bürgergesellschaft und staatliches Handeln zusammengehören und einander ergänzen. Die aktive Bürgergesellschaft ist für den demokratischen Staat lebensnotwendig. Aus ihr kommen die Impulse, die staatliches Handeln korrigieren und anregen. Die Vertreter einer solidarischen Bürgergesellschaft erhoffen sich angesichts der komplexen Probleme der Gegenwart, mit deren Bewältigung der Staat und seine Institutionen allein überfordert zu sein scheinen – man denke nur an die Krise der Sozialsysteme, die Reform des Bildungswesens, die Integration von Zuwanderern oder die Herausforderung durch die neue Rechte –, neue Wege der Gesellschaftspolitik und eine Wiederbelebung demokratischer Tugenden in Zeiten zunehmender Parteienverdrossenheit und Wahlabstinenz. Dabei ist die These leitend, dass der Staat unter veränderten gesellschaftlichen und ökonomischen Bedingungen auf die aktive Bürgergesellschaft als Sphäre politischen Handelns angewiesen sei. Das Konzept stellt damit die Frage in den Vordergrund, wie man sich ein Zusammenwirken bürgerschaftlichen Engagements mit staatlichem Handeln praktisch vorstellen könnte.

2 Zweiter Teil: Gesundheitsförderung und Engagementpolitik

2.1 Gesundheit und bürgerschaftliches Engagement

Bürgerschaftliches Engagement findet sich in allen Bereichen der Gesellschaft. Es ist sehr weit verbreitet und in einer festen Struktur aus gemeinnützigen Organisationen verankert.[4] Auch im Bereich Gesundheit und Prävention finden sich zahlreiche Organisationen und Aktivitäten, die ehrenamtliches Engagement anregen und binden. Das Thema hat in den letzten Jahren an Bedeutung gewonnen und hat außerordentlich viele Facetten. Im Kern geht es um den Gedanken, dass eine funktionierende Gesundheitsprävention im Sinne einer solidarischen Bürgergesellschaft nur funktionieren kann, wenn man möglichst viel Menschen auf freiwilliger Basis aktiv einbindet. Dabei ist die Vorstellung leitend, dass gesundheitliche Prävention viel mehr ist als ärztliche Vorsorgeuntersuchungen und diätetische Maßnahmen zur Vermeidung von Zivilisationskrankheiten wie Schlaganfall oder Herzinsuffizienz.

Um dies zu illustrieren, sei hier nur ein Beispiel aus Baden-Württemberg beleuchtet. Hier hat die Landesregierung mit dem Strategieprogramm *Quartier 2020. Gemeinsam. Gestalten* die Idee der gesundheitsbezogenen Prävention in das Konzept der Quartiersentwicklung eingebettet (siehe den Beitrag von Schmider & Müller in diesem Band). Bei dem Programm in Verantwortung des baden-württembergischen Ministeriums für Soziales und Integration geht es allgemein um die Frage, wie das Zusammenleben vor Ort in der Kommune und im Stadtviertel alters- und generationengerecht gestaltet werden soll.

Jede*r soll dabei die Möglichkeit erhalten, bei guter Lebensqualität und mit Teilhabechancen im vertrauten Umfeld selbstbestimmt zu leben. Das gilt auch und besonders für alte, kranke und schwache Menschen, die mehr als andere auf lokale Solidarität angewiesen sind. Hierbei spielen die klassischen Strukturen der Bürgergesellschaft eine zentrale Rolle: Nachbarschaften, Stadtviertel, Dörfer und Gemeinden. Die Vernetzung aller relevanten Akteure sowie das bürgerschaftliche Engagement der Vielen bilden den Boden, auf dem sozialer Zusammenhalt gedeihen kann.

Zu den Handlungsfeldern dieser Landesstrategie in Baden-Württemberg zählt auch das Thema Gesundheitsförderung und Prävention. Der Grundgedanke: Gesundheitsförderung und Vorsorge sind zentrale Anliegen der Quartiersentwicklung, welche sich eben nicht in Bauplanung und „kosmetischen" Maßnahmen erschöpfen, sondern die soziale Lage der Einzelnen tatsächlich verbessern helfen soll. Unabhängig von ihrer sozialen Lage soll allen Menschen eine gesundheitsförderliche und vorsorgende Lebensführung ermöglicht werden. Die verschiedenen Lebenswelten (Kindertages-

---

[4]vgl. hierzu den ZiviZ-Survey zur organisierten Bürgergesellschaft in Deutschland, online unter https://ziviz.de/ziviz-survey-2017.

einrichtungen, Schulen, Verkehrswege, Arbeitsstätten, Erholungsflächen usw.) sollen einen gesundheitsförderlichen Lebensstil ermöglichen und unterstützen, dies z. B. durch eine bewegungsfreundliche, barrierefreie und sichere Gestaltung. Der Zugang zu medizinischen Angebotsstrukturen sowie zu Beratungs- und Betreuungsangeboten muss für alle Zielgruppen im Quartier gleichermaßen gegeben sein. Dabei kommt es darauf an, die Kompetenzen vor Ort zu bündeln, die Unterstützungsangebote aufeinander abzustimmen und die Bürger*innen umfassend zu lokalen Angeboten (Beratung, Suchtprävention, Lebensstil, Ernährung, Umgang mit Stress und Not…) zu informieren.

Das Ziel ist klar formuliert: Im Einklang mit den Bürger*innen soll vor Ort eine bedarfsgerechte Gesundheits- und Präventionsstrategie entwickelt werden. Menschen sollen für einen gesundheitsförderlicheren Lebensstil sensibilisiert sowie zur Verantwortung für sich und andere motiviert werden und können dabei den Einstieg ins bürgerschaftliches Engagement (Nachbarschaftshilfe, Geselligkeit und Vernetzung vor Ort, Selbsthilfe) finden. Für die Kommunen in Baden-Württemberg bietet sich damit eine Chance, die kommunale Infrastruktur für Gesundheit und Prävention weiterzuentwickeln und ihre Attraktivität als Wohn- und Arbeitsorte zu steigern.

Ein Beispiel für die dezentral organisierte Umsetzung dieser Strategie ist das Projekt *Gesund und fit 50+* im Freiburger Stadtteil Weingarten, bei dem Sportmentor*innen Bewegungsangebote auf einem sogenannten Seniorenaktivplatz machen.[5] Das Projekt entstand durch die Bürgerbeteiligung im Zusammenhang mit der seniorengerechten Sanierung eines Hochhauses. In diesem Kontext wurde ein Treffpunkt für Senior*innen zur Schulung und Erhaltung der physischen Fähigkeiten eingerichtet. Im Rahmen der Engagementförderung wurden Freiwillige zu Sportmentorinnen ausgebildet und leiten nun Kurse zur Bewegungsförderung (Nordic Walking, Fitness- und Sitzgymnastik). Dazu finden Informationsveranstaltungen und Aktionen zu gesunder Ernährung und Bewegung statt. Aufgrund seiner Erfolge hat das Projekt einen Sonderpreis beim Präventionswettbewerb des Landes Baden-Württemberg in Höhe von 10.000 EUR erhalten.

Projekte wie das beschriebene sind als Teil umfassenderer strategischer Ansätze auf die Existenz und die Förderung bürgerschaftlichen Engagements angewiesen. Weder gesundheitsbezogene Prävention noch gesundheitliche Chancengleichheit sind ohne freiwilliges und unentgeltliches Engagement zu realisieren. Und genau an diesem Punkt ist kritische Reflexion entlang der oben skizzierten kategorialen Einordnung erforderlich. Präventionsprogramme auf der Basis von bürgerschaftlichem Engagement und bürgergesellschaftlicher Mitbestimmung sind nämlich nur dann ein Beitrag zu einer solidarischen Bürgergesellschaft, wenn sie nicht an die Stelle öffentlich zu finanzierender Gesundheitsstrukturen treten müssen. Jedes Beispiel muss daher einzeln

---

[5] vgl. online unter www.quartier2020-bw.de/handlungsfelder/gesundheitsfoerderung_praevention/praxisbeispiele/_Gesund-und-fit-50-_180.html und die Beschreibung als Beispiel guter Praxis (Good Practice) unter www.gesundheitliche-chancengleichheit.de/praxisdatenbank/gesund-und-fit-50plus.

betrachtet werden. Wenn Gesundheitsförderung und Prävention dazu benutzt werden, hauptberufliche professionelle Strukturen zu substituieren, kann das *nicht* im Sinne der Entwicklung einer solidarischen Bürgergesellschaft sein. Bei genauerer Analyse der Landschaft ließen sich wahrscheinlich viele Beispiele für das eine wie für das andere finden.

2.2 Ausblick – Hindernisse und Chancen

Wie in den anderen Bereichen des bürgerschaftlichen Engagements ist auch im Bereich der gesundheitsbezogenen Prävention die Entwicklung einer ermöglichenden Infrastruktur entscheidend. Nur wenn es gelingt, rechtliche, organisatorische und finanzielle Rahmenbedingungen entscheidend zu verbessern, wird sich das bürgerschaftliche Engagement im Sinne einer solidarischen Bürgergesellschaft hier gut entfalten können. Doch überdeckt der mit Blick auf die wirtschaftlichen Dimensionen immer wieder ertönende Ruf nach Kostendämpfung und „mehr Wettbewerb" die Möglichkeiten einer Reform des solidarischen Gesundheitswesens in Deutschland, die auf die Potenziale von Partizipation und Mitgestaltung der Bürger*innen, Versicherten und Patient*innen setzt (vgl. Forschungsjournal Neue Soziale Bewegungen 2002). Dieser Aspekt der Beteiligung wird national und international schon seit 20 Jahren diskutiert als Möglichkeit, um erstens Fehlentwicklungen im Gesundheitssystem zu korrigieren (v. a. die bestehende Anbieterdominanz des ärztlichen Berufsstandes und Management-Probleme im medizinischen System), zweitens als Möglichkeit für die Organisationen und Einrichtungen im Gesundheitswesen, um Entwicklungspfade einer stärkeren Berücksichtigung von Gesundheitsbedürfnissen, Präferenzen und Qualitätsmaßstäben der Bevölkerung zu eröffnen, sowie drittens zur Erhöhung der Akzeptanz von Gesundheitszielsetzungen und von Gestaltungsentscheidungen in der Bevölkerung (SVR Gesundheit 2001).

Bürgerbeteiligung und Mitgestaltung im Gesundheitswesen nehmen nicht nur Einfluss auf die Formulierung von Gesundheitszielen, sondern aktivieren zugleich die Bürger*innen für ihre gesundheitlichen Belange. Partizipation ist hier als ein Prozess zu sehen, in dem durch die Nutzung von Partizipations*chancen* zugleich neue Kompetenzen zur Mitentscheidung erworben werden. Zentrale Begriffe sind in diesem Zusammenhang Autonomie, Wahlfreiheit, Kompetenz, Transparenz, Information, Eigenverantwortung und Selbststeuerung.

Die Realität ist davon bis heute relativ weit entfernt. Vorherrschend ist in Deutschland immer noch eine institutionelle Zweipoligkeit, in der Selbstverwaltungsorganisationen der Ärzteschaft und die Organisationen der gesetzlichen Krankenversicherungen durch Verhandlungen Qualität, Art und Umfang der Versorgungsleistungen im Gesundheitssystem steuern. Demgegenüber ist die Umorientierung auf einen dreipoligen kooperativen Kommunikationsprozess, in dem die Patienten, Versicherten und Bürger in rechtlich verfassten Institutionen des Gesundheits- und Medizinsystems zum tatsächlich *gleichberechtigten* Kommunikationspart werden, nach wie vor erstrebenswert (Hart 2001). Die kommunale Ebene und die Verbesserung ihrer politischen und finanziellen Handlungsfähigkeit spielen hier eine zentrale Rolle.

Verbesserte Informationen, Mitwirkungsrechte und die Dezentralisierung von Entscheidungskompetenzen könnten die Bürger*innen befähigen, an der Qualitätsentwicklung im Gesundheitswesen stärker als bislang mitzuwirken. Während in Deutschland individuelle Patientenrechte verhältnismäßig stark entwickelt sind, besteht ein offenkundiges Defizit kollektiver Patientenrechte auf der Ebene von Medizin- und Gesundheitssystementscheidungen. Hier gibt es erheblichen Fortentwicklungsbedarf, der anknüpfen kann an das von der deutschen Gesundheitsministerkonferenz schon 1999 verabschiedete Dokument *Patientenrechte in Deutschland heute*.[6] Natürlich ist seitdem viel passiert. So wurde z. B. 2013 das Patientenrechtegesetz verabschiedet. Doch bleibt eine konsequente Partizipationsorientierung im Gesundheitswesen bis heute Desiderat. Dabei geht es u. a. um eine weitere Verbesserung der Arzt-Patienten-Beziehungen, um die Beseitigung von Kommunikations- und Informationsdefiziten (etwa in Großkrankenhäusern) mittels flächendeckendem weiteren Ausbau unabhängiger Patientenfürsprecher*innen bzw. -ansprechpartner*innen, um die weitere Stärkung der Rolle des Hausarztes bzw. der Hausärztin als Lots*in im System oder auch um die bessere Vertretung von Patientenvertreter*innen in Schlichtungsstellen für Arzthaftpflichtfragen.

Im Großen und Ganzen geht es aber um den viel weiter reichenden Gedanken, dass ohne bürgerschaftliches Engagement und Bürgerbeteiligung ein auf Prävention ausgerichtetes Gesundheitssystem letztlich nicht im Sinne effektiver Gesundheitsförderung funktionieren kann. Die Idee der solidarischen Bürgergesellschaft erweist sich hier einmal mehr als Programm und Ziel zugleich.

Literatur

Embacher, S. (2012). *Baustelle Demokratie. Die Bürgergesellschaft revolutioniert unser Land*. Hamburg: Edition Körber-Stiftung.
Embacher, S., & Lang, S. (2008). *Bürgergesellschaft. Eine Einführung in zentrale bürgergesellschaftliche Gegenwarts- und Zukunftsfragen*. Bonn: J. H. W. Dietz Nachf.
Forschungsjournal Neue Soziale Bewegungen. (2002). *Partizipation und Mitgestaltung. Wege aus der Intensivstation Gesundheitswesen*. Stuttgart: Lucius&Lucius. (Heft 3, Jg. 15).
Hart, D. (2001). Bürgerbeteiligung im Gesundheitswesen. Professionelle Entscheidungskompetenzen und strukturelle Veränderungen. *Zeitschrift für Rechtssoziologie, 22*(1), 79–100.
Klein, A. (2001). *Der Diskurs der Zivilgesellschaft. Politische Kontexte und demokratietheoretische Bezüge der neueren Begriffsverwendung*. Opladen: Leske+Budrich Verlag.
Meyer, T. (2005). *Theorie der Sozialen Demokratie*. Wiesbaden: Springer VS.

---

[6]Online unter www.gqmg.de/service/links/Patientenrechte99.htm.

Pinl, C. (2018). *Ein Cappuccino für die Armen. Kritik der Spenden- und Ehrenamtsökonomie.* Köln: PapyRossa.

Röbke, T. (2015). Engagementpolitik und Kulturpolitik – eine Wahlverwandtschaft. https://www.lbe.bayern.de/imperia/md/content/stmas/lbe/pdf/engagement-kulturpolitik_roe-2.pdf. Zugegriffen: 11. Febr. 2020.

SVR Gesundheit. (2001). Bedarfsgerechtigkeit und Wirtschaftlichkeit. Gutachten 2000/2001, I: Zielbildung, Prävention, Nutzerorientierung und Partizipation. www.svr-gesundheit.de/fileadmin/user_upload/Gutachten/2000-2001/kurzf-de00.pdf. Zugegriffen: 11. Febr. 2020.

Serge Embacher Dr., Politikwissenschaftler, Publizist und Moderator; Themenschwerpunkte: Bürgergesellschaft, bürgerschaftliches Engagement, Bürgerbeteiligung und Demokratiepolitik. Zurzeit arbeitet er beim Bundesnetzwerk Bürgerschaftliches Engagement (BBE) als Leiter des Arbeitsbereichs Fachprojekte.

Ansgar Klein Dr., ist Gründungsgeschäftsführer des Bundesnetzwerks Bürgerschaftliches Engagement (BBE), Privatdozent für Politikwissenschaften an der Humboldt-Universität zu Berlin (Lehrstuhl Politische Theorie) und Publizist. Seine Tätigkeitsschwerpunkte sind Engagement- und Demokratiepolitik, Zivilgesellschaft, Bürgerschaftliches Engagement, politische Soziologie der Zivilgesellschaft und politische Ideengeschichte. Von 2000 bis 2002 war er wissenschaftlicher Koordinator der SPD-Bundestagsfraktion für die Enquete-Kommission „Zukunft des Bürgerschaftlichen Engagements". Er ist Mitbegründer des 1988 gegründeten Forschungsjournals Soziale Bewegungen und geschäftsführender Herausgeber der Buchreihen „Bürgergesellschaft und Demokratie" im Springer Verlag und der Schriftenreihe des Bundesnetzwerks Bürgerschaftliches Engagement „Engagement und Partizipation in Theorie und Praxis" im Wochenschau-Verlag. Er sitzt im Beirat im Bündnis für Gemeinnützigkeit, in der deutschen Open Government Partnership-Bewegung, in der wissenschaftspolitischen Plattform „Forschungswende" und in zahlreichen weiteren Beratungsgremien von Staat und Zivilgesellschaft.

Praxisbeispiele

Nationale Präventionsstrategie

Stefanie Liedtke, Guy Oscar Kamga Wambo, Sieglinde Ludwig und Mathias Finis

1 Hintergrund

Unter der Überschrift *„Prävention und Gesundheitsförderung in den Vordergrund stellen"* hatten CDU, CSU und SPD in ihrem Koalitionsvertrag für die 18. Legislaturperiode vereinbart, noch 2014 ein Präventionsgesetz zu verabschieden. Das Gesetz sollte *„insbesondere die Prävention und Gesundheitsförderung in Lebenswelten wie Kita, Schule, Betrieb und Pflegeheim und die betriebliche Gesundheitsförderung [stärken] und alle Sozialversicherungsträger [einbeziehen]"* (CDU, CSU & SPD 2013, S. 58). Im Juli 2015 mündete das Koalitionsvertragsziel in das *„Gesetz zur Stärkung der Gesundheitsförderung und der Prävention (Präventionsgesetz – PrävG)"* (BGBl. I. S. 1368).

Das Präventionsgesetz wurde als Mantelgesetz mit primärer Verankerung im fünften Buch des Sozialgesetzbuches (SGB V) verabschiedet. Damit enthält es in erster Linie neue Regelungen für die gesetzliche Krankenversicherung (GKV). Die Krankenkassen wurden unter anderem aufgefordert, gemeinsam mit den Trägern der gesetzlichen

---

S. Liedtke (✉)
GKV-Spitzenverband, Berlin, Deutschland
E-Mail: stefanie.liedtke@gkv-spitzenverband.de

G. O. Kamga Wambo
Berlin, Deutschland
E-Mail: praxis@hausarzt-kamga.de

S. Ludwig
Deutsche Gesetzliche Unfallversicherung, Sankt Augustin, Deutschland
E-Mail: Sieglinde.Ludwig@dguv.de

M. Finis
Sozialversicherung für Landwirtschaft, Forsten und Gartenbau, Kassel, Deutschland
E-Mail: 110_verbandskontakte@svlfg.de

© Springer Fachmedien Wiesbaden GmbH, ein Teil von Springer Nature 2020
K. Böhm et al. (Hrsg.), *Gesundheit als gesamtgesellschaftliche Aufgabe*,
https://doi.org/10.1007/978-3-658-30504-8_21

Rentenversicherung (GRV), der gesetzlichen Unfallversicherung (GUV) und den Pflegekassen eine nationale Präventionsstrategie zu entwickeln und deren Umsetzung und Fortschreibung im Rahmen der mit § 20e SGB V eingeführten Nationalen Präventionskonferenz (NPK) zu gewährleisten. In den SGB VI, VII und XI wurde parallel festgeschrieben, dass die Träger der GRV und GUV bzw. die soziale Pflegeversicherung (SPV) sich an der nationalen Präventionsstrategie beteiligen.

2 Ziele

Die nationale Präventionsstrategie (vgl. Abb. 1) zielt darauf ab, über eine Verbesserung der Zusammenarbeit und der Koordination von Leistungen die Gesundheitsförderung und Prävention in Lebenswelten zu stärken (vgl. Deutscher Bundestag 2015). Lebenswelten, auf die ein besonderes Augenmerk gerichtet wird, sind Kommunen, Kindertageseinrichtungen, Schulen, Betriebe und Pflegeeinrichtungen.

Der Startschuss für die nationale Präventionsstrategie fiel im Oktober 2015 mit der Konstituierung der NPK. Die NPK definiert für die Präventionsstrategie (mittels Bundesrahmenempfehlungen) einen bundesweit einheitlichen Handlungsrahmen, der

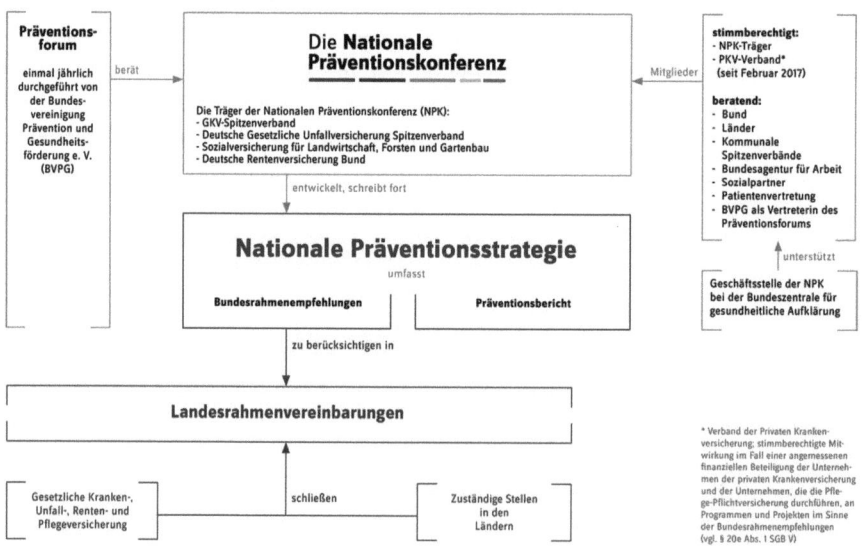

Abb. 1 Nationale Präventionsstrategie (§ 20d SGB V). (Quelle: MDS & GKV-Spitzenverband 2016, Abb. 1, aktualisiert)

auf Länderebene (mittels Landesrahmenvereinbarungen) regional angepasst wird. Alle vier Jahre erstellt die NPK einen Präventionsbericht, in dem sie das Engagement zur Umsetzung der Präventionsstrategie abbildet und Empfehlungen ableitet.[1]

2.1 Bundeseinheitliche Ziele

In den von der NPK erstmals 2016 entwickelten Bundesrahmenempfehlungen sind drei übergeordnete Ziele definiert, denen sich die Sozialversicherungsträger im Rahmen der nationalen Präventionsstrategie widmen: *„Gesund aufwachsen"*, *„Gesund leben und arbeiten"* und *„Gesund im Alter"*. Für alle drei Ziele sind wesentliche Handlungsbedarfe und prioritäre Zielgruppen beschrieben; zudem wird skizziert, mit welchen Leistungen die Sozialversicherungsträger zur Erreichung dieser Ziele beitragen. Auf Kooperationserfordernisse wird dabei ebenfalls eingegangen.

2018 wurden die Bundesrahmenempfehlungen um ein übergreifendes Struktur- und Prozessziel zur verstärkten Etablierung von Steuerungsstrukturen und Vernetzungsprozessen, insbesondere auf kommunaler Ebene, ergänzt. Außerdem hat die NPK ein spezielles Ziel zur Förderung der Gesundheit von arbeitslosen Menschen definiert und mit der Nationalen Arbeitsschutzkonferenz spezielle Ziele für erwerbstätige Menschen abgestimmt. Ebenso wie die übergeordneten sind auch die speziellen Ziele relativ allgemein gehalten; die Operationalisierung erfolgt in den jeweiligen Sozialversicherungssystemen.

Als ein wesentlicher Grundsatz wird in den Bundesrahmenempfehlungen hervorgehoben, dass *„der Schutz vor Krankheiten und Unfällen sowie die Förderung von Gesundheit, Sicherheit und gesellschaftlicher Teilhabe in Lebenswelten gesamtgesellschaftliche Aufgaben mit vielen Verantwortlichen"* darstellen (NPK 2018, S. 8). Entsprechend wird dazu aufgefordert, effektive Maßnahmen miteinander zu verzahnen und dafür auch ein ressortübergreifendes Handeln zu etablieren.

2.2 Länderspezifische Ziele

Den Verantwortlichen in den Ländern (siehe Abschn. 3.2) obliegt die Aufgabe, die Bundesrahmenempfehlungen – unter Berücksichtigung regionaler Bedarfe – zu konkretisieren. Dafür wurden in allen Ländern *„Landesrahmenvereinbarungen zur Umsetzung der nationalen Präventionsstrategie"* (§ 20f SGB V) geschlossen. In den Vereinbarungen werden insbesondere länderspezifische Ziele und Handlungsfelder definiert, die Koordinierung von Leistungen festgelegt, Zuständigkeitsfragen geklärt und die Zusammenarbeit mit Dritten geregelt.

---

[1]Die Bundesrahmenempfehlungen, die Landesrahmenvereinbarungen und der erste Präventionsbericht stehen auf der Homepage der NPK als Download zur Verfügung (www.npk-info.de).

Bei der Formulierung der Ziele bleiben die meisten Länder nah an den Bundesrahmenempfehlungen bzw. greifen dort enthaltene Akzentuierungen auf. Vereinzelt wurden Teilziele ergänzt oder besondere Zielgruppen hervorgehoben. Auch haben die Vereinbarungspartner festgelegt, auf welcher Datengrundlage die Zieleplanung erfolgt und wie bestehende Länderziele berücksichtigt werden sollen.

3 Akteure und Aktivitäten

Die NPK ist entsprechend § 20e SGB V eine Arbeitsgemeinschaft der Spitzenorganisationen von GKV, SPV, GRV und GUV. Träger der NPK und zugleich stimmberechtigte Mitglieder sind damit der GKV-Spitzenverband (als Spitzenverband Bund der Kranken- und Pflegekassen, je zwei Sitze), die Deutsche Rentenversicherung Bund (zwei Sitze), die Deutsche Gesetzliche Unfallversicherung e. V. (ein Sitz) sowie die Sozialversicherung für Landwirtschaft, Forsten und Gartenbau (ein Sitz).

Während die NPK bundesweite Aspekte der nationalen Präventionsstrategie steuert, wird die regionale Umsetzung der Präventionsstrategie auf Länderebene koordiniert. Auf allen Ebenen arbeiten die Sozialversicherungsträger sowohl untereinander als auch mit weiteren Akteuren zusammen.

3.1 Mitwirkende auf Bundesebene

In der NPK ist neben den Sozialversicherungsträgern seit Februar 2017 auch der Verband der Privaten Krankenversicherung e. V. stimmberechtigtes Mitglied.[2] Bereits seit Oktober 2015 wirken in beratender Funktion mit: Bund und Länder (mit jeweils vier Sitzen in der NPK), die kommunalen Spitzenverbände auf Bundesebene (jeweils ein Sitz), die Bundesagentur für Arbeit (ein Sitz), die Sozialpartner (jeweils ein Sitz), Vertretungen der Patient*innen (zwei Sitze) sowie das Präventionsforum nach § 20e Abs. 2 SGB V, vertreten durch die Bundesvereinigung Prävention und Gesundheitsförderung e. V. (BVPG, ein Sitz).

An der Vorbereitung der Bundesrahmenempfehlungen beteiligte die NPK zusätzlich die kommunalen Träger der Grundsicherung für Arbeitssuchende (über ihre Spitzenverbände auf Bundesebene), die für den Arbeitsschutz zuständigen obersten Landesbehörden sowie die Träger der öffentlichen Jugendhilfe (über die obersten Landesjugendbehörden). Vereinbart wurden die Bundesrahmenempfehlungen nach schriftlicher Benehmensherstellung mit allen 16 Bundesländern und fünf Bundes-

---

[2]Gemäß § 20e Abs. 1 SGB V kann die PKV „*im Fall einer angemessenen finanziellen Beteiligung der Unternehmen der privaten Krankenversicherung und der Unternehmen, die die private Pflege-Pflichtversicherung durchführen, an Programmen und Projekten im Sinne der Rahmenempfehlungen (...)*" in der NPK stimmberechtigt mitwirken.

ministerien: Bundesministerium für Gesundheit (BMG), Bundesministerium für Arbeit und Soziales (BMAS), Bundesministerium für Ernährung und Landwirtschaft (BMEL); Bundesministerium für Familie, Senioren, Frauen und Jugend (BMFSFJ) und Bundesministerium des Innern, für Bau und Heimat (BMI). Soweit die Empfehlungen die Zuständigkeit weiterer Bundesministerien berühren, werden diese über das BMG beteiligt (vgl. § 20d Abs. 3 SGB V).

Um auch die Fachöffentlichkeit in die Gestaltung der nationalen Präventionsstrategie einzubeziehen, beauftragt die NPK die BVPG einmal im Jahr mit der Durchführung eines Präventionsforums. Ziel der Veranstaltung ist ein Informations- und Erfahrungsaustausch zwischen der NPK, ihren Mitgliedsorganisationen und Vertreter*innen *„der für die Gesundheitsförderung und Prävention maßgeblichen Organisationen und Verbände"* (§ 20e Abs. 2 SGB V). Der Kreis der Teilnehmenden wird in Abhängigkeit des jeweiligen Schwerpunktthemas jährlich neu festgelegt.[3]

3.2 Umsetzung in den Ländern

Die *„Landesrahmenvereinbarungen zur Umsetzung der nationalen Präventionsstrategie"* werden durch die Landesverbände der Krankenkassen und die Ersatzkassen, auch für die Pflegekassen, mit den Trägern der GRV, den Trägern der GUV und *„den in den Ländern zuständigen Stellen"* (§ 20f Abs. 1 Satz 1 SGB V) geschlossen, das heißt mit einschlägigen Landesministerien, Senatsverwaltungen oder Behörden.

An der Vorbereitung der Landesrahmenvereinbarungen waren ergänzend die Bundesagentur für Arbeit, die für den Arbeitsschutz zuständigen obersten Landesbehörden und die kommunalen Spitzenverbände auf Landesebene beteiligt; sie können den Vereinbarungen auch beitreten[4]. In den Vereinbarungen selbst sind außerdem Festlegungen zur Zusammenarbeit mit dem öffentlichen Gesundheitsdienst und den Trägern der örtlichen öffentlichen Jugendhilfe zu treffen. Auch die Mitwirkung *„weiterer für die Gesundheitsförderung und Prävention relevanter Einrichtungen und Organisationen"* (§ 20f Abs. 2 Punkt 6 SGB V) ist zu vereinbaren.

In allen Bundesländern haben die Vereinbarungspartner Gremien für die Zusammenarbeit im Rahmen der lebensweltbezogenen Gesundheitsförderung und Prävention etabliert, z. B. in Form von Präventions-, Strategie- oder Dialogforen, Steuerungsgruppen oder Landespräventionskonferenzen. Einige davon sind *„dialogorientiert"*, andere *„abstimmungsorientiert"*, manche verfügen über verbindliche Entscheidungskompetenzen (vgl. Böhm und Kinnert 2018).

---

[3]Die Dokumentationen der bisherigen Veranstaltungen sind auf der NPK-Homepage verfügbar (www.npk-info.de).

[4]Im ersten Präventionsbericht der NPK findet sich eine Übersicht zum Stand der Beitritte im November 2018.

3.3 Umsetzung auf kommunaler Ebene

Die praktische Umsetzung der nationalen Präventionsstrategie erfolgt auf kommunaler Ebene. Auch hier wurden, motiviert durch das Präventionsgesetz, viele Kooperationsstrukturen etabliert oder weiter ausgebaut, um die lebensweltbezogene Gesundheitsförderung und Prävention Akteure-übergreifend zu stärken (z. B. im Rahmen von kommunalen Gesundheits- oder Präventionskonferenzen).

Die Kranken- und Pflegekassen sowie die Träger der gesetzlichen Renten- und Unfallversicherung engagieren sich auf kommunaler Ebene mit den ihnen gesetzlich zugewiesenen Aufgaben.[5] Dabei wirken sie in gemeinsamer Verantwortung unterstützend darauf hin, Lebenswelten so zu gestalten, dass sowohl die Gesundheit als auch die Sicherheit und Teilhabe gefördert sowie gesundheitliche Risiken vermindert werden. Für die Leistungen der Krankenkassen ist dafür in § 20a Abs. 2 SGB V als Voraussetzung verankert, dass die für die Lebenswelt Verantwortlichen eine angemessene Eigenleistung erbringen.

4 Erfahrungen

Im Juni 2019 hat die NPK dem BMG ihren ersten Präventionsbericht übergeben.[6] Die Ergebnisse zeigen, dass seit Inkrafttreten des Präventionsgesetzes vieles auf den Weg gebracht wurde, um die lebensweltbezogene Gesundheitsförderung und Prävention zielgerichtet weiterzuentwickeln (NPK 2019). In Bezug auf die in den Bundesrahmenempfehlungen betonte Notwendigkeit eines gesamtgesellschaftlichen und ressortübergreifenden Vorgehens werden sowohl Herausforderungen als auch Chancen deutlich.

4.1 Herausforderungen

Als Hauptadressaten des Präventionsgesetzes – und einige Akteure mit verbindlichen gesetzlichen Vorgaben für die Leistungserbringung – haben vor allem die Sozialversicherungsträger ihr Engagement zur Förderung der Gesundheit, Sicherheit und Teilhabe im Sinne des Präventionsgesetzes weiterentwickelt. Gleichzeitig verdeutlicht der Präventionsbericht, dass die meisten gesundheitlichen Problemlagen in erheblichem Maße durch Faktoren beeinflusst werden, die jenseits ihrer gesetzlichen Leistungsspektren liegen – z. B. Wohnbedingungen, wirtschaftliche Faktoren, Bildungsangebote, soziale Netzwerke oder auch die natürliche Umwelt (NPK 2019).

---

[5]Für eine Übersicht über die gesetzlichen Leistungsaufträge siehe z. B.: www.npk-info.de/praeventionsstrategie/bundesrahmenempfehlungen/gesetzliche-unterstuetzungs-bzw-leistungsauftraege-der-sozialversicherungstraeger.

[6]Download unter: www.npk-info.de.

Insbesondere wenn es um Aspekte wie Fehlernährung, Übergewicht, Bewegungsmangel, psychosoziale Belastungen und Suchtmittelkonsum geht, bedarf es in erster Linie politischer Maßnahmen. Notwendig sind z. B. politische Weichenstellungen für ein flächendeckendes Angebot gesunder Gemeinschaftsverpflegung sowie für niedrigschwellige Bewegungsmöglichkeiten in Lebenswelten wie Bildungseinrichtungen, Betrieben und Kommunen. Auch strengere gesetzliche Vorgaben in Hinblick auf Tabak und Alkohol sind für den Erfolg der nationalen Präventionsstrategie unerlässlich (ebd.).

4.2 Chancen

Mit der NPK, den Gremien zur Umsetzung der Landesrahmenvereinbarungen und den in vielen Kommunen etablierten Gesundheits- bzw. Präventionskonferenzen existieren mittlerweile auf allen föderalen Ebenen Kooperationsstrukturen, die das Potenzial bieten, die Herausforderungen in der Gesundheitsförderung und Prävention gesamtgesellschaftlich und politikfeldübergreifend zu adressieren.

In den Bundesrahmenempfehlungen wird ein solches Vorgehen ausdrücklich unterstützt: *„Die Mitglieder der Nationalen Präventionskonferenz (NPK) bekennen sich zu Gesundheitsförderung und Prävention als gesamtgesellschaftliche Querschnittsaufgaben, die von allen politischen Ressorts auf Bundes-, Landes- und kommunaler Ebene und den jeweiligen spezifischen Leistungen der Sozialversicherungsträger getragen und von einem breiten bürgerschaftlichen Engagement unterstützt werden."* (NPK 2018, S. 35)

Ziel sollte sein, in allen mit der nationalen Präventionsstrategie zusammenhängenden Gremien Absprachen zu treffen, die dazu beitragen, dieses Bekenntnis der NPK-Mitglieder zu Health in All Policies mit Leben zu füllen. Denn nur wenn es gelingt, dass Bund, Länder und Kommunen ihre Regelungs- und Gesetzgebungskompetenzen voll ausschöpfen, um die Gesundheit der Bevölkerung zu fördern und für Chancengerechtigkeit zu sorgen, können auch die gesundheitsfördernden Leistungen der Sozialversicherungsträger sowie die individuellen Anstrengungen der Bürger*innen ihre volle Wirkung entfalten.

Literatur

BGBl. I. Nr. 31 vom 24.07.2015, S. 1368–1379. Gesetz zur Stärkung der Gesundheitsförderung und der Prävention (Präventionsgesetz – PrävG).

Böhm, K., & Klinnert, D. (2018). Die Umsetzung des Präventionsgesetzes auf Länderebene: Eine Analyse der Landesrahmenvereinbarungen. *Gesundheitswesen, 81*(12), 1004–1010. https://doi.org/10.1055/a-0638-8172.

CDU, CSU & SPD. (2013). Deutschlands Zukunft gestalten. Koalitionsvertrag zwischen CDU, CSU und SPD. 18. Legislaturperiode. www.cdu.de/sites/default/files/media/dokumente/koalitionsvertrag.pdf. Zugegriffen: 25. März 2020.

Deutscher Bundestag. (2015). Drucksache 18/5261: Beschlussempfehlung und Bericht des Ausschusses für Gesundheit (14. Ausschuss) zu dem Entwurf eines Gesetzes zur Stärkung der Gesundheitsförderung und der Prävention vom 17.06.2015.

Medizinischer Dienst des Spitzenverbandes Bund der Krankenkassen (MDS) & GKV-Spitzenverband (Hrsg.). (2016). Präventionsbericht 2016. www.gkv-spitzenverband.de/media/dokumente/krankenversicherung_1/praevention__selbsthilfe__beratung/praevention/praeventionsbericht/2016_GKV_MDS_Praeventionsbericht.pdf. Zugegriffen: 9. Apr. 2020.

NPK (Die Nationale Präventionskonferenz). (2018). Bundesrahmenempfehlungen nach § 20d Abs. 3 SGB V. Erste weiterentwickelte Fassung vom 29. August 2018. www.npk-info.de/praeventionsstrategie/bundesrahmenempfehlungen. Zugegriffen: 25. März 2020.

NPK (Die Nationale Präventionskonferenz). (2019). Erster Präventionsbericht nach § 20d Abs. 4 SGB V. www.npk-info.de/praeventionsstrategie/praeventionsbericht. Zugegriffen: 25. März 2020.

Stefanie Liedtke Dr. sc. hum, ist Fachreferentin in der Abteilung Gesundheit des GKV-Spitzenverbandes in Berlin.

Guy Oscar Kamga Wambo Doktor der Medizin; Facharzt für Innere Medizin, Master of Science in Public Health; war bis 2019 Ärztlicher Referent bei der Deutschen Rentenversicherung Bund und arbeitet derzeit als niedergelassener Arzt in Berlin.

Sieglinde Ludwig ist Leiterin der Unterabteilung Gesundheit bei der Deutschen Gesetzlichen Unfallversicherung e. V., dem Spitzenverband der gewerblichen Berufsgenossenschaften und der Unfallversicherungsträger der öffentlichen Hand.

Mathias Finis Diplom-Verwaltungswirt und Master of Health Administration, ist Leiter Politik und Verbandskontakte bei der Sozialversicherung für Landwirtschaft, Forsten und Gartenbau.

Ressortübergreifende Strategie Soziale Stadt

Nicole Graf

1 Städtebauförderung des Bundes und der Länder

Seit 1971 gewährt der Bund den Ländern Finanzhilfen gemäß Artikel 104 b Grundgesetz, die durch Mittel der Länder und Kommunen ergänzt werden, für die Beseitigung städtebaulicher Missstände und zur Bewältigung des wirtschaftlichen, demografischen, sozialen und ökologischen Wandels. Die Bundesfinanzhilfen werden den Ländern auf der Grundlage einer Verwaltungsvereinbarung (VV Städtebauförderung) zur Verfügung gestellt. Bis zur Wiedervereinigung wurden alle Maßnahmen im Programm zur Förderung städtebaulicher Sanierungs- und Entwicklungsmaßnahmen durchgeführt. Ab 1991 wurden weitere Programme entwickelt, um zielgenauer auf die vielfältigen städtebaulichen Herausforderungen reagieren zu können.

2 Das Programm Soziale Stadt

Mit dem Städtebauförderungsprogramm „Soziale Stadt" werden seit 1999 baulich-investive und sozial-integrative Maßnahmen gefördert, die die Wohn- und Lebensbedingungen in benachteiligten und strukturschwachen Stadt- und Ortsteilen gezielt verbessern sollen. Im ersten Programmjahr stellte der Bund 100 Mio. DM zur Verfügung. Erfreulicherweise konnten die Bundesfinanzhilfen in den letzten Jahren auf 190 Mio. EUR erhöht werden.

N. Graf (✉)
Bundesministerium des Innern, für Bau, Heimat, Berlin, Deutschland
E-Mail: Nicole.Graf@bmi.bund.de

© Springer Fachmedien Wiesbaden GmbH, ein Teil von Springer Nature 2020
K. Böhm et al. (Hrsg.), *Gesundheit als gesamtgesellschaftliche Aufgabe*,
https://doi.org/10.1007/978-3-658-30504-8_22

Mit diesen Mitteln werden vor Ort notwendige Investitionen in öffentliche Plätze, soziale Infrastruktur wie Nachbarschaftstreffs und Familienzentren sowie in ein lebenswertes Wohnumfeld getätigt. Ziel ist es, mehr Generationengerechtigkeit und Familienfreundlichkeit sowie Umweltgerechtigkeit im Quartier zu erreichen. Zugleich sollen in einem integrierten Ansatz die Chancen der Bewohnerinnen und Bewohner für Bildung, Integration und Arbeit im Stadtquartier verbessert werden. Darüber hinaus kann ein örtliches Quartiersmanagement über die Soziale Stadt gefördert werden. Die Quartiersmanagerinnen und -manager bündeln die wesentlichen Stadterneuerungsmaßnahmen im Gebiet, initiieren und unterstützen bewohnergetragene Projekte und begleiten diese in enger Zusammenarbeit mit den lokalen Akteuren. Zudem sorgen sie für die Beteiligung und Aktivierung der Bewohnerschaft. Sie sind vor Ort Ansprechpartner für die Bürgerinnen und Bürger und unterstützen die vielen Vereine, Initiativen und sonstigen Aktiven bei der Abstimmung ihrer Projekte mit den örtlichen Institutionen.

In den vergangenen 20 Jahren konnten somit rund 2,1 Mrd. EUR an Bundesmitteln (Stand 2019) in benachteiligte Quartiere investiert werden. Bis einschließlich 2018 wurden 934 Gesamtmaßnahmen in 533 Programmkommunen in das Bund-Länder-Programm aufgenommen. In 2019 kamen weitere 34 Maßnahmen in 10 Gemeinden hinzu.

3 Partnerprogramme

Die Erfahrungen aus dem Programm „Soziale Stadt" haben gezeigt, dass bauliche Investitionen alleine nicht ausreichen, um benachteiligte Quartiere dauerhaft zu stabilisieren und für gleichwertige Lebensverhältnisse in den Städten zu sorgen. Denn die betroffenen Quartiere stehen oftmals vor komplexen sozialen, wirtschaftlichen und städtebaulichen Problemlagen. Neben städtebaulichen Investitionen wird daher zumeist Unterstützung in den Bereichen Bildung und Qualifizierung, Arbeit und Integration, bei der Stärkung von Selbsthilfekompetenzen vor Ort sowie bei Prävention und Gesundheitsförderung benötigt.

Bereits bei der Konzeption des Programms wurde berücksichtigt, dass eine ressortübergreifende Zusammenarbeit und sozialraumorientierte Bündelung mit Programmen aus den Politikbereichen auf EU-, Bundes-, Landes oder Gemeindeebene möglich ist, um Synergieeffekte nutzen zu können.

Seit 2008 werden Mittel des Europäischen Sozialfonds (ESF) und des Bundesministeriums des Innern, für Bau und Heimat (BMI) mit dem ESF-Bundesprogramm „Bildung, Wirtschaft, Arbeit im Quartier – BIWAQ" gezielt in benachteiligten Stadtteilen eingesetzt. Damit werden insbesondere Maßnahmen zur Integration in Arbeit und zur Stärkung der lokalen Ökonomie unterstützt. So können beispielsweise die Akquise von Praktikums- und Arbeitsplatzangeboten oder der Aufbau und die Stabilisierung von Unternehmensnetzwerken gefördert oder Qualifizierungsmaßnahmen im Rahmen von Wohnumfeldverbesserungen, wie die Anlage eines Nachbarschaftsgartens oder Spielplatzes und die Mitarbeit bei der Weiterentwicklung von Nachbarschaftszentren, gefördert werden.

Mit dem ESF-Modellprogramm „JUGEND STÄRKEN im Quartier" bündelten 2014 erstmalig zwei Bundesministerien in einem gemeinsamen Programm Mittel des ESF. Das Bundesministerium für Familie, Senioren, Frauen und Jugend (BMFSFJ) und das BMI unterstützen Angebote für junge Menschen zur Überwindung von sozialen Benachteiligungen und individuellen Beeinträchtigungen am Übergang von der Schule in den Beruf. Auch hier liegt der Schwerpunkt in den Gebieten der „Sozialen Stadt" und vergleichbaren Brennpunkten. In der ersten Förderrunde 2015 bis 2018 setzten 176 Modellkommunen Projekte zur Förderung junger Menschen um.

Die ressortübergreifende Strategie Soziale Stadt
Mit der 2016 im Bundeskabinett beschlossenen ressortübergreifenden Strategie „Soziale Stadt – Nachbarschaften stärken, miteinander im Quartier" hat sich die Bundesregierung auf eine gemeinsame Strategie für benachteiligte Stadtteile verständigt. Darin verpflichten sich die Bundesressorts, Stadt- und Ortsteile mit hohen Integrationsanforderungen gezielter zu unterstützen, indem Fördermittel aus den Ressorts vor Ort gebündelt und besser aufeinander abgestimmt werden.

Für die Jahre 2017 bis 2020 sind vom BMI jährlich 10 Mio. EUR zur Umsetzung der ressortübergreifenden Strategie „Soziale Stadt – Nachbarschaften stärken, miteinander im Quartier" vorgesehen. Ziel ist, in Abstimmung mit anderen Fachressorts modellhaft in allen Bundesländern neue Kooperationsstrukturen für die Förderung von benachteiligten Quartieren zu erproben. Mit den Mitteln sollen die baulich-investiven Maßnahmen des Städtebauförderungsprogramms Soziale Stadt durch Projekte vor Ort ergänzt werden, die einen Beitrag für mehr Integration und gesellschaftlichen Zusammenhalt leisten. Bislang wurden mit vier Ressorts Vereinbarungen für eine ressortübergreifende Zusammenarbeit geschlossen.

Jugendmigrationsdienste im Quartier
Im Juli 2017 startete das BMI gemeinsam mit dem Bundesministerium für Familie, Senioren, Frauen und Jugend (BMFSFJ) das Modellprojekt „Jugendmigrationsdienste im Quartier". Bis Dezember 2021 wird bundesweit an 16 Modellstandorten erprobt, wie die Lebenssituation und Lebenswelt der Quartiersbewohnerinnen und -bewohner verbessert und das soziale Zusammenleben gestärkt werden kann. Dafür sollen strukturelle Veränderungsprozesse angestoßen sowie Zugangsbarrieren zu sozialen Diensten und zu Angeboten im Quartier identifiziert und abgebaut und gerade auch junge Menschen aktiv an der Ausgestaltung der Angebote beteiligt werden. Die Modellstandorte sind an bestehende Jugendmigrationsdienste (JMD) angegliedert, die in Kooperation mit dem Quartiersmanagement und anderen Akteuren im Quartier Mikroprojekte entwickeln und umsetzen.

Verbraucher stärken im Quartier
Bei dem Modellprojekt „Verbraucher stärken im Quartier" arbeiten BMI und das Bundesministerium der Justiz und für Verbraucherschutz seit 2017 zusammen. Ziel ist es, Menschen in ihrem direkten Wohnumfeld Verbraucherschutzinformationen an die Hand zu geben. Mit niedrigschwelligen Angeboten der Verbraucherzentralen sollen im Wohnumfeld nachhaltige Hilfs- und Unterstützungsstrukturen für alle im Quartier lebenden Menschen geschaffen werden. Mit Vorträgen und Aktionen klären die Verbraucherzentralen über Verbraucherrechte auf und bieten vor Ort zielgruppengerechte Sprechstunden an. Bis 2020 sollen bundesweit 16 Modellstandorte eröffnet werden.

UTOPOLIS – Soziokultur im Quartier
Im Sommer 2018 haben das BMI und die Beauftragte der Bundesregierung für Kultur und Medien eine Ressortvereinbarung für das Modellprogramm „UTOPOLIS – Soziokultur im Quartier" unterzeichnet. Damit sollen die Menschen erreichen werden, deren Partizipation an Kunst und Kultur bislang gering ist. Ihnen soll die Möglichkeit eröffnet werden, sich Kultur und kulturelle Angebote zu erschließen. Mit der Durchführung des Programms wurde die Bundesvereinigung Soziokultureller Zentren e. V. beauftragt. Bislang werden mit UTOPOLIS 16 Modellprojekte in Soziale-Stadt-Gebieten gefördert, die nachhaltige Strukturen im Kulturbereich unter Einbeziehung kultur- und medienferner Gruppen schaffen wollen.

„Gut Essen macht stark – mehr gesundheitliche Chancengleichheit für Kinder und Jugendliche in Kitas und Schulen"
Im Herbst 2019 haben das BMI und das BMEL eine Ressortvereinbarung über das Modellprogramm „Gut Essen macht stark" unterzeichnet. Das Programm soll die Integration und Teilhabe von Kindern und Jugendlichen aus sozial benachteiligten Familien und/oder mit Migrationshintergrund stärken. Die Verbraucherzentralen der Länder unterstützen mit Mitteln des BMI und des Bundesministeriums für Ernährung und Landwirtschaft dabei, die Ernährungskompetenzen zu steigern und damit ein Beitrag zur Verbesserung eines gesundheitsförderlichen Verpflegungsangebots und -verhaltens zu leisten. Geplant sind Maßnahmen der Verbraucherzentralen in Kitas und Schulen, wie z. B. Fortbildungen für die pädagogischen Kräfte in Kitas und niedrigschwellige Ernährungsbildungsaktivitäten für Eltern, Informations- und Beratungsangebote zu familienrelevanten Ernährungsthemen sowie die Vermittlung von Sach-, Methoden- und Selbstkompetenzen für Jugendliche und junge Erwachsene.

4   Ausblick

Der Kabinettsbeschluss zur ressortübergreifenden Strategie Soziale Stadt von 2016 sieht vor, dass das BMI dem Bundeskabinett einmal in der Legislaturperiode einen ressortabgestimmten Bericht vorlegt, in dem die Umsetzung der Strategie dargelegt und in

Bezug auf Zweck und Wirkung überprüft wird. Bestandteil des Berichts wird auch eine Zwischenevaluation der Modellvorhaben sein, die seit Mai 2019 durchgeführt wird.

Ab 2020 haben Bund und Länder die Städtebauförderung neu strukturiert. Die großen und heterogenen Umbrüche, vor denen Städte und Gemeinden stehen, sowie die erforderlichen Anpassungen des Städtebaus an die Anforderungen des Klimawandels und der Digitalisierung erfordern zeitgemäße und zukunftsfeste Förderbedingungen.

Die Ziele, das Miteinander und den sozialen Zusammenhalt in unserer Gesellschaft zu stärken, und die Förderung einer zukunftsfähigen, nachhaltigen und modernen Entwicklung der Städte und Gemeinden in Deutschland, werden im neuen Programm „Sozialer Zusammenhalt – Zusammenleben im Quartier gemeinsam gestalten" zukünftig umgesetzt. Die positiven Ansätze der Sozialen Stadt werden dabei berücksichtigt und auch in Mittelstädten und in kleineren Städten und Gemeinden noch besser als bisher zum Tragen kommen.

Ziel der Städtebauförderung ist und bleibt, Orte zu schaffen, in denen die Menschen ihre Heimat haben oder finden können. Das sind Stadt- und Ortsteile, in denen ältere Menschen solange wie möglich in ihrem Umfeld bleiben können, in denen junge Menschen im digitalen Zeitalter leben und arbeiten, Familien eine gute Infrastruktur vorfinden, Kinder und Jugendliche einen selbstverständlichen Zugang zu Bildung und später zur qualifizierten Ausbildung haben und Menschen mit Migrationshintergrund sich friedlich in ihr neues Zuhause einleben können. Erfolgreich sind wir dabei nur mit vereinten Kräften: Auf allen Ebenen müssen die Ressorts zusammenwirken. Deswegen wird die bisherige ressortübergreifende Strategie in der neugeordneten Städtebauförderung auch weiterhin ein notwendiger und wichtiger Bestandteil bleiben.

Mehr Informationen zu den einzelnen Projekten unter:
www.miteinander-im-quartier.de.

Nicole Graf leitet die Unterabteilung „Stadtentwicklungsprogramme" im Bundesministerium des Innern, für Bau und Heimat.

Pakt für Prävention – Gemeinsam für ein gesundes Hamburg!

Klaus-Peter Stender

Gesundheitsförderung ist eine Aufgabe, die nur dann nachhaltig erfolgreich sein kann, wenn sich viele Bereiche verbindlich engagieren. Die Einflüsse auf Gesundheit sind multifaktoriell und machen nicht an den Ressortgrenzen des Gesundheitswesens halt. Deshalb gehört Gesundheitsförderung zu den Querschnittsaufgaben, die eine funktionierende Kooperationsstruktur benötigen.

Der „Pakt für Prävention – Gemeinsam für ein gesundes Hamburg" trägt seinen Kooperationsanspruch bereits im Titel und gehört zu den tragenden Pfeilern der Gesundheitsförderungsstrukturen in Hamburg.

Im Hamburger Pakt für Prävention haben sich über 120 Organisationen zusammengeschlossen und damit eine „Verantwortungsgemeinschaft" begründet. In einer Kooperationsvereinbarung haben sie sich darauf verpflichtet, die Aktivitäten „besser zu koordinieren und zu bündeln", „die Gesundheit und die damit verbundene Lebensqualität nachhaltig zu fördern" und „gemeinsam auf einen gesund erhaltenden Lebensstil in allen Lebensphasen und Lebenswelten" hinzuwirken. Insbesondere sollen die Bürger*innen angesprochen werden, die von der positiven Entwicklung der Gesundheit derzeit noch nicht gleichermaßen profitieren.

Diesem 2010 gegründeten Gesundheitspakt sind unterschiedliche Aktivitäten vorausgegangen, auf die hier nur kurz verwiesen wird.

K.-P. Stender (✉)
Behörde für Gesundheit und Verbraucherschutz, Hamburg, Deutschland
E-Mail: klaus-peter.stender@bgv.hamburg.de

1 Beteiligung gehört zur DNA dieses Zusammenschlusses: Expertinnen und Experten bewerten die Struktur der Gesundheitsförderung und Prävention in Hamburg

2008 vereinbarten die CDU und das BÜNDNIS 90/DIE GRÜNEN im Koalitionsvertrag der Freien und Hansestadt Hamburg die Gründung eines *Paktes für Prävention*. Ziel sollte sein, im Sinne einer nachhaltigen Gesundheitsstrategie mit allen Akteuren aus Sozialversicherungsträgern, Gesundheitswesen, Selbsthilfe, Kammern, Vereinen und Verbänden, Sport, Schule und Jugendarbeit ein Präventionsbündnis zu schließen.

Die federführende Gesundheitsbehörde beauftragte 2008 zur Vorbereitung der Gründung des Paktes für Prävention das Universitätskrankenhaus Eppendorf (UKE) mit der Studie „Verbreitung und Qualität von Gesundheitsförderung und gesundheitlicher Prävention in Hamburg". Im Rahmen dieser Studie hatte das UKE ca. 150 Fachleute, u. a. aus den Bereichen Soziales, Wohlfahrt, Wirtschaft, Medien, Stadtentwicklung, Wissenschaft, Sport, klinische Versorgung, gesetzliche Krankenversicherung, über Einzelinterviews und Gruppendiskussionen nach ihren Einschätzungen der Hamburger Gesundheitsförderungssituation befragt. Diese breite Beteiligung bereits in der Gründungsphase markiert eine Grundphilosophie des Paktes, der sich auch im Weiteren bemüht, eine partizipative Gesundheitsförderungsplanung in Hamburg umzusetzen (Kliche et al. 2010).

Zahlreiche Stärken der Hamburger Strukturen und Erfahrungen wurden von den Hamburger Fachleuten herausgearbeitet und die Ausgangslage wurde insgesamt als sehr gut bewertet.

Als Entwicklungsbedarfe wurden u. a. die Durchsetzungskraft von Gesundheitsförderung und gesundheitlicher Prävention, z. B. durch Qualitätsentwicklung und Evaluation, insgesamt mehr Wirksamkeit und Effizienz sowie mehr Transparenz, z. B. durch Auflistungen und Veröffentlichung der Maßnahmen, identifiziert.

Die Autor*innen der Studie sprachen *Empfehlungen* aus, die 2009 in einem Expertenworkshop der für Gesundheit zuständigen Behörde zu folgenden Strategie-Empfehlungen führten:

- Lebensphasen- und Lebenswelt-Ansatz sowie gesundheitliche Chancengleichheit sind Kernziele.
- Der Pakt für Prävention ist als kooperativer Prozess einer hamburgweiten Gesundheitsförderungs- und Präventionsplanung angelegt.
- Eine Bündelung von Aktivitäten ist anzustreben, im Sinne von „mehr miteinander als nebeneinander".
- Das Vorgehen ist geprägt von gesundheitspolitischen Zielvorgaben, Gesundheitsdaten (Gesundheitsberichte), Bewertung der Daten in Expertenrunden (Aktivitäten folgen der Analyse), gemeinsamer Erarbeitung fachlicher Rahmenprogramme, Transparenz von Maßnahmen und Verbreitung guter Praxis.

- Voraussetzung für den Beitritt zum Pakt ist die Unterzeichnung einer Kooperationsvereinbarung, die zugleich ein konzeptioneller Handlungsrahmen wie auch die freiwillige Selbstverpflichtung auf diesen Rahmen ist.
- Ein jährlicher Kongress zum Pakt für Prävention wird veranstaltet, auf dem die Ergebnisse zusammengetragen und gute Beispiele besonders gewürdigt werden. Der Kongress findet seit 2012 unter Mitwirkung von jeweils 200 bis 220 Teilnehmer*innen statt. Im Rahmen dieses Fachkongresses werden die Arbeitsprogramme fortgeschrieben, der Informations- und Erfahrungsaustausch über deren Umsetzung organisiert und weitere Umsetzungsbeispiele kennengelernt.
- Es wird weitgehend auf entbehrliche Organisationsstrukturen, z. B. ein Steuerungsgremium, verzichtet.

Im Koalitionsvertrag zwischen SPD und BÜNDNIS 90/DIE GRÜNEN wurde 2015 vereinbart, den Pakt für Prävention zu einer Strategie „Gesundes Hamburg" weiterzuentwickeln, um gesundes Leben, gesundes Arbeiten und gesundes Lernen zu fördern. Dazu solle hamburgweit eine „Präventionskette" gestaltet werden, um Gesundheitsförderung in Kita, Schule, Betrieb, für Arbeitslose und in Pflegeeinrichtungen anzubieten (Pakt für Prävention-Drucksache 2016).

2 Entwicklung lebensphasenbezogener Rahmenprogramme

Drei lebensphasenbezogene Rahmenprogramme wurden seit 2010 von den Akteuren des Paktes für Prävention gemeinsam erarbeitet, konsentiert und im Rahmen jährlicher Versammlungen verabschiedet. Jedes der Rahmenprogramme wurde eingeleitet und begründet durch Berichte der Hamburger Gesundheitsberichterstattung. Diese Programme sind für die Mitglieder des Paktes für Prävention eine Orientierung bei der Gestaltung eigener Aktivitäten.

2.1 Gesund aufwachsen in Hamburg! (verabschiedet im Mai 2011)

Auf der Basis mehrerer Berichte zur Kindergesundheit wurden folgende Eckpunkte vorgeschlagen: Stärkung der Kompetenzen rund um Schwangerschaft und Geburt, insbesondere sozial benachteiligter Eltern und die Sicherung von Zugängen zu wichtigen Ressourcen für Gesundheit und Lebensqualität (z. B. Ärzteversorgung, finanzielle Grundsicherung); eine engere Zusammenarbeit der Einrichtungen in Hamburg, die das gesunde Aufwachsen befördern können; Auf- und Ausbau niedrigschwelliger Gesundheitsförderungs- und Präventionsketten für (werdende) Eltern und ihre Kinder; Stärkung der Kita als gesundheitsförderlichen Lebens- und Lernort für Kinder, Eltern und pädagogische Fachkräfte im Stadtteil; Ausbau der Kooperation mit Einrichtungen im Umfeld der Kita; Aktionsbündnis Bewegungsförderung für Kinder; Stärkung gesundheitsförderlicher Ansätze in Schulen.

Umsetzungsbeispiele für die Lebensphase „Gesund aufwachsen in Hamburg":
Koordinierungsbausteine für Gesundheitsförderung (KoBa) in Hamburger Stadtteilen.
Die KoBas werden von der Gesundheitsbehörde und der Techniker Krankenkasse gemeinsam finanziert und haben als lokale Vernetzungsstellen die Aufgabe, Gesundheitsförderung und Prävention in Stadtteilen mit Entwicklungsbedarfen (Gebiete des Hamburger Programmes der integrierten sozialen Stadtteilentwicklung, RISE) zu stärken. Zusammen mit Akteuren und interessierten Bürger*innen werden Bedarfe festgestellt und Angebote in den verschiedenen Einrichtungen der Stadtteile organisiert.

Koordinierungsbausteine umfassen

- die Finanzierung eines Stundenkontingents für Koordinierungsaufgaben im Bereich Gesundheitsförderung an den Träger einer Stadtteileinrichtung (Community Center, Stadtteilbüro),
- Qualifizierungsmaßnahmen für die Koordinierenden im Bereich stadtteilbezogener Gesundheitsförderung, Kenntnisse zum Aufbau der Vernetzung und Zusammenarbeit von Schlüsselpersonen im Stadtteil durch die Hamburgische Arbeitsgemeinschaft für Gesundheitsförderung (HAG) sowie
- einen Verfügungsfonds für Mikroprojekte im Bereich lokaler Gesundheitsförderung.

Der Kooperationsverbund Gesundheitliche Chancengleichheit hat die KoBas im Jahr 2015 als besonders nachahmenswert (als Good Practice-Beispiel) ausgezeichnet.

Diese Koordinierungsbausteine werden mittlerweile unter dem Namen „lokale Vernetzungsstellen für Prävention" von allen Kassen als geeigneter Ansatz akzeptiert und gemeinsam mit Mitteln der Gesundheitsbehörde auf weitere Stadtteile in Hamburg ausgebaut.

Aufbau einer Gesundheitsförderungs- und Präventionskette seit 2013 im Hamburger Stadtteil Rothenburgsort.

Rothenburgsort (RBO) mit etwa 9000 Einwohner*innen gehört zu den Stadtteilen mit besonderen Entwicklungsbedarfen in Hamburg. Folgende Ziele werden verfolgt:

- Entwicklung einer integrierten lokalen Gesundheitsstrategie, mit dem Ziel, die Gesundheit von (werdenden) Familien im Stadtteil zu verbessern
- verbindliche Zusammenarbeit der beteiligten Fachkräfte für ein gesundes Aufwachsen von Kindern in RBO auszubauen; die Angebote für Kinder und Familien in RBO orientieren sich an den Bedarfen und Bedürfnissen (werdender) Familien
- Koordination der Aktivitäten durch einen Koordinierungsbaustein für Gesundheitsförderung (KoBa) und einen regionalen „Runden Tisch Gesundheitsförderung"
- Wissenschaftliche Begleitung des Prozesses durch ein Projekt des Forschungsverbundes zur Partizipationsentwicklung in der Kommunalen Gesundheitsförderung (Wihofszky et al. in Erstellung)

Jährliche Messe zum Pakt für Prävention – Gesundheitsförderung an Hamburger Schulen, seit 2013 veranstaltet vom Hamburger Landesinstitut für Lehrerbildung und Schulentwicklung.

Lehrkräfte und Sozialpädagog*innen Hamburger Schulen erhalten Anregungen zur Umsetzung schulischer Gesundheitsförderung entsprechend des im Pakt für Prävention erarbeiteten Rahmenprogrammes „Gesund aufwachsen in Hamburg", zur Stärkung der Netzwerkarbeit und des Erfahrungsaustausches für pädagogisches Personal in Hamburger Schulen. Die Messe findet in Kombination mit der Auszeichnungsveranstaltung „Gesunde Schule" statt. Die praxisnahe Präsentation gesundheitsfördernder Beispiele fördert die Bereitschaft für eigene Aktivitäten.

2.2 Gesund alt werden in Hamburg! (verabschiedet im September 2012)

Folgende Eckpunkte eines gesunden Alterns wurden auf Basis dreier Gesundheitsberichte herausgearbeitet: Gesundes Altern im Wohnumfeld wird erleichtert durch eine gute und erreichbare Versorgungsstruktur für alle und gefördert durch Möglichkeiten des sozialen Zusammenhaltes. Bewegungsförderung wird als wesentliche Kategorie für einen gesunderhaltenden, mobilen und sozial aktiven Lebensstil betont und entsprechende Angebote sollen auch im Wohnumfeld vorhanden sein. Auch bei bereits gesundheitlich beeinträchtigten Menschen kann der Status erhalten oder Gesundheitsverbesserungen erzielt werden. Dies soll durch eine intensive Kooperation von älteren Menschen, Angehörigen, Ärzteschaft (insbesondere Hausärztinnen und -ärzten) sowie Pflegestützpunkten erreicht werden.

Umsetzungsbeispiele für die Lebensphase „Gesund alt werden in Hamburg":

„Mach mit – bleib fit!" – Die Bewegungsinitiative für Ältere, seit 2013.

Die hamburgweite Bewegungsinitiative „Mach mit – bleib fit!", aufgelegt vom Hamburger Sportbund (HSB) und dem Hamburger Abendblatt (HA), fördert die Kooperation von Stadtteil-Sportvereinen und Einrichtungen für Senior*innen. Die Zielgruppe umfasst ältere, sozial benachteiligte Menschen, die einen geringen beziehungsweise eingeschränkten Aktionsradius aufweisen und höhere Hemmschwellen gegenüber einer Vereinsmitgliedschaft haben. Das Ziel dieser Kooperation ist es, Bewegung älterer Menschen speziell in den Räumlichkeiten von Senioreneinrichtungen zu fördern, um niedrigschwellig die Nutzung zu erleichtern und soziale Kontakte anzustiften. Diese Angebote finden in allen Hamburger Bezirken und in über 20 Stadtteilen statt.

Die Evaluation der Universität Hamburg ergab positive Effekte des Trainings auf das körperliche und seelische Gesundheitsempfinden sowie auf die Förderung sozialer Kontakte. Das Projekt „Mach mit – bleib fit" wird mittlerweile über Mittel der Krankenkassen und auch der Gesundheitsbehörde für mehrere Jahre finanziert.

Verbesserung des Wohnumfeldes für Seniorinnen und Senioren im Wohnquartier „Linse" im Stadtteil Langenfelde.

Die Baugenossenschaft Hamburger Wohnen eG hat das 2013 gestartete Pilotprojekt im Wohngebiet „Linse" durchgeführt. Mit diesem Beteiligungsprojekt sind Voraussetzungen geschaffen worden, dass Bewohner*innen dieses Wohnquartiers in einem seniorengerechten Wohnumfeld bis ins hohe Alter selbstbestimmt leben und ihre gesellschaftliche Teilhabe gestalten können.

Folgende Handlungsschwerpunkte wurden von den befragten Senior*innen ausgewählt:

- Hilfen im Alltag, d. h. ein Hilfesystem, das niedrigschwellig und bezahlbar ist
- gute Erreichbarkeit von Einkaufsmöglichkeiten (Nahversorgung)
- barrierefreier Wohnraum
- Wohnen mit Betreuungs- oder Pflegebedarf
- gute Beleuchtung und verlässlicher Winterdienst auf Wegen und Straßen
- nachbarschaftliches Miteinander

Mit den Gruppengesprächen wurden Bedarfe und konkrete Vorschläge ermittelt. Deren Umsetzung ist durch die Baugenossenschaft eingeleitet worden.

2.3 Gesund leben und arbeiten in Hamburg! (verabschiedet im September 2013)

Als Basis für die Entwicklung dieses Rahmenprogramms dienten zwei Gesundheitsberichte. Folgende Eckpunkte eines gesunden Lebens und Arbeitens wurden herausgearbeitet:

- Gesundheit der Mitarbeiterinnen und Mitarbeiter in kleinen und mittleren Betrieben beziehungsweise Unternehmen stärken
- Gesundheitsförderung für (langzeit-)arbeitslose Menschen stärken
- Gesundheitsförderung nicht nur für ältere, sondern auch für jüngere Erwerbstätige fördern
- psychische Belastungen abbauen und Gesundheitsressourcen stärken, insbesondere auch für mehrfachbelastete Menschen

Umsetzungsbeispiel für die Lebensphase „Gesund leben und arbeiten in Hamburg":

Gesundheitsförderung für arbeitslose und andere sozial benachteiligte Menschen in Hamburg.

Dieses Kooperationsprojekt stabilisiert und fördert die Gesundheit von arbeitslosen Menschen. Für den Zugang zur Zielgruppe und den Erfolg des Projektes ist die Kooperation von Institutionen des Gesundheitswesens, der Arbeitsförderung und der Arbeitslosenbetreuung grundlegend. Die Hamburger Sozialbehörde sichert mit ihrer grundlegenden Finanzierung des Beratungsangebotes die Struktur, an die Angebote der Krankenkassen angedockt werden können. Schwerpunkte der Umsetzung dieses

Konzeptes sind eine stadtteilorientierte Vernetzung (vier dezentrale Orte in Hamburg) sowie eine niedrigschwellige, zielgruppenadäquate Ansprache und individuelle Gesundheitsberatung. Alle Berater*innen des Projektträgers Hamburger Arbeit verfügen über langjährige Erfahrung in der Sozialberatung dieser Zielgruppe und wurden zusätzlich in motivierender Gesprächsführung fortgebildet.

Ein bürgerschaftliches Ersuchen „Gesundheitsförderung für Langzeitarbeitslose" (Drs. 20/10869, Februar 2014) hat das Gelingen dieses Projektes zusätzlich befördert.

Eine individuelle Gesundheitsberatung und die gesundheitsorientierten Gespräche sind Voraussetzungen für die Teilnahme an den niederschwelligen Gesundheitskursen. Die Kurse werden in den Handlungsfeldern Ernährung, Bewegung und Stressmanagement durchgeführt und sind in Abgrenzung zu den individuellen Präventionskursen der Gesetzlichen Krankenversicherung (GKV) bewusst niederschwellig konzeptioniert. Die Teilnahme ist freiwillig und kostenlos und bedarf keiner Antragstellung bei der jeweiligen Krankenkasse, eine regelmäßige Teilnahme wird belohnt.

Mittlerweile ist die mittelfristige Sicherung des Projektes über Bundesmittel aus dem Präventionsgesetz erfolgt.

Umsetzungsbeispiel für Qualitätsentwicklung sowie Sicherung und Verbreitung von Praxiswissen:

Fortbildungsreihe.

Wesentliches Ziel dieser Fortbildungsreihe des Paktes für Prävention ist die Stärkung von Kompetenzen der Akteure, um Zielgruppen und Kooperationspartner in die Planung, Durchführung und Evaluation gesundheitsförderlicher Angebote und Projekte einzubeziehen. Dafür hat der Austausch über Modelle guter Praxis (Sicherung von Wissen) und Vernetzung der Akteure eine besondere Bedeutung. Bisher haben über 300 Fachleute an den Workshops teilgenommen.

3 Wo stehen wir in Hamburg mit der Gesundheitsförderung und Prävention heute? Was wurde erreicht?

Der Pakt für Prävention hat in Hamburg seit Jahren eine moderne Public Health-Programmatik begründet, wie sie mittlerweile über das Präventionsgesetz auch deutschlandweit verbreitet wird. Die Empfehlungen der Expert*innen zur Weiterentwicklung der Gesundheitsförderung und Prävention in Hamburg (UKE-Studie „Verbreitung und Qualität von Gesundheitsförderung und gesundheitlicher Prävention in Hamburg") haben sich als guter Kompass erwiesen:

- Gesundheitsförderung ist in der Stadt stabil verankert.
- Ein hohes Engagement für Gesundheitsförderung hat sich beständig fortgesetzt.
- Gesundheitsförderungs-Strukturen sind auf den Ebenen Stadt, Bezirk und Stadtteil etabliert.

- Es erfolgt eine Verknüpfung von Erkenntnissen der Gesundheitsberichterstattung mit daraus abgeleiteten Gesundheitsförderungsaktivitäten.
- Eine Verständigung auf gemeinsame Handlungsschwerpunkte und Zielgruppen in der Stadt und vor Ort (sozialraumorientierte Gesundheitsförderung) findet statt.
- Gesundheitsfördernde Maßnahmen werden gemeinsam umgesetzt und in Teilen auch gemeinsam finanziert (beispielsweise auch über einen Projektfördertopf der Kassen und der Stadt bei der HAG).
- Gesundheitsförderung wird auch in anderen Stadtprogrammen berücksichtigt (z. B. RISE, Active City).
- Die Zusammenarbeit zwischen Behörden funktioniert bilateral oder auch in einer ständigen Arbeitsgruppe.

Der Pakt für Prävention setzt auf freiwilliges Engagement. Das 2015 (in wesentlichen Teilen) in Kraft getretene Präventionsgesetz ergänzt diesen Ansatz mit seinen auf Verbindlichkeit ausgerichteten Ansprüchen der Kooperation und Finanzierung. In diesem neuen Rahmen wechselt die Rolle des Paktes. In der 2016 verabschiedeten Hamburger Landesrahmenvereinbarung Prävention (LRV) haben die Sozialversicherungsträger mit der Stadt Hamburg vereinbart, den Pakt für Prävention als Beratungseinrichtung für die neu geschaffenen Steuerungs- und Koordinierungsgremien zur Umsetzung der LRV weiterzuentwickeln.

Literatur

Gesundheitsförderung für Langzeitarbeitslose, Drs. 20/10869, 12.02.2014. http://www.buergerschaft-hh.de/parldok/dokument/44016/gesundheitsfoerderung_fuer_langzeitarbeitslose.pdf. Zugegriffen: 19. Nov. 2019.

Kliche, T., Boye, J., Israel, B., Makrovská, P., Meister, R., Müller, J. (2010). Prävention und Gesundheitsförderung in Hamburg: Stand und Perspektiven. Eine expertengestützte Bestandsaufnahme. www.hamburg.de/contentblob/2346854/f0b6c497c15d9fec0031e2d2a206a69c/data/vortrag-kliche.pdf. Zugegriffen: 19. Nov. 2019.

Pakt für Prävention. Bericht als Anlage zur Drucksache 21/5834. Hrsg: FHH. Behörden für Gesundheit und Verbraucherschutz. September 2016. www.hamburg.de/pakt-fuer-praevention. Zugegriffen: 13. Nov. 2019.

Stender, K.-P. (2018). Pakt für Prävention – Gemeinsam für ein gesundes Hamburg! In R. Fehr & A. Trojan (Hrsg.), *Nachhaltige StadtGesundheit Hamburg*. München: Oekom.

Wihofszky, P., Layh, S., Hofrichter, P., Jahnke, M.& Göldner, J. (in Erstellung). Standortanalyse für den Auf- und Ausbau integrierter kommunaler Strategien. Die Standortanalyse (inklusive des Begleitheftes) befindet sich derzeit in der Erprobungsphase. Sie wird ab Mitte 2020 in einer überarbeiteten Version veröffentlicht.

Klaus-Peter Stender leitet die Fachabteilung Prävention, Gesundheitsförderung und Öffentlicher Gesundheitsdienst bei der Behörde für Gesundheit und Verbraucherschutz in Hamburg. Er ist langjährig in verschiedenen Funktionen mit dem Gesunde Städte-Netzwerk verbunden. Er ist Mitglied des Steuerungskreises des Kooperationsverbundes Gesundheitliche Chancengleichheit.

Koordinierungsstelle Gesundheitliche Chancengleichheit Rheinland-Pfalz

Sabine Köpke und Silke Wiedemuth

1 Die KGC in Rheinland-Pfalz

Anfang 2004 entstanden in Deutschland die ersten „Regionalen Knoten", seit 2012 „Koordinierungsstellen Gesundheitliche Chancengleichheit" (KGC) genannt, welche als Kontaktstellen für eine soziallagenbezogene Gesundheitsförderung auf Landesebene fungieren. Die KGC haben zum Ziel, in den einzelnen Bundesländern und ihren Regionen die Koordination im Handlungsfeld „Gesundheitsförderung bei sozial Benachteiligten" zu initiieren, zu begleiten und zu fördern, indem sie insbesondere in der kommunalen Gesundheitsförderung ansetzen. Seit 2007 sind die KGC in allen 16 Bundesländern bei den Landesvereinigungen für Gesundheit oder in anderen Institutionen verankert. Im Rahmen der quantitativen und qualitativen Weiterentwicklung der KGC werden diese seit 2016 von der BZgA im Auftrag und mit Mitteln der gesetzlichen Krankenkassen (GKV) nach § 20a SGB V gemeinschaftlich mit den Ländern gefördert (Kooperationsverbund Gesundheitliche Chancengleichheit, o. D.). In Rheinland-Pfalz (RLP) gehören das Ministerium für Soziales, Arbeit, Gesundheit und Demografie des Landes RLP, das Ministerium für Familie, Frauen, Jugend, Integration und Verbraucherschutz des Landes RLP sowie die Unfallkasse RLP neben der BZgA zu den weiteren Förderern.

Im Jahr 2006 schloss sich die Landeszentrale für Gesundheitsförderung in Rheinland-Pfalz e. V. (LZG) mit Gründung des damaligen Regionalen Knotens RLP dem Kooperationsverbund Gesundheitliche Chancengleichheit an. Von ihrer Gründung an bis heute ist die KGC in RLP in Trägerschaft der LZG. Zunächst lag der Schwerpunkt dieser

S. Köpke (✉) · S. Wiedemuth
Landeszentrale für Gesundheitsförderung in Rheinland-Pfalz e.V., Mainz, Deutschland
E-Mail: skoepke@lzg-rlp.de

S. Wiedemuth
E-Mail: swiedemuth@lzg-rlp.de

© Springer Fachmedien Wiesbaden GmbH, ein Teil von Springer Nature 2020
K. Böhm et al. (Hrsg.), *Gesundheit als gesamtgesellschaftliche Aufgabe*,
https://doi.org/10.1007/978-3-658-30504-8_24

hier betrachteten KGC auf der Förderung der Kindergesundheit in sozial benachteiligten Lebenslagen. Jährlich wurden Fachtagungen mit verschiedenen Themenschwerpunkten durchgeführt, die bei Fachkräften aus unterschiedlichen Bereichen viel Anklang fanden und diese zusammenbrachten. Immer mehr fokussierte sich das Aufgabenfeld der KGC auf benachteiligte Gruppen, Quartiersprojekte, Träger der Kinder- und Jugendarbeit sowie auf Themen der Gesundheitsförderung im ländlichen Raum.

Ziel der Koordinierungsstelle in RLP ist es, dazu beizutragen, die Ungleichheit von Gesundheitschancen zu reduzieren. Dies soll vor allem über die drei Hauptaufgabenfelder der KGC erreicht werden.

Das erste Aufgabenfeld der KGC ist die Beratung und das Informieren von Akteuren in verschiedenen Settings beim Aufbau kommunal integrierter Präventionsstrategien in der soziallagenbezogenen Gesundheitsförderung. Dabei stößt sie auf kommunaler Ebene insbesondere den Austausch der unterschiedlichen Ressorts und Abteilungen an, um Gesundheit als Querschnittsthema in Kommunen zu verankern und hier den Health in All Policies-Ansatz zu verbreiten. Dafür muss die Arbeit stets individuell ansetzen, da z. B. Ansprechpartner*innen im städtischen Raum durch die vorgegebene Organisationsstruktur eine andere Ansprache und Vorgehensweise benötigen als im ländlichen Raum. Hier werden beispielsweise mehrere Themenbereiche von einer Person (z. B. Ortsbürgermeister*in) oder einem Amt überblickt und gesteuert. Ressortübergreifendes Arbeiten schont nicht nur die finanziellen und personellen Ressourcen jedes einzelnen Bereiches, sondern kann bei effektiven Verfahrensformen Synergien nutzen, verschiedene Fachkompetenzen bündeln und bereits bestehende Angebote zu Präventionsketten oder kommunalen Strategien weiterentwickeln. Unterstützungsleistungen der KGC können z. B. Moderationsaufgaben bei Fachveranstaltungen oder Empfehlungen geeigneter Referent*innen sein, um Vernetzungsveranstaltungen vor Ort interessant und effektiv zu gestalten. Mit guten Beispielen anderer Städte und Gemeinden, bundes- oder landesweit, zeigt sie auf, wie der interdisziplinäre Austausch in der Praxis gelingen kann. Dabei verbreitet sie die Good Practice-Beispiele des Kooperationsverbundes Gesundheitliche Chancengleichheit. Darüber hinaus empfiehlt sie, dem kommunalen Partnerprozess „Gesundheit für alle" beizutreten, um in den Austausch mit anderen Kommunen zu geraten und Erfahrungen zum Thema Gesundheitsförderung auszutauschen.

Die Qualitätsentwicklung stellt das zweite Aufgabenfeld dar, bei der sie über Qualitäts- und Förderkriterien informiert und Multiplikator*innen auf Regional- oder Landesebene z. B. durch „Lernwerkstätten Good Practice" weiterqualifiziert. Des Weiteren erarbeitet die KGC Handreichungen, wie beispielsweise eine Synopse, bei welcher sie unterschiedliche programmbezogene Qualitäts- und Förderkriterien gegenüberstellt, vergleicht und Schnittstellen aufzeigt, oder eine Planungshilfe, die als Motivationspapier den Einstieg in das Konzeptionieren eines Programmes mithilfe der Good Practice-Kriterien erleichtern soll. In Beratungsgesprächen, integriert in Fachveranstaltungen oder über andere Medien (z. B. Newsletter) informiert die KGC gezielt über Qualitätsentwicklung und qualifiziert Multiplikator*innen weiter.

Seit 2016 ist die KGC in die Unterstützung der Umsetzung der Landesrahmenvereinbarung (LRV) eingebunden. Dies stellt das dritte Aufgabenfeld dar. Hier moderiert sie das Landespräventionsnetzwerk (LPNW) „Kommunale Gesundheitsförderung" im Kontext der LRV RLP und koordiniert somit den interdisziplinären Austausch. Demnach unterstützt die KGC zum einen auf regionaler Ebene Kommunen, indem sie anregt, dass verschiedene Ansprechpartner*innen unterschiedlicher Ressorts z. B. in einer „integrierten kommunalen Strategie" zusammengebracht werden, und zum anderen ist sie in Vernetzungsstrukturen auf Landesebene eingebunden.

2 KGC als Moderatorin im Landespräventionsnetzwerk

Mit Blick auf die komplexen kommunalen Strukturen und die Anbindung vulnerabler Gruppen im kommunalen Setting wurde von den Unterzeichnern der LRV in RLP, in Anlehnung an die Bundesrahmenempfehlungen (BRE) mit den drei Lebensphasen, ergänzend noch ein Netzwerk „Kommunale Gesundheitsförderung" eingerichtet (LRV Rheinland-Pfalz 2016). In Sitzungen dieser LPNW werden Empfehlungen formuliert, welche in die weiteren Gremien Landespräventionsausschuss (LPA) und Landespräventionskonferenz (LPK) eingespeist werden. Der LPA hat eine beratende Funktion inne und diskutiert, als vorgeschaltetes Gremium zur LPK, die in den Netzwerken formulierten Schwerpunkte, Zielsetzungen und Ergebnisse. In der LPK werden die gesetzten Präventionsziele von den Beteiligten der LRV geprüft und mit Blick auf die landesspezifische Ausrichtung und Umsetzung weiterentwickelt (LRV Rheinland-Pfalz 2016). Die parallel tagende Steuerungsgruppe der Sozialversicherungsträger berät außerdem zu Förderperspektiven von Projekten und Maßnahmen. So leisten diese Gremien und die LPNW einen wichtigen Beitrag zur Umsetzung des Präventionsgesetzes in RLP.

In allen LPNW wird die Moderation im Tandem, meist durch ein Ministerium und einen Sozialversicherungsträger, durchgeführt. Die KGC übernimmt dabei die Rolle der Moderation des LPNW „Kommunale Gesundheitsförderung". Die Ko-Moderation lag seit Auftakt der Netzwerke im Frühjahr 2017 bei der AOK Rheinland-Pfalz/Saarland, seit 2020 hat sie das Programmbüro des GKV-Bündnisses für Gesundheit in RLP inne. Die Netzwerke setzen sich ressortübergreifend aus Vertreter*innen verschiedener Ministerien, der Sozialversicherungen, landesweiter kommunaler Spitzenverbände, weiterer Landesvertretungen aus Sport, Selbsthilfe, Gesundheitsförderung, Bildungsstätten und Sozialverbänden sowie weiteren Interessensvertretungen zusammen. Sie tagen in der Regel viermal im Jahr. Die LZG ist hierbei in allen Netzwerken als Teilnehmerin vertreten.

Bereits bevor das Präventionsgesetz 2015 in Kraft getreten ist, die Landesrahmenvereinbarung verabschiedet und die Gründung der vier Landespräventionsnetzwerke beschlossen wurde, war die KGC Ansprechpartnerin im Bereich der kommunalen Gesundheitsförderung. Durch die ehemalige, durch die KGC koordinierte, Steuerungsgruppe des Regionalen Knotens/KGC bestanden zu diesem Thema bereits interdisziplinäre Vernetzungen verschiedener Ressorts, an welche die KGC anknüpfen konnte. Zur Stärkung der Vernetzungsrolle der KGC wurde sie durch die Unterzeichner der LRV bewusst als Moderatorin beauftragt, die landesweiten Vernetzungsstrukturen in einem LPNW zu koordinieren.

Ziel des LPNW „Kommunale Gesundheitsförderung" ist es, die (Weiter-)Entwicklung von Gesundheitsförderung und Prävention in RLP qualitätsorientiert zu unterstützen. Beispielsweise wurde aufgrund der ländlichen Struktur des Bundeslandes RLP die Unterstützung der kleineren Gemeinden genauer in den Fokus genommen, was in einem Eckpunktepapier der LPK festgehalten wurde. Beratungsmodelle sollen entwickelt, Bedarfe der Kommunen abgefragt und Dorfentwicklungsprozesse vorangetrieben werden. Darüber hinaus sollen z. B. Multiplikatoren-/Patenansätze unterstützt werden (LPK 2018).

In ihrer Rolle als Moderatorin und in Zusammenarbeit mit der Ko-Moderation hat die KGC zur Netzwerkkonstituierung beigetragen. Themenspezifisch werden Gäste eingeladen, um Input für das Netzwerk zu generieren und somit Diskussionen anzuregen. Auch ist das an die KGC angegliederte Projekt zur „Verzahnung von Arbeits- und Gesundheitsförderung in der kommunalen Lebenswelt" im Netzwerk dauerhaft vertreten. Die KGC ist neben der Moderation auch fachlich-inhaltlich in das Netzwerk eingebunden.

3   Erfahrungen der KGC

Durch ihr landesweites Agieren, mit direktem Praxisbezug zu Kommunen, hat die KGC bereits zahlreiche Erfahrungen mit dem HiAP-Ansatz sammeln können. Die KGC arbeitet auf regionaler Ebene insbesondere mit Bürgermeister*innen aus Ortsgemeinden sowie Ressorts aus Stadt-, Verbandsgemeinde- und Landkreisverwaltungen zusammen. Kontakt besteht vorwiegend zu denjenigen Ressorts, die aufgrund ihrer Zuständigkeiten Berührungspunkte mit dem Thema Gesundheit oder Gesundheitsförderung haben. Dies sind auf Verwaltungsebene in aller Regel Gesundheits-, Sozial- oder Jugendämter. Hier beobachtet man eine Reihe guter Vernetzungen zwischen den unterschiedlichen Verwaltungsebenen, einzelnen Ämtern und externen kommunalen Akteur*innen. Oftmals unterstützt der Fokus auf eine gemeinsame Zielgruppe eine Kooperation. Eine Zusammenarbeit der oben genannten Ämter kann bspw. für eine gemeinsame Maßnahmenentwicklung für Alleinerziehende förderlich sein. Bei Menschen mit Migrationshintergrund bestehen wiederum Schnittstellen zu Projektbüros für Integration. Bei der Umsetzung des oben genannten Projekts zur „Verzahnung von Arbeits- und Gesundheitsförderung in der kommunalen Lebenswelt" arbeiten Jobcenter, Kommunen und viele weitere Partner zusammen.

Nicht alle dieser Vernetzungen bestehen dauerhaft, weil sie häufig aufgrund von befristeten Projekten entstanden sind und nach deren Ende nicht mehr weiterarbeiten (können). Aus Sicht der KGC wird die ressortübergreifende Arbeit auch dadurch nicht erleichtert, dass die Zuständigkeiten teilweise in einem – mit Blick auf Gesundheitsförderung und Prävention – zu engen Rahmen aufgefasst werden und somit die notwendigen flexiblen Entfaltungsmöglichkeiten nicht hinreichend ausgeschöpft werden (können). Ermittelt wurden ähnliche Erfahrungen im Rahmen des von der Landesregierung geförderten LZG-Projektes zur „Gesunden Kommune", bei welchem der Stellenwert von Gesundheitsförderung und die Möglichkeit der Einbettung in Verwaltungsprozesse mit Blick auf fördernde und hemmende Faktoren untersucht wurde. Eine intensivere Verankerung durch entsprechende Rahmenbedingungen wäre daher aus Sicht der KGC für den Prozess der Implementierung einer kommunalen Gesundheitsförderung sehr förderlich, da eine dauerhaft gelingende Gesundheitsförderung und Prävention ressortübergreifend verstanden werden sollte.

Auf Landesebene wurden durch das Präventionsgesetz und die neuen Gremien der LRV nachhaltige Strukturen geschaffen, in denen ressortübergreifende Strategieentwicklung zur Gesundheitsförderung und Prävention in RLP erfolgt. Dabei stellte sich heraus, dass es zunächst notwendig ist und zum Teil auch viel Zeit in Anspruch nimmt, eine gemeinsame Sprache und damit ein gemeinsames Verständnis von Gesundheitsförderung und Prävention zu entwickeln, um die Möglichkeiten der jeweils Mitwirkenden besser abschätzen zu können. Hinzu kommen unterschiedliche Interessen, Zuständigkeiten und Handlungslogiken der beteiligten Akteur*innen, die auf diesem Wege erst transparent gemacht, geklärt und verstanden werden müssen. Dennoch zeigt sich, dass durch den ressortübergreifenden Austausch der Mitglieder der LPNW auch andere Partner landesweit miteinander in Austausch treten und somit Gesundheitsförderung als Querschnittsthema wahrgenommen wird.

Die KGC sieht die Netzwerkbildung als eine ihrer zentralen Aufgaben im Kontext des HiAP-Ansatzes: Hier geht es darum, die bereits vorhandenen Akteur*innen der Gesundheitsförderung für weitere Partner aus anderen Fachbereichen zu sensibilisieren und mit in die Strategie einzubinden. Somit können Zusammenhänge unterschiedlicher Ressorts entstehen, die sich von vornherein nicht erschlossen hätten. Beispielsweise können Radwege den Straßenverkehr entlasten, den Weg zur Schule sicherer machen und dadurch einerseits die Luftqualität positiv beeinflussen, aber zugleich auch ein Bewegungsangebot darstellen, die körperliche Aktivität zu steigern. Die KGC RLP sensibilisiert und motiviert Akteur*innen durch das Verbreiten solcher Beispiele auf regionaler Ebene, sie unterstützt die Vernetzung auf Landesebene und tauscht sich regelmäßig mit lokalen wie auch landesweiten Akteur*innen aus, um den daraus gewonnenen Erfahrungsschatz in die lokalen Strategien einzubringen.

Literatur

Kooperationsverbund Gesundheitliche Chancengleichheit. (o. D.). Chronologie in Stichworten. https://www.gesundheitliche-chancengleichheit.de/kooperationsverbund/struktur/chronologie-in-stichworten/?uid=7e19665f6ee647553ee8693412ec9da7. Zugegriffen: 2. Dez. 2019.

Landespräventionskonferenz (LPK). (2018). Eckpunktepapier für die Landespräventionskonferenz Rheinland-Pfalz 2018. https://www.gkv-buendnis.de/fileadmin/user_upload/Eckpunktepapier_LPK_RLP.pdf. Zugegriffen: 2. Dez. 2019.

LRV Rheinland-Pfalz. (2016). Landesrahmenvereinbarung für das Land Rheinland-Pfalz gemäß §20f SGB V. Umsetzung des Gesetztes zur Stärkung der Gesundheitsförderung und Prävention. https://msagd.rlp.de/fileadmin/msagd/Gesundheit_und_Pflege/GP_Dokumente/Landesrahmenvereinbarung_RLP_2016-07-21.pdf. Zugegriffen: 2. Dez. 2019.

Sabine Köpke Master of Science Gesundheitsförderung, ist Projektleiterin der Koordinierungsstelle Gesundheitliche Chancengleichheit in Rheinland-Pfalz in Trägerschaft der Landeszentrale für Gesundheitsförderung in Rheinland-Pfalz e. V., Mainz.

Silke Wiedemuth Bachelor of Arts Gesundheitsförderung, ist Referentin der Koordinierungsstelle Gesundheitliche Chancengleichheit in Rheinland-Pfalz in Trägerschaft der Landeszentrale für Gesundheitsförderung in Rheinland-Pfalz e. V., Mainz.

Die Strategie „Quartier 2030 – Gemeinsam.Gestalten." in Baden-Württemberg

Tobias Arthur Müller und Alexandra Schmider

1 Hintergrund

Im Koalitionsvertrag für die Legislaturperiode 2016 bis 2021 des Landes Baden-Württemberg wurde unter der Überschrift „Chancen und Hilfen im Alter" eine beteiligungsorientierte Quartiersentwicklung angekündigt. In der Folge wurde das Thema zu einem der zentralen Leuchtturm-Projekte des Ministeriums für Soziales und Integration unter Minister Manne Lucha MdL, das eine Landesstrategie mit dem Titel „Quartier 2020 – Gemeinsam.Gestalten." erarbeitete. Diese Landesstrategie wird nunmehr unter dem Namen „Quartier 2030 – Gemeinsam.Gestalten." fortgeführt. Auch Empfehlungen aus der Enquetekommission „Pflege in Baden-Württemberg zukunftsorientiert und generationengerecht gestalten", die auf das Lebensumfeld im Quartier abzielen, sind in die Landesstrategie eingeflossen.

Der steigende Bevölkerungsanteil älterer Menschen sowie der Wunsch der meisten von ihnen, möglichst lange im gewohnten heimischen Umfeld wohnen zu bleiben, machen den politischen Handlungsbedarf deutlich. Hinzu kommt, dass sich die Gesellschaft immer weiter differenziert: Vermehrte Berufstätigkeit und gestiegene Mobilität führen zu räumlich verstreuten Familienstrukturen. Immer mehr Menschen, auch ältere, leben allein in Singlehaushalten.

Eine alters- und generationengerechte Quartiersentwicklung – wie sie die Strategie „Quartier 2030 – Gemeinsam.Gestalten." unterstützt – kann spannende Antworten auf diese Herausforderungen bieten. Gerade im stark ländlich geprägten Baden-Württemberg

---

T. A. Müller (✉) · A. Schmider
Ministerium für Soziales und Integration Baden-Württemberg, Stuttgart, Deutschland
E-Mail: Tobias.Mueller@sm.bwl.de

A. Schmider
E-Mail: Alexandra.Schmider@sm.bwl.de

© Springer Fachmedien Wiesbaden GmbH, ein Teil von Springer Nature 2020
K. Böhm et al. (Hrsg.), *Gesundheit als gesamtgesellschaftliche Aufgabe*,
https://doi.org/10.1007/978-3-658-30504-8_25

arbeiten viele Kommunen kreativ und tatkräftig daran, ihren Einwohner*innen ein bedarfsgerechtes Lebensumfeld zu bieten und eine möglichst gute Lebensqualität zu schaffen.

Mit der Quartiersentwicklung können neue Formen des Zusammenlebens, der Versorgung sowie des solidarischen Miteinanders mit den im Quartier lebenden Menschen gemeinsam gestaltet werden.

2 Ziele

Grundsätzlich zielt die Strategie „Quartier 2030 – Gemeinsam.Gestalten." darauf ab, alters- und generationengerechte Quartiere zu gestalten. Die Menschen sollen sich einbringen, Verantwortung übernehmen und sich gegenseitig unterstützen.

Dabei ist das „Sich-auf-den-Weg-machen" ein wichtiger Schritt, der in der Strategie ebenso ausdrücklich als Ziel formuliert wird. Entsprechend sollen in den konkreten Quartieren Fragen nach den künftigen Lebensbedingungen vor Ort strukturiert und gemeinschaftlich bearbeitet werden. Hier sind die Kommunen gefragt, gemeinsam mit den Menschen vor Ort die für sie passenden Lösungen und Antworten auf diese Fragen zu finden.

Mit ihren strategischen Zielen setzt die Landesregierung einen Rahmen für die weitere Entwicklung der Quartiere. Die konkrete, passgenaue Ausgestaltung liegt bei den einzelnen Kommunen, die über die erforderliche Freiheit verfügen zu entscheiden, was vor Ort jeweils tatsächlich gebraucht wird.

Mit acht konkreten Handlungsfeldern werden die strategischen Ziele strukturiert und konkretisiert. Sie bilden den Korridor, in dem aus Landessicht Quartiersentwicklung vorrangig umgesetzt werden soll. Diese Handlungsfelder können entsprechend mit Teilzielen hinterlegt werden, welche die Quartiersstrategie im Ganzen handhabbarer werden lassen.

Die Strategie unterstützt die Kommunen und zivilgesellschaftlichen Akteure in den jeweiligen Handlungsfeldern mithilfe eines breit aufgestellten Beratungsnetzwerkes, mit Förderprogrammen (z. B. „Quartiersimpulse" oder „Gut Beraten!"), Vernetzungsangeboten (z. B. Fachtage und Regionalkonferenzen), Informationsvermittlung (z. B. Newsletter) und Qualifizierung (z. B. Fortbildungsangebote).

2.1 Teilziele, aufgeschlüsselt nach Handlungsfeldern der Quartiersstrategie

So unterschiedlich, wie die einzelnen Quartiere sind, so breit ist auch das Spektrum an Maßnahmen in der Quartiersarbeit. Acht Handlungsfelder helfen dabei, aus der Landesstrategie geeignete Ansätze und Prioritäten für eine nachhaltige alters- und generationengerechte Quartiersentwicklung abzuleiten. Die Handlungsfelder sind in der Praxis nicht immer trennscharf voneinander zu unterscheiden. Sie tragen aber zur Übersichtlichkeit in dem sehr weitreichenden Feld der Quartiersentwicklung bei.

Aus Sicht der baden-württembergischen Landesregierung sind die beiden zuerst aufgeführten Handlungsfelder *Pflege & Unterstützung* sowie *Beteiligung & Engagement* strategieimmanent, d. h. sie müssen im Rahmen von Maßnahmen grundsätzlich berücksichtigt werden.

Pflege & Unterstützung

Quartiersgestaltung geht davon aus, dass es besonders älteren Menschen unabhängig von ihrer familiären Situation ermöglicht werden sollte, möglichst lange in ihrem gewohnten Umfeld zu wohnen. Daraus ergibt sich das Ziel einer altersgerechten und niederschwelligen Quartiersentwicklung, die auch für hilfe- und pflegebedürftige Menschen sowie deren Angehörige differenzierte und zugleich gut verzahnte Beratungs-, Unterstützungs- und Pflegeangebote bereithält.

Beteiligung & Engagement

Eine gelingende Quartiersentwicklung setzt voraus, dass die dort lebenden Menschen am Prozess beteiligt werden und die Entwicklung vor Ort aktiv mitgestalten. Entsprechend lassen sich in diesem Handlungsfeld die Ziele unter den Schlagworten „Miteinander", „Mitdenken" und „Mitwirken" zusammenfassen.

Die anderen sechs Handlungsfelder sind optional. Da insbesondere das Handlungsfeld *Gesundheitsförderung & Prävention* im Rahmen dieses Sammelbandes von Relevanz ist, wird auch auf dieses eingegangen.

Gesundheitsförderung & Prävention

Eine gute Gesundheit und Vorsorge für jeden Menschen – unabhängig von Alter, Herkunft oder Bildung – ist ein zentrales Anliegen der Quartiersentwicklung. Unabhängig von ihrer sozialen Lage soll allen Menschen eine gesundheitsförderliche und vorsorgende Lebensführung möglich sein. Daher ist es ein Ziel der Quartiersentwicklung, gemeinsam mit der Bürgerschaft eine bedarfsgerechte kommunale Gesundheitsstrategie zu entwickeln.

Die hier nicht näher ausgeführten Handlungsfelder sind:

- Wohnen, Wohnumfeld & Mobilität
- Familie & Generationen
- Lokale Wirtschaft & Beruf
- Integration
- Menschen mit Behinderungen & Inklusion

2.2 Zur Umsetzung von Gesundheitsförderung

Wie sich anhand der Handlungsfelder gezeigt hat, versucht die Strategie „Quartier 2030 – Gemeinsam.Gestalten." über verschiedene Wege auch die Gesundheit der Menschen vor Ort zu fördern. Zum einen soll über die zielgerichtete Ausgestaltung der

Lebenswelten ein gesundheitsförderlicher Lebensstil ermöglicht und unterstützt werden, indem diese unter anderem barrierefrei sowie bewegungsfreundlich angelegt sind. Auch soll der Zugang zu den verschiedenen gesundheitsförderlichen Angeboten (Ärzteschaft, Beratung, Sport etc.) allen Menschen eröffnet werden. Dabei spielt es für die Quartiersentwicklung auch eine Rolle, dass diese gesundheitsförderlichen Angebote aufeinander abgestimmt werden und die potenziellen Nutznießer auch über diese Angebote informiert werden.

Ein zentraler Aspekt, der die Quartiersarbeit grundlegend begleitet, ist der der sozialen Eingebundenheit. Diese steigert nicht nur das Wohlbefinden, sondern stellt nachweislich einen relevanten gesundheitsfördernden Faktor dar.

Neben diesen übergeordneten Strategien fördert das Land auch gezielt Projekte, in denen neue Erkenntnisse zur Gesundheitsförderung im Quartier gewonnen, übertragen und verstetigt werden sollen. Auf zwei ausgewählte Projekte soll an dieser Stelle näher eingegangen werden.

Zum einen fördert das Land Baden-Württemberg zusammen mit den Pflegekassen das Projekt „Demenz und Kommune" (DEKO)[1]. Indem kommunal Verantwortliche mit engagierten Einrichtungsträgern und bürgerschaftlich engagierten Menschen vor Ort eine Allianz bilden, sollen Quartiere auch für Menschen mit Demenz gestaltet werden und lebendige soziale Räume mit starkem bürgerschaftlichem Engagement entstehen. Eine im Rahmen des Projektes entwickelte Handreichung wird die Kommunen – über das Projektende September 2019 hinaus – bei der demenzgerechten Gestaltung von Quartieren vor Ort unterstützen.

Zum anderen wird mit dem durch das Land und den Pflegekassen geförderten Projekt „Präsenz im Quartier" (PiQ)[2] die Verschränkung von präventiven Hausbesuchen und

---

[1] Unter folgendem Link kann ein Impulspapier, welches im Rahmen des Projektes „Demenz und Kommune" entwickelt wurde, heruntergeladen werden. Das Impulspapier beinhaltet grundlegende Informationen zum Thema Demenz sowie eine Checkliste: „Wie demenzaktiv ist unsere Kommune?" und 16 Bausteine mit Anregungen zu den wichtigsten Elementen einer demenzaktiven Kommune.

[2] Ergänzend zu diesem aktuellen Projekt wird auf das Modellvorhaben „PräSenZ – Prävention für Senioren Zuhause" in Baden-Württemberg von 2014 bis 2017 hingewiesen, welches über das Ministerium für Soziales und Integration Baden-Württemberg aus Mitteln des Landes sowie aus Mitteln der gesetzlichen und privaten Pflegeversicherung unterstützt wurde. Den Abschlussbericht des Modellvorhabens und eine Handreichung für Kommunen zur Umsetzung präventiver Hausbesuche für Seniorinnen und Senioren sind auf der Homepage des Deutschen Instituts für angewandte Pflegeforschung e. V. abrufbar. www.dip.de/projekte/projekt-details/?tx_ttnews[backPid]=57&tx_ttnews[tt_news]=203&cHash=4fa5f61856ec9f704820321a0e64ff4e.

Quartiersarbeit in Ulm und Rheinfelden erprobt. Im Zentrum steht hier insbesondere das Vor- und Umfeld von Pflege.

3 Kooperationen

Das Ministerium für Soziales und Integration Baden-Württemberg arbeitet im Rahmen der Strategie mit der Stabsstelle der Staatsrätin für Zivilgesellschaft und Bürgerbeteiligung, der Landesbehindertenbeauftragten und dem Demografiebeauftragten des Landes zusammen. Es bestehen des Weiteren ein interministerieller Austausch sowie Kooperationen und regelmäßige Treffen mit den Kommunalen Landesverbänden, dem Landesgesundheitsamt, Forschungseinrichtungen, der Liga der freien Wohlfahrtsverbände sowie anderen landesweit tätigen Verbänden.

Viele dieser Kooperationen sind über regelmäßig tagende Gremien strukturell in der Landesstrategie verankert, wie z. B. eine Steuerungsgruppe mit Kommunalvertretern, eine Begleitgruppe mit den zuvor genannten Akteuren und ein abteilungsübergreifendes Netzwerk im Ministerium für Soziales und Integration.

Die 1101 Städte und Gemeinden sowie die 35 Landkreise Baden-Württembergs sind als zentrale Akteure Dreh- und Angelpunkt der Quartiersentwicklung. Da die Landesstrategie einen dezentralen Ansatz verfolgt, um vor Ort passgenaue Lösungen zu erarbeiten, kommt der Kommune eine zentrale Steuerungsfunktion zu – wir bezeichnen die Kommune daher als Motor des Sozialraumes. Zugleich kann aber die Entwicklung von Quartierskoordination im Sozialraum nur gelingen, wenn die Bewohner*innen sowie alle dort angebundenen Akteure am Prozess beteiligt werden und die Entwicklung aktiv mitbestimmen und mitgestalten. Quartiersentwicklung setzt daher unter anderem auf Kooperationen mit der Wohlfahrtspflege und anderen wichtigen Partnern sowie auf die Mitbestimmung und Mitgestaltung des Sozialraumes vor Ort. Dabei spielt Bürgerschaftliches Engagement eine wichtige Rolle, flankiert durch verlässliche, professionelle Strukturen, welche die Steuerungs- und Kümmerer-Funktion wahrnehmen.

4 Ressourcen

Die Landesstrategie „Quartier 2030 – Gemeinsam.Gestalten." wird vom Land Baden-Württemberg in den Jahren 2019 und 2020 jeweils mit Landesmitteln in Höhe von 6 Mio. € ausgestattet. Zusätzlich bringen Kommunen Eigenmittel in die verschiedenen Quartiersentwicklungsmaßnahmen ein. Nicht beziffern lässt sich der Umfang des bürgerschaftlichen Engagements und des Ehrenamtes, die in die verschiedenen Quartiersentwicklungsmaßnahmen einfließen. Ohne diese beachtliche Eigenleistung der Menschen vor Ort wäre Quartiersentwicklung in dem Umfang, wie sie mit der Landesstrategie erzielt wird, nicht denkbar.

5   Erfahrungen

Die Quartiersentwicklung ist ein Querschnittsthema, das weder auf Landesebene noch auf kommunaler Ebene von einzelnen Akteuren sinnvoll allein befördert werden kann. Dieses Bewusstsein und das gemeinsame Leitziel, die alters- und generationengerechte Quartiersentwicklung unter Beteiligung aller voranzubringen, müssen immer im Blick behalten werden.

Die bereits beschriebenen Kooperationen haben sich bewährt. Sie finden regelmäßig in unterschiedlichen Netzwerken und Gremien statt und werden durch gemeinsame Veranstaltungen für die Fachöffentlichkeit sowie durch gemeinsame Angebotsentwicklungen ergänzt. Dabei benötigt die Kommunikation mit vielen Akteuren und die Beteiligung zahlreicher Partner jedoch Zeit. Die Erfahrung mit der erfolgreichen Landesstrategie hat gezeigt, dass die Klärung der jeweiligen Rollen in der Strategie sowie der Kommunikationswege zum Gelingen beitragen. Diese Klärung muss mit der Aufnahme neuer Akteure oder der inhaltlichen Verschiebung der Strategie stets neu vorgenommen werden. Auf der Ebene der Gemeinden, Städte und Landkreise wird von ähnlichen Erfahrungen berichtet.

Erfahrungsgemäß hat es sich gerade vor dem Hintergrund einer landesweiten Perspektive bewährt, eine grundlegende Offenheit für die lokal verschiedenen Einzellösungen zu bewahren. So können Maßnahmen entwickelt werden, welche die tatsächlichen Bedarfe vor Ort adressieren. Darüber hinaus hat sich die Einbindung von beratenden Partnern für die Kommunen als hilfreich erwiesen, wie z. B. das Gemeinsame Kommunale Kompetenzzentrum Quartiersentwicklung (GKZ.QE).

Weitere Informationen zur Strategie „Quartier 2030 – Gemeinsam.Gestalten.", den Angeboten und Handlungsfeldern sowie zu zahlreichen Praxisbeispielen sind auf dem Onlineportal www.quartier2030-bw.de zu finden.

Tobias Arthur Müller Promovierter Gerontologe, arbeitet als Referent für die Strategie „Quartier 2030 – Gemeinsam.Gestalten." im Ministerium für Soziales und Integration des Landes Baden-Württemberg.

Alexandra Schmider ist Sozialwissenschaftlerin und Sozialpädagogin und arbeitet als Referentin in der Strategie „Quartier 2030 – Gemeinsam.Gestalten." im Ministerium für Soziales und Integration des Landes Baden-Württemberg.

Die Präventionsnetzwerke „Gegen Kinderarmut und für Kindergesundheit" in Baden-Württemberg

Christine Weber-Schmalzl und Saskia Exner

1 Ausgangssituation

Chancengerechtigkeit und Teilhabemöglichkeiten müssen für alle Kinder und Jugendlichen gelten, unabhängig vom Geldbeutel der Eltern. Armut hat negative Folgen für Gesundheit, Bildung und Teilhabe und wirkt sich damit negativ auf den gesellschaftlichen Zusammenhalt aus. Der Gesellschaftsreport „Familienarmut – ein Risiko für die Gesundheit von Kindern" (SozM BW 2018) zeigt diesbezüglich, dass die knapp 20 % armutsgefährdeten Kinder und Jugendlichen ein höheres gesundheitliches Risiko und damit geringere Chancen auf ein gesundes Leben aufweisen. Zudem lässt sich ein Zusammenhang zwischen Kinderarmut und Gesundheit (Übergewicht, Auffälligkeiten in der Grobmotorik sowie Zahngesundheit) erkennen (ebd.). Infolgedessen hat sich das Land Baden-Württemberg zum Ziel gesetzt, Kinder zu stärken und ihnen unabhängig vom Sozialstatus der Eltern den gleichen Zugang zu gesundheitsfördernden Maßnahmen zu ermöglichen.

Darüber hinaus verdeutlicht der Report, dass präventive Maßnahmen besonders dann effektiv sind, wenn die Lebenswelten der betroffenen Kinder berücksichtigt werden und sie von einem engmaschigen Netz aus Fachkräften des Gesundheits- und Bildungswesens, Lehr- und Betreuungskräften, Familienbildungszentren und Verantwortlichen aus der Kommune und den Quartieren getragen werden. Aus diesem Grund ist die Arbeit mit Präventionsnetzwerken ein hervorragender Ansatz gegen Kinderarmut. Infolgedessen sind diese im Rahmen der Ausschreibung „Gegen Kinderarmut und für

---

C. Weber-Schmalzl (✉) · S. Exner
Ministerium für Soziales und Integration, Baden-Württemberg, Deutschland
E-Mail: Christine.Weber-Schmalzl@sm.bwl.de

S. Exner
E-Mail: Saskia.Exner@sm.bwl.de

© Springer Fachmedien Wiesbaden GmbH, ein Teil von Springer Nature 2020
K. Böhm et al. (Hrsg.), *Gesundheit als gesamtgesellschaftliche Aufgabe*,
https://doi.org/10.1007/978-3-658-30504-8_26

Kindergesundheit" durch die Landesregierung an insgesamt sechs Standorten gefördert worden. Das Land verfolgt diesen Ansatz im Rahmen der Strategie Kinderarmut „Starke Kinder – chancenreich" weiter. Es wurde eine neue Ausschreibung zum Thema „Aktiv und gemeinsam gegen Kinderarmut und für Teilhabe und Beteiligung von Kindern und Jugendlichen" veröffentlicht[1].

2 Verschiedene Ansätze in Städten und Landkreisen

Im Folgenden wird die Arbeit von sechs Städten und Landkreisen, die im Rahmen der Ausschreibung „Gegen Kinderarmut und für Kindergesundheit" verschiedene Ansätze bezüglich effektiver Armutsbekämpfung verfolgen, dargestellt.

2.1 Ortenaukreis[2]

Das Präventionsnetzwerk Ortenaukreis hat zum Ziel, Gesundheitsförderung in drei Kindertagesstätten, zwei Grundschulen, einem Hort sowie einem Stadtteil- und Familienzentrum zu verankern. Dabei wird der Fokus besonders auf die Zusammenarbeit mit Familien, die SGB II-Leistungen beziehen, gelegt. Die an Pilotstandorten durchgeführte Bedarfs- und Bestandsermittlung sollte aufzeigen, wie sich die Armut auf die Kinder und ihre Familien auswirkt und welche konkreten Fördermaßnahmen in Bezug auf Kindergesundheit umgesetzt werden können. Es werden Elternkursreihen zum Thema „Resilienz" sowie bedarfsorientierte Fortbildungen zu den Themen „Kinder in Familienkrisen" und „Kinder chronisch kranker Eltern stärken" angeboten. Des Weiteren fanden Netzwerkprojekte in Form von Sprechstunden und Informationsveranstaltungen von Beratungsstellen oder Schulungen statt, ebenso ein Fachtag zum Thema „Kinderarmut und Kindergesundheit". (Zum Präventionsnetzwerk Ortenaukreis siehe den Beitrag von Böttinger in diesem Band.).

2.2 Ravensburg

Mit dem Ziel, eine Präventionskette für die Lebensphase von der Schwangerschaft bis zum zwölften Lebensjahr aufzubauen, wurde im Landkreis Ravensburg im Rahmen des Projekts „Gemeinsam stark für Kinder und Familien im Landkreis Ravensburg" ein Präventionsnetzwerk gegründet. Die Stadt Ravensburg fungiert hierbei als Modellkommune

---

[1] https://sozialministerium.baden-wuerttemberg.de/fileadmin/redaktion/m-sm/intern/downloads/Foerderaufrufe/3a_Foerderaufruf_Praeventionsnetzwerke_Kinderarmut_Teilhabe_V2.pdf

[2] www.pno-ortenau.de

mit Multiplikatorenfunktion für andere Kommunen. Eine enge Kooperation der zahlreichen Akteure soll einen lückenlosen Übergang, besonders an den Lebensumbruchphasen der Kinder, gewährleisten. Die Gesamtergebnisse der durch die Stadt Ravensburg durchgeführten Bedarfsanalyse dienen als Grundlage für die Netzwerkgründung auf städtischer Ebene, gefolgt von der Planung der nächsten konkreten Handlungsschritte. Im Fokus steht hier vor allem eine bessere Transparenz der bestehenden Angebote u. a. aus den Bereichen der Gesundheitsförderung oder Kinderschutz, die in eine Online-Datenbank eingepflegt werden und als Print-Version erscheinen sollen. Der Landkreis setzt sich zudem dafür ein, die Zugänge zum Bildungs- und Teilhabepaket einfacher zu gestalten. Auf der Stadtebene werden diesbezüglich bereits erste Ansätze sichtbar (u. a. Frühstücksgeld in Kitas). Des Weiteren ist der Einsatz eines „Beteiligungsmobils" geplant, das Informationen für Familien im Quartier streuen und durch die flexible Einsatzfähigkeit in Sozialräumen niedrigschwelligen Zugang ermöglichen soll. Angedacht sind ebenfalls eine Veranstaltung zur Weiterbildung pädagogischer Fachkräfte zum Thema Bewegungsförderung sowie ein Fachtag für Kommunen und Fachkräfte.

2.3 Schorndorf

Das Projekt „Schorndorf tritt ein gegen Kinderarmut und für Kinder- und Jugendgesundheit" besteht aus 20 Netzwerkakteuren aus der Kinder- und Jugendhilfe. Es finden regelmäßige Treffen zwischen den Partnern des Präventionsnetzwerks statt. Zudem sind Kooperationen mit Sportvereinen und Schulen geplant. Ein Schwerpunkt des Projekts liegt in der Zusammenarbeit mit Kindertagesstätten und Schulen sowie Arztpraxen und therapeutischen Einrichtungen. Ein konkretes Element des Projektes ist eine niedrigschwellige Kochgruppe „Günstig und doch gesund?" im Schorndorfer Familienzentrum. Dabei sollen Einzelgespräche zwischen Vertreter*innen des Jobcenters, des Kinderschutzbundes bzw. der Stadtverwaltung sowie den Frühen Hilfen mit den Eltern stattfinden. Dadurch wird eine passgenaue Beratung und Förderung angestoßen. Des Weiteren sind weitere Kochangebote für ältere Kinder und Jugendliche geplant. Das Netzwerk wird als Fachinstanz wahrgenommen, die mit ihrem Wissen Dritte sensibilisiert. Einer der nächsten Schritte wird es sein, die vorhandenen Ressourcen des Netzwerks zu bündeln und weitere Organisationen stärker einzubinden.

2.4 Singen[3]

Das Projekt „Junior BonusCard" (JBC) im Rahmen des Präventionsnetzwerkes gegen Kinderarmut Singen soll armutsgefährdeten Kindern und Jugendlichen verschiedene

---

[3] www.kinderchancen-singen.de

Vergünstigungen bieten. Die laufende Akquise- und Organisationsphase weist schon erste Erfolge auf: So konnten bereits u. a. städtische Einrichtungen, Kultur- und Sportvereine, Volkshochschule, Frühen Hilfen sowie private Sportschulen für das Projekt gewonnen werden. Die Karteninhaber*innen sollen Ermäßigungen in unterschiedlicher Höhe auf Mitgliedschaften und auf Kursangebote – insbesondere im Gesundheitsbereich – und Trainingslager erhalten. Des Weiteren soll eine Vereinbarung mit den Stadtwerken für eine vergünstigte Nutzung des ÖPNV getroffen werden. Die JBC soll, mit geringem bürokratischen Aufwand, an einer Vielzahl von Ausgabestellen (u. a. an Schulen oder Kitas) ausgegeben werden.

2.5 Stuttgart

Das Netzwerk „Gesund aufwachsen in Rot" setzt sich aus einer übergreifend arbeitenden Steuerungsgruppe mit Vertreter*innen aus Politik und Stadtverwaltung sowie aus den zwei Arbeitsgruppen Kita und Schule zusammen. Die aus einer Bedarfsermittlung entwickelten Maßnahmen erstrecken sich über verschiedene Altersgruppen (0 bis 10 Jahre). Das Thema Gesundheitsförderung wird sowohl in Institutionen (Kitas und Schulen) als auch im öffentlichen Raum mithilfe verschiedener Ansätze verfolgt: Um werdende und frischgebackene Eltern bereits zu Beginn der Präventionskette zu erreichen, wurde das Willkommensfrühstück im Kinder- und Familienzentrum eingeführt. Die pädagogischen Fachkräfte bekommen dabei diverse Unterstützungsmöglichkeiten und leisten infolgedessen einen Beitrag zur Chancengerechtigkeit und Vernetzung. Für die Kitas werden aktuell Kooperationsgespräche mit einer Krankenkasse geführt, um gesundheitliche Themen im Rahmen einer Prozessbegleitung längerfristig bearbeiten zu können. Für die Grundschulen wird ein Konzept zur Gesundheitsfürsorge durch ein gesundes Schulfrühstück erstellt. Gesundheitsförderung im öffentlichen Raum wird konkret durch das Angebot „Drachenspaß" geschaffen: ein kostenfreies und unverbindliches Bewegungsangebot für Kinder von 3 bis 6 Jahren im Stadtpark. Zusätzlich soll das Wohnumfeld gesundheitsförderlicher gestalten werden. Schließlich ist noch eine Kinder- und Jugendbeteiligung vorgesehen.

2.6 Ulm

Mit dem neu geschaffenen Präventionsnetzwerk Kindergesundheit soll eine lückenlose Präventionskette für alle Altersgruppen von 0 bis 27 Jahren geschaffen werden. Die Konzeption und Absprache der Angebote und Zusammenarbeit der Akteure erfolgt über Fachgruppen, in denen alle beteiligten Glieder der Präventionskette vertreten sind, so z. B. die Schulsozialarbeit, die Offene und Mobile Kinder- und Jugendarbeit, die Frühen Hilfen oder der kommunale Soziale Dienst. Die Maßnahmen richten sich direkt an die jeweiligen Kinder und indirekt an deren Umfeld bzw. den Sozialraum oder die Familie.

So gibt es neben den Angeboten der Frühen Hilfen für Kinder im Alter bis zu drei Jahren (zum Beispiel Einrichtung einer Hebammen-Sprechstunde in fünf Sozialräumen) auch zahlreiche Ferien-, Freizeit-, Koch- und Sportangebote, die sich an ältere Kinder richten. Hinzu kommen bedarfsorientierte Beratungsangebote zu aktuellen Themen wie Sexualität oder Konsum. Im Rahmen der Mobilen Jugendarbeit erfolgt eine bedarfsorientierte Begleitung von Jugendlichen ab 14 Jahren rund um Themenfelder wie Wohnen, Arbeit und Ausbildung. Darüber hinaus besteht einmal pro Woche die Möglichkeit, ein kostenloses Essen zu erhalten. Der Fokus liegt vor allem darauf, die Wahrnehmung der Angebote zu steigern und einen gelungenen Übergang vom bereits gut ausgebauten „Frühe Hilfen-Netzwerk" zu Angeboten für ältere Kinder und Jugendliche zu gestalten.

3 Erfahrungen

3.1 Erfolgreiche Kooperationen über Ressortgrenzen hinweg

- *Eine Zusammenarbeit auf Augenhöhe*

Von vielen Seiten wurde berichtet, dass eine Zusammenarbeit auf Augenhöhe zur gelungenen Kooperation beiträgt. So sollten alle Kooperationspartner gleichermaßen an der *Zielformulierung* beteiligt sein, sodass sich jeder mitgenommen fühlt. Gleichzeitig sollten bei der Umsetzung des Ziels *die Kapazitäten der Mitwirkenden und deren Bedürfnisse berücksichtigt* werden und eine *aktive und individuelle Mitgestaltung möglich* sein. Die Zusammenarbeit sollte durch ein *gleichwertiges Geben und Nehmen* gekennzeichnet sein. So muss der *Nutzen* der Kooperation *für jeden klar erkennbar und gleichermaßen vorhanden* sein.

- *Interdisziplinarität*

Eine *hohe interdisziplinäre Fachkompetenz* birgt einen großen Erfahrungsschatz und trägt zu einer erfolgreichen Zusammenarbeit bei. Zudem kann jeder Kooperationspartner durch die Kenntnis unterschiedlicher Erfahrungshintergründe seinen persönlichen Wissenshorizont erweitern. Damit *unterschiedliche Expertisen genutzt* und erfolgreich *zusammengeführt* werden können, sollte jeder Kooperationspartner den Disziplinen der anderen mit *Offenheit, Interesse und Verständnis* begegnen. Dazu müssen jedoch *ausreichende Anknüpfungspunkte* zwischen den Kooperationspartnern bestehen.

- *Gelungene Kommunikation*

Eine *gute und ausgeprägte* interne und externe *Kommunikation* ist unabdingbar, wenn es um die Ziele und die einzelnen Handlungsschritte geht. Die Kooperationsvereinbarung sollte *verbindlich* festgelegt und die *Verantwortlichkeiten klar verteilt* werden. Der

Austausch zwischen den Kooperationspartnern sollte *regelmäßig* stattfinden und stets *transparent* sein. Hierfür kann die Errichtung einer *gemeinsamen Austauschplattform* hilfreich sein. Idealerweise herrscht Einigkeit bezüglich einer *gemeinsamen Sprache,* sodass Interessen und *Ziele eindeutig formuliert* werden können. *Zudem sind kurze Kommunikationswege* durch eine amtsübergreifende Vernetzung auf der Arbeitsebene von Vorteil. Ein *Fachaustausch* kann hilfreich sein, um *Angebote bekannter zu machen* und die *Vernetzung* unter den verschiedenen Anbietern zu fördern. Da eine ausgeprägte Kommunikation Zeit in Anspruch nimmt, ist es von Vorteil, viel Vorlaufzeit einzuplanen (ein halbes bis ganzes Jahr).

- *Realistisches Ziel*

Das *Ziel einer Kooperation sollte in absehbarer Zeit erreichbar* sowie *wirtschaftlich* und mit dem vorhandenen Personal *umsetzbar* sein. Hierbei ist eine *günstige Kosten-Nutzen-Relation* von Vorteil. Die Ziele sollten *bedarfsspezifisch* sein, sodass sich idealerweise alle Kooperationspartner gleichermaßen *mit dem Vorhaben identifizieren* können und *Offenheit gegenüber den Themen und Inhalten* zeigen.

- *Schrittweises Vorgehen*

Den Erfahrungen zufolge sollten ambitionierte Projekte mit großen Zielen in *kleine Schritte* und Teilziele gegliedert werden. *Konkrete Mikroprojekte* mit kleinen Zielen erleichtern es anderen Akteuren, sich ebenfalls einzubringen und steigern die Motivation der Beteiligten. Gegebenenfalls müssen Rollen und Aufgaben der Akteure während des Prozesses *angepasst* und neu definiert werden. Dabei sollte man vor allem *geduldig sein* und das große Ziel trotzdem nicht aus den Augen verlieren.

3.2 Hemmende Faktoren

- *Unzureichende Ressourcen*

Ein *kurzer Projektzeitraum* erschwert die Gewinnung von Kooperationspartnern. Wenn *zeitliche* und *personelle Ressourcen knapp* sind, wirkt sich dies gegebenenfalls negativ auf die Anzahl der Treffen, den Austausch im Allgemeinen sowie auf das Endergebnis aus. Die Herstellung von Transparenz wird ebenfalls erschwert.

- *Unklare oder fehlende Kommunikation*

Wenn die *Ziele unklar* sind oder *Verantwortlichkeiten nicht feststehen,* führt dies unter anderem zu einer *geringeren Beteiligung*. Ein *zähes Rückmeldeverhalten* der

Kooperationspartner erschwert unter anderem die Bildung eines gemeinsamen Problemverständnisses und letztlich auch eine gelingende Zusammenarbeit. Es wurde außerdem berichtet, dass es sogar in Kleinstgemeinden *schwierig* sein kann, alle *Bürger*innen zu erreichen*.

3.3 Empfehlungen der Akteure

Das große Thema Familienarmut und -gesundheit sollte mit *Offenheit und Selbstbewusstsein* angegangen werden. Man sollte *Freude an der Entwicklung von etwas Neuem* haben und auch etwas Geduld mitbringen. Ideal ist es, *alle Ebenen* mit guten, faktenbasierten Argumenten zu überzeugen und auf die *vorhandenen Strukturen einzugehen*. Insbesondere die *Einbeziehung von engagierten* und im Stadtteil bereits vernetzten *Entscheidungsträger*innen* und Unterstützer*innen kann sehr vorteilhaft sein. Zudem sollte man sich von Anfang an nach *Möglichkeiten für eine längerfristige Umsetzung* des Projektes umsehen.

Literatur

Ministerium für Soziales und Integration Baden-Württemberg (SozM BW). (2018). Familienarmut – ein Risiko für die Gesundheit von Kindern. GesellschaftsReport BW, Ausgabe 3 – 2018. Stuttgart. https://sozialministerium.baden-wuerttemberg.de/fileadmin/redaktion/m-sm/intern/downloads/Downloads_Familie/GesellschaftsReport-BW_3-2018.pdf. Zugegriffen: 26. Nov. 2019.

Christine Weber-Schmalzl Dr., ist Referentin im Ministerium für Soziales und Integration Baden-Württemberg und unter anderem zuständig für den Bereich Armut sowie den Bereich Sozialberichterstattung. Die Juristin hat die Erstellung des ersten Armuts- und Reichtumsberichts Baden-Württemberg begleitet.

Saskia Exner hat Soziologie (B.A.) mit Schwerpunkt Statistik an der Universität Mannheim studiert. Sie hat sich im Rahmen ihres Praktikums im Ministerium für Soziales und Integration Baden-Württemberg vorwiegend mit der Bildung von Präventionsnetzwerken „Gegen Kinderarmut und für Kindergesundheit" in Baden-Württemberg befasst.

Das Präventionsnetzwerk Ortenaukreis (PNO): Eine kommunal verankerte Strategie der Gesundheitsförderung in Kindertageseinrichtungen und Schulen

Ullrich Böttinger

1 Ausgangssituation und Projektidee

Bereits seit 2009 setzt der Ortenaukreis (Offenburg, Baden-Württemberg) als flächengrößter Landkreis Baden-Württembergs mit ca. 430.000 Einwohner*innen erfolgreich ein flächendeckendes System der Frühen Hilfen als Teil der Regelversorgung für Eltern mit Säuglingen und Kleinkindern von 0 bis 3 Jahren und werdende Eltern um (Böttinger 2016). Anknüpfend an diese guten Erfahrungen entstand auf dem Hintergrund des zunehmend erkannten Bedarfs an frühestmöglicher Prävention und Unterstützung für Kinder und Familien die Idee, dass es ein vergleichbares, systemübergreifendes Konzept von Prävention und Gesundheitsförderung auch oberhalb von drei Jahren geben sollte. Auf Grundlage einer erfolgreichen Bewerbung im Rahmen der Ausschreibung „Gesundheits- und Dienstleistungsregionen von morgen" des Bundesministeriums für Bildung und Forschung (BMBF) wurde mit dieser Intention das Präventionsnetzwerk Ortenaukreis (PNO) als gemeinsames Praxisforschungsprojekt des Ortenaukreises und des Zentrums für Kinder- und Jugendforschung (ZfKJ) an der Evangelischen Hochschule Freiburg entwickelt. Damit wurde in Verbindung mit den Frühen Hilfen eine durchgängige Präventionskette für den Zeitraum von der Geburt bis zum 10. Lebensjahr aufgebaut.

Als bundesweites Modellprojekt wurden die praktische Umsetzung und die wissenschaftliche Evaluation des PNO über vier Jahre von November 2014 bis Oktober 2018 vom BMBF gefördert. Aufgrund der hohen Inanspruchnahme sowie der guten Ergebnisse in der Praxis und der wissenschaftlichen Evaluation (Fröhlich-Gildhoff und Böttinger 2018) hat der Kreistag des Ortenaukreises bereits im Dezember 2017 die

U. Böttinger (✉)
Landratsamt Ortenaukreis, Offenburg, Deutschland
E-Mail: ullrich.boettinger@ortenaukreis.de

© Springer Fachmedien Wiesbaden GmbH, ein Teil von Springer Nature 2020
K. Böhm et al. (Hrsg.), *Gesundheit als gesamtgesellschaftliche Aufgabe*,
https://doi.org/10.1007/978-3-658-30504-8_27

dauerhafte Weiterführung des PNO über den Förderzeitraum hinaus beschlossen und dafür gemeinsam mit Trägern der Sozialversicherung ein innovatives Finanzierungsmodell auf Grundlage des Präventionsgesetzes entwickelt. Durch die finanzielle Förderung war es möglich, das PNO in der Modellphase umfänglicher und differenzierter zu gestalten als alleine mit kommunalen Mitteln und gleichzeitig wissenschaftlich umfassend zu evaluieren. Die Verantwortlichkeit und Federführung für das PNO und die Frühen Hilfen liegt beim Amt für Soziale und Psychologische Dienste im Landratsamt Ortenaukreis, dem sowohl Teile der Jugendhilfe wie z. B. die Erziehungs- und Familienberatungsstellen als auch des Öffentlichen Gesundheitsdienstes mit dem Dienst für Gesundheitsförderung und soziale Prävention fachlich und organisatorisch zugeordnet sind. Dabei wird im Rahmen einer internen Steuerungsgruppe eng mit dem Gesundheits-, dem Jugend-, dem Migrationsamt und der Kommunalen Arbeitsförderung zusammengearbeitet. Extern ist das Staatliche Schulamt in die Steuerungsgruppe integriert.

2   Ziele und Strategien zur Förderung von Gesundheit

Ziel des PNO ist die Förderung der körperlichen und seelischen Gesundheit sowie der sozialen Teilhabe von allen Kindern im Alter von drei bis zehn Jahren und ihren Familien in Verbindung mit dem Aufbau eines systemübergreifenden Netzwerks aus Jugendhilfe, Gesundheitswesen und Bildungssystem. Dieses Ziel soll flächendeckend im gesamten Landkreis erreicht werden. Gleichzeitig soll durch die besondere Berücksichtigung von Einrichtungen in Stadtteilen mit hohen sozioökonomischen und psychosozialen Belastungen ein Beitrag zur Herstellung gesundheitlicher Chancengleichheit, gleicher Lebensverhältnisse und den gleichen Zugangsmöglichkeiten zu Unterstützungs- und Förderangeboten geleistet werden. Der Zugang zur Zielgruppe erfolgt im Settingansatz in den Lebenswelten Kindertageseinrichtungen und Schulen über die dort tätigen pädagogischen Fach- und Lehrkräfte. Dies entspricht dem Zugangsgrundsatz „Dahin gehen, wo die Menschen sind", der bereits in den Frühen Hilfen z. B. durch eine enge Kooperation der Fachstellen Frühe Hilfen mit den Geburtskliniken erfolgreich umgesetzt wurde.

3   Aktivitäten zur ressortübergreifenden Zusammenarbeit für Gesundheit

Kernpunkt des Konzepts ist die Kombination einer kommunal verankerten und gesteuerten Strategie der Prävention und Gesundheitsförderung mit der Gesundheitsförderung in Lebenswelten. Damit soll gesichert werden, dass Prävention nicht nach dem „Zufallsprinzip", sondern systematisch und flächendeckend erfolgt. Aus Sicht der Kommune ist dies ein entscheidendes Kriterium für einen Mehrwert, der entsprechende

Investitionen rechtfertigt. Als strukturelle Voraussetzung zur Zielerreichung wurden zentrale (kreisweite) und regionale Unterstützungsstrukturen in den fünf Regionen (Raumschaften) des Landkreises aufgebaut. Diese bestehen aus einer zentralen und fünf regionalen Präventionsbeauftragten, einer kreisweiten Präventionskonferenz, regionalen Runden Tischen zur Prävention und Gesundheitsförderung mit Vertreter*innen aus dem Jugendhilfe-, Gesundheits- und Bildungssystem wie z. B. Kinderärzt*innen, Kinder- und Jugendpsychiater*innen und -psychotherapeut*innen, Krankenkassen, Beratungsstellen, Kindertageseinrichtungen, Schulen und weiteren Partnern sowie einer integrierten Gesundheitsberichterstattung. Eine zentrale Rolle kommt den Präventionsbeauftragten zu, die in ihrer jeweiligen Region im Landkreis als Ansprechperson, fachliche Begleitung und Lotsin für alle Bildungseinrichtungen und Netzwerkpartner zuständig sind.

Die Beteiligungsmöglichkeiten für die rund 260 Kindertageseinrichtungen und 140 Schulen für Kinder bis zehn Jahre bestehen in ihrer intensivsten Form in einer 18-monatigen Organisationsentwicklung zur gesundheitsförderlichen Kindertageseinrichtung bzw. Schule. Diese wird von geschulten Prozessbegleitenden jeweils mit dem gesamten Fachkräfteteam bzw. Lehrerkollegium durchgeführt. Der Prozess setzt sich zusammen aus der Umsetzung eines Weiterbildungscurriculums (Fröhlich-Gildhoff et al. 2018) mit drei Basisbausteinen (zu Grundthemen der Gesundheitsförderung mit Kindern und Eltern) und drei weiteren Vertiefungs- und Ergänzungsbausteinen (z. B. Förderung der seelischen Gesundheit/Resilienzförderung, Förderung der Gesundheit der Fachkräfte). Diese Bausteine können anhand der spezifischen Situation einzelner Institutionen, anhand deren Wünschen und anhand einer anfangs erstellten Stärkebilanz ausgewählt werden. Ergänzend zur Durchführung der einzelnen Bausteine findet eine regelmäßige Prozessbegleitung durch spezifisch geschulte Prozessbegleiter*innen statt.

Um ein flächendeckendes Angebot zu sichern und auch dem Umstand Rechnung zu tragen, dass nicht alle Einrichtungen eine umfassende Organisationsentwicklung zur gesundheitsförderlichen Einrichtung leisten wollen oder können, gibt es als ‚kleinere' Formate auch die Möglichkeit zu ein- bis zweitägigen bedarfsorientierten Fortbildungen zu relevanten Gesundheits- und Entwicklungsthemen (z. B. Professionelle pädagogische Begegnung mit herausforderndem Verhalten, Zusammenarbeit mit Eltern, Soziale Teilhabe – Vielfalt stärken). Hinzu kamen auf Grundlage kontinuierlicher Bedarfserhebungen neue Themen wie „Stärkung von Kita-Teams in der Begegnung von Kindern und Familien mit Fluchterfahrung", „Gesund aufwachsen im digitalen Zeitalter – Echt dabei in der Ortenau", „Kinder in Familienkrisen", „Kinder kranker Eltern" sowie Ernährungs- und Bewegungsthemen. Kennzeichnend für alle Beteiligungsformen ist neben der Teilnahme der gesamten Fach- und Lehrkräfteteams eine nachhaltigkeitsorientierte Vorgehensweise mit klaren Vereinbarungen zwischen den Einrichtungen und den Präventionsbeauftragten zur dauerhaften Verankerung der Ergebnisse in den pädagogischen Alltag der Einrichtung. In Abb. 1 ist die PNO-Gesamtstruktur zusammenfassend dargestellt.

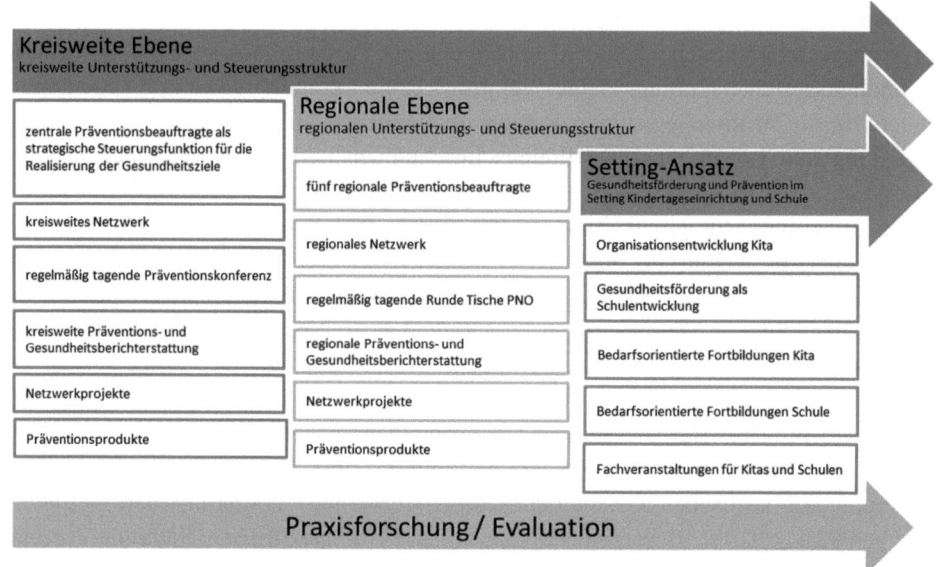

Abb. 1 PNO-Gesamtstruktur (© Präventionsnetzwerk Ortenaukreis)

Zur systemübergreifenden Vernetzung und multiprofessionellen Zusammenarbeit bietet das PNO zusätzlich auch das Format von kleinräumigen lokalen Netzwerkprojekten an, die bis auf die Gemeindeebene hinab entstehen können. Voraussetzung ist die Beteiligung von mindestens zwei Akteuren aus unterschiedlichen Systemen. Beispielhaft soll hier eine daraus entstandene Kooperation mehrerer Kindertageseinrichtungen einer Kleinstadt im Ortenaukreis mit dort ansässigen Kinder- und Jugendlichenpsychotherapeut*innen genannt werden. Im Rahmen des Netzwerkprojektes wurde eine zunächst einjährige, inzwischen verlängerte Zusammenarbeit in Form der Durchführung gemeinsamer Elternabende sowie anonymisierter Fallbesprechungen vereinbart. Die Zufriedenheit und der Erkenntnisgewinn auf beiden Seiten sind sehr hoch. So können psychotherapeutische Fachkompetenzen unmittelbar in die Lebenswelt der Kinder transferiert werden. Im Rahmen des PNO wurden solche Netzwerkprojekte zunächst aus Fördermitteln finanziert. Nach der Verstetigung kann das beschriebene Projekt im Rahmen der gemeinsamen Finanzierung des Ortenaukreises und verschiedener Sozialversicherungsträger mit Mitteln aus dem Präventionsgesetz weiter finanziert werden.

4 Bisherige Erfahrungen und Erkenntnisse

In den fünf Jahren seit Beginn des PNO haben bereits über 80 % aller Kindertageseinrichtungen und über 50 % aller Schulen für Kinder bis zu zehn Jahren im Landkreis an einem der intensiven PNO-Angebote teilgenommen. Mit 100 % aller Einrichtungen besteht Kontakt oder sie haben an verschiedenen gemeinsamen Fachtagen teilgenommen. Eine besonders hohe Nachfrage hat sich bei den kleineren Formaten der bedarfsorientierten Fortbildungen entwickelt. Gleichzeitig kommt diesen häufig eine „Türöffnerfunktion" für intensivere Prozesseinstiege zu. Positiv berichtet werden häufig günstige Einflüsse auf die Teamentwicklung sowie veränderte und ressourcenorientierte Sichtweisen auf die Kinder.

PNO wurde über die gesamte vierjährige Projektlaufzeit in allen wesentlichen Prozessen systematisch und zu mehreren Messzeitpunkten in einem Kombinationsdesign aus quantitativen und qualitativen Methoden evaluiert. Ausgewertet wurden sowohl Netzwerkprozesse und Aktivitäten wie auch Ergebnisse der Organisationsentwicklungsprozesse durch ausführliche Erhebungen in einem Wartelisten-Kontrollgruppendesign. Die Auswertung erfolgte auf mehreren Ebenen (Institution, Fachkräfte, Eltern, Kinder). Neben Kompetenzsteigerungen der Fachkräfte und Zufriedenheit bei Eltern konnten insbesondere positive Effekte auf die seelische Gesundheit der Kinder nach Abschluss der Organisationsentwicklung sowie im 1-Jahres-Follow-up gemessen werden (Fröhlich-Gildhoff und Böttinger 2018). Im Fazit kann festgehalten werden, dass bei den Kindern und Familien im Ortenaukreis etwas ankommt, was insbesondere auch aus Sicht des Landkreises eine entscheidende Rückmeldung über die getätigten Investitionen darstellt.

Theoretisch beschriebene und kalkulierte Rückflüsse („return on investment") oder gar Renditen für präventive Maßnahmen (vgl. Meier-Gräwe und Wagenknecht 2011; Heckman 2008) zeigen sich i. d. R. erst deutlich zeitversetzt. Aber auch schon aus den unmittelbar erkennbaren Wirkungen sieht der Ortenaukreis Investitionen in frühestmögliche Prävention als erfolgreich, wirksam und zum richtigen Zeitpunkt eingesetzt an.

Vor dem Hintergrund der erfolgreichen Entwicklung des PNO und der mit dem Präventionsgesetz verbundenen neuen Finanzierungschancen hat der Ortenaukreis bereits 2017 die Weiterführung des PNO nach Abschluss des Förderzeitraums beschlossen. In intensiven und guten Verhandlungen mit verschiedenen Sozialversicherungsträgern, insbesondere mit mehreren Krankenkassen wurde ein innovatives Finanzierungsmodell für die Verstetigung entwickelt. Dabei übernimmt der Ortenaukreis die Sicherung der kommunalen Umsetzungsstruktur und damit insbesondere der Personalkosten der Präventionsbeauftragten, deren flächendeckende Tätigkeiten unverzichtbar für eine gelingende Umsetzung sind. Die Sozialversicherungsträger übernehmen die Sicherung der Gesundheitsförderung im Setting (Organisations- und Schulentwicklung) und deren Weiterentwicklung. Damit sind Mehrwerte sowohl für den Ortenaukreis wie auch die beteiligten Sozialversicherungsträger verbunden. Die Kooperation auf dieser neuen Ebene der Zusammenarbeit verläuft sehr gewinnbringend, ist aber für alle Beteiligten auch Neuland und mit neuen Herausforderungen der Kooperation, vor allem aber auch mit neuen Chancen zu innovativen Entwicklungen, gerade auch im Bereich multiprofessioneller Zusammenarbeit, verbunden. Positive Erfahrungen wie die oben erwähnte Kooperation von Kindertageseinrichtungen mit Kinder- und Jugendlichenpsychotherapeut*innen sollten baldmöglich auch in Regelkonzepte und Regelfinanzierungen übergehen.

Im Rahmen des PNO wurden Einrichtungen in sozioökonomisch und psychosozial belasteten Stadtteilen überdurchschnittlich gut erreicht. Dabei tritt das Thema Kinderarmut und Kindergesundheit zwangsläufig immer stärker ins Blickfeld. Im Rahmen einer Projektausschreibung des Ministeriums für Soziales und Integration in Baden-Württemberg kann seit 2018 dieses Thema im Rahmen des PNO in zwei Pilotstadtteilen im Ortenaukreis vertieft werden (zu den Präventionsnetzwerken in Baden-Württemberg siehe auch den Beitrag von Weber-Schmalzl und Exner in diesem Band). Eine spätere Umsetzung für den gesamten Landkreis ist vorgesehen. Dabei wurde auch eine enge Kooperation mit der Kommunalen Arbeitsförderung zum Abbau bestehender Hemmnisse bei der Inanspruchnahme möglicher Unterstützungsleistungen aufgebaut.

Systemübergreifende Vernetzung und multiprofessionelle Zusammenarbeit sind eine zwingende Voraussetzung erfolgreicher Gesundheitsförderung und Prävention. Dabei ist Vernetzung jedoch nie Selbstzweck, sondern es muss davon unmittelbar etwas bei den Kindern und Familien ankommen und dort spürbar sein. Nur wenn klare Ziele hinsichtlich der Unterstützung kindlicher und familiärer Entwicklung bestehen, kann Vernetzung zu langfristiger und erfolgreicher multiprofessioneller Zusammenarbeit führen. Um erfolgreich sein zu können, muss die multiprofessionelle Zusammenarbeit dabei bereits strukturell in Planungs- und Austauschgremien verankert sein. Dabei wird es wichtig sein, zukünftig auch weitere, bisher noch nicht oder nur partiell eingebundene Bereiche, z. B. der Städteplanung, für eine engere Kooperation zu gewinnen.

Mit dem PNO und seiner Einbettung in die kommunale Präventionsstrategie des Ortenaukreises besteht ein zukunftsorientiertes kommunales Umsetzungsbeispiel, das auch ein zumindest teilweises Transferpotential für andere Kommunen aufzeigen kann. Ein Landkreis, der in die Zukunft seiner Kinder und Familien investiert, ist auch ein guter Landkreis zum Leben und Arbeiten.

Weitere Informationen unter www.pno-ortenau.de.

Literatur

Böttinger, U. (2016). Frühe Hilfen und Erziehungsberatung Hand in Hand. Die Frühen Hilfen im Ortenaukreis. In P. Peter (Hrsg.), *Beratung in Bewegung. Beiträge zur Weiterentwicklung in den Hilfen zur Erziehung* (S. 82–99). Fürth: bke.

Fröhlich-Gildhoff, K., & Böttinger, U. (Hrsg.). (2018). *Prävention und Gesundheitsförderung als kommunale Strategie. Konzept, Entwicklung und Evaluation des „Präventionsnetzwerks Ortenaukreis (PNO)"*. Freiburg: FEL.

Fröhlich-Gildhoff, K., Böttinger, U., Döther, S., & Kerscher-Becker, J. (Hrsg.). (2018). *Gesundheitsförderung und Prävention für Kinder im Alter von 3-10 Jahren in Kindertageseinrichtungen und Schulen. Ein Curriculum für die Weiterbildung von pädagogischen Fachkräften und Lehrkräften*. Freiburg: FEL.

Heckman, J. J. (2008). Schools, Skills, and Synapses. *Economic Inquiry, 46*(3), 289–324. https://doi.org/10.1111/j.1465-7295.2008.00163.x.

Meier-Gräwe, U., & Wagenknecht, I. (2011). Expertise Kosten und Nutzen Früher Hilfen. In Nationales Zentrum Frühe Hilfen (Hrsg.), *Expertise Kosten und Nutzen Früher Hilfen. Eine Analyse im Projekt „Guter Start ins Kinderleben"*. Köln: NZFH.

Ullrich Böttinger Diplom-Psychologe, Psychotherapeut (PP/KJP), leitet das Amt für Soziale und Psychologische Dienste im Landratsamt Ortenaukreis, Offenburg. Er ist verantwortlich für die Frühen Hilfen und das Präventionsnetzwerk Ortenaukreis (PNO) sowie für weitere Dienste der Jugendhilfe (u. a. Erziehungs- und Familienberatung), des Gesundheitswesens und der Sozialpsychiatrie. Er führt eine Praxis für Beratung, Coaching und Supervision und ist Lehrbeauftragter an verschiedenen Hochschulen.

Das Gesunde Städte-Netzwerk

Claus Weth

1 Hintergrund

Das Gesunde Städte-Netzwerk ist Teil der „Gesunde-Städte-Bewegung" der Weltgesundheitsorganisation (WHO). Es ist ein auf Initiative der WHO im Jahr 1989 eingerichtetes Netzwerk, das sich die Stärkung der kommunalen Gesundheitsförderung aufgegeben hat. Die sich aus der „Gesundheit für alle"-Strategie der WHO ergebende Neuorientierung des Verständnisses von Gesundheit und ihrer Förderung im Sinne der internationalen Konferenzen der WHO (Ottawa 1986; Adelaide 1988; Sundsvall 1991 und weiteren) soll von allen Beteiligten und Betroffenen, sei es in der Arbeitswelt, den Gesundheits- und Sozialdiensten, im Ausbildungs- und Forschungsbereich, in den Kommunen oder auf nationaler und internationaler Ebene, aufgegriffen und unterstützt werden. Im Sinne der Schlüsselfunktion von Public Health soll der Beschreibung des Gesundheitszustandes einer Bevölkerung, der Ermittlung und Auswahl von Strategien zur Verbesserung der Gesundheit und der Gewährleistung ihrer Umsetzung sowie der Evaluierung eine besondere Bedeutung zukommen (Weth 2012, 2013).

Ziel auf kommunaler Ebene ist es dabei, Gesundheit im Sinne von Health in All Policies als Querschnittsthema in kommunale und kommunalpolitische Entscheidungen stärker einzubinden. Schnittstellen gibt es insbesondere zwischen den Themen Gesundheit einerseits und Bildung, Stadtentwicklung, Verkehr, Wohnen und Umwelt andererseits. Dabei stehen ganz besonders Menschen in sozial benachteiligten Lebenssituationen im Fokus der Netzwerkarbeit. In enger Zusammenarbeit zwischen Fachleuten einzelner Verantwortungsbereiche und im Schulterschluss mit Bürgerschaft, Selbsthilfe und

C. Weth (✉)
Münster, Deutschland
E-Mail: k-w.w@gmx.de

Bürgerinitiativen lassen sich in den lokalen Lebensräumen der Menschen gesundheitsfördernde Maßnahmen gut implementieren. Gerade hier sind die Kommunen, vielfach selbst auch Träger von Einrichtungen wie Kitas, Schulen und Wohneinrichtungen, geeignete und wichtige Partner für Akteure, die in den kommunalen Settings gesundheitsfördernde Maßnahmen initiieren wollen. Nachhaltig sind Maßnahmen dann, wenn sie im Rahmen eines kommunalen Gesamtkonzeptes abgestimmt sind.

Kommunale Gesundheitsförderung ist wichtig für die nachhaltige Entwicklung des örtlichen Gemeinwesens. Sie ist eine Fachaufgabe der Gesundheitsämter. Diese haben die gesundheitlichen Verhältnisse in ihrer Stadt zu beobachten, zu erfassen und zu bewerten. Gesundheitsplanung, Gesundheitsberichterstattung, Projektmanagement, strategisches Controlling sind die Instrumente dafür, die zur Förderung gemeinsamer Strategien und Aktivitäten führen sollen.

Das Gesunde Städte-Netzwerk arbeitet unabhängig und vertritt ausschließlich die Interessen der kommunalen Gesundheit und damit auch die Interessen der Mitgliedskommunen, Kreise und Regionen. Das Netzwerk arbeitet paritätisch im Zusammenschluss mit der Selbsthilfe und Initiativen.

Das Gesunde Städte-Netzwerk steht Städten, Kreisen und Regionen für eine Mitgliedschaft offen, die sich unter Beachtung des sogenannten 9-Punkte-Programmes, das die Mitgliedskriterien regelt, um die kommunale Gesundheitsförderung bemühen wollen. Dazu bedarf es eines kommunalpolitischen Beschlusses. Die Mitgliedskommune richtet ein Gesunde Städte-Büro ein, das im Regelfall an den Fachbereich Gesundheit angebunden ist. Dem GSN gehören neben vielen Großstädten vermehrt auch Kreise und Regionen an, und das Netzwerk wächst stetig.

Der Sprecherinnen- und Sprecherrat ist das verantwortliche Vorstandsgremium des Netzwerkes, das ebenfalls paritätisch besetzt ist. Die Geschäftsführung liegt derzeit bei der Stadt Frankfurt am Main.

Einmal jährlich findet, ausgerichtet durch eine Mitgliedskommune, eine Mitgliederversammlung statt. Ihr schließt sich ein Fachsymposium an, das zu aktuellen gesundheitspolitischen Themen als öffentliche Veranstaltung ausgerichtet wird.

Kompetenzzentren des GSN, das sind Kommunen, die zu bestimmten gesundheitsrelevanten Themen besondere Erfahrungen haben, bieten Unterstützungsleistungen für ihre Mitglieder an.

Kompetenzzentren sind:

- Berlin Friedrichshain-Kreuzberg zu den Themen Migration, Integration und Gesundheit
- Bochum zum Thema Gesundheitsberichterstattung
- Frankfurt am Main zu den Themen Migration und öffentliche Gesundheit
- Herne zum Thema Gesundheitskonferenzen
- Köln zum Thema Gesundheit im Alter
- Leipzig zum Thema integrierte kommunale Strategien

- Rhein-Kreis-Neuss zu den Themen Gesundheitsförderung und Gesundheitsberichterstattung im Kindes- und Jugendalter
- Stuttgart zum Thema Gesundheitsförderung im Kindes- und Jugendalter

Ein jährlich stattfindendes Kompetenzforum bietet Mitgliedern und Interessierten Fortbildungen und Austausch zu aktuellen gesundheitlichen Fragestellungen an.

Das GSN ist akkreditiertes Mitglied bei der WHO und begleitet Aktivitäten auf der WHO-Regionalebene Europa.

2 Ziele

Die Gesunden Städte haben sich mit dem Netzwerk ein Lern-, Aktions- und Diskussionsinstrument geschaffen, mit dem sie ihre Arbeit vor Ort im Sinne der Gesunde Städte-Konzeption unterstützen und bereichern können. Daneben vertritt das Gesunde Städte-Netzwerk kommunale Interessen der Gesundheitsförderung und Prävention gegenüber Verantwortlichen und gesellschaftspolitischen Akteuren auf den Ebenen der Länder und des Bundes. Vernetzungen zu Bündnispartnern und Allianzen, z. B. zu den Kommunalen Spitzenverbänden, hier insbesondere dem Deutschen Städtetag, zu unterschiedlichen Verbünden, Landesarbeitsgemeinschaften, Volkshochschulen, Hochschulen u. a., werden gepflegt und schrittweise weiter ausgebaut. Das Netzwerk ist Mitglied der Bundesvereinigung Prävention und Gesundheitsförderung und damit auch beratend im Präventionsforum nach dem Präventionsgesetz tätig. So begleitet das Gesunde Städte-Netzwerk im Rahmen eines Partnerprozesses das Thema Gesundheit für alle, ein auf Nachhaltigkeit angelegtes Projekt des Kooperationsverbundes Gesundheitliche Chancengleichheit. Mit der Techniker-Krankenkasse (TK) hat das GSN bereits in den Jahren 2008 bis 2012 Gesundheitsförderung im Setting Kommune an 13 Standorten erprobt und durchgeführt. Der Evaluationsbericht aus dem Jahr 2013 bestätigt den Erfolg. Derzeit wird dieses Programm „Gesunde Kommune" im Sinne des Präventionsgesetztes in Partnerschaft mit dem GSN verstetigt. Die Berufsgenossenschaft für Gesundheitsdienst und Wohlfahrtspflege BGW unterstützt Projektaktivitäten in vielen Mitgliedsstädten. Das Deutsche Institut für Urbanistik (Difu) ist in Gesundheitsfragen Partner der Gesunden Städte (Weth 2012).

3 Aktivitäten

Neben der alltäglichen Arbeit vor Ort in den Gesunden Städten, Kreisen und Regionen positioniert sich das GSN mit Appellen und Erklärungen zu unterschiedlichen gesundheitsförderlichen Themen.

Bereits 1999 hatte das GSN mit der „Kölner Entschließung zur Chancengleichheit für ein gesundes Leben" darauf hingewiesen, „dass sich in den Städten die Unterschiede zwischen Armen und Reichen, Privilegierten und Benachteiligten verschärfen und die Städte dabei sichtbar in gute und belastete Teile zerfallen. Die besseren Stadtteile sind in der Regel ökologisch, gesundheitlich, sozial sowie von den Versorgungsangeboten her begünstigt, wohingegen sich in den schlechteren Stadtteilen Risiken für die Bewohnerinnen und Bewohner verdichten." Eine Situation, die wir auch heute noch verstärkt in großen Städten vorfinden. Die Gesunden Städte haben daher ihre Anstrengungen, sozialen und gesundheitlichen Benachteiligungen entgegenzuwirken, entschieden fortgesetzt. Dabei geht es um die Herstellung fürsorglicher und unterstützender Umfelder, die Schaffung von Bedingungen für eine gesunde Lebensweise sowie eine gesundheitsförderliche Stadtgestaltung (Kölner Entschließung, GSN 1999).

Das Bundesministerium für Gesundheit, die Bundeszentrale für gesundheitliche Aufklärung (BZgA), der Deutsche Städtetag und das Gesunde Städte-Netzwerk haben sich im Jahr 2007 mit dem im Rahmen der EU-Ratspräsidentschaft der Bundesrepublik Deutschland durchgeführten Symposium „Gesund älter werden in den Städten und Regionen" den Fragen von Gesundheitsförderung und Prävention für ältere Menschen zugewandt und einen „Berliner Appell: Gesund älter werden in Städten und Regionen" veröffentlicht. In den Folgejahren sind daraus in den Mitgliedsstädten viele Aktivitäten zum Thema Gesundheit und Alter entwickelt und Maßnahmen umgesetzt worden (Berliner Appell, GSN 2007).

Mit der „Erklärung von Bad Honnef" aus dem Jahr 2011 hat sich das GSN intensiv für den Erhalt und eine ausreichende Finanzierung des Bund-Länder-Programmes Soziale Stadt stark gemacht und sich insbesondere für den Erhalt des Bausteines Gesundheitsförderung eingesetzt.

Umweltbelastungen, z. B. durch Lärm, Luftverschmutzung und schlechte Wohnbedingungen, haben einen wesentlichen Einfluss auch auf den Gesundheitszustand von Menschen. Das GSN appelliert an alle gesellschaftlichen Akteure, die Städte bei ihren Bemühungen nicht allein zu lassen und gemeinsam Aktionspläne zu Gesundheit, sozialer Lage und gegen Umweltbelastungen zu entwickeln.

Zwischenzeitlich gibt es eine Vielzahl von Aktionen und Programmen zur kommunalen Gesundheitsförderung. Ein Großteil davon ist auf der Homepage des GSN www.gesunde-staedte-netzwerk.de zur Information gelistet und wird zur Nachahmung empfohlen.

4   Erfahrungen

Die Umsetzung gesundheitsfördernder Aufgaben durch die Kommunen ist erfolgreich, wenn:

- eine gute Verknüpfung der Stadtentwicklungsplanung mit der Gesundheitsförderung gelingt,
- der Ausbau der kommunalen Gesundheitsberichterstattung vorangetrieben wird,

- kommunale Gesundheitsplanung, Leitlinien und Ziele entwickelt werden,
- der Auf- und Ausbau von „Hilfesystemen" auch durch Teilnahme an Partner- und Kooperationsprojekten vorangetrieben wird,
- die Kommunikation und Vernetzung der vielfältigen Aktivitäten unterschiedlichster Akteure unter Einbindung der ambulanten und stationären Versorgung, z. B. über kommunale Gesundheitskonferenzen, forciert werden,
- Allianzen mit Hochschulen, Wissenschaft und Wirtschaft geschaffen werden,
- alle Chancen, die sich aus dem Bundespräventionsgesetz ergeben, genutzt und Partnerschaften, z. B. mit den Sozialleistungsträgern, angestrebt werden,
- die aktive Beteiligung von Bürger*innen, Selbsthilfe und Initiativen an gesundheitlichen Planungsprozessen gewollt und eingefordert wird.

Partizipation und Nachhaltigkeit sind ganz wichtig für den Erfolg der Gesundheitsförderung (Weth 2013).

Gesunde Städte sind mit ihren Büros vor Ort in diesen Aufgabenfeldern erfahren. Sie haben vernetzte Strukturen etabliert. Partizipation wird gelebt. Das GSN bringt das Thema Kommunale Gesundheit und nachhaltige Entwicklung voran. Dies setzt natürlich vor Ort Aktivitäten im Sinne der Gesunde-Städte-Arbeit voraus, die erfahrungsgemäß in den Mitgliedsstädten sehr unterschiedlich sein können.

5 Fazit

Das GSN ist im Laufe der Jahre aufgrund seines aktiven Eintretens für die kommunale Gesundheitsförderung immer stärker als Partner und Mitakteur im Gesundheitswesen sichtbar geworden. Erfolge daraus zeigen sich z. B. darin, dass das Setting Kommune in den Leitfaden des GKV-Spitzenverbandes mit aufgenommen wurde. Daraus und aus dem Präventionsgesetz, das im Grunde ein Krankenkassengesetz darstellt, bieten sich neue Kooperationen mit Sozialleistungsträgern über die jeweiligen Landesrahmenvereinbarungen an. Auch wenn sich gemeinsame Maßnahmen derzeit noch recht schleppend entwickeln, werden erste Programme erfolgreich umgesetzt. Hier unterstützen vielfach die Länder sowie die BZgA und bringen Kommunen und Krankenkassen zusammen. Ein anderes Beispiel einer zuverlässigen Partnerschaft ist das gemeinsam zwischen dem GSN und der TK entwickelte Programm Gesunde Kommune. Dieses zeigt, dass Kooperationen, wenn sie gut vorbereitet und ausgestaltet sind, sinnvoll und nachhaltig wirken können. Zwischenzeitlich ist das Programm in vielen Städten, Kreisen und Regionen auf den Weg gebracht worden. Eine Begleitung und finanzielle Förderung werden dabei über einen Zeitraum von fünf Jahren gewährleistet. Partizipation und nachhaltiges Handeln sind Voraussetzungen zur Förderung, die auf Strukturentwicklung und somit auf die Verbesserung von Lebensbedingungen in den Lebensräumen der Menschen zielen. Die Vernetzung erfolgt mit Partnern auf der kommunalen Ebene und durch Kooperationen über Ämterstrukturen hinweg. Somit wird HiAP erfolgreich praktiziert.

Gesundheitsförderung ist eine gesamtgesellschaftliche Aufgabe und Herausforderung. Kommunen dürfen sich nicht zurückziehen, insbesondere dann nicht, wenn andere Partner und Institutionen sich einbringen wollen. Dies gilt insbesondere für die Gesunden Städte, denn sie haben mit dem Beitritt ins GSN beschlossen, die Ziele und Inhalte der Ottawa-Charta zur Gesundheitsförderung zu unterstützen und eine ressortübergreifende gesundheitsfördernde Politik zu entwickeln. Die Gesunden Städte nehmen diese Herausforderungen an. Sie tauschen sich miteinander aus und lernen voneinander, schaffen Allianzen zu Partnern im Gesundheitswesen und pflegen eine besondere Zusammenarbeit auf kommunaler Ebene zwischen Kommune, Selbsthilfe, Initiativen und Bürgerschaft. Alle vier Jahre berichten sie auf der einmal jährlich stattfindenden Mitgliederversammlung über Aktivitäten, Erfolge und auch darüber, was nicht gelingt und wo Probleme zu lösen sind.

Der Sachverständigenrat zur Begutachtung der Entwicklung im Gesundheitswesen prognostizierte bereits in Jahr 2009 einen Trend zur Kommunalisierung von Prozessen im Gesundheitswesen. Er plädierte für eine Verlagerung möglichst vieler Entscheidungskompetenzen in die Regionen beziehungsweise an die vor Ort verantwortlichen Akteure und in diesem Rahmen für eine zielorientierte Zusammenarbeit der Gesundheitsberufe mit einer stärkeren Gewichtung von nichtärztlichen Leistungserbringern, Selbsthilfe und kommunalen Einrichtungen (Sachverständigenrat zur Begutachtung der Entwicklung im Gesundheitswesen 2009). Diese Prognose hat sich bestätigt und Gesunde Städte reagieren darauf.

Zur Wahrnehmung der interdisziplinären Aufgabe der Gesundheitsförderung benötigen Kommunen, insbesondere für ihren Öffentlichen Gesundheitsdienst, also dort, wo in der Regel die Gesunden Städte-Büros vor Ort angesiedelt sind, auch Public Health-Wissen. Das ist wichtig, um auf kommunalgesundheitspolitische Fragestellungen und Defizite reagieren zu können. Hier ist es entscheidend, dass nicht durch noch mehr Sparzwänge, die gern den Öffentlichen Gesundheitsdienst treffen, wichtige Aufgaben nicht mehr oder nur noch punktuell wahrgenommen werden können. Ein sich wandelndes Verständnis kommunaler Gesundheitspolitik im Sinne von Public Health führt zu einem Bedeutungszuwachs und einer besseren Wahrnehmung des Öffentlichen Gesundheitsdienstes. Gesundheitsämtern, die sich als multiprofessionelle Einrichtung aktiv in einen solchen Prozess einbringen, gelingt am ehesten die Umsetzung von Health in All Policies. Dies finden wir vielfach in Gesunden Städten vor, die ihre Mitgliedschaft aktiv leben.

Literatur

Berliner Appell. (2007). Gesund älter werden in Städten und Regionen, Gesunde Städte-Netzwerk GSN und Deutscher Städtetag. www.gesunde-staedte-netzwerk.de/uploads/media/G_Berliner_Appell_31.07.07.pdf. Zugegriffen: 10. Okt. 2019.
Kölner Entschließung. (1999). Chancengerechtigkeit für ein gesundes Leben, Gesunde Städte-Netzwerk GSN 1999. www.gesunde-staedte-netzwerk.de/uploads/media/KoelnerEntschl.1999aufber.19.11.08.doc. Zugegriffen: 10. Okt. 2019.

Sachverständigenrat zur Begutachtung der Entwicklung im Gesundheitswesen. (2009). Sondergutachten 2009: Koordination und Integration – Gesundheitsversorgung in einer Gesellschaft des längeren Lebens. www.svr-gesundheit.de/fileadmin/user_upload/Gutachten/2009/Kurzfassung-2009.pdf. Zugegriffen: 10. Okt. 2019.

Weth, C. (2012). Das Gesunde-Städte-Netzwerk. In G. Bolte, C. Bunge, C. Hornberg, H. Köckler, & A. Mielck (Hrsg.), *Umweltgerechtigkeit*. Bern: Huber.

Weth, C. (2013). Lokale Gesundheitsplanung. In E.-W. Luthe (Hrsg.), *Kommunale Gesundheitslandschaften*. Wiesbaden: Springer VS.

Claus Weth Dr. P.H., Dipl. Gesundheitswissenschaftler, MPH, Dipl. Verwaltungswirt, war langjähriger Geschäftsführer des Gesunde Städte Netzwerkes in Deutschland (2004–2015) und Lehrbeauftragter an der Universität Bielefeld und den Fachhochschulen Dortmund und Münster für Sozialmedizin und Public Health (1998–2017). Seit 2015 arbeitet er als Berater für Gesundheitsmanagement.

Von der Vision zur Wirklichkeit: Etablierung einer Koordinierungsstelle kommunale Gesundheit in Leipzig

Ulrike Leistner, Karoline Schubert und Astrid Sonntag

1 Hintergrund

Beim gemeinsamen Aufbau von gesundheitsförderlichen Strukturen in einem deprivierten Stadtteil konnten bereits im Forschungsprojekt „GO-Gesund im Osten" (Laufzeit 2009–2011) in Kooperation zwischen der Hochschule für Technik, Wirtschaft und Kultur Leipzig (HTWK), der Stadt Leipzig und der AOK PLUS erste positive Erfahrungen gesammelt werden, u. a. die Sensibilisierung von Stadtverwaltung und Stadtteilakteuren für die Querschnittsaufgabe „Gesundheit" sowie bei der stadtteilbezogenen Vernetzung aller Gesundheitsakteure. Offen blieb jedoch, a) wie die etablierten Stadtteilstrukturen über das Projektende hinaus nachhaltig in kommunaler Verantwortung gesichert und mit der kommunalen Steuerungsebene verknüpft werden bzw. b) wie bereitgestellte Finanzen für bedarfsgerechte Gesundheitsförderungsprojekte (z. B. der GKV) für Stadtteilakteure besser nutzbar werden können.

Um dem zu begegnen, wurde das Modellprojekt „Etablierung einer Koordinierungsstelle kommunale Gesundheit" (2012–2017) in Kooperation zwischen HTWK Leipzig, AOK PLUS und der Stadt Leipzig ins Leben gerufen.

U. Leistner (✉) · K. Schubert
Stadt Leipzig, Leipzig, Deutschland
E-Mail: ulrike.leistner@leipzig.de; gesunde-stadt@leipzig.de

K. Schubert
E-Mail: karoline.schubert@leipzig.de

A. Sonntag
HTWK Leipzig, Leipzig, Deutschland
E-Mail: sonntag@sug.htwk-leipzig.de

© Springer Fachmedien Wiesbaden GmbH, ein Teil von Springer Nature 2020
K. Böhm et al. (Hrsg.), *Gesundheit als gesamtgesellschaftliche Aufgabe*,
https://doi.org/10.1007/978-3-658-30504-8_29

2 Ziele

Mit der Etablierung einer Koordinierungsstelle kommunale Gesundheit waren u. a. folgende Visionen verbunden:

- Es sind tragfähige Gesundheitsförderungsstrukturen in kommunaler Verantwortung etabliert: d. h. es sollte schrittweise eine ganze, unbefristete Personalstelle im Gesundheitsamt geschaffen werden, die dauerhaft auf Stadtteil- und kommunaler Steuerungsebene tätig ist.
- Gesundheit wird in Leipzig als Querschnittsaufgabe gelebt: d. h. es sollte ein kommunales Steuerungsgremium bestehend aus den Ämtern der Stadtverwaltung, Fraktionen, Krankenkassen und relevanten kommunalen Partnern etabliert und das Thema Gesundheit in Stadt(teil-)entwicklungskonzepten und Fachplanungen fest verankert werden.
- Es bestehen neue Partnerschaften mit Kommune und Krankenkassen: d. h. es sollte erstmals ein von mehreren Krankenkassen poolfinanzierter Verfügungsfonds Gesundheit zur möglichst unbürokratischen Anschubfinanzierung von gesundheitsförderlichen Stadtteilprojekten nach GKV-Leitfaden Prävention erprobt werden.

Mit dem Beitritt zum Gesunde Städte-Netzwerk (GSN) der Bundesrepublik Deutschland im Jahr 2011 hatte sich die Stadt Leipzig per Stadtratsbeschluss zur Umsetzung des Health in All Policies-Ansatzes verpflichtet. Um Synergien zu nutzen, sollte an die bestehenden Strukturen des GSN Leipzig angedockt und diese durch die Koordinierungsstelle erweitert werden (siehe Abb. 1).

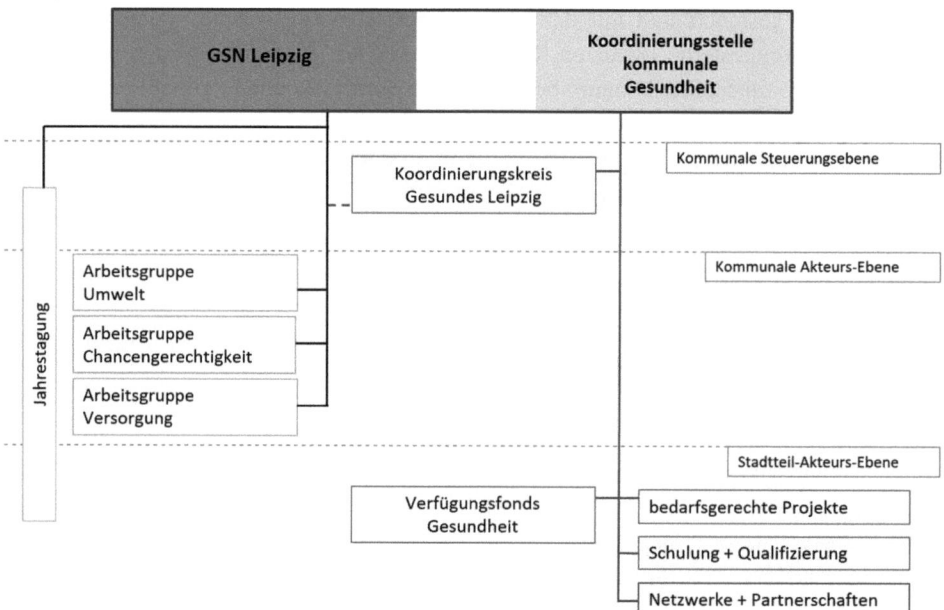

Abb. 1 Erweiterung der Gesundheitsförderungsstrukturen durch die Koordinierungsstelle kommunale Gesundheit Leipzig. (Quelle: eigene Darstellung)

3 Aktivitäten

Zur inhaltlichen und fachlichen Begleitung dieses Prozesses wurde eine Lenkungsgruppe geschaffen, besetzt mit dem am Projekt beteiligten Krankenkassen, dem Gesundheitsamt und der Forschungsgruppe „Soziales und Gesundheit" der HTWK Leipzig. Alle drei zentralen Akteure teilten die Vision, tragfähige Gesundheitsförderungsstrukturen in Leipzig als Querschnittsaufgabe zu etablieren. Der darin innewohnende Mehrwert war jedoch unterschiedlich nuanciert. Aus Forschungsperspektive wurde in erster Linie die Verbesserung der Gesundheit für deprivierte Zielgruppen angeführt. Aus Stadtverwaltungsperspektive schwangen daneben auch erhoffte Entlastungseffekte mit. Während die Krankenkasse als Fördermittelgeber neben dem Aspekt einer Vorreiterrolle für kommunale Gesundheitsförderung wiederum verstärkt die (Finanz-)Verantwortung der Kommune betonte.

Hinsichtlich des Rollenverständnisses übernahm die Forschung im Etablierungsprozess die Aufgaben der externen Moderation, Evaluation und hartnäckigen Mitgestaltung (u. a. neue Verfahrensweisen, Prozesskontrolle) ein. Die Stadt Leipzig hatte eine Wegweiserfunktion bei der Vermittlung in kommunale Strukturen sowie Netzwerke auf Quartiersebene inne. Die Krankenkasse sah ihre Aufgabe verstärkt in der Beratung, Begleitung, Finanzierung sowie in der expliziten Übertragung von (Entscheidungs-)Kompetenzen an die Koordinierungsstelle.

Die zentralen Aufgaben der Koordinierungsstelle sind in Abb. 2 ersichtlich.

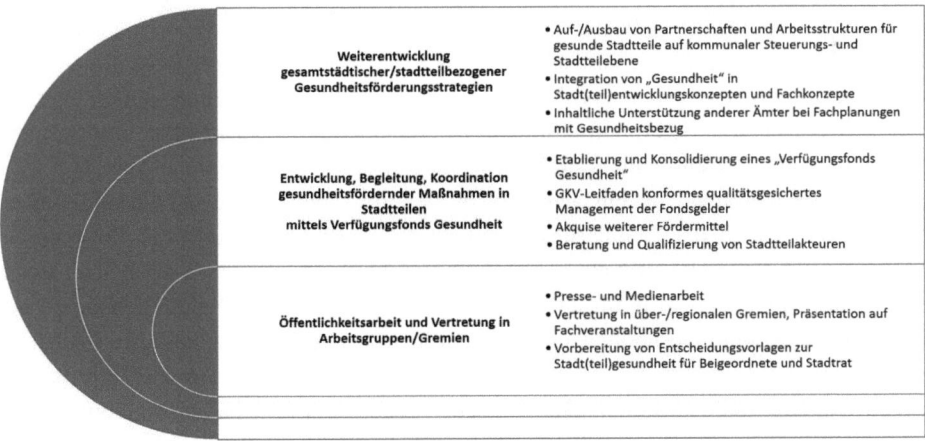

Abb. 2 Zentrale Aufgaben der Koordinierungsstelle kommunale Gesundheit. (Quelle: eigene Darstellung)

Stadtverwaltung	Fraktionen	
• **I Verwaltung**: Referat für Migration und Integration; Referat Gleichstellung • **III Umwelt, Ordnung, Sport**: Amt für Sport; Amt für Stadtgrün und Gewässer; Amt für Umweltschutz • **IV Kultur**: Volkshochschule, Städtische Bibliotheken • **V Jugend, Soziales, Gesundheit, Schule**: Gesundheitsamt; Sozialamt; AJFB; Beauftragte Senioren; Beauftragte für Menschen mit Behinderung, Selbsthilfekontakt- und Informationsstelle • **VI Stadtentwicklung, Bau**: Stadtplanungsamt, Amt für Wohnungsbauförderung und Stadterneuerung • **VII Wirtschaft, Arbeit**: Amt für Wirtschaftsförderung, Referat Beschäftigungspolitik	• DIE LINKE • SPD	• DIE GRÜNEN • CDU
	Krankenkassen	
	• AOK PLUS • IKK classic • BARMER • KNAPPSCHAFT • Techniker Krankenkasse	
	Hochschulen/Kommunal tätige Akteure	
	• HTWK Leipzig • Uni Kinderklinik (Projekt: GRÜNAU BEWEGT sich) • Stadtsportbund Leipzig • Sächsische Bildungsagentur • Jobcenter Leipzig	

Abb. 3 Mitglieder des Koordinierungskreises Gesundes Leipzig auf kommunaler Steuerungsebene. (Quelle: eigene Darstellung)

3.1 Koordinierungskreis „Gesundes Leipzig" (kommunale Steuerungsebene)

Aufgabe des zweimal jährlich tagenden Koordinierungskreises „Gesundes Leipzig" ist die Umsetzung des Health in All Policies-Ansatzes in der Stadt Leipzig. Das Gremium gibt wichtige strategische Zielsetzungen vor, die es in gemeinsam organisierten und durchgeführten Maßnahmen umzusetzen gilt. Dafür konnten auf freiwilliger Basis sukzessive Leitungspersonen aus der Stadtverwaltung (alle Dezernate außer Dezernat Finanzen) sowie von Stadtratsfraktionen, Krankenkassen, Hochschulen und weiteren kommunal tätigen Akteuren als feste Mitglieder gewonnen werden (siehe Abb. 3).

Die Sensibilisierung für ein gemeinsam geteiltes, ganzheitliches Gesundheitsverständnis im Rahmen der Etablierung des Koordinierungskreises und die Priorisierung gemeinsamer Arbeitsschwerpunkte ermöglichte es unter anderem, Gesundheit in einem ersten Schritt als Fachbeitrag im einem Entwicklungskonzept auf Stadtteilebene zu verankern. Später konnte Gesundheit unter der Befürwortung der verschiedenen Fachämter erstmals als Querschnittsthema im neuen integrierten Stadtentwicklungskonzept für ganz Leipzig festgeschrieben werden. Dies hat zur Folge, dass alle folgenden kommunalen Fachkonzepte und -planungen (von Wohnen über Sicherheit/Ordnung bis hin zur nachhaltigen Mobilität) nun per Stadtratsbeschluss Gesundheit bzw. Lebensqualität inhaltlich mitberücksichtigen sollen. Die verbesserte ressortübergreifende Zusammenarbeit spiegelt sich auch in der frühzeitigen Information und Einbeziehung anderer Fachämter und Akteure bei interdisziplinären Themenbereichen wider.

3.2 Verfügungsfonds Gesundheit (Stadtteil-Akteurs-Ebene)

Zum Aufbau selbsttragender Gesundheitsförderungsstrukturen auf Stadtteilebene wurden in deprivierten Quartieren in enger Kooperation mit den Quartiersmanagements (Gesundheits-)Netzwerke initiiert und begleitet. Dort werden lokale Bedarfe eruiert, die in passgenauen, beteiligungsorientierten gesundheitsförderlichen Projekten gemeinsam mit den Partnern vor Ort münden. Aufgrund der guten Erfahrungen ist Gesundheitsförderung mittlerweile ein fester Aufgabenbestandteil in verwaltungsseitigen Ausschreibungen für Quartiersmanagement.

Für die Umsetzung dieser (Mikro-)Projekte wurde ein von Krankenkassen poolfinanzierter „Verfügungsfonds Gesundheit" erprobt, der von der Koordinierungsstelle eigenständig verwaltet wird. Zur Begleitung des qualitätsgesicherten Fondsmanagements durch die Koordinierungsstelle wurde flankierend ein vierteljährlicher Qualitätszirkel mit den beteiligten Krankenkassen eingerichtet.

Der Fonds unterstützt Aktivitäten im Bereich Bewegung, Ernährung, Sucht und Training sozio-emotionaler Kompetenzen. Damit die Projekte dem Leitfaden Prävention der gesetzlichen Krankenkassen entsprechen, werden die lokalen Akteure durch die Koordinierungsstelle umfassend beraten und qualifiziert. Darüber hinaus erhalten die Antragstellenden Hilfe bei der Vermittlung zu zertifizierten Anbietern bzw. Kooperationspartnern vor Ort. Ein weiterer Schwerpunkt ist die Unterstützung bei der Akquise weiterer Fördermittel, um beispielsweise durch die Verschränkung mit Mitteln der Sozialen Stadt auch bauliche Rahmenbedingungen gesundheitsförderlich umgestalten zu können. Parallel informiert die Koordinierungsstelle mittels breiter Öffentlichkeitsarbeit über den Fonds und die geförderten Projekte (siehe Abb. 4).

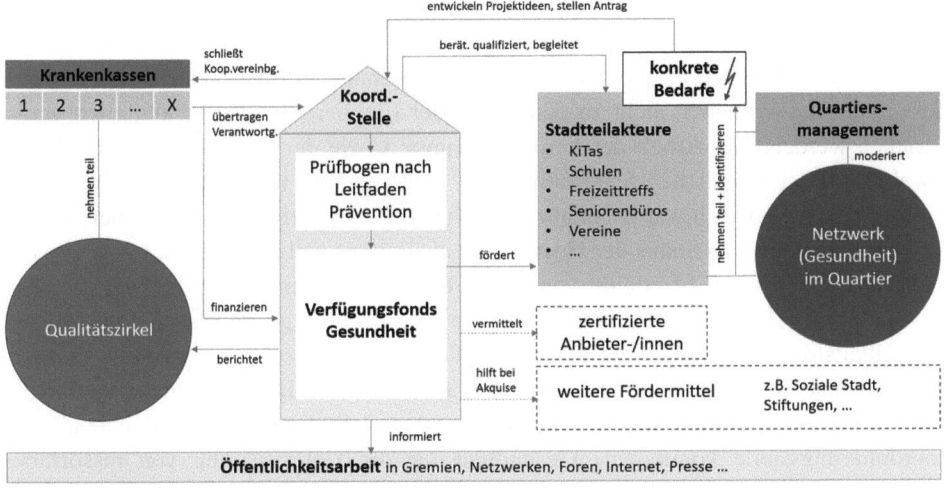

Abb. 4 Procedere zum Verfügungsfonds Gesundheit. (Quelle: eigene Darstellung)

Gestartet mit nur zwei beteiligten Krankenkassen, konnte dieses Format über eine Kooperationsvereinbarung mit nunmehr sechs gesetzlichen Krankenkassen (AOK PLUS, BARMER, IKK classic, KNAPPSCHAFT, KKH und TK) und einem jährlichen Gesamtvolumen von 22.900 € bis 2020 gesichert werden. Das Projekt ist unter dem Dach der sächsischen Landesrahmenvereinbarung zum Präventionsgesetz anerkannt.

3.3 Verknüpfung von kommunaler Steuerung und Stadtteil-Ebene (parallel tracking)

Aus den in quartiersbezogenen Gesundheitsnetzwerken bottom-up formulierten Bedarfen werden neben den Projekten einerseits zielgerichtete, gesundheitsbezogene Fortbildungen und Workshops durch die Koordinierungsstelle angeboten. Andererseits ist es der Koordinierungsstelle auch möglich, in ihrer Schnittstellenfunktion Bedarfe top-down in kommunale Fachplanungen wie Stadtteilentwicklungskonzepte oder beispielsweise ein Sportprogramm mit konkreten unterlegten Maßnahmen vor Ort einfließen zu lassen. Dies geschieht über die Teilnahme an dazu eingerichteten ämterübergreifenden Arbeitsgruppen.

4 Herausforderungen und Chancen

Der Etablierungsprozess der Koordinierungsstelle im Gesundheitsamt verlief insgesamt erfolgreich, jedoch nicht immer planmäßig und reibungslos. Die im Punkt 3 benannten divergenten Handlungslogiken wurden an Aushandlungsprozessen zwischen bürokratischem Verwaltungsgeschehen und einer ergebnisorientierten Projektarbeit deutlich und nahmen umfangreiche Ressourcen in Anspruch. Der Fortgang des Vorhabens war andauernd von langwierigen, juristischen und finanziellen Vertragsverhandlungen zwischen Krankenkassen, Kommune und Hochschule infrage gestellt, gleichzeitig musste, um das Vorhaben nicht zu gefährden, der Etablierungsprozess alltäglich vorangetrieben werden. Der Arbeit der Lenkungsgruppe sowie der Offenheit der Beteiligten, gewohnte und verlässliche Denkroutinen zu verlassen, ist hier eine hohe Bedeutung zuzuschreiben. Hilfreich war dabei auch die Nutzung von Verhandlungsoptionen, welche mit dem eher neutralen Status der Hochschule als Partner verbunden sind. In die Projektlaufzeit fiel ebenso die Migration von vielen Flüchtlingen im Jahr 2015, was die Stadt vor die Entscheidung stellte, neue Vorhaben und freiwillige Aufgaben, wie die der Gesundheitsförderung hinter die aktuellen Pflichtaufgaben zu stellen. Abhilfe schaffte einerseits eine krankenkassenseitige unbürokratische Umbuchung innerhalb des Finanzplans. Gleichwohl konnte andererseits genau eine solche Situation das Potenzial einer Koordinierungsstelle kommunale Gesundheit für die Unterstützung von ressortübergreifenden Lösungen im Migrationsthema aufzeigen – auch im Bereich Migration ist Gesundheit als Querschnittsthema mitzudenken.

Abschließend konnte eine unbefristete ganze Personalstelle in der Stabstelle Gesundheitsförderung des Gesundheitsamtes geschaffen werden. Vorteilhaft war hier weiterhin, dass durch eine etappenweise Angliederung der etablierten Stelle in der Stadtverwaltung, einhergehend mit einer sukzessiven Finanzverantwortung, einerseits die Kommune die Vorteile einer „risikofreien" externen Entwicklung, Erprobung und Prozessbegleitung für sich nutzen konnte. Dies wiederum war jedoch nur möglich, weil mit dem Bekenntnis der Stadt Leipzig zur Querschnittsaufgabe Gesundheit andererseits für die Krankenkassen die Voraussetzungen zur Projektförderung erfüllt waren.

Um Gesundheit als Querschnittsaufgabe im zentralen Strategiepapier verankern zu können, musste zunächst in vielzähligen Einzelgesprächen die Schnittstellen von Gesundheit zu anderen Planungsbereichen – insbesondere solchen, die nicht im Sozialressort verortet sind – herausgearbeitet und für den Mehrwert eines ganzheitlichen Gesundheitsverständnisses mit gemeinsamer Aufgabenbearbeitung sensibilisiert werden. Hier half die Reputation der an allen Gesprächen beteiligten Hochschule sowie deren neutrale Moderation des Koordinierungskreises mittels fachlicher Inputs und beteiligungsorientierter, wertschätzender Arbeitsweise.

Bei der Erprobung des Verfügungsfonds Gesundheit erwies sich die Zusammenarbeit mit den Krankenkassen als deutlich unkomplizierter als erwartet. Grund war deren Bereitschaft im Setting Kommune, den Wettbewerbscharakter nicht zu forcieren, sondern zusammenzuarbeiten. Die regelmäßigen Beratungen im Qualitätszirkel erleichtern die vertrauensvolle Zusammenarbeit und die Übertragung der Entscheidungsbefugnis an die Koordinierungsstelle. Während seitens der beteiligten Krankenkassen der Verfügungsfonds Gesundheit als ein sich bewährtes kommunales Steuerungsinstrument gesehen wird, sahen die Stadtteilakteure anfänglich vor allem ihre Hoffnungen enttäuscht, vorliegende Finanzierungsdefizite für praktische Maßnahmen, Einrichtungsgegenstände etc. über Krankenkassengelder ausgleichen zu können. Ohne die bereitgestellte engmaschige Beratung, Unterstützung und Lotsentätigkeit der Koordinierungsstelle wäre ihnen die Erfüllung der strengen Kriterien nach Leitfaden Prävention kaum möglich gewesen.[1] Als vorteilhaft erwies sich die Möglichkeit von Mischfinanzierungsmodellen, um partizipativ entwickelte Projektideen entlang der tatsächlichen Bedarfe umsetzen zu können – auch wenngleich dies aufwendig ist.

5 Erfahrungen

Der Aufbau kommunaler Gesundheitsförderungsstrukturen und Haltungen zur ressortübergreifenden Zusammenarbeit braucht nicht unerheblich Zeit (siehe Abb. 5) – diese Strukturen zu nutzen, um Gesundheit als Querschnittsaufgabe in der alltäglichen kommunalen Verwaltungspraxis zu leben, wiederum Kreativität und Flexibilität.

---

[1] Im Durchschnitt entfallen pro Einrichtung 3,2 Beratungen. Nur jede vierte Einrichtung stellt tatsächlich einen Projektantrag und jedes umgesetzte Projekt wird durch 4,6 Begleittermine betreut.

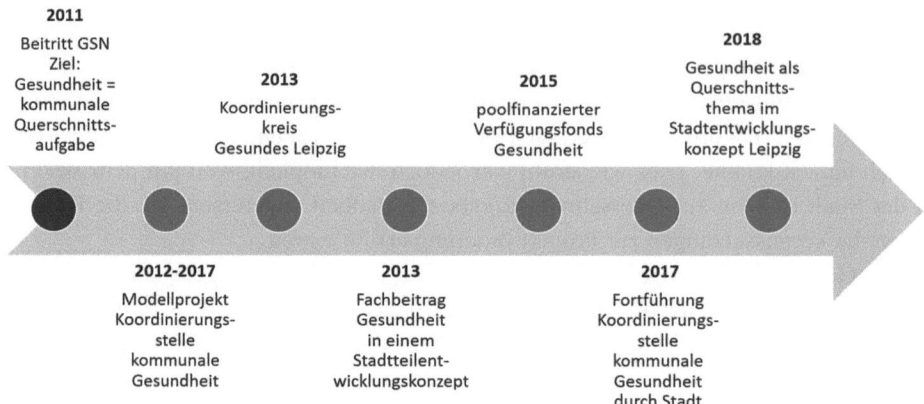

Abb. 5 Wichtigste Etappen im Etablierungsprozess. (Quelle: eigene Darstellung)

Bewährt haben sich dabei:

- das Zusammenarbeiten schlagkräftiger Kooperationspartner, die bereit sind, Zeit zu investieren, um die verschiedenen Handlungslogiken auszuloten, im Gespräch zu bleiben und immer wieder gemeinsam nach (unbürokratischen) Lösungen zu suchen,
- die frühzeitige Einbindung von Entscheidungspersonen bei der ressortübergreifenden Zusammenarbeit samt ausreichend Zeit zum Ausloten gemeinsamer Schnittstellen,
- eine Frustrationstoleranz, die auch Teillösungen hochgradig wertschätzt und kleine Projekterfolge feiert sowie
- eine Zusammenarbeit, die auch Spaß machen darf.

Ulrike Leistner Dr. phil., Diplom-Sozialarbeiterin/-pädagogin, ist Koordinatorin für kommunale Gesundheit am Gesundheitsamt der Stadt Leipzig. Zuvor war sie wissenschaftliche Mitarbeiterin in der Forschungsgruppe „Soziales und Gesundheit" an der Hochschule für Technik, Wirtschaft und Kultur Leipzig.

Karoline Schubert Dr. phil., ist Diplom-Soziologin und Leiterin der Stabsstelle für Gesundheitsförderung am Gesundheitsamt der Stadt Leipzig.

Astrid Sonntag Prof. Dr. rer. med., ist Diplom-Psychologin und Professorin für Psychologie mit dem Schwerpunkt Gesundheits- und Sozialpsychologie im Fachbereich Soziale Arbeit an der Hochschule für Technik, Wirtschaft und Kultur Leipzig. Sie lehrt und forscht u. a. zu Themen der Gesundheitsförderung in der Kommune sowie Evaluation.

Ämterübergreifende Zusammenarbeit in Kassel

Anja Starick, Katja Schöne und Sabine Schaub

1 Hintergrund

Zusammen mit den Städten Marburg und München nahm die Stadt Kassel von 2016 bis 2018 am *Pilotprojekt* „Umsetzung einer integrierten Strategie zu Umweltgerechtigkeit" teil. Das Projekt wurde im Auftrag des Umweltbundesamtes vom Deutschen Institut für Urbanistik (Difu) durchgeführt (siehe Beitrag von Bunge in diesem Band).

Hintergrund war eine schon lange intensive Arbeit der Stadt Kassel für eine „*Gesunde Stadt*" – eine Zielsetzung, die unter anderem in ihrem Zukunftsprogramm manifestiert ist und der sich die Stadt Kassel mit ihrer Mitgliedschaft im „Gesunde Städte-Netzwerk" verpflichtet hat (siehe Beitrag von Weth in diesem Band). Hierfür federführend ist das Dezernat V für „Jugend, Frauen, Gesundheit und Bildung", welches mit Maßnahmen der Gesundheitsförderung und zur Verbesserung der Gesundheitschancen den „Setting-" bzw. „Lebenswelt-Ansatz" verfolgt. Dieser Ansatz erfordert in der Praxis, so die frühe Erkenntnis der Dezernentin, unter anderem eine deutliche Stärkung verhältnispräventiver Strategien und Maßnahmen und mithin, die räumliche Dimension – namentlich die räumliche Planung – für die Gesundheitsförderung zu erschließen und Gesundheit zum integralen Bestandteil der Stadtentwicklung zu machen.

A. Starick (✉) · K. Schöne · S. Schaub
Stadt Kassel, Kassel, Deutschland
E-Mail: Anja.Starick@kassel.de

K. Schöne
E-Mail: Katja.Schoene@kassel.de

S. Schaub
E-Mail: Sabine.Schaub@kassel.de

Dies stieß auf fruchtbaren Boden im Dezernat VI für „Stadtentwicklung, Bauen und Umwelt[1]", welches unter seinem Dezernenten einen *integrierten Planungsansatz* verfolgt. Hier reifte die Erkenntnis, dass es im eigenen Selbstverständnis des Dezernates und namentlich im Interesse des Umwelt- und Gartenamtes sein muss,

- zunehmend komplexe Umweltbelange zu bündeln, um sie der Integration in andere Planungen besser verfügbar und damit auch wirkungsvoller zu machen,
- dafür perspektivisch eine prozessual angelegte, integrierte Umweltplanung aufzubauen, die auch soziale Belange stärker berücksichtigen sollte (siehe auch Starick 2015), sowie damit insbesondere auch
- Umweltbelange in ihren Funktionen für das menschliche Wohlbefinden konzeptionell explizit zu behandeln und neben verhältnis- auch verhaltensbezogene Ansätze in Konzepte zu integrieren.

Auf Grundlage dieser Erkenntnisse wurde Ende 2014 begonnen, die dezernatsübergreifende *Zusammenarbeit* zur „Gesunden Stadt" auf eine systematischere Ebene zu stellen und im Querschnitt der Verwaltung zu verankern. Hierfür bedurfte es eines gemeinsam definierten Handlungsfeldes, konkret eines gemeinsamen Begriffes mit analytischem und planerischem Potenzial. Den liefert in der Verknüpfung räumlicher und sozialer Ressourcen und Risiken der Begriff Umweltgerechtigkeit (Böhme et al. 2014).

Die Teilnahme am Pilotprojekt wurde als gemeinsame Möglichkeit erkannt, in diesem Handlungsfeld einen großen Schritt vorwärts zu kommen und die Voraussetzungen für eine *Verstetigung* zu schaffen.

2 Ziele und Ergebnisse

Konkret sollte die Teilnahme am Pilotprojekt genutzt werden, das Handlungsfeld inhaltlich zu strukturieren und die Grundlagen zu erarbeiten. Dazu gehörten:

- die Klärung des Begriffsverständnisses und die Integration in Steuerungsinstrumente
- gesamtstädtische Analysen
- die Übersetzung in Quartierskonzepte

Im *Ergebnis* einer intensiven Diskussion wurde in Kassel ein Verständnis von Umweltgerechtigkeit gewählt, das sich an die Definition des Difu (Böhme et al. 2015, S. 46 f.) anlehnt und sie – auf Anregung des Stadtplanungsamtes – um den Aspekt der Vorsorgegerechtigkeit erweitert. Nach der Prinzipientrias „vermeiden – vermindern –

---

[1] In der Organisation einer Verwaltung gibt es fortlaufend Änderungen. Verwendet wird hier die Organisationsstruktur zur Hauptzeit des Projektes.

ausgleichen" wird unter Vorsorgegerechtigkeit das gleichwertige Engagement zum Abbau von Umweltbelastungen und zur Kompensation von nicht abbaubaren Umweltbelastungen durch den Aufbau von Umweltressourcen verstanden. Explizit wurde auch festgehalten, Umweltgerechtigkeit dem ursprünglichen Sinn nach nicht nur als reines Analyse- sondern auch als Handlungsinstrument zu verstehen.

Das wichtigste sichtbare Ergebnis aus dem Projektzeitraum sind die vorläufig abgeschlossenen *gesamtstädtischen Analysen* der Mehrfachbelastungen. Dabei wurden in mehreren Schritten soziale Faktoren und Umweltfaktoren im Geoinformationssystem (GIS) abgebildet und miteinander aggregiert. Methodisch dienten die Handlungsempfehlungen des Difu als Richtschnur (Böhme et al. 2014). Im Ergebnis stehen Karten zu einzelnen Indikatoren der sozialen, der gesundheitlichen und der Umweltsituation, darauf aufbauend Karten zur sozialen Mehrfachdisposition („Sozialer Index") sowie zu „Mehrfachen Umweltbelastungen" (siehe Abb. 1). Aus deren Überlagerung wurden ebenjene Mehrfachbelastungen „Umweltsituation und Soziale Lage" ermittelt, denen man für Umweltgerechtigkeit spezifisch auf den Grund gehen will (Starick et al. 2018).

Die gesamtstädtischen Analysen sind Grundlage, um:

- Gebiete mit besonderem Handlungsbedarf zu identifizieren und
- gesamtstädtische Entwicklungen zu steuern.

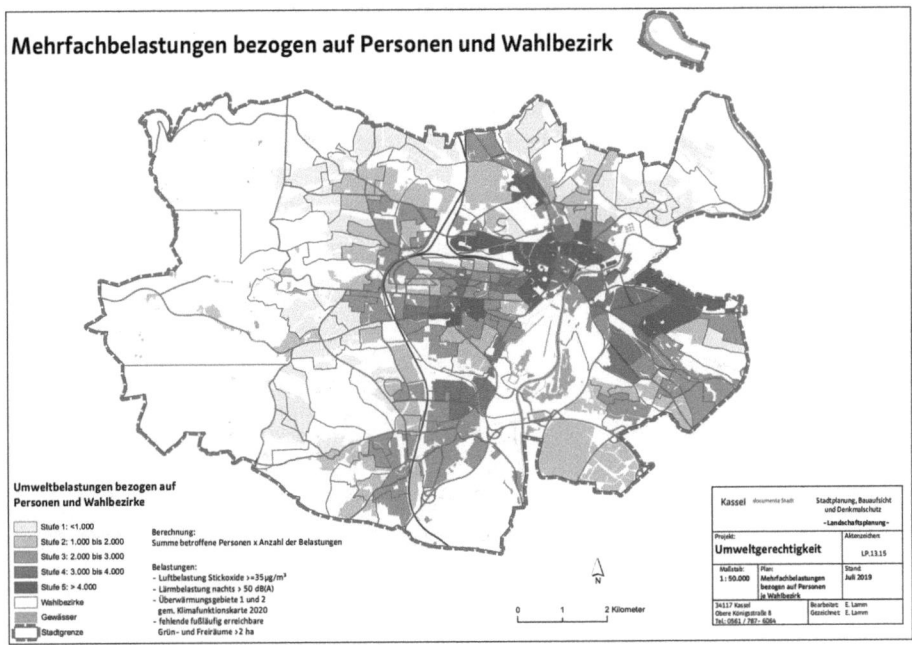

Abb. 1 Mehrfache Umweltbelastungen in der Stadt Kassel (Stadt Kassel, Amt für Stadtplanung, Bauaufsicht und Denkmalschutz, 2019)

Für Gebiete mit besonderem Handlungsbedarf sind in der Konsequenz *Quartierskonzepte* und Umsetzungsprozesse zur Verbesserung der Situation zu erarbeiten. In deren Ergebnis sollen Maßnahmen zum Abbau von Umwelt- und Gesundheitsbelastungen sowie zur Stärkung entsprechender Ressourcen stehen. Das können investive bzw. verhältnisbezogene oder nicht-investive verhaltensbezogene Maßnahmen sein.

Im Projekt wurden erste Ansätze für ein Quartierskonzept am Beispiel des Stadtteils Unterneustadt erprobt – wenngleich nicht abgeschlossen. Vielmehr besteht im Ergebnis noch erheblicher Klärungsbedarf, wie derartige Quartierskonzepte im Sinne z. B. eines Fachbeitrags Umweltgerechtigkeit grundsätzlich angelegt sein können (Starick et al. 2018).

Parallel dazu sind Erkenntnisse aus der gesamtstädtischen Analyse in vorhandene und laufende *Planungen und Instrumente* zu integrieren. Umgekehrt werden Aspekte von Umweltgerechtigkeit, wie z. B. die Verteilungsgerechtigkeit, zunehmend in laufende Fachplanungen eingestellt (Starick et al. 2018). Beispiele, in denen dies schon geschehen ist, sind die Lärmaktionsplanung, die Spielflächenbedarfsplanung oder das Freiraumstrukturkonzept Kasseler Osten.

3 Aktivitäten

Ausgangspunkt und Rückgrat der Aktivitäten war und ist die Konstitution einer *Projektgruppe* im Verwaltungsquerschnitt. Dies mag unspektakulär erscheinen, ist aber essenziell: im Sinne der Aufgabe – Umweltgerechtigkeit ist ein Querschnittsthema – aber auch im Sinne der Aufgabenerledigung. Nur so konnten die Ressourcen für das Projekt generiert werden. Zusätzliche Personal- oder Finanzressourcen gab es zunächst nicht.

In die Projektgruppe bringen die Fachämter ihre jeweilige Expertise ein, bearbeiten Teilfragestellungen und vertreten ihre jeweiligen Belange. Bislang sind neun Fachämter an der Projektgruppe beteiligt (siehe Abb. 2) – sowie die zwei Dezernenten der

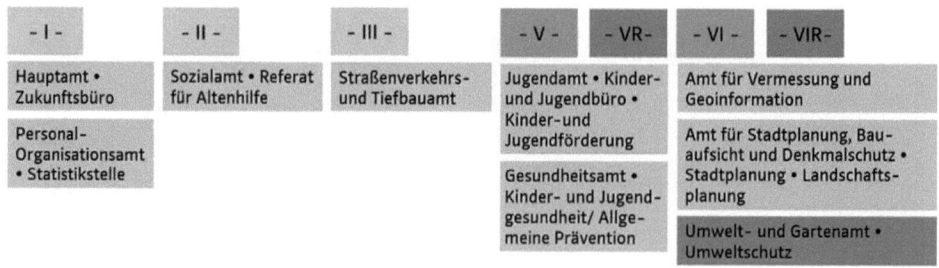

Abb. 2 Zusammensetzung der Projektgruppe (die römischen Ziffern nummerieren die Dezernate, R steht für Referentin; eigene Abbildung). Insgesamt wirkten bislang über 25 Mitarbeiter*innen der Stadt Kassel an dem Projekt mit

Dezernate (siehe Hintergrund). Federführend ist das Umwelt- und Gartenamt. Deutlich unterstützt wurde es durch die Referentinnen der initiierenden Dezernate. Ganz wichtige Schnittstellen naehmen das Amt für Vermessung und Geoinformation sowie die Statistikstelle wahr.

Wegen der Breite des Themas wurden analog zu den drei Teilzielen des Pilotprojektes (siehe Ziele und Ergebnisse) drei *Unter-Arbeitsgruppen* gebildet, die in kleiner Runde gearbeitet haben, bevor in großer Runde reflektiert wurde. Dabei waren die Grenzen zwischen den AGs nicht statisch, ihre Zusammensetzung und ihre Aufgaben wurden situativ flexibel gehandhabt.

Zeitlich und inhaltlich wurde die Arbeit im Pilotprojekt durch – insgesamt sieben – Workshops der Projektgruppe strukturiert. Die Workshops wurden gemeinsam mit dem *Difu* vorbereitet, das die Workshops auch moderierte, mit Hintergrundwissen anreicherte, dokumentierte und auswertete. Darüber hinaus organisierte das Difu mindestens ebenso wertvolle Erfahrungsaustausche zwischen den drei Pilotkommunen und sorgte für die Einbindung der kommunalen Arbeit in den fachpolitischen Diskurs (Böhme et al. 2019). Im Ergebnis dieser Arbeit entwickelte das Difu unter anderem auch die „Toolbox Umweltgerechtigkeit" als Online-Informationsplattform für Kommunen (https://toolbox-umweltgerechtigkeit.de). Andere Akteure waren an dem Pilotprojekt in Kassel nicht beteiligt – und dies bewusst. Zwar ist eine Diskussion in der *Stadtpolitik* und eine Beteiligung der *Stadtgesellschaft* unabdingbarer Bestandteil von Umweltgerechtigkeit. Den Ressourcen nach, vor allem aber in der Überzeugung, dass es ein so komplexes und vermeintlich abstraktes Thema zunächst grundlegend aufzubereiten gilt, um danach in einen strukturierten Diskurs zu treten, wurde dies jedoch nicht als kluger erster Schritt gesehen.

Im Anschluss an das Pilotprojekt findet nunmehr zunächst die Diskussion in der Fachöffentlichkeit und Stadtpolitik statt. Als nächster Schritt sind ein politischer Grundsatzbeschluss und die personelle Verstetigung der Aufgabenwahrnehmung anvisiert.

4   Erfahrungen

Wenn sich eine Kommune für mehr Umweltgerechtigkeit engagieren will, so bestätigt es sich auch im Rückblick als wichtig, dass sie sich für einen interdisziplinären und diskursiven Prozess, der in wechselnden Geschwindigkeiten verläuft, gut aufstellt – im eigenen Selbstverständnis wie auch in ihrer Organisation.

Herausforderungen sind einem solchen Prozess wesensimmanent. Wesentlich betreffen sie z. B. Unterschiede in der Sprache und in der Arbeitsweise der Fachdisziplinen – die überbrückt, nicht aber abgeschafft werden können und sollen. Eine sehr praktische Herausforderung ist darüber hinaus, dass – entgegen der Ideale eines guten Projektmanagements – die Teilnehmenden in der Regel nicht mit einem bestimmten Zeitkontingent kontinuierlich für ein derartiges Querschnittsprojekt zur Verfügung stehen.

Flexibilität, die der Prozess deshalb per se erfordert, wird durch eine stabile Grundstruktur ermöglicht.

Für die *Stabilität* ist es gut, früh die verlässliche Zusammenarbeit im Verwaltungsquerschnitt herzustellen.

Die Organisation einer Stadtverwaltung kann Querschnittsarbeit befördern oder behindern. Mit einer typischen Linienorganisation stellt eine Stadtverwaltung die Disziplinarität sicher, die Voraussetzung für *Interdisziplinarität* ist. Gleichwohl ist es damit eine Herausforderung, interdisziplinäre Zusammenarbeit über die Ressortgrenzen hinweg herzustellen. Die Stadt Kassel hat hierfür gute Voraussetzungen u. a. durch Regelungen in der Allgemeinen Geschäfts- und Dienstanweisung geschaffen (Benedix und Bieker 2009), welche die Einrichtung von dezernats- und ämterübergreifenden Projekt- oder Arbeitsgruppen explizit fördern. Mittlerweile hat die Stadt darin eine gute Übung, sodass *Gruppen* ohne viel Aufsehen ins Leben gerufen werden können. Wichtiger als die Repräsentanz aller tangierten Fachbereiche und unabhängig von der Hierarchieebene kristallisiert sich mit Blick auf eine Ergebnisorientierung als Erfolgsfaktor die Beteiligung von Kolleg*innen heraus, die im Querschnitt denken und zugleich Expert*innen ihres Faches sind – die bereit sind, einen Beitrag zu leisten – und für die im günstigen Falle ein besonderer Möglichkeitsraum entsteht, ihre Fähigkeiten zu zeigen und zu entfalten. Die Existenz von Möglichkeitsräumen wird durch weiche Faktoren stark beeinflusst. So stifteten im Falle des Pilotprojektes die Präsenz und Teilhabe der Dezernenten an den Projektgruppen Bedeutung, wirkten motivierend und vermittelten Wertschätzung (Böhme et al. 2019).

Stabilität entsteht auch, wenn es gelingt, schnell erste Teilergebnisse zu erzielen, die sich von Anbeginn an in eine zielführende Struktur der Ergebnisdokumentation einfügen und die weitere Richtung weisen. In der Stadt Kassel etabliert sich hier zunehmend ein Verständnis von *Planung als Prozess* anstelle statischer Pläne. Wichtige Hilfsmittel im Pilotprojekt waren die schnellen GIS-gestützten Teilanalysen, die im Intranet über das Kasseler Stadtinformationssystem KASIS jederzeit interaktiv einsehbar waren, sowie die mit Projektfortschritt laufende Fortschreibung des Projektberichtes, der in einem Share Point für alle zugänglich war.

Aus Stabilität entsteht ein Prozess, wenn alle Teilnehmenden den *gemeinsamen Mehrwert* zusammen erkennen.

Erkannt wurde der Mehrwert, der entsteht, wenn durch Identifikation der relevanten Kriterien, ihre Analyse im GIS und durch planerische Ableitung von Handlungsoptionen auf dieser Basis systematisch *Entscheidungsgrundlagen* für soziale und gesundheitsbezogene Fragen raumbezogener Entwicklungen bereitgestellt werden. Damit werden die Möglichkeiten, interdisziplinäre und politische Diskurse entsprechend zu strukturieren, beträchtlich erweitert. Neben der Anwendung in Fachplanungen mit direktem Bezug zu Umweltgerechtigkeit (siehe Ziele und Ergebnisse) ist eine daraus resultierende Folgeanwendung z. B. auch eine entsprechend angelegte Standortplanung für Kitas.

Unabhängig vom theoretischen Verständnis war darüber hinaus die „leibliche" Erfahrung des Mehrwertes durchtragend, der aus dem Zusammenbringen der verschiedenen Fachbelange für eine *integrierte Stadtentwicklung* entsteht. Wechselseitig war zudem die Erkenntnis vom Nutzen der planenden Disziplinen für soziale und gesundheitsbezogene Fragen. Ihre Lösung liegt auch in einer stärker bedarfs- und handlungsbezogen räumlichen Planung mit Relevanz für die Lebensrealität der Menschen und in einer Schärfung des Blicks darauf, dass Gesundheitsschutz – auch – Umweltschutz ist. Diese Haltung gilt es in der weiteren praktischen Implementierung fortzutragen.

Letztlich und nicht unbedeutend lebte der Prozess auch von der Freude, sich auf *Neues* einzulassen und Neues auf die Beine zu stellen. Dabei zeigt sich: Stadtverwaltungen haben die Kompetenzen und die Mittel, komplexe Fragen wie die nach Umweltgerechtigkeit aufzuschlüsseln und praktisch mit Leben zu füllen. Wesentliche Voraussetzung ist die Bereitschaft, Altes neu zu denken. Es lohnt sich!

Literatur

Benedix, J., & Bieker, U. (2009). Herausforderungen mit neuen Organisationsformen meistern. Strategisches Management fachübergreifender Aufgaben der Stadt Kassel. *Innovative Verwaltung, 11/12-2009*.

Böhme, C., Franke, T. & Preuß, T. (2019). Umsetzung einer integrierten Strategie zu Umweltgerechtigkeit – Pilotprojekt in deutschen Kommunen; Abschlussbericht. Umwelt & Gesundheit, 02-2019.

Böhme, C., Preuß, T., Bunzel, A., Reimann, B., Landua, D., & Seidel-Schulze, A. (2014). Umweltgerechtigkeit im städtischen Raum. Strategien und Maßnahmen zur Minderung sozial ungleich verteilter Umweltbelastungen. Difu-Papers, 11-2014.

Böhme, C., Preuß, T., Bunzel, A., Reimann, A., Seidel-Schulze, A., & Landua, D. (2015). Umweltgerechtigkeit im städtischen Raum – Entwicklung von praxistauglichen Strategien und Maßnahmen zur Minderung sozial ungleich verteilter Umweltbelastungen. Umwelt & Gesundheit, 01-2015.

Difu Deutsches Institut für Urbanistik gGmbH (Hrsg.). (2019). Toolbox Umweltgerechtigkeit. https://toolbox-umweltgerechtigkeit.de.

Starick, A. (2015). Kulturelle Werte von Landschaft als Gegenstand der Landschaftsplanung. *Dissertation an der TU Dresden, Institut für Landschaftsarchitektur*. Dresden.

Starick, A., Schöne, K., Schaub, S., & Rus, S. (2018). Umweltgerechtes Kassel. *landschaftsarchitekten, 4-2018* (S. 16–18).

Anja Starick leitet nach mehreren anderen beruflichen Stationen seit 2016 das Umwelt- und Gartenamt der Stadt Kassel. Sie hat Landschaftsarchitektur studiert und zu kulturellen Werten von Landschaft promoviert.

Katja Schöne ist Sozialwissenschaftlerin und leitet die Abteilung Bildungsmanagement und Integration im Amt für Schule und Bildung der Stadt Kassel. Von 2006 bis 2019 war sie als Referentin im Dezernat für Jugend, Frauen, Gesundheit und Bildung tätig.

Sabine Schaub ist Referentin im Dezernat für Stadtentwicklung, Bauen und Umwelt der Stadt Kassel. Als Architektin/ Stadtplanerin liegt ihr Tätigkeitsschwerpunkt in der Integrierten Stadtentwicklungsplanung.

Der „Aktionsplan für ein Gesundes Aufwachsen in Berlin-Mitte" als Umsetzungsstrategie für die bezirklichen Ziele zur Kindergesundheit

Tobias Prey

1 Ausgangssituation und Projektidee

Der Berliner Bezirk Mitte ist geprägt durch seine starke Heterogenität. Neben dem Regierungsviertel rund um die alte Stadtmitte weist der Bezirk in den ehemaligen Arbeitervierteln Wedding und Moabit Quartiere auf, die aufgrund hoher Raten von Arbeitslosigkeit oder Transferleistungsbezug sowie niedriger Einkommen eine vergleichsweise ungünstige Sozialstruktur aufweisen. Korrespondierend dazu weisen diese Gebiete auch eine deutlich überdurchschnittliche Rate gesundheitlicher Belastungen auf. Die Einschulungsuntersuchungen belegen z. B. bis zu doppelt so hohe Anteile an Kindern mit Übergewicht, 1,5-fach erhöhte Anteile an Kindern mit auffälliger Visuomotorik oder auch mit Sprachdefiziten, verglichen mit dem Berliner Durchschnitt.

Da die Bevölkerung in Berlin-Mitte im Berliner Durchschnitt vergleichsweise „jung" ist, wurde der Themenschwerpunkt für das Arbeitsgebiet Gesundheitsförderung auf die Lebensphase „Gesund aufwachsen" gelegt. Zunächst gab es eine längere Phase breitgefächerter und eher unzusammenhängender Einzelaktivitäten, die im Wesentlichen gestützt waren auf die Realisierung von Projekten im Rahmen von Förderprogrammen, die geeignete Schnittstellen auch zum Themenfeld Gesundheit aufweisen, wie Arbeitsmarktförderprogramme oder das Programm „Soziale Stadt". 2008 wurde zur Integration dieser Aktivitäten und zur stärkeren Einbindung aller relevanten Ressorts ein Strukturkonzept verabschiedet. Mit diesem Strukturkonzept wurde für die Mitgliedschaft des Bezirks im deutschen Gesunde Städte-Netzwerk eine Rahmenstrategie formuliert, an der sich die gesundheitsförderlichen Aktivitäten zu orientieren hatten. Auf die damals noch im Entwicklungsprozess befindliche ressortübergreifende Vereinheitlichung der Sozial-

T. Prey (✉)
Bezirksamt Mitte von Berlin, Gesundheitsamt, Berlin, Deutschland
E-Mail: tobias.prey@ba-mitte.berlin.de

raumorientierung konnte im Strukturkonzept selbst noch nicht detailliert eingegangen werden. Ein entsprechendes Konzept, das die Aktivitäten aller Ressorts – und somit auch die gesundheitsbezogenen – einschloss, wurde jedoch zwei Jahre später verabschiedet.

Dem Strukturkonzept entsprechend wurden 2010 bezirkliche Gesundheitsziele zur Kindergesundheit durch das Bezirksamt verabschiedet. Hierfür wurden die Handlungsfelder der Berliner Landesgesundheitsziele – Ernährung, Bewegung, Sprachentwicklung – übernommen und um das Handlungsfeld „Gesunde und gewaltfreie psychische Entwicklung" ergänzt. Eine Verabschiedung eigener Ziele auf bezirklicher Ebene erschien angesichts der stark überwiegenden Ergebnisorientierung der Landesgesundheitsziele sinnvoll. Diese ergebnisbezogenen Zielvorgaben (z. B. „Der Anteil der Kinder mit Normalgewicht ist erhöht.") umfassen derart viele Einflussfaktoren, dass ein realistischer Versuch der Steuerung zumindest Gestaltungskompetenzen für Infrastruktur (z. B. Qualitätsentwicklung für Tageseinrichtungen) erfordert, die auf Gesamtberliner Ebene angesiedelt sind. Mit den Steuerungsmöglichkeiten der bezirklichen Ebene wäre das Erreichen dieser Ziele nicht mehr realistisch zu verfolgen gewesen. Stattdessen wurde bei den bezirklichen Zielen eine starke Fokussierung auf Struktur- und Prozessziele vorgenommen.

Seit der Verabschiedung der Ziele wurde eine Vielzahl an Maßnahmen in diesem Zielekontext umgesetzt. Auch hier wurde auf die bislang eingesetzte Strategie zurückgegriffen, Förderprogramme entsprechend anzuwenden und sie nunmehr im Kontext der Gesundheitsziele zu verorten. Nebenher konnten vereinzelt auch Maßnahmen im Rahmen des bestehenden Verwaltungshandelns realisiert werden. Die Revision des Gesundheitszielprozesses 2015 machte jedoch deutlich, dass bei aller erfreulichen Breite der in Angriff genommenen Projekte die Frage der nachhaltigen Absicherung der Ergebnisse unbefriedigend blieb. Erstmalig konnten im folgenden Haushalt als Reaktion darauf bezirkliche Eigenmittel in überschaubarem Umfang für die Realisierung förderprogrammunabhängiger Maßnahmen bereitgestellt werden. Aufbauend auf diesen ersten Erfahrungen wurde als ressortübergreifende Gemeinschaftsinitiative der Gesundheits- und der Jugendverwaltung die Frage im gesamten Bezirksamt diskutiert, welche vorrangigen Anstrengungen aus Sicht eines jeden beteiligten Ressorts zu unternehmen wären, um der Umsetzung der bezirklichen Gesundheitsziele näherzukommen. Leitgedanke war hierbei, der Idee des im Grundsatz investiven Charakters von Gesundheitsförderung Rechnung zu tragen. Gesundheitsförderung sollte nicht nur als eine Aufgabe der kommunalen Daseinsvorsorge zur Stärkung von Gesundheit und Wohlbefinden insbesondere auch der gesundheitlich benachteiligten Bevölkerung begriffen werden. Darüber hinaus kann sie auf lange Sicht durch den Wegfall von Kosten, die bei Ausbleiben einer frühzeitigen Unterstützung anfallen werden (vgl. z. B. NZFH 2011), zu einer finanziellen Entlastung beitragen.

Die hierzu im Dezember 2017 durchgeführte Klausurtagung des Bezirksamtes brachte einen Katalog entsprechender Schwerpunktmaßnahmen zutage, der im Folgenden im Rahmen der bezirklichen ressortübergreifenden AG zur Sozialraumorientierung noch detailliert und konkretisiert wurde. Darüber hinaus wurden die einzelnen Maßnahmen mit den abzuschätzenden Kosten beziffert, mit denen im Falle einer Realisierung der Maßnahmen zu rechnen wäre.

Der sich hieraus ergebende „Aktionsplan für ein Gesundes Aufwachsen in Berlin-Mitte" wurde als Umsetzungsstrategie zu den bezirklichen Gesundheitszielen schließlich im August 2018 vom Bezirksamt einstimmig verabschiedet und der Bezirksverordnetenversammlung zur Kenntnis gegeben. In der Einleitung des Aktionsplanes heißt es unter anderem:

> „Das Bezirksamt beschließt den nachfolgend ausgeführten „Aktionsplan für Gesundes aufwachsen in Mitte". Es wird damit dem politischen Gestaltungsauftrag gerecht, der mit den bezirklichen Gesundheitszielen zur Kindergesundheit benannt worden ist, und schafft mit den Schwerpunktmaßnahmen die politischen Rahmenbedingungen für die Zielerreichung.
>
> Der Bezirk strebt an, im Rahmen der künftigen Haushaltsaufstellungen sowie ggf. unter Einbeziehung entsprechender Drittmittel die nachstehend aufgeführten Mittel abzusichern und die genannten Schwerpunktmaßnahmen umzusetzen.
>
> Die Schwerpunktmaßnahmen stellen die zentralen Maßnahmen dar, die erforderlich sind, um die Gesundheitsziele fundiert zu erreichen und nachhaltig zu sichern. […]"

Die Realisierung der dort beschriebenen Schwerpunktmaßnahmen soll gemäß Beschluss mit hoher Priorität verfolgt werden, kann aber selbstverständlich erst bei gesicherter Finanzierung begonnen werden. Bei den Beratungen zum Doppelhaushalt 2020/2021 zeichnet sich derzeit ab, dass zwar nicht sämtliche Maßnahmen mit zusätzlichem Finanzierungsbedarf in den Haushalt übernommen werden können, jedoch ein großer Teil mit einem Finanzvolumen von voraussichtlich insgesamt ca. 500.000 €.

Auch wenn das Endergebnis noch nicht feststeht und voraussichtlich den Maßnahmenkatalog nicht in vollem Umfang wird abbilden können, sprechen zumindest drei Aspekte dafür, das bis jetzt Erreichte in seinem Nutzen für die Umsetzung einer gesundheitsfördernden Gesamtpolitik bereits zu betrachten:

Zum einen ist der Bezirk Mitte – anders als über viele Jahre hinweg – erst seit wenigen Jahren nicht mehr in den Erfordernissen akuter Haushaltskonsolidierung gefangen. Ein derartiger Zustand hätte selbst bei wohlmeinender Würdigung des investiven Charakters von Gesundheitsförderung keinerlei finanziellen Spielraum für ein Maßnahmenpaket wie das hier beschriebene gelassen. Vor diesem Hintergrund wäre die Verabschiedung eines solchen Aktionsplanes bereits an den Rahmenbedingungen gescheitert. Die gegenwärtige Haushaltslage lässt – selbst bei fortdauerndem Gebot zu äußerster Sparsamkeit – die begründete Hoffnung zu, dass dem Aktionsplan immerhin ein Teil der gestaltenden Funktion zukommen kann, für die er aufgestellt worden ist.

Zum anderen stellt der bis zum jetzigen Zeitpunkt gediehene Prozess auch unabhängig vom konkreten Grad der kurzfristigen Realisierbarkeit der Maßnahmen einen Wert dar, indem er Aussagen zur Priorität und zum voraussichtlichen Finanzbedarf trifft, die auch für künftige Haushaltsjahre noch ihre Gültigkeit bewahren und damit bei allen Gelegenheiten weiterhin in die Diskussionen um Mitteleinsätze einzubeziehen sein werden.

Zum dritten ist mit dem Aktionsplan erstmalig eine Konkretisierung der durch die unterschiedlichen Ressorts vorzunehmenden politischen Schwerpunktsetzungen zur Annäherung an die Gesundheitsziele beschrieben worden und damit eine strategische Basis für ein Verständnis von Health in All Policies festgehalten worden, die über ein allgemein gehaltenes Einfordern ressortübergreifender Anstrengungen hinausgeht. Diese Basis ermöglicht es, den abstrakten Anspruch „gesundheitsfördernder Gesamtpolitik" beschreibbar und erfahrbar zu machen und ihn dadurch in der politischen Kultur im Bezirk etablieren und als Gestaltungsangebot immer wieder unterbreiten zu können.

2 Ziele und Aktivitäten

Die dem Aktionsplan zugrundeliegenden bezirklichen Gesundheitsziele (Bezirksamt Mitte von Berlin 2016) wurden zunächst, wie bereits erwähnt, zu den Handlungsfeldern Bewegung, Ernährung, Sprachentwicklung sowie gesunde und gewaltfreie psychische Entwicklung aufgestellt. Als ein Ergebnis der Revision 2015 wurde das Thema der Sprachentwicklung aus dem Gesundheitszielekontext herausgelöst, da zwischenzeitlich mit dem bezirklichen Sprachförderzentrum eine eigene ressortübergreifende Institution speziell zur Bearbeitung dieser Querschnittsaufgabe gebildet worden war und die Verfolgung des Themas im Rahmen der Gesundheitsziele als eine Doppelung der Strategien des Sprachförderzentrums erschien. Den handlungsfeldbezogenen Zielen wurde ein allgemeines Ziel vorangestellt, in dem zum einen eine organisatorische Orientierung auf die vorrangige Unterstützung von Einrichtungen bei der Entwicklung der Gesundheitsthemen, zum anderen eine strategische Orientierung an der Unterstützung der Eltern in ihrer Erziehungs- und Gesundheitskompetenz festgehalten wird. Im Rahmen der Revision wurden in prozessbegleitenden Fachforen zu den einzelnen Zielen außerdem noch Handlungsempfehlungen ausgesprochen, deren Verfolgung zum Abschluss der Revision ebenfalls vom Bezirksamt beschlossen wurde.

Der Aktionsplan orientiert sich in seiner Struktur vollständig an den Zielen und Handlungsempfehlungen. In ihm sind 26 Einzelmaßnahmen zusammengefasst. So geht es hier beispielsweise um die Einrichtung eines Familien-Servicebüros, die Ausweitung der sogenannten „Ersthausbesuche" bei Eltern von Neugeborenen, die gezielte Unterstützung bei der Entwicklung partizipativer Verfahren, die auch schwer erreichbare Zielgruppen einbeziehen, die Absicherung der vom Bezirk aufgebrachten Mittel für die Frühen Hilfen. Im Handlungsfeld Bewegung wird z. B. die Finanzierung der „KiezSportLotsin" oder die flächendeckende Ausweitung der Winter-Spiel- und Bewegungsangebote für Familien aufgeführt. Zur Sicherstellung der Freiflächen im öffentlichen Raum werden die Instrumente der Freiraum-Versorgungsanalyse und der Spielplatzentwicklungsplanung angewandt. Ebenfalls wird die Absicherung des Mitteleinsatzes für die Spielflächenunterhaltung benannt. Im Handlungsfeld Ernährung wird unter anderem eine Stärkung der Themen „Gesunde Ernährung" und „Stillberatung" im Rahmen der Frühen Hilfen angestrebt. Um dem Thema Ernährung auch einrichtungsübergreifend begegnen zu können, wird eine längerfristige, bezirksweite, multimodale Kampagne angestrebt. Im Handlungsfeld „gesunde und gewaltfreie psychische Entwicklung" schließlich sind Maßnahmen wie etwa die Regelfinanzierung der „Kiezmütter" oder der „Schreibabyambulanz" sowie die Absicherung der Förderung von Ehrenamtsprojekten zur Entlastung von Alleinerziehenden oder auch Eltern mit psychischen Erkrankungen benannt.

Nicht alle Maßnahmen sind zwangsläufig mit zusätzlichen Kosten für den Bezirk verbunden. Mittel für den Schulneubau werden beispielsweise durch das Land Berlin bereitgestellt. Hier kann der Bezirk anstreben, im Rahmen der Baumaßnahmen beispielsweise auf die konsequente Realisierung von neu zu errichtenden Sporthallen als Doppelsporthallen oder die Integration von Zahnputzzeilen Einfluss zu nehmen. Zur Finanzierung der Kiezmütter bestehen derzeit ebenfalls Überlegungen auf Landesebene – in diesem Fall wäre eine bezirkliche Finanzierung obsolet. Andere Maßnahmen können im Rahmen des Verwaltungshandelns mit den vorhandenen Kapazitäten umgesetzt werden.

Für einen Teil der beschriebenen Maßnahmen sind jedoch weder anderweitige Finanzierungen in Sicht noch können sie im Rahmen der vorhandenen Kapazitäten umgesetzt werden. Diese Maßnahmen sind – soweit abschätzbar – im Aktionsplan mit einem voraussichtlichen Finanzbedarf beziffert, der nunmehr in den Haushaltsberatungen zur Diskussion steht. Die Herausforderung besteht darin, dass es sich bei den Maßnahmen des Aktionsplanes nicht um gesetzliche Pflichtaufgaben handelt. Jede zustande kommende Finanzierung würde somit im Rahmen einer ausdrücklichen politischen Prioritätensetzung erfolgen.

Andererseits wird jede zustande kommende Finanzierung einen Quantensprung in der jeweiligen Maßnahmengestaltung bedeuten, da der gegenwärtige Alltag eben geprägt ist von den typischen Diskontinuitäten, die mit der Projektfinanzierung einhergehen. Selbst wenn die einmalige Verankerung im Haushalt noch keine Gewähr für eine dauerhafte Förderung darstellt, steigen die Chancen für eine Berücksichtigung auch in kommenden Haushaltsaufstellungen doch. Dem Anspruch an eine gesundheitsgerechtere Gestaltung der Lebenswelten ist anders als durch die nachhaltige Absicherung für notwendig erachteter Maßnahmen aber auch gar nicht nachzukommen.

3 Erfahrungen: Wie können erfolgreiche Kooperationen über Ressortgrenzen hinweg gelingen?

Der lange Weg von der Verabschiedung des Strukturkonzeptes zum Aktionsplan über zehn Jahre lässt deutlich werden, dass beim Formulieren und Einbringen von Erfordernissen aus Sicht der Gesundheitsförderung vor allem Beharrlichkeit vonnöten ist. Im

Austausch mit den unterschiedlichen Fachressorts wird rasch deutlich, dass fachlich auseinandergehende Meinungen über den Gesundheitsbezug des jeweiligen Ressorts nicht das eigentliche Problem darstellen. Der Einfluss der eigenen Arbeit auf die gesundheitliche Situation der Bevölkerung beziehungsweise einzelner Gruppen der Bevölkerung wird im Wesentlichen anerkannt. Dass sich an bestehenden Rahmenbedingungen trotzdem oft so wenig in Richtung einer größeren gesundheitlichen Chancengleichheit ändert, liegt in erster Linie an fehlenden Kapazitäten in den Ressorts, die als notwendig erkannten Bedingungen herstellen zu können. Insofern bleibt es eine Aufgabe für Gesundheitsförderung, diesen Umstand innerhalb der Verwaltung und gegenüber Politik immer wieder erneut zu thematisieren. Ebenso bleibt es eine Aufgabe, Chancen für Verbesserungen zu verfolgen und deren Verwirklichung anzuregen, wenn sich die Möglichkeit dafür bietet. Das kurzfristige Abarbeiten beispielsweise von Jahresschwerpunkten wird vielfach der Komplexität der Herausforderungen nicht gerecht. Das Bedingungsgefüge gesundheitlicher Ungleichheit (hinter dem ja eben vor allem auch soziale Ungleichheit steht) ist viel zu sehr in die Lebensverhältnisse und Biographien der Betroffenen eingewoben, als dass zu erwarten wäre, mit einfachen und kurzfristigen Interventionen zu entscheidenden Erfolgen kommen zu können.

Auch die Kooperation mit den unterschiedlichen Fachressorts benötigt Zeit für ihre Entwicklung. Jedes Ressort hat einen umfangreich gefüllten Aufgabenkatalog an regelmäßig zu erbringenden Pflichtaufgaben. Berührungspunkte zum Thema Gesundheit kommen hier explizit oft überhaupt nicht oder nur am Rande vor. Die Bereitschaft, zusätzliche Aufgaben anzugehen, die nicht im Kernbereich des Aufgabenspektrums liegen, ist nachvollziehbar zurückhaltend. Dabei mangelt es nicht an der Akzeptanz, die gesundheitlichen Bezüge zum eigenen Ressorthandeln nachzuvollziehen. Diese ist, wie schon gesagt, vielfach gegeben. Allein aus dieser Einsicht erwachsen aber eben weder automatisch zusätzliche Ressourcen noch veränderte Handlungsoptionen. Dies ist ein Prozess, der neben einer geeigneten Kooperationsstruktur auch Zeit benötigt, um ein wechselseitiges Verständnis für die jeweils andere Handlungslogik entwickeln zu können und auf dieser Basis dann schließlich zu gemeinsamen Strategien für die Formulierung einer veränderten Aufgabenwahrnehmung zu gelangen.

Strategien haben bessere Aussichten auf Realisierung, wenn sie nicht allein gespeist sind aus der inhaltlichen Sinnhaftigkeit für die Verbesserung gesundheitlicher Chancengleichheit, sondern gleichzeitig dazu beitragen können, den jeweiligen dringlichen fachspezifischen Herausforderungen der beteiligten Ressorts erfolgreich zu begegnen, also Win-Win-Situationen zu schaffen (z. B. die Anliegen der Frühen Hilfen mit der Bedeutung der frühkindlichen Entwicklung für die Gesundheitschancen im weiteren Leben zu verknüpfen; die Implementation der Sportentwicklungsplanung mit Blick auf die gesundheitliche Bedeutung von Bewegung und der sich daraus ergebenden Notwendigkeit der Schaffung niedrigschwelliger Bewegungsangebote zu unterstützen).

Literatur

Bezirksamt Mitte von Berlin. (2016). Gesundes Aufwachsen der Kinder in Mitte unterstützen. Gesundheitsziele für Berlin-Mitte zur Kindergesundheit. www.berlin.de/ba-mitte/politik-und-verwaltung/service-und-organisationseinheiten/qualitaetsentwicklung-planung-und-koordination-des-oeffentlichen-gesundheitsdienstes/gesundheitsfoerderung/artikel.515540.php. Zugegriffen: 10. Dez. 2019.

NZFH (Nationales Zentrum Frühe Hilfen) (Hrsg.). (2011). *Kosten und Nutzen Früher Hilfen*. Köln: NZFH.

Tobias Prey Dipl.-Sozialpädagoge, Ausbildung zur Systemischen Organisationsentwicklung, war zunächst in der Stadtteilarbeit und Selbsthilfeunterstützung tätig. Seit 1995 ist er Koordinator für Gesundheitsförderung und das „Gesunde Städte"-Projekt im Bezirksamt Mitte von Berlin.

Das Stadtteilmanagement als Koordinierungsinstanz für einen gesundheitsförderlichen Stadtteil

Carolin Genz, Susanne Borkowski und Benjamin Ollendorf

1 Hintergrund

Der Stadtteil Stendal-Stadtsee ist mit seinen ca. 11.000 Einwohner*innen der bevölkerungsreichste Stadtteil der Hansestadt Stendal. Er ist u. a. geprägt durch einen guten Wohnraum, Grünflächen, private sowie gemeinnützige Dienstleistungen und eine gute Infrastruktur. Im Plattenbaugebiet Stendal-Stadtsee leben jedoch heute überdurchschnittlich viele sozialökonomisch benachteiligte Menschen, deren Leben oftmals z. B. von geringem Einkommen, Arbeitslosigkeit, unsicherem Aufenthaltsstatuts etc. geprägt ist.

Seit 1999 ist das Stadtseegebiet ein Fördergebiet des Bundesprogrammes „Soziale Stadt". Mithilfe des Städtebauförderungsprogrammes können zusätzliche finanzielle Mittel für städtebauliche Aufwertungsmaßnahmen sowie zur Stärkung des sozialen Zusammenhaltes im Stadtteil investiert werden (siehe Beitrag von Graf in diesem Band). Um eine integrierte sowie ressortübergreifende Strategie innerhalb des Programmes erfolgreich umzusetzen, übernimmt das Stadtteilmanagement Stendal-Stadtsee die bedeutende Schnittstellenfunktion zwischen Politik, Verwaltung, den Akteuren sowie der Bevölkerung des Stadtteils.

Seit 2015 ist der Verein KinderStärken e. V. von der Hansestadt Stendal mit der Umsetzung des Stadtteilmanagements beauftragt, dessen Arbeit auf den Ansätzen der

---

C. Genz (✉) · S. Borkowski · B. Ollendorf
KinderStärken e. V., Stendal, Deutschland
E-Mail: carolin.genz@kinderstaerken-ev.de

S. Borkowski
E-Mail: susanne.borkowski@kinderstaerken-ev.de

B. Ollendorf
E-Mail: benjamin.ollendorf@kinderstaerken-ev.de

Gesundheitsförderung beruht. So wurde im Jahr 2016 vom Stadtteilmanagement in Kooperation mit der AOK eine Stadtteilbefragung durchgeführt, welche die Bedarfe der Bewohnerschaft sowie der Akteure des Stadtteils ermittelte. Die Ergebnisse spiegelten den großen Wunsch nach Einbeziehung, aber auch die fehlenden Partizipationsmöglichkeiten der Einwohner*innen und Akteure wider. Deutlich wurden auch der große Abstimmungsbedarf zwischen Akteuren des Stadtteils sowie der Wunsch nach besserer Übersicht über die aktuellen Angebote des Stadtseegebietes.

2 Ziele

Aus der anfänglichen Zusammenarbeit mit den verschiedenen „Soziale Stadt"-Akteuren sowie aus der Befragung ergaben sich folgende drei essenzielle Ziele für die Arbeit des Stadtteilmanagements:

- die Ressourcen sowie Angebote des Stadtteils sichtbar machen,
- die Bevölkerung unterstützen, eigene Anliegen und Ideen umzusetzen und sich somit an der Gestaltung und Belebung ihrer eigenen Wohngegend zu beteiligen,
- die Zusammenarbeit von Vereinen und Institutionen im Stadtteil fördern.

Für die erfolgreiche Umsetzung dieser Ziele setzt das Stadtteilmanagement auf eine ganzheitliche *gesundheitsförderliche Strategie*. Im Sinne des Settingansatzes soll auf das Verhalten sowie auch auf die Verhältnisse im Stadtteil Einfluss genommen werden. Gemeinsam mit den entsprechenden Akteuren der Politik, Verwaltung und des Stadtteils wird eine verstärkte *Vernetzungsarbeit*, z. B. in Form von verschiedenen Netzwerkrunden, ausgebaut (Verhältnisebene).

Durch die Stärkung gesundheitsförderlicher Strukturen sowie mithilfe *gesundheitsförderlicher Angebote* werden gleichzeitig die individuellen Kompetenzen und Ressourcen der Bewohnerschaft gefördert (Verhaltensebene). Ein besonderer Schwerpunkt liegt auf dem *Empowerment* und der *Partizipation* der Bürger*innen, die dazu befähigt werden, ihre Lebenswelt aktiv mitzugestalten.

Zudem wird vom Stadtteilmanagement Stendal-Stadtsee ein *Multiplikatorenkonzept* verfolgt. Hierbei werden die Akteure sowie die ehrenamtlich Tätigen im Stadtseegebiet darin bestärkt bzw. geschult, Vernetzungs- und Beteiligungsprozesse vor Ort in ihren eigenen Settings weiterzuführen.

3 Aktivitäten

Die Zusammenarbeit innerhalb des „Soziale Stadt"-Gebietes gestaltet sich vielfältig und entwickelt sich stärker über die einzelnen Ressortgrenzen hinaus. Zu den zentralen Akteuren gehören auf der Ebene der Politik der Oberbürgermeister sowie Stadträte der verschiedenen Parteien und Fraktionen. Auf der Ebene der Verwaltung steht das Stadtteilmanagement in einem engen Austausch mit dem Stendaler Bauamt, Planungsamt, Ordnungsamt sowie dem Amt für Jugend, Sport und Soziales. Zudem findet innerhalb des Stadtteils eine enge Zusammenarbeit mit verschiedenen Akteuren aus Organisationen, Institutionen und Vereinen statt.

3.1 Ressortübergreifende Zusammenarbeit

Innerhalb der regelmäßigen Vernetzungstreffen mit den Akteuren aus Stendal-Stadtsee findet ein Austausch über aktuelle Themen und Bedarfe sowie über anstehende Veranstaltungen statt. Dadurch ist es dem Stadtteilmanagement möglich, die Anliegen auf der Verwaltungs- und Politikebene zur Sprache zu bringen. Innerhalb der Lenkungsrunde Stendal-Stadtsee, welche gemeinsam mit dem Oberbürgermeister, dem Bauamt, dem Amt für Jugend, Sport und Soziales, den Wohnungsbaugesellschaften etc. stattfindet, erhält das Stadtteilmanagement wichtige Informationen über mittel- und langfristige bauliche Planungen im Stadtteil. Diese Informationen bilden die Basis, um Bürgerbeteiligungsprozesse durch Politik und Verwaltung sowie bei der Bewohnerschaft anzuregen.

3.2 Sicherung und Vernetzung der Angebotslandschaft im Stadtteil

Ein Fokus des Stadtteilmanagements liegt auf der Sicherung und Stärkung der Angebotslandschaft im „Soziale-Stadt"-Gebiet. Hierzu leistet das Stadtteilmanagement wichtige Unterstützungs- und Vernetzungsarbeit mit Institutionen, Vereinen und Initiativen. Wichtige Anliegen von Trägern aus dem Stadtteil konnten im letzten Jahr vom Stadtteilmanagement aufgenommen werden. Ein folgendes Beispiel soll hier insbesondere die Bedeutung ressortübergreifender Arbeit im Stadtteil aufzeigen:

Von einigen Trägern in Stendal-Stadtsee ist seit längerem bekannt, dass sie zum Teil großen baulichen Sanierungsbedarf haben. Da sie in der Regel gemeinnützige Vereine sind, können sie die notwendigen monetären Mittel nur über Spenden oder entsprechende Fördermittel einwerben – was eine große Hürde für die Vereine darstellt. Für die nachhaltige Sicherung der Vereinsarbeit und ihrer bedeutenden Angebote für die Bewohner*innen initiierte das Stadtteilmanagement Abstimmungsprozesse zwischen dem Amt für Jugend, Sport und Soziales und dem Bauamt der Stadt. Hierzu wurden zunächst die vielfältigen Leistungsspektren, die Adressat*innen sowie die baulichen und personellen Bedarfe der Einrichtungen gesammelt. Die verschiedenen Ämter haben darauf aufbauend gemeinsam mit dem Stadtteilmanagement ein Konzept zum Erhalt von sozialen Einrichtungen im Stadtteil entwickelt. Im ersten Schritt wurden dringliche Sanierungsbedarfe bei zwei gemeinnützigen Trägern ermittelt, die zusammen ein

Begegnungszentrum betreiben. Die Nutzungsverträge ließen keinen Spielraum für die Sanierung mit städtischen Mitteln, boten den Trägern aber auch nicht die Möglichkeit, Fördermittel einzuwerben. Infolgedessen wurden die Nutzungsverträge überarbeitet. Das Bauamt wirbt nun städtebauliche Mittel zur umfassenden Sanierung ein.

3.3 Initiierung von Bürgerbeteiligungsprozessen

Die zunehmende Bereitschaft für Bürgerbeteiligungsprozesse lässt sich an einem aktuellen Beispiel verdeutlichen. Im Jahr 2019 wurde in Zusammenarbeit mit dem Örtlichen Teilhabemanagement und einem betroffenen Bürger ein Bürgerbeteiligungsprozess in Form von zwei *Stadtteilrundgängen* organisiert. Interessierte mit und ohne körperliche(r) Einschränkung waren eingeladen, ausgewählte Straßen des Stadtteils auf Barrierefreiheit zu überprüfen. An den Rundgängen nahmen ebenfalls Stadträt*innen, Akteure des Bauamtes sowie der Wohnungsbaugesellschaften teil. Gemeinsam wurden die Ergebnisse diskutiert sowie nach möglichen Lösungsansätzen gesucht. Die Hinweise der Teilnehmenden werden bei zukünftigen baulichen Planungsprozessen berücksichtigt und kleinere Mängel konnten bereits mit der aktiven Unterstützung des Bauamtes behoben werden.

Zudem gründete sich eine Interessengruppe „Barrierefreies Stendal" aus betroffenen Bürger*innen, welche sich weiterhin dem Thema Barrierefreiheit widmet. Vonseiten des Bauamtes wurde die Interessengruppe sehr befürwortet. Das Stadtteilmanagement sowie Örtliche Teilhabemanagement bietet der Initiative, welche sich alle vier bis sechs Wochen trifft, fachliche Begleitung und unterstützt die Gruppe, ihre Anliegen gegenüber der Politik zu vertreten.

3.4 Ressourcen für eine gesundheitsförderliche Gesamtstrategie

Zur erfolgreichen Umsetzung einer ressortübergreifenden, gesundheitsförderlichen Strategie bedarf es vor allem personeller, finanzieller, zeitlicher und räumlicher Ressourcen. Die wichtigste Ressource, ohne die ressortübergreifende Zusammenarbeit, Vernetzungsarbeit und Beteiligung von Bürger*innen nicht möglich ist, stellen die entsprechenden Personen dar. In diesem Kontext ist es von besonderer Wichtigkeit, dass alle Beteiligten um die Notwendigkeit sowie Bedeutung der Vernetzungsarbeit wissen und somit die zeitlichen Ressourcen gern zur Verfügung stellen. Um gesundheitsförderliche Aktionen beziehungsweise Maßnahmen im Stadtteil durchführen zu können, sind finanzielle Mittel unabdingbar. Das Stadtteilmanagement kann in geringem Umfang zur Umsetzung von einzelnen Maßnahmen zur gesundheitsförderlichen Gestaltung des Stadtteils finanzielle Mittel aus dem Verfügungsfonds bereitstellen. Dieser Fonds stellt jährlich eine Summe von 3000 € zur Verfügung. Somit ist es Bewohner*innen und Akteuren des Stadtteils möglich, 50 % einer Maßnahme finanziell fördern zu lassen.

Darüber hinaus ermöglichen die zentrale Lage des Stadtteilbüros, welches sich in der unmittelbaren Nähe zum zentralen Einkaufszentrum des Stadtteils befindet, und die offen sowie kostenfreien Räumlichkeiten ein Treffen aller Akteure und Bürger*innen und geben Raum für offene Begegnungen, Vielfalt und Demokratie. Es finden verschiedene Angebote, wie z. B. Versammlungen, Seminare und verschiedene Veranstaltungen, statt.

4   Erfahrungen

Für eine gelingende ressortübergreifende Zusammenarbeit müssen die entsprechenden Akteure voneinander und den jeweiligen Aufgaben wissen. Durch die Beteiligung an verschiedenen Netzwerken knüpft das Stadtteilmanagement wichtige Kontakte zu Akteuren der Politik, Verwaltung, des Stadtteils und darüber hinaus. Gleichzeitig wird das Stadtteilmanagement zunehmend in seiner unterstützenden und vermittelnden Funktion wahrgenommen. Sowohl vonseiten der Bürger*innen und Akteure als auch von der Verwaltungs- und Politikebene werden verstärkt Anfragen ans Stadtteilmanagement herangetragen. Dadurch weiß das Stadtteilmanagement um die Interessen der einzelnen Ebenen und kann dementsprechend vermitteln beziehungsweise Anliegen weiterleiten. Langfristig besteht das Ziel, Bürger*innen und Akteure aufgrund von guten Erfahrungen und mit Begleitung des Stadtteilmanagements dazu zu befähigen, selbstständig für ihre Interessen und Themen einzutreten und somit ihr Wohlbefinden zu steigern.

Um erfolgreich zusammenzuarbeiten, musste aufseiten des Stadtteilmanagements sowie auf der Politik- und Verwaltungsebene das Wissen sowie Verständnis aufgebaut werden, welche Ziele der jeweils andere verfolgt. Durch die fast 4-jährige Kooperation kann derweil erfolgreicher ausgelotet werden, welche Rahmenbedingungen, Ressourcen und Grenzen bei den Kooperationspartnern bestehen.

Im Fördergebiet Stendal-Stadtsee wissen die Akteure um die Bedeutung des Stadtteilmanagements als wichtige Koordinierungsinstanz. Mithilfe des ganzheitlichen gesundheitsförderlichen Ansatzes, welcher sich den Verhältnissen und Strukturen im Stadtteil ebenso widmet wie den gesundheitlichen Bedarfen der Bewohnerschaft, soll mit allen Beteiligten ein lebens- und liebenswertes Umfeld gestaltet und somit Wohlbefinden und Gesundheit der hier lebenden und arbeitenden Bürger*innen gefördert werden.

Carolin Genz ist im Verein KinderStärken e. V. – Institut an der Hochschule Magdeburg-Stendal im Projekt „Stadtteilmanagement Stendal-Stadtsee" tätig. Sie hat Gesundheitsförderung und -management (BA) studiert und ist Delegierte der BAG Soziale Stadtentwicklung und Gemeinwesenarbeit e. V. in der Nationalen Armutskonferenz.

Susanne Borkowski vertritt die Professur für kindliche Gesundheit und Entwicklung an der Hochschule Magdeburg-Stendal. Sie hat Angewandte Kindheitswissenschaften (BA) und Soziale

Arbeit als Menschenrechtsprofession (MSW) studiert und im Bereich Medizinsoziologie über Herausforderungen soziallagenbezogener Gesundheitsförderung in Kindertageseinrichtungen promoviert.

Benjamin Ollendorf ist Geschäftsführer bei KinderStärken e. V. – Institut an der Hochschule Magdeburg-Stendal und hat Angewandte Kindheitswissenschaften (BA) studiert.

Gesundheitsförderliche Effekte des Emscher-Umbaus

Uli Paetzel und Alexander Knickmeier

1 Einleitung

Mit dem Umbau des Emscher-Systems hat sich das Ruhrgebiet nach dem Ende der Internationalen Bauausstellung Emscher Park auf den Weg gemacht, die nächsten Schritte zur Gestaltung des Strukturwandels zu gehen. Aus dem vormals für die oberirdische Ableitung von Abwasser genutzten Emscher-System soll bis zum Jahre 2022 ein abwasserfreier Fluss werden und das Schmutzwasser in einem insgesamt 429 km langen Kanalsystem unter die Erde gebracht werden. Mit diesem Generationenprojekt sind eine Reihe von Mehrwerten, für die Bürger*innen in den umliegenden Quartieren zu erwarten. Aus dem ehemaligen „Meideraum" wird begehrte „A-Lage", aus dem ehemaligen „Hinterhof" des Ruhrgebietes wird bald schon ein Vorgarten. Insbesondere für den Bereich der Gesundheit lassen sich – schon jetzt noch vor Erreichen der kompletten Abwasserfreiheit – erste Effekte beobachten.

Ziel des vorliegenden Beitrages ist es, bereits absehbare gesundheitsförderliche Effekte des Emscher-Umbaus zu beschreiben. Dazu werden zunächst die Umbau-Maßnahmen an der Emscher und ihrer Nebenläufe beschrieben. Anschließend werden die gesundheitsförderlichen Auswirkungen von grün-blauer Infrastruktur auf die umliegenden Quartiere auf die Entwicklungen an der Emscher bezogen und Ansätze für weitere Maßnahmen und Projekte für eine aktive Förderung der Stadtgesundheit beschrieben.

U. Paetzel (✉) · A. Knickmeier
Emschergenossenschaft/Lippeverband, Essen, Deutschland

A. Knickmeier
E-Mail: Knickmeier.Alexander@eglv.de

2 Die Entwicklung der Emscher: Wildes Gewässer, „Köttelbecke" und naturnahe Neugestaltung

Die Geschichte der Emscher ist eng mit dem Wandel des Ruhrgebietes verbunden (Oldengott 2012). Vor mehr als 150 Jahren, mit dem Aufstieg von Kohle und Stahl, wuchs die Bevölkerungszahl im „Revier" explosionsartig. Lebten um 1850 zwischen Lippe und Ruhr rund 350.000 Menschen, waren es Anfang des 20. Jahrhunderts mehr als vier Millionen (Parent 2000).

Entsprechend nah rückten die Menschen an die ehemals wilden Gewässer in ihrer Region heran. Die Emscher, die damals ein langsam fließender Fluss war, der sehr häufig über die eigenen Ufer trat, überschwemmte so immer häufiger den nun von Menschen genutzten Siedlungsraum (Abb. 1).

Diese „natürlichen" Hochwasserereignisse wurden im Laufe der Zeit durch den Bergbau weiter verschärft. Dort, wo unter Tage Kohle abgebaut wurde, kam es zwangsläufig zu massiven Bergsenkungen, die den Abfluss des Wassers durch das natürliche Gefälle störten. Da die Emscher und ihre Nebenläufe nun immer intensiver für die Beseitigung der Abwässer genutzt wurden, breiteten sich, wenn der Fluss über die Ufer trat, aufgrund der schlechten Wasserqualität Krankheiten wie Malaria, Typhus, Ruhr oder Cholera aus (Emmerich und Wolter 1906). Schätzungen gehen davon aus, dass Ende des 19. Jahrhunderts etwa 25 % der Personen im arbeitsfähigen Alter permanent krank waren und nicht arbeiten konnten.

In der Folge entschloss sich der preußische Staat, einzugreifen und für Abhilfe zu sorgen. Erstmals in Deutschland beschloss man 1899, die Verantwortung für die Bewirtschaftung des ganzen Flusssystems auf eine regionale Institution zu übertragen und gründete so den ersten deutschen Wasserwirtschaftsverband, die Emschergenossenschaft (Stemplewski 2011). Entsprechend begann ab 1904 die Begradigung der Emscher und

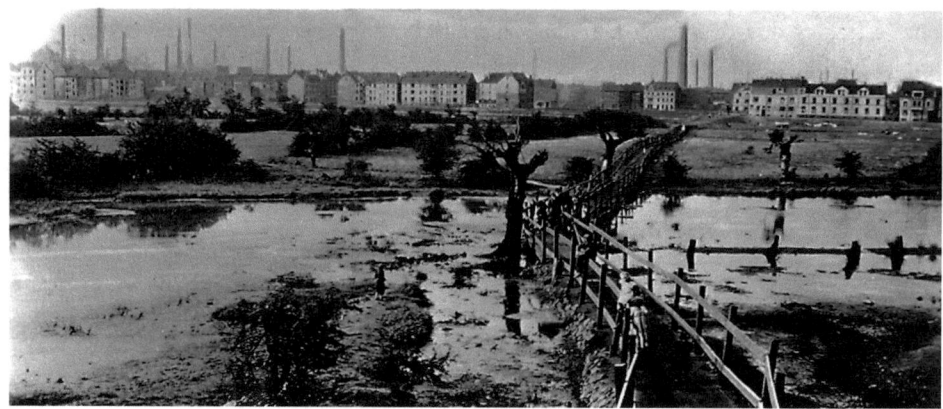

Abb. 1 Stehendes Wasser in Bergsenken mit improvisierten Stegen am Beispiel der Stadt Bochum um 1900. (Quelle: Archiv Emschergenossenschaft)

der Ausbau eines oberirdischen Netzes aus offenen Abwasserkanälen von rund 400 km Länge (Abb. 2).

Die Begradigung der Emscher und ihrer Nebenläufe reduzierte die Länge des Emscherhauptlaufes von 109 auf 81 km. Dies erhöhte die Fließgeschwindigkeit und verbesserte den Ablauf des Wassers. Zusätzlich gleichen seit diesem ersten Umbau der Emscher rund 100 Pumpwerke die Probleme durch Bergsenkungen in diesem Gebiet aus und entsprechende Deiche entlang der Gewässer verhindern, dass der Fluss über die Ufer tritt. Mit diesen Maßnahmen konnte die hygienische Situation in den umliegenden Städten nachhaltig verbessert werden und die Verbreitung von Infektionskrankheiten ging deutlich zurück.

Im Rahmen der internationalen Bauausstellung Emscher Park, die Modelle des Umgangs mit dem industriellen Erbe aufzeigen sollte, entschloss sich die Emschergenossenschaft gemeinsam mit ihren Mitgliedskommunen zu Beginn der 1990er Jahre, ein neues Kapitel in der Geschichte des Emscher-Systems einzuläuten. Bis Anfang der 2020er Jahre sollte das Flusssystem vom Abwasser befreit und in den rund 400 km Flussläufen eine eigendynamische, naturnahe Entwicklung initiiert werden. Ein solches Renaturierungsvorhaben mit einem Umfang von insgesamt rund 5,3 Mrd. € ist in Europa einzigartig.

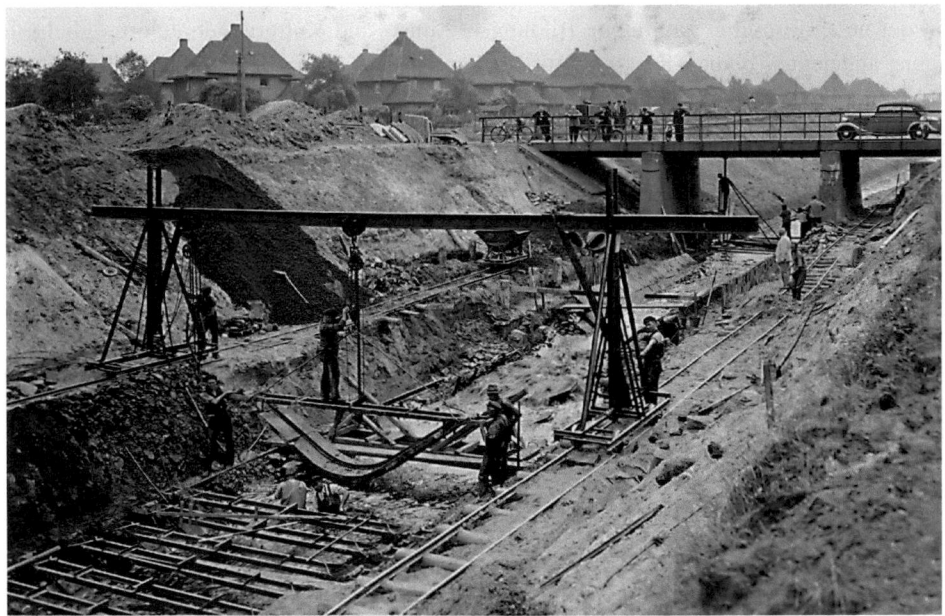

Abb. 2 Bau des oberirdischen Abwasserkanalnetzes mit den Emschersohlschalen aus Beton. Beispiel Marbach in Bochum-Hamme. (Quelle: Archiv Emschergenossenschaft)

Dabei wird mit dem Ende der Bergsenkungen ein neues unterirdisches Kanalnetz gebaut, das künftig das Abwasser ableiten soll, während das oberirdische Flusssystem künftig nur noch geklärtes Wasser sowie Grund- und Regenwasser führen soll. Das Herzstück bildet dabei der Abwasserkanal Emscher, der mit einer Länge von 51 km parallel zum Hauptlauf liegt und seit 2018 nach und nach das Wasser aller kleineren Kanäle sammelt. Die so erlangte Abwasserfreiheit der Emscher ist dann die Voraussetzung für die naturnahe Gestaltung des Flusssystems, die Wiederansiedlung von heimischen Arten und die Erschließung der Flüsse mit Radwegen (siehe Abb. 3).

3 Gesundheitsförderliche Faktoren von Stadtbau: Handlungsfelder des Emscher-Umbaus

Die Revitalisierung des Emscher-Systems bedeutet für die umliegenden Quartiere und für die Region eine Reihe von Mehrwerten. So bildet das Ende der oberirdischen Abwasserführung natürlich die Grundlage für die Rückkehr vieler Arten an den Fluss. Die Zahl der nachweisbaren Arten stieg seit Beginn der Maßnahmen von rund 280 auf ca. 450 Arten an, darunter beispielsweise auch der Fisch Emschergroppe (Büchner-Donoso 2009; Niewerth 2017). Gleichzeitig ist das Infrastrukturprojekt ein bedeutendes Konjunkturprogramm für die Region. Schätzungen gehen davon aus, dass rund 3700 Arbeitsplätze pro Jahr neu entstehen oder erhalten werden und fiskalische Effekte von bis zu 1,7 Mrd. € geschaffen werden (RWI 2013). Darüber hinaus werden mit der neuen Emscher zahlreiche Bildungs-, Kunst- und Kulturangebote ermöglicht. In eigens angelegten blauen Klassenzimmern können Kinder und Jugendliche ihren Sach- und Biologieunterricht direkt am Gewässer erleben und zum Kunstfestival Emscherkunst kamen im Jahre 2016 rund 260.000 Besucher*innen, meist mit dem Rad (Emscherkunst 2016). Zusätzlich lassen sich Impulse für den heimischen Tourismus nachweisen. Die aktuell rund 130 km fertiggestellten Radwege an den Gewässern werden sowohl von lokalen Ausflügler*innen als auch von überregionalen Radtourist*innen auf mehrtägigen

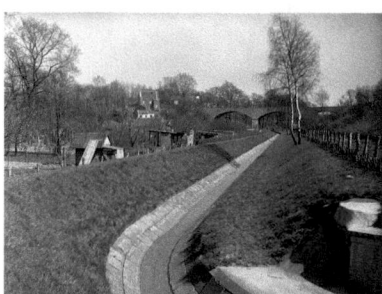 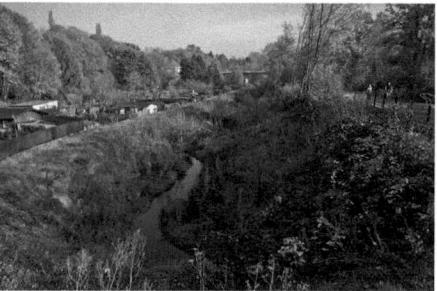

Abb. 3 Der Borbecker Mühlenbach in Essen vor der Umgestaltung und danach (2014). (Quelle: Archiv Emschergenossenschaft)

Fahrten sehr gut angenommen. Zuletzt hat der Emscher-Umbau natürlich auch einen direkten Effekt auf das umliegende Quartier. Ehemals gemiedene Wohnlagen, direkt an offenen Abwasserläufen, werden nun zu Bereichen, in denen Wohnen am Wasser – im besten Sinne – möglich ist. Dies stabilisiert Quartiere mit besonderem Erneuerungsbedarf und zieht weitere private Investitionen in die Immobilien und ins Stadtbild nach sich.

Für den Bereich der Gesundheit sind ebenfalls entsprechende Effekte erwartbar. Diese lassen sich zunächst mit Kistemann et al. (2008) in vier verschiedene Gruppen unterteilen:

- *Die neue Emscher als Minderer von umweltbezogenen Stressoren:* Die Inbetriebnahme der unterirdischen Infrastruktur ist die Voraussetzung für die naturnahe Umgestaltung der Gewässer. An den Nebenläufen der Emscher, an denen sie bereits weiter fortgeschritten ist, verbessert sich der chemische Zustand (MULNV 2015). Weiterhin bleiben jedoch – beispielsweise durch die sehr problematische Altlasten-Situation im Ruhrgebiet oder aufgrund der hohen Siedlungsdichte – weiterhin messbare Einträge ubiquitärer Stoffe problematisch. Dies betrifft beispielsweise den Eintrag mit polychlorierten aromatischen Kohlenwasserstoffen (PAK). Dennoch entfalten sich hier langsam die gewässerökologischen Potenziale und natürlich sind auch die geruchsbedingten Einschränkungen in diesen Teilen des Emscher-Systems nicht mehr vorhanden. Das Gewässer kann damit auch – insbesondere dort, wo es in direkter Nachbarschaft zu einem verdichteten Quartier verläuft – seine Funktion als Frischluftschneise oder sein Verdunstungspotenzial erfüllen und einen positiven Effekt auf das Mikroklima entwickeln.
- *Die Neue Emscher als Möglichkeit einer aktiven Freizeitgestaltung:* Wie bereits skizziert, lädt der Ausbau der gewässerbegleitenden Betriebswege zu komfortablen, asphaltierten Radwegen zu Bewegung ein. Diese zusätzlichen Angebote für die aktive Gestaltung der eigenen Freizeit beziehungsweise auch als Mobilitätsalternative für den Alltag wird in der Region sehr gut angenommen. In repräsentativen Imagebefragungen geben rund drei Viertel der Befragten aus dem Einzugsgebiet der Emscher an, die Radwege an den Gewässern zu kennen und knapp die Hälfte hat diese auch schon einmal genutzt. Gleichzeitig finden es rund vier Fünftel der Befragten gut oder sehr gut, dass die Emschergenossenschaft sich um die Öffnung der Betriebswege bemüht. Darüber hinaus wird sehr häufig der Wunsch geäußert, die Renaturierung der Gewässer fortzusetzen und den Freizeitwert des Flusssystems zu steigern.
- *Die neue Emscher als Ort des sozialen Austausches:* Mit Investitionen in grün-blaue Infrastruktur wird häufig auch die Hoffnung verbunden, neue Orte der sozialen Interaktion zu schaffen, die potenziell als salutogene Faktoren wirken können. Zentrale Forderung der Bürger*innen war immer auch die Einrichtung von Plätzen mit Aufenthaltsqualität, die zum Verweilen am Gewässer einladen. Ein wichtiges Beispiel in diesem Sinne ist das Projekt „Hahnenbach" in Gladbeck-Brauck. Dort entstand

der Wassererlebnispfad „Unser Hahnenbach", der an sieben Stationen Aspekte rund um das Thema Wasser beleuchtet. Sitzgelegenheiten und gestaltete Steine mit eingravierten Zitaten laden zum Verweilen und zum Beisammensein ein. Doch nicht nur nach Fertigstellung stärkt der Erlebnispfad den sozialen Zusammenhalt im Quartier. Bereits während der Planungsphase wurden die Bürger*innen in einem engen Austausch einbezogen. Auf lokalen Stadtteilfesten und auf weiteren Mitmach-Aktionen wurden im Rahmen der „Ideenschmiede Unser Hahnenbach" beispielsweise Ideen und Meinungen zur Gestaltung des Baches abgefragt und Planungszwischenstände vorgestellt.

- *Die neue Emscher als Ort der Stressminderung und Identifikationsfaktor:* Mit der ökologischen Umgestaltung gewinnt der Fluss an ästhetischen Potenzialen. Die alte Anmutung einer technischen, Abwasser führenden Infrastruktur wird abgelegt und eine naturnahe Umgestaltung weckt bei den Besuchenden neue Assoziationen von Natur und Ursprünglichkeit. Die bereits angesprochenen Bemühungen um Erhöhung von Aufenthaltsmöglichkeiten machen den Fluss für die Bürger*innen erlebbar. Gleichzeitig stärkt die renaturierte Emscher die Verbundenheit der Menschen mit ihrem Fluss und mit ihrer Region. So geben in repräsentativen Befragungen Bürger*innen aus bereits renaturierten Teilen eine höhere Identifikation mit dem Fluss an als in den Bereichen, in denen die Abwasserfreiheit noch nicht erlangt wurde. Wenngleich also die Anwohner*innen bisweilen sogar liebevoll von ihrer „Köttelbecke" sprechen, lässt sich auch hier eine deutliche Präferenz für eine saubere Umgebung erkennen.

Diese ersten Ansätze deuten an, dass von dem Emscher-Umbau große Gesundheitspotenziale für die öffentliche Gesundheit ausgehen können. Für eine tiefergehende Beurteilung oder gar Evaluation ist es aktuell jedoch zu früh.

4 Kooperationen und weitergehendes Engagement – aktive Interventionen in die öffentliche Gesundheitsvorsorge

Wie skizziert wurde, stellt der Emscher-Umbau einen massiven infrastrukturellen Eingriff in das Ruhrgebiet dar. Die baulichen Maßnahmen bieten die Grundlage für mehr Lebensqualität der Bürger*innen. Ziel des nächsten Jahrzehntes muss es jedoch sein, diese Potenziale im Zusammenspiel mit den Kommunen und weiteren Akteuren im Revier zu erschließen. Dies setzt zusätzliches Engagement, neue Formate und den breiten Schulterschluss mit einer Vielzahl regionaler Akteure voraus.

Unter dem Leitbegriff des Mitmach-Flusses ist es Ziel der Emschergenossenschaft, vielfältige Projekte gemeinsam mit den Bürger*innen zu initiieren und Möglichkeiten für eine aktive Nutzung des Emscher-Systems zu ermöglichen. Als Beispiele für diese begleitenden Maßnahmen lassen sich aktuell die Entwicklung der sogenannten Emscher-Höfe und die Kooperation mit der Gesundheitskasse Knappschaft nennen.

Zwischen der Quelle in Holzwickede und der Mündung in den Rhein wurden drei Hofanlagen in Holzwickede, Castrop-Rauxel und Dinslaken und ein Park in Bottrop für den Besucherverkehr ertüchtigt und bieten seitdem Platz für eine große Zahl von Veranstaltungen, Ausstellungen, Workshops. Sie sind gleichzeitig mittlerweile Besuchermagnete und vielfach Anlass für Tagesausflüge. Eine aktuelle Befragung der Besucher*innen des Hofes an der Emschermündung in Dinslaken aus dem Sommer 2019 (N = 149) deutet das Potenzial der Höfe für die umliegenden Quartiere an. Für rund 95 % der Besucher ist der Hof eine Bereicherung für die Umgebung. Dabei wohnen rund 90 % der Befragten in den umliegenden Städten Duisburg, Dinslaken und Oberhausen. Entsprechend kamen mehr als die Hälfte mit dem Rad oder zu Fuß zum Hof und gaben an, diesen regelmäßig als Ausflugsziel zu nutzen.

Mit der Kooperation mit der Knappschaft werden weitere gesundheitsrelevante Veranstaltungen an den neuen Emscher-Gewässern konzipiert und durchgeführt. Unter dem Motto „Gesund an der Emscher" soll zwischen 2019 und 2022 ein aktiver Beitrag für die Gesundheitsförderung der Bürger*innen geleistet werden (EGLV 2019). Dabei werden beispielsweise entlang der bestehenden Radwege am Emscher-System Jogging- und Trimm-Dich-Pfade eingerichtet. Events mit sogenannten „Glück-Radtouren" sollen zur körperlichen Betätigung anregen und einen Beitrag gegen Burnout leisten. Emscher-Picknicks sollen einen Anstoß für eine gesündere Ernährung geben. Für Kitas und Schulen werden weitere Erlebnisorte im Freien gebaut und für die Erwachsenen soll der Trend zum Urban Gardening aufgegriffen werden und ein neuer „Mitmach-Weinberg" in Dortmund-Barop entstehen.

Diese Beispiele deuten an, dass der Emscher-Umbau zahlreiche gesundheitsförderliche Potenziale bietet. Diese sind jedoch mit den reinen infrastrukturellen Maßnahmen allein nicht zu erschließen, sondern benötigen eine kontinuierliche aktive Unterstützung. Es gilt somit in den nächsten Jahren, den neuen Fluss als Plattform zu begreifen und weitere Initiativen mit regionalen Akteuren zu initiieren, um Bürger*innen für eine aktive Nutzung der Emscher zu begeistern.

Literatur

Büchner-Donoso, R. (2009). Zur Bestandssituation der Emschergroppe, Cottus cf. Rhenanus, aus dem Einzugsbereich der Boye und im Emschersystem. *Bibliothek Natur & Wissenschaft, 20*.

EGLV (Hrsg.). (2019). Weltwassertag 2019: Gesundes Leben an der Emscher – KNAPPSCHAFT und Emschergenossenschaft besiegeln Kooperation, Pressemitteilung vom 21. März 2019. https://www.eglv.de/medien/weltwassertag-2019-gesundes-leben-an-der-emscher. Zugegriffen: 19. Juli 2019.

Emmerich, R., & Wolter, F. (1906). *Die Entstehungsursachen der Gelsenkirchener Typhusepidemie von 1901*. München: Verlag Lehmann.

Emscherkunst. (2016). 260.000 Besucher sahen die Emscherkunst 2016, Pressemitteilung vom 16. September 2016. https://www.emscherkunst.de/260-000-besucher-sahen-emscherkunst-2016. Zugegriffen: 19. Juli 2019.

Kistemann, T., Völker, S., & Lengen, C. (2008). Stadtblau – Die gesundheitliche Bedetung von Gewässern im urbanen Raum. In Natur- und Umweltschutzakademie NRW (NUA) (Hrsg.), *Die Bedeutung von Stadtgrün für die Gesundheit, NUA-Heft Nr. 26* (S. 61–75). Recklinghausen: Natur- und Umweltschutz-Akademie des Landes Nordrhein-Westfalen.

Ministerium für Umwelt, Landwirtschaft, Natur- und Verbraucherschutz (Hrsg.). (2015). Steckbriefe der Planungseinheiten in den nordrhein-westfälischen Anteilen von Rhein, Weser, Ems und Maas, Bewirtschaftungsplan 2016–2021, Oberflächengewässer und Grundwasser Teileinzugsgebiet Rhein/Emscher. Düsseldorf. https://www.flussgebiete.nrw.de/system/files/atoms/files/pe-stb_2016-2021_emscher_final.pdf. Zugegriffen: 19. Juli 2019

Niewerth, G. (2017). Die seltene Emschergroppe kehrt nach Essen zurück. In Westdeutsche Allgemeine Zeitung, 23.08.2017. https://www.waz.de/staedte/essen/die-seltene-emschergroppe-kehrt-nach-essen-zurueck-id211682473.html. Zugegriffen: 19. Juli 2019.

Oldengott, M. (2012). *Links und rechts der Emscher – Geschichten und Erzählungen aus dem neuen Emschertal und dem Castrop-Rauxeler Norden*. Castrop-Rauxel: Stadt Castrop-Rauxel.

Parent, T. (2000). Gute Wohnung, hoher Lohn Zukunftsversprechen für polnische Immigranten und ihre Einlösung. In Rainer Wirtz (Hrsg.), *War die Zukunft früher besser Visionen für das Ruhrgebiet Begleitband zur Historama Ausstellung*. Oberhausen: Pomp-Verlag.

Rheinisch-Westfälisches Institut für Wirtschaftsforschung (Hrsg.). (2013). Regionalökonomische Effekte des Emscher-Umbaus. Essen.

Stemplewski, J. (2011). Auf dem Weg ins neue Emschertal – Umbau des Emschersystems. In C. Grünewald & J. Stemplewski (Hrsg.), *Emscherzeitläufe – 14000 Jahre Mensch und Umwelt in Castrop-Rauxel*. Darmstadt: Von Zabern.

Uli Paetzel Prof. Dr., Promotion an der Ruhr-Universität Bochum im Fachbereich Soziologie, ist seit 2016 Vorstandsvorsitzender von Emschergenossenschaft und Lippeverband und seit 2018 Honorarprofessor an der Fakultät für Sozialwissenschaft an der Ruhr-Universität.

Alexander Knickmeier Master of Arts in Sozialwissenschaft, ist seit 2017 Vorstandsreferent bei Emschergenossenschaft und Lippeverband.

Kommunale Bildungslandschaften

Anika Duveneck und Gerhard de Haan

Unter dem Begriff „Kommunale Bildungslandschaften" wird seit über zehn Jahren die Einführung von Netzwerkstrukturen im deutschen Bildungssystem diskutiert, erprobt, erforscht und mittlerweile transferiert. In dem Zuge ist ein Wissenskorpus um die mit Vernetzung verbundenen Absichten und ihr Erreichen entstanden, die hier fachlich und anhand des Fallbeispiels „Campus Rütli" in Berlin-Neukölln beschrieben werden. Dabei wird – exemplarisch interessant auch für alle Politikbereiche eines Health in All Policies – herausgearbeitet, dass die Anpassung der Verwaltungsstrukturen zu Modernisierung führt, jedoch keineswegs unweigerlich mit einer Erweiterung von Handlungsspielräumen einhergeht.

1 Kommunale Bildungslandschaften

Kommunale Bildungslandschaften zielen darauf ab, die bürokratischen Trennungen des in Zuständigkeiten organisierten deutschen Bildungssystems zu überwinden. Die Gestaltung von Bildung soll so nicht länger entlang historisch gewachsenen Strukturen verlaufen, sondern an den realen Lernprozessen und konkreten Bedürfnissen junger Menschen ansetzen (Schäfer 2009; Weiß 2011; Hebborn 2011; Schubert 2008). Vernetzung verspricht, die spezifisch deutsche Trennung zwischen Schule und anderen bildungsrelevanten Bereichen wie Jugend, Frühen Hilfen oder Sport aufzuheben, die nicht dem Bildungsbereich zugeordnet sind, sondern als Sozialpolitik oder öffentliche

---

A. Duveneck (✉) · G. de Haan
Freie Universität Berlin, Berlin, Deutschland
E-Mail: Anika.Duveneck@fu-berlin.de

G. de Haan
E-Mail: Sekretariat@institutfutur.de

Daseinsvorsorge auf kommunaler Ebene verwaltet werden (Gottschall 2001). Weiter sollen Strukturen für einen systematischen Austausch zwischen Praxis und Verwaltung eingerichtet werden, um eine bedarfsorientiertere Steuerung von Bildung zu gewährleisten (Schäfer 2009; Gnahs 2007; Leimkühler und Schöne 2012; Gellrich 2012). Vernetzung verspricht so eine Anpassung der inhaltlichen und organisatorischen Gestaltung von Bildung nach fachlichen Kriterien, die dem Aufwachsen junger Menschen entspricht (Abb. 1).

Der Begriff der Bildungslandschaften existiert schon seit den 1990er-Jahren. Ein Diskussionspapier des Deutschen Vereins für Öffentliche und Private Fürsorge sowie die „Aachener Erklärung" des Deutschen Städtetages (2007, S. 2) haben der Debatte ab 2007 eine neue Qualität und dem Konzept eine neue Durchschlagkraft verliehen. Aspekte bereits vorhandener Vernetzungsansätze und damit verbundene Interessen wurden nun zusammengeführt und systematisch vereint. Vorläuferansätze sind Netzwerke im Kontext von Schulentwicklung (Horster und Rolff 2001; Lohre und Blum 2004; Lohre et al. 2008; Berkemeyer et al. 2008; Emmerich und Maag Merki 2010), dem Lebenslanges Lernen, auf das „Lernende Regionen" abzielten (Tippelt et al. 2009; Emminghaus 2009), die neue Bildungsdebatte aus Perspektive der non-formalen Bildung (Otto und Rauschenbach 2004; Mack et al. 2006; Stolz 2010; Schalkhaußer und Thomas 2011) und sozialräumliche bzw. bauliche Bildungsprojekte aus Perspektive der Stadtplanung (Reicher et al. 2007; Million et al. 2017; Heinrich 2018).

Die vier Entwicklungen haben verschiedene Aspekte in das Konzept der Kommunalen Bildungslandschaften eingebracht, die im seit 2007 diskutierten Konzept zusammengeführt werden und sich nach dem Ausgangspunkt der Förderung und der räumlichen Maßstabsebene systematisieren lassen (Abb. 2).

inhaltlich (Bildung)	organisatorisch (Steuerung)
zwischen Bildungsbereichen	zwischen Praxis und Verwaltung

Abb. 1 Trennungen des bisherigen und Ansatzpunkte der Vernetzung eines neuen Bildungssystems

	inhaltlich (aus Bildungsbereichen)	organisatorisch (Steuerung)
regional	Schulentwicklung (Regionale Bildungsnetzwerke)	Bildungsmanagement (Lernende Region)
lokal	Erweitertes Bildungsverständnis (Lokale Bildungslandschaften)	Partizipative Bildungssteuerung (Soziale Stadt)

Abb. 2 Aspekte Kommunaler Bildungslandschaften

1.1   Erfahrungen der Umsetzung

Da die verschiedenen Aspekte und damit verbundenen Interessen in dieser umfassenden Variante Kommunaler Bildungslandschaften in eins gehen, fand das Konzept breiten fachlichen und politischen Zuspruch. Insbesondere die Bundesinitiative „Lernen vor Ort", die den Aufbau datengestützter Bildungsmanagements aus den „Lernenden Regionen" aufgriff und in Zusammenarbeit mit Stiftungen weiterentwickelte. In Nordrhein-Westfalen initiierte das Schulministerium das Programm „Regionale Bildungsnetzwerke NRW" (RBN). Ähnliche Projekte wurden in Niedersachen, Baden-Württemberg und Bayern ins Leben gerufen. Zudem wurden spezifische Programme zu nachhaltigen Bildungslandschaften und einzelnen Bildungsbereichen wie der Offenen Kinder- und Jugendarbeit und Familienbildung[1] oder der Weiterbildung[2] aufgelegt.

Bei der Erprobung des Konzeptes zeichnet sich ab, dass nicht alle Aspekte gleichermaßen umgesetzt werden. So wurde ein starker Schulbezug deutlich (Berse 2009; Stolz 2012; Weiß 2011). Die Vernetzung findet vor allem an den Schnittstellen zu Schule statt, wie sie in Programmen wie RBN gefördert wird. Die Aufwertung non-formaler Bildung ohne unmittelbaren Bezug zu Schule bleibt dahinter zurück. Zum anderen wird die Entwicklung von allem als Steuerungsfrage begriffen, wie sie in Programmen wie Lernen vor Ort gefördert wird (Olk und Stimpel 2011). Gleichzeitig wird diagnostiziert, dass Bildungslandschaften „keine Beteiligungslandschaften" für Adressat*innen oder zivilgesellschaftliche Akteure sind (Stolz zit. in Tibussek und Riedt 2012, S. 144; Olk und Stimpel 2011; Stolz 2012). Diese Befunde werden dadurch gestützt, dass das schulfokussierte Programm RBN in die Fläche gegangen ist und die Steuerungsstrukturen aus LvO durch zehn bundesweit agierenden Transferagenturen in die Fläche getragen werden. Träger Lokaler Bildungslandschaften wie die Deutsche Kinder- und Jugendstiftung übernehmen Transferagenturen und fokussieren ebenfalls den Aufbau kommunaler Bildungsmanagements mit der schwerpunktmäßigen Förderung von Übergängen.

2   Fallbeispiel „Campus Rütli"

Die Systematik hinter der Entwicklung wird anhand eines Fallbeispiels aufgezeigt. Das Projekt „Campus Rütli" in Berlin-Neukölln eignet sich in besonderem Maße, da es nicht aus einem Programm hervorgegangen ist, das eine Weiterentwicklung von Vorläuferansätzen darstellt und somit bereits einen im Ansatz angelegten Schwerpunkt verfolgt, sondern das seit 2007 diskutierte Konzept als Maßnahme im Umgang mit akutem Handlungsbedarf einsetzt.

---

[1] www.bildungsgestalten.de (Zugriff 30.6.2016).
[2] www.weiterbildung-vernetzen.de (Zugriff 30.6.2016).

Hintergrund ist der „Rütli-Skandal" im Jahr 2006. Lehrer*innen der Berliner Rütli-Hauptschule machten in einem öffentlichen Brandbrief auf die von Aggressivität und Respektlosigkeit geprägten Zustände an der Schule im Bezirk Neukölln aufmerksam, die keinen Unterricht mehr zuließen (Eggebrecht 2006). Der Brief löste eine bundesweite Debatte um das Versagen des deutschen Bildungssystems im Umgang mit sozialer und kultureller Diversität aus, Neukölln wurde zur Chiffre für Schulgewalt und gescheiterte Integration in „Brennpunktschulen" (vgl. Radtke und Stosic 2011; Weiß 2011). Als Antwort auf den Brandbrief stattete der Berliner Bildungssenat die Schule 2006 mit Sozialarbeiter*innen aus und initiierte ein Gemeinschaftsschulprogramm, an dem die Rütli-Hauptschule zusammen mit der benachbarten Real- und Grundschule als erste teilnahm und zur „Ersten Gemeinschaftsschule auf dem Campus Rütli" fusionierten.

Der Bezirk entwickelte 2007 gemeinsam mit der Stiftung Zukunft Berlin[3] das kommunale Bildungsprojekt „Campus Rütli", um junge Menschen besser zu unterstützen und ein besseres Miteinander rund um die Schule zu ermöglichen. Das Projekt umfasst alle Aspekte des neuen Bildungslandschaftsansatzes. Im Zentrum des Campus steht die Gemeinschaftsschule. Sie wird ergänzt durch Angebote der schulbezogenen Jugendhilfe, zwei Kitas, eine Einrichtung der offenen Kinder- und Jugendarbeit, den kommunale Kinder- und Jugendgesundheitsdienst (KJGD), ein Angebot der Jugendberufshilfe und beratende Dienste am Standort Rütli-Straße. Dazu kommen die Volkshochschule und die Musikschule Neukölln. Die Vision eines ganzheitlichen Sozialisationsansatzes „erzwingt auch das Angebot großzügiger und abwechslungsreicher, alltagsorientierter Freizeitangebote" (Bezirk Neukölln 2009, S. 12) und umfasst auch soziale Einrichtungen.

Für die Steuerung wurden entsprechende Strukturen auf kommunaler Ebene eingerichtet, etwa die „Große Steuerungsrunde", in der Entscheidungsträger*innen von Land und Bezirk als staatlich-kommunale Verantwortungsgemeinschaft mit Vertreter*innen von Trägern und Stiftungen kooperieren, eine bezirkliche „Campus-Verwaltung" und eine zweiköpfige Projektleitung für die organisatorische und pädagogische Umsetzung in der Praxis. Mit dem „Arbeitskreis der Akteure" entstand zudem ein Gremium zur Beteiligung der Bildungsakteure auf dem Campus und zahlreicher lokaler Bildungsnetzwerke, die vor allem im Kontext des Quartiersmanagements entstanden.

---

[3]www.stiftung-zukunft-berlin.de (Zugriff 30.6.2016).

inhaltlich (Bildung)	organisatorisch (Steuerung)
einseitige Ausrichtung der Vernetzung auf Schule	einseitige Ausrichtung auf die Umsetzung „von unten"

Abb. 3 Vernetzung im Fallbeispiel

2.1 Ergebnisse

In einer empirischen Interview-Studie wurden 15 Interviews mit Akteuren geführt, die an der Umsetzung des Konzeptes in die Praxis beteiligt waren[4]. Die Ergebnisse des Fallbeispiels entsprechen den oben genannten Befunden über die Schul- und Steuerungsorientierung und bekräftigen Hinweise aus der Verstetigung bestimmter Programme (s. o.) (Abb. 3).

So wurde aus den Interviews deutlich, dass nicht alle Aspekte des Projektes gleichermaßen umgesetzt wurden. Zum einen bestätigte sich der Schulbezug. So gibt die Vertreterin des KJGD an: „Ich hätte mir das nicht so vorgestellt, dass es so schullastig wird. Vom Thema her, von eben auch dieser hierarchischen Struktur her." Während die Schule von der Vernetzung im Rahmen des Projektes profitiert, erfahren Einrichtungen ohne Schnittstelle zur Schule keine Unterstützung. Zudem dienten die neu eingerichteten Strukturen auf kommunaler Ebene dazu, die inhaltliche Umsetzung des Projektes kostenneutral aus der Zusammenarbeit mit Praxisakteuren zu realisieren. Andersherum wurden Initiativen von Praxisakteuren der organisatorischen Projektleitung zufolge „verschiedene Male extrem zurückgepfiffen"[5].

Mit Blick auf das Verhältnis der einzelnen Aspekte untereinander wird deutlich, dass sie keineswegs miteinander vereinbar sind, sondern die einen vielmehr der Realisierung der anderen untergeordnet werden (Abb. 4). So ist das Versprechen auf einen weiten Sozialisationsansatz gerade für die Akteure der non-formalen Bereiche ausschlaggebend; entgegen des Abbaus von Hierarchien innerhalb des Bildungssystems verstärkt die einseitige Vernetzung jedoch die Dominanz der Schule. Die Aussicht auf die Mitgestaltung des lokalen Bildungsgeschehens ist Grund für die Teilnahme der Praxisakteure insgesamt, jedoch wirkt ihr Engagement nicht auf bessere Bedingungen für Bildungsarbeit hin, sondern führt zu einer Überlastung durch die zusätzliche Arbeit (Duveneck 2016).

---

[4]Im Zeitraum von Februar bis Mai 2012 wurden 14 explorative ExpertInnen-Interviews geführt und nach Meuser und Nagel (2002) ausgewertet, bis am Ende eine dichte Beschreibung des Projektes stand, die die Bedeutungsstrukturen aus Praxissicht wiedergibt.

[5]Die Erarbeitung einer Geschäftsordnung des Arbeitskreises der Akteure landete dann auf dem Schreibtisch des Bürgermeisters, und der Bürgermeister sagte: „Nö, die brauchen keine Geschäftsordnung'" (Leiter OKJA).

inhaltlich (aus Bildungsbereichen)	organisatorisch (Steuerungsansätze)	
Gemeinschaftsschulentwicklung	Bildungsmanagement	realisiert
Weiter Sozialisationsansatz	Partizipative Selbststeuerung	nicht realisiert

Abb. 4 Konzeptionelle Aspekte des Campus Rütli und die Umsetzung

3 Analyse der Handlungsspielräume

Für eine Analyse der Ergebnisse im Hinblick auf Handlungsspielräume werden die Bedingungen kommunalen Handelns mit in den Blick genommen. Anhaltspunkt ist der Hinweis von Schipper und Belina (2009, S. 38), dass sich die Kommunalisierung politischer Bereiche beteiligten Akteuren zwar zunächst als Erweiterung von Handlungsspielräumen darstellt, jedoch durch ökonomische Zwänge unterlaufen wird, die nur Maßnahmen im Sinne der Wettbewerbsfähigkeit zulassen.

3.1 Steuerung der Vernetzung über Handlungsspielräume

Die Beobachtung von Schipper und Belina sind der Debatte um die „unternehmerische Stadt" zuzuordnen, die sich damit beschäftigt, dass Kommunen durch den Rückgang staatlicher Zuweisungen, den Abbau von Ausgleichsinstrumenten und der gleichzeitigen Übertragung zusätzlicher Zuständigkeiten in ein Wettbewerbsverhältnis gesetzt wurden, das ihr Handeln prägt (Harvey 1989; Heeg 2001; Brenner 2004; Heeg und Rosol 2007; Schipper 2013). Die Bedingungen des interkommunalen Wettbewerbs leiten sie strukturell zu unternehmerischem Handeln nach betriebswirtschaftlichen Kriterien an, während andere Maßnahmen die Wettbewerbsfähigkeit zu gefährden drohen (Heeg 2001; Häussermann et al. 2008).

Die einseitige Ausrichtung der Bildungsvernetzung lässt sich vor diesem Hintergrund über den standortpolitischen Wert des „Standortfaktors" Schule erklären. Kommunen sind unter Wettbewerbsbedingungen auf finanzstarke Zielgruppen angewiesen, die privates Kapital einbringen und die Haushalte durch Steuerzahlungen verbessern (Schwarz 2015). Um sie als AnwohnerInnen anzuziehen, richten sich Kommunen mittels Standortpolitik an deren Lebensstilpräferenzen aus (Duveneck und Schipper 2012; Häussermann et al. 2008). Da formale Bildungserfolge „eine immer größere Rolle für die Lebenschancen von Menschen spielen" (Häussermann et al. 2008) und den zentralen Modus für die soziale Reproduktion der Mittelschicht darstellen (Bourdieu et al. 1982), hat die Schulwahl massiv an Bedeutung als Faktor für die Wohnortwahl gewonnen (Noerisch 2007), und damit an standortpolitischem Wert. Dieser Wert wird im Projekt „Campus Rütli" durch Bildungsvernetzung erschlossen, das sich mit dem Ansatz einer Kiez-Schule mit sozialem Profil an den Schulwahlpräferenzen alternativer Mittelschichtseltern orientiert (Merkle et al. 2008). Diese Zielgruppe ist für die Stabilisierung des sozialen Aufwertungsprozesses entscheidend und standortpolitisch entsprechend relevant. Einrichtungen ohne direkte Schnittstelle zur Schule wie der KJGD sind hingegen standortpolitisch irrelevant: Eine Ausrichtung an den Bedürfnissen sozial benachteiligter Zielgruppen wäre kontraproduktiv, eine Vernetzung in diese Richtung scheint nicht leistbar.

Dass Strukturen zur Umsetzung des Projektes durch Praxisakteure eingerichtet werden, Beteiligungsmöglichkeiten jedoch ausbleiben, wird vor dem Hintergrund verständlich, dass die Haushaltssituation der Kommunen nur Maßnahmen zulässt, die effizienzsteigernd und im besten Fall – besonders für sozial benachteiligte Kommunen wie der Bezirk Neukölln – kostenneutral sind (Peck 2012; Häussermann et al. 2008; Heeg 2001). Durch die Einbindung der Arbeit der Praxisakteure ist es möglich, auch in Zeiten von Unterfinanzierung und Haushaltssperre politische Handlungsfähigkeit zu zeigen – zumal die Außendarstellung den Eindruck erweckt, die Aktivitäten im Rahmen des Projekts seien erst durch den Bezirk initiiert. Da Praxisakteure jedoch kein Interesse an einer Steigerung der Wettbewerbsfähigkeit haben, sondern an einer fachlich besseren und sozial gerechteren Gestaltung von Bildung, für die ohne wettbewerbspolitischen Wert keine Handlungsspielräume bestehen, wird ihre Beteiligung an der Bildungssteuerung obsolet.

Auch die Umsetzung von Kommunalen Bildungslandschaften wird also durch ökonomische Zwänge geprägt und in diesem Fallbeispiel auf die Steigerung der Wettbewerbsfähigkeit eingeengt. Bildungsvernetzung dient so nicht der beabsichtigten Erweiterung von Handlungsspielräumen, sondern vielmehr der Anpassung vorhandener Strukturen an Erfordernisse des Wettbewerbs. Sie ist deshalb so effektiv, weil sie nicht über politische Direktiven, sondern über Handlungsspielräume gesteuert wird, die außerhalb der Reichweite von Bildungsvernetzung verortet und als Sachzwänge wirksam werden.

4 Erweiterung von Handlungsspielräumen

Um die einschränkende Seite der Zuständigkeiten anzupassen, die Potenziale einer umfassenden Bildungssteuerung auszuschöpfen und die Handlungsspielräume für die Gestaltung von Bildung zu erweitern, kommt es darauf an, sie fachlich weiterzuentwickeln. Bildungslandschaften können durch einen Austausch der Beteiligten die Voraussetzungen dafür schaffen.

4.1 Anlass für Bedingungen der Vernetzung und Identifikation von Anpassungsbedarfen

Schon frühe Evaluationen zeigen, dass die Bedingung für eine fachlich fruchtbare Zusammenarbeit ist, dass sich die beteiligten Akteure überhaupt erst einmal kennen, Beziehungen zueinander aufbauen und ein Verständnis von den verschiedenen Arbeitsweisen erlangen (Stolz 2010). Die Entwicklung „multiprofessioneller Kompetenzen" (Million et al 2017, S. 220) setzt wiederum setzt voraus, dass sie ihren eigenen Bildungsauftrag sowie ihre Grenzen kennen und nach außen vermitteln können. Brüsemeister (2017) spricht dabei von „Literacy". Erst damit sind die substanziellen Grundlagen für eine wertschätzende und fachlich sinnvolle Kooperation gegeben, die Bildungslandschaften anstreben. Dort, wo im Kontext von Ganztagsschule oder Inklusion bereits solche Auseinandersetzungen stattgefunden haben, wurde gelingende Zusammenarbeit befördert. Anpassungsbedarf des in Trennung organisierten Bildungssystems besteht darin, dass Anlässe zur Zusammenarbeit bisher fehlten. Das große Potenzial von Bildungslandschaften besteht vor dem Hintergrund darin, Anlässe für systematische Auseinandersetzungen mit der eigenen Bildungsarbeit und anderen Bildungsbereichen zu bieten und damit die Grundlage gelingender Vernetzung zu schaffen. Eine aktuelle Delphi-Studie zur Zukunft von Bildungslandschaften bestätigt zudem, dass die Beteiligten keine Überwindung von Strukturen erwarten (Duveneck et al. in Arbeit).

4.2 Anlass für die Reflexion der Bedeutung der Bedingungen und von Zuständigkeiten

Nicht zuletzt bieten die Erfahrungen mit Bildungslandschaften einen Anlass, um den Einfluss von Wettbewerbsbedingungen zu thematisieren und den Wert von Zuständigkeiten als Handlungsspielräume deutlich zu machen. Auf der Basis können die Akteure ausloten, wo eine Vereinbarkeit von Interessen wie in der Schulentwicklung gegeben ist, die für eine Vergrößerung der Handlungsspielräume genutzt werden kann. Wo die Interessen nicht vereinbar sind, ist der fachliche Anpassungsbedarf zu bestimmen und ein bewusstes Vorgehen zu entwickeln, bei dem alle Beteiligten ihre Handlungsspielräume ausloten und nutzen, um bestehende Strukturen angemessen weiterzuentwickeln. Der Konsens, dass jede Bildungs-landschaft ihre Berechtigung verliert, wenn sie „aus Sicht des Kindes bzw. Jugendlichen keine Verbesserungen bringt" (Bleckmann und Durdel 2009, S. 287), dient dabei als inhaltliche Leitlinie und Legitimierungsgrundlage.

5 Fazit

Die Vernetzung im Bildungsbereich kann zu einer Erweiterung von Handlungsspielräumen führen, wenn sie nicht als Instrument zur Überwindung von Zuständigkeiten eingesetzt werden. Dadurch können – ganz im Sinne des Verständnisses von gesundheitsfördernden Lebenswelten – Zufriedenheit und Wohlbefinden, Teilhabe, Inklusion und soziale Sicherheit für Schüler*innen, Lehrer*innen, Eltern und kommunales Umfeld deutlich verbessert werden, was sich zu mehr sozialem Miteinander, Prävention von Konflikten und insgesamt einem positiven Lernklima führen kann. Das Potenzial liegt darin, Anlässe für die Zusammenarbeit verschiedener Akteursgruppen und die gemeinsame Identifikation von Anpassungsbedarfen zu bieten, um so die Bedingungen für eine substanzielle (Bildungs-)Vernetzung und eine bedarfsorientierte Weiterentwicklung vorhandener Strukturen zu schaffen. Die kann dann tatsächlich zur angestrebten Erweiterung von Handlungsspielräumen führen, beispielgebend für ein ressortübergreifendes, die Nutzer*innen aktivierendes Verständnis im Sinne von Health in All Policies.

Literatur

Berkemeyer, N., Bos, W., Manitius, V., & Müthing, K. (2008). „Schulen im Team" – Einblicke in netzwerkbasierte Unterrichtsentwicklung. In Nils Berkemeyer (Hrsg.), *Unterrichtsentwicklung in Netzwerken. Konzeptionen, Befunde, Perspektiven* (S. 19–73). Münster: Waxmann (Netzwerke im Bildungsbereich, 1).

Berse, C. (2009). *Mehrdimensionale Bildung im Kontext kommunaler Bildungslandschaften. Bestandsaufnahme und Perspektiven. Univ., Philosophische Fakultät III, Diss.-Halle, 200.* Opladen: Budrich UniPress.

Bezirk Neukölln. (2009). Campus Rütli CR^2 – Konzept. Berlin. http://campusruetli.de/cr2-uploads/2014.10/CR2Konzept%2805.2009%29.pdf. Zugegriffen: 25. Febr. 2020.

Bleckmann, P., & Durdel, A. (Hrsg.) (2009). Lokale Bildungslandschaften. *Perspektiven für Ganztagsschulen und Kommunen* (1. Aufl.). Wiesbaden: VS Verl. für Sozialwiss.

Bourdieu, P., Schwibs, B., & Russer, A. (1982). *Die feinen Unterschiede. Kritik der gesellschaftlichen Urteilskraft* (5. Aufl.). Frankfurt a. M.: Suhrkamp.

Brenner, N. (2004). Urban governance and the production of new state spaces in Western Europe 1960–2000. In *Review of International Political Economy, 11*(3), 447–488.

Brüsemeister, T. (2017). Educational Governance in kommunalen Bildungslandschaften – Zur Literalität von Kommunen im Programm „Lernen vor Ort". In T. Olk & S. Schmachtel (Hrsg.), *Educational Governance in kommunalen Bildungslandschaften* (1. Aufl., S. 52–77). Weinheim: Beltz.

Deutscher Städtetag. (2007). Aachener Erklärung des deutschen Städtetages. anlässlich des Kongresses „Bildung in der Stadt" am 22./23. November 2007. http://www.staedtetag.de/imperia/md/content/dst/2019/aachener_erklaerung.pdf. Zugegriffen: 25. Febr. 2020.

Duveneck, A. (2016). *Bildungslandschaften verstehen. Zum Einfluss von Wettbewerbsbedingungen auf die Praxis.* Weinheim: Beltz.

Duveneck, A., & Schipper, S. (2012). Standort. In N. Marquard & V. Schreiber (Hrsg.), *Ortsregister – Ein Glossar zu Räumen der Gegenwart* (S. 268–272). Bielefeld: Transcript.

Duveneck, A., de Haan, G., Grund, J. & Wahler, K. (in Arbeit). Futures of German Area Based Reform in Education. Results from a quantitative Delphi-Survey. European Journal of Futures Research.

Eggebrecht, P. (2006). Brief des Kollegiums der Rütli-Hauptschule an die Schulaufsicht. https://www.tagesspiegel.de/berlin/dokumentation-der-hilferuf-der-ruetli-schule/698398.html. Zugegriffen: 21. Sept. 2020.

Emmerich, M., & Maag Merki, K. (2010). Regionale Bildungsräume. Koordinaten einer neuen Steuerung unter der Bedingung sozialer Disparitäten. *Recht der Jugend und des Bildungswesens, 58*(2), 144.

Emminghaus, C. (Hrsg.). (2009). *Lebenslanges Lernen in regionalen Netzwerken verwirklichen. Abschliessende Ergebnisse zum Programm "Lernende Regionen – Förderung von Netzwerken"*. Bielefeld: Bertelsmann.

Gellrich, R. (2012). Bildungsberatung in lokalen Bildungslandschaften. Vor Ort Brücken bauen zum erfolgreichen lebensbegleitenden Lernen für alle. In P. Bleckmann & V. Schmidt (Hrsg.), *Bildungslandschaften. Mehr Chancen für alle* (S. 152–167). Wiesbaden: VS Verlag für Sozialwissenschaften/Springer Fachmedien Wiesbaden GmbH, Wiesbaden.

Gnahs, D. (2007). Indikatoren und Messprobleme bei der Bestimmung der Lernhaltigkeit von Netzwerken. In C. Solzbacher & D. Minderop (Hrsg.), *Bildungsnetzwerke und regionale Bildungslandschaften. Ziele und Konzepte, Aufgaben und Prozess* (S. 297–303). München: LinkLuchterhand.

Gottschall, K. (2001). Erziehung und Bildung im deutschen Sozialstaat. Stärken, Schwächen und Reformbedarfe im europäischen Vergleich. ZeS – Arbeitspapier Nr. 9/2001. http://edoc.vifapol.de/opus/volltexte/2008/423/pdf/AP_09_2001.pdf. Zugegriffen: 25. Febr. 2020.

Harvey, D. (1989). From Managerialism to Entrepreneurialism. The Transformation in Urban Governance in Late Capitalism. *Geografiska Annaler, 71*(1), 3–17.

Häussermann, H., Läpple, D., & Siebel, W. (2008). *Stadtpolitik* (1. Aufl.). Frankfurt a. M.: Suhrkamp.

Hebborn, K. (2011). Die kommunale Bildungslandschaft. Ein Entwicklungskonzept für qualitative Bildungsentwicklung, Beratung und Übergänge. In P. Bollweg & H. U. Otto (Hrsg.), *Räume flexibler Bildung. Bildungslandschaft in der Diskussion* (1. Aufl., S. 139–156). Wiesbaden: VS Verlag.

Heeg, S. (2001). Unternehmerische Stadt zwischen neuen Governance-Formen und Sicherheitspolitik. *spw – Zeitschrift für Sozialistische Politik und Wirtschaft, 118*, 41–43.

Heeg, S., & Rosol, M. (2007). Neoliberale Stadtpolitik im globalen Kontext Ein Überblick. *Prokla, 37*(149), 491–510.

Heinrich, A. J. (2018). *Die sozialräumliche Bildungslandschaft Campus Rütli in Berlin-Neukölln. Begründungen und Bedeutungen aus der Perspektive gestaltender Akteure* (1. Aufl.). Wiesbaden: Springer (Quartiersforschung).

Horster, L., & Rolff, H. G. (2001). *Unterrichtsentwicklung. Grundlagen, Praxis, Steuerungsprozesse*. Weinheim: Beltz.

Leimkühler, R., & Schöne, S. (2012). Die Schlüsselrolle der Kommunen bei der Entwicklung lokaler Bildungslandschaften – zentrale Herausforderungen und notwendige Rahmenbedingungen. In P. Bleckmann & V. Schmidt (Hrsg.), *Bildungslandschaften. Mehr Chancen für alle* (1. Aufl., S. 245–259). Wiesbaden: VS Verlag.

Lohre, W., & Blum, V. (2004). *Regionale Bildungslandschaften. Grundlagen einer staatlich kommunalen Verantwortungsgemeinschaft. Beiträge zu „Selbstständige Schule"* (1. Aufl.). Troisdorf: Bildungsverl. EINS.

Lohre, W., Becker, M., & Madelung, P. (2008). Schulen in regionalen Bildungslandschaften. Erfahrungen aus dem Projekt "Selbstständige Schule" in NRW. *Pädagogik, 60*(7; 8), 30–35.

Mack, W., Harder, A., Kelö, J., & Wach, K. (2006). Lokale Bildungslandschaften. Projektbericht. München. https://www.dji.de/fileadmin/user_upload/bibs/Projektbericht_Bildungslandschaften_Mack.pdf. Zugegriffen: 16. Jan. 2019.

Merkle, T., Henry-Huthmacher, C., & Wippermann, C. (2008). *Elter unter Druck. Selbstverständnisse, Befindlichkeiten und Bedürfnisse von Eltern in verschiedenen Lebenswelten. Eine sozialwissenschaftliche Untersuchung von Sinus Sociovision GmbH im Auftrag der Konrad-Adenauer-Stiftung e. V.* Stuttgart: Lucius & Lucius.

Meuser, M., & Nagel, U. (2002). ExpertInneninterviews – vielfach erprobt, wenig bedacht. In A. Bogner, B. Littig, & W. Menz (Hrsg.), *Das Experteninterview. Theorie, Methoden, Anwendung* (2. Aufl., S. 71–93). Wiesbaden: VS Verlag.

Million, A., Coelen, T., Heinrich, A. J., Loth, C., & Somborski, I. (2017). *Gebaute Bildungslandschaften. Verflechtungen zwischen Pädagogik und Stadtplanung.* Berlin: jovis.

Noerisch, K. (2007). School catchment area evasion: The case of Berlin, Germany. *Journal of Education Policy, 22*(1), 283–298.

Olk, T., & Stimpel, T. (2011). Kommunale Bildungslandschaften und Educational Governance vor Ort. Bildungspolitische Reform potenziale durch Kooperation und Vernetzung formeller und informeller Lernorte ? In P. Bollweg & H. U. Otto (Hrsg.), *Räume flexibler Bildung. Bildungslandschaft in der Diskussion* (1. Aufl., S. 169–188). Wiesbaden: VS Verlag.

Otto, H. U., & Rauschenbach, T. (Hrsg.). (2004). *Die andere Seite der Bildung. Zum Verhältnis von formellen und informellen Bildungsprozessen* (1. Aufl.). Wiesbaden: VS Verlag.

Peck, J. (2012). Austerity urbanism. American cities under extreme economy. *City, 16*(6), 626–655.

Radtke, F. O., & Stosic, P. (2011). Lokale Bildungsräume. Ansatzpunkte für eine integrative Schulentwicklung. In P. Bollweg & H. U. Otto (Hrsg.), *Räume flexibler Bildung. Bildungslandschaft in der Diskussion* (1. Aufl., S. 373–392). Wiesbaden: VS Verlag.

Reicher, C., Edelhoff, S., Kataikko, P., & Uttke, A. (2007). *Kinder_Sichten. Städtebau und Architektur für und mit Kindern und Jugendlichen* (1. Aufl.). Troisdorf: Bildungsverlag EINS.

Schäfer, K. (2009). Herausforderungen bei der Gestaltung kommunaler Bildungslandschaften. In P. Bleckmann & A. Durdel (Hrsg.), *Lokale Bildungslandschaften. Perspektiven für Ganztagsschulen und Kommunen* (1. Aufl., S. 233–249). Wiesbaden: VS Verlag.

Schalkhaußer, S. & Thomas, F. (2011). Lokale Bildungslandschaften in Kooperation von Jugendhilfe und Schule. München: Deutsches Jugendinstitut e. V. https://www.dji.de/fileadmin/user_upload/bibs/2011_06_08_Lokale_Bildungslandschaften_in_Kooperation_von_Jugendhilfe_und_Schule.pdf. Zugegriffen: 25. Febr. 2020.

Schipper, S. (2013). *Genealogie und Gegenwart der „unternehmerischen" Stadt. Neoliberales Regieren in Frankfurt am Main 1960-2010.* Münster: Westfälisches Dampfboot.

Schipper, S., & Belina, B. (2009). Die neoliberale Stadt in der Krise? Anmerkungen zum 35. Deutschen Städtetag unter dem Motto „Städtisches Handeln in Zeiten der Krise". *Zeitschrift Marxistische Erneuerung, 20*(80), 38–51.

Schubert, H. (2008). Netzwerkkooperation Organisation und Koordination von professionellen Vernetzungen. In H. Schubert (Hrsg.), *Netzwerkmanagement Koordination von professionellen Vernetzungen Grundlagen und Praxisbeispiele* (S. 7–105). Wiesbaden: VS Verlag. (GWV).

Schwarz, A. (2015). Bildungsfinanzierung in Kommunen. In H. Döbert & H. Weishaupt (Hrsg.), *Bildungsmonitoring, Bildungsmanagement und Bildungssteuerung in Kommunen* (S. 101–113). Münster: Waxmann.

Stolz, H. J. (2010). Lokale Bildungslandschaften in Kooperation von Ganztagsschule und Jugendhilfe. Ausgewählte Ergebnisse. In C. Nerowski & U. Weier (Hrsg.), *Ganztagsschule organisieren – ganztags Unterricht gestalten* (S. 121–134). Bamberg: Univ. of Bamberg Press.

Stolz, H. J. (2012). Bildung neu denken! Kritische Anmerkungen zu aktuellen Ansätzen lokaler Bildungslandschaften und mögliche Alternativen. In P. Bleckmann & V. Schmidt (Hrsg.), *Bildungslandschaften. Mehr Chancen für alle* (1. Aufl., S. 21–31). Wiesbaden: VS Verlag.

Tibussek, M., & Riedt, R. (2012). Lokale Bildungslandschaften im ländlichen Raum: Antworten aus der Praxis. In P. Bleckmann & V. Schmidt (Hrsg.), *Bildungslandschaften. Mehr Chancen für alle* (1. Aufl., S. 133–151). Wiesbaden: VS Verlag.

Tippelt, R., Strobel, C., Kuwan, H., & Reupold, A. (Hrsg.). (2009). *Lernende Regionen – Netzwerke gestalten. Teilergebnisse zur Evaluation des Programms "Lernende Regionen – Förderung von Netzwerken"*. Bielefeld: Bertelsmann.

Weiß, W. W. (2011). *Kommunale Bildungslandschaften. Chancen, Risiken und Perspektiven*. Weinheim: Juventa.

Anika Duveneck Diplom-Geografin mit Promotion im Fach Erziehungswissenschaften, ist Post-Doc am Institut Futur der Freien Universität Berlin. Sie arbeitet seit über zehn Jahren zu Kommunalen Bildungslandschaften und leitet verschiedene Forschungsprojekte zu dem Thema.

Gerhard de Haan ist emeritierter Professor für Zukunfts- und Bildungsforschung an der Freien Universität Berlin. Seine Arbeitsschwerpunkte sind Zukunftsforschung, Wissensgesellschaft, Innovationsforschung und nachhaltige Entwicklung. Er ist weiterhin in der Lehre und als Leiter von Forschungsprojekten aktiv.

Die GemüseAckerdemie – ein wirkungsvolles Bildungsprogramm

Julia Günther und Franziska Lutz

1 Hintergrund

Nur selten haben Kinder und Jugendliche die Möglichkeit, Natur und die natürliche Produktion von Lebensmitteln zu erkunden, zu erleben und vor allem zu entdecken. Naturerfahrungsräume fehlen und Kinder und Jugendliche verlieren den Zugang zur Natur, der natürlichen Lebensmittelproduktion und deren Zusammenhängen. Fragen, beispielsweise, wie Karotten eigentlich wachsen oder wie Kartoffeln geerntet werden, bleiben unbeantwortet und nicht erlebbar. Der mangelnde Naturkontakt hat fatale Auswirkungen: Immer weniger Kinder wissen, wo Lebensmittel herkommen und wie diese angebaut werden. Nicht wenige Kinder sind beispielsweise der Meinung, dass Lebensmittel wie Äpfel in unseren Wäldern wachsen (Brämer et al. 2016).

Mit der Entfremdung von Lebensmitteln verschärfen sich auch negative Auswirkungen auf Esskultur und Gesundheit (Eberle et al. 2006). Kinder und Jugendliche im Alter von 11 bis 17 Jahren essen heute im Vergleich zu vor etwa zehn Jahren wesentlich weniger Gemüse. Nur 14 % aller Kinder und Jugendlichen essen die von der Deutschen Gesellschaft für Ernährung (DGE) empfohlene Menge Gemüse am Tag (Robert Koch-Institut 2018a).

Die Prävalenz von Übergewicht und Adipositas stagniert in Deutschland auf hohem Niveau. 15,4 % der 3- bis 17-jährigen Kinder und Jugendliche sind übergewichtig, fast 6 % sind adipös (Robert Koch-Institut 2018b). Die Hauptursache für die Anzahl übergewichtiger Kinder liegt in der Kombination aus Fehlernährung und mangelnder

J. Günther (✉) · F. Lutz
Ackerdemia e. V., Potsdam, Deutschland
E-Mail: j.guenther@ackerdemia.de

F. Lutz
E-Mail: f.lutz@ackerdemia.de

© Springer Fachmedien Wiesbaden GmbH, ein Teil von Springer Nature 2020
K. Böhm et al. (Hrsg.), *Gesundheit als gesamtgesellschaftliche Aufgabe*,
https://doi.org/10.1007/978-3-658-30504-8_35

Bewegung. Neben dem mangelnden Konsum an Obst und Gemüse tragen ungesunde Ernährungsgewohnheiten wie z. B. gesüßte Getränke sowie sitzende Tätigkeiten, sportliche Inaktivität und die ständige Verfügbarkeit von Nahrungsmitteln zu den gesundheitlichen Problemen bei. Das fehlende oder falsche Wissen über Nahrungsmittel führt nachweislich zu ungesundem Ernährungsverhalten und Folgeerkrankungen wie Adipositas oder Herz-Kreislauf-Störungen (Robert Koch-Institut 2018a).

Mit dem Bildungsprogramm GemüseAckerdemie hat sich der Verein Ackerdemia eine nachhaltige Lösung überlegt, um die gesellschaftliche Herausforderung der Naturentfremdung und der daraus resultierenden Fehlernährung sowie mangelnden Wertschätzung gegenüber Lebensmitteln[1] anzugehen. Das Jahresprogramm wird als fester Lernort in Form eines Gemüseackers direkt auf dem Schulhof oder Kita-Gelände integriert. Kinder und Jugendliche bauen dann über mindestens eine Ackersaison hinweg bis zu 30 Gemüsearten an und erfahren auf praktische Weise, wo unsere Lebensmittel herkommen, wie sie angebaut werden und welche Bedeutung die Natur als Lebensgrundlage für uns hat. Da die zeitlichen Ressourcen von Pädagog*innen knapp sind, bietet Ackerdemia organisatorische Unterstützung und Wissenstransfer in einem. Zu den Leistungen gehören z. B. die Beratung im Anlegen und der Integration des Ackers in das Lehrangebot, die Anfertigung eines Anbauplans, die Lieferung von Saatgut und Jungpflanzen, die Durchführung von Pflanzungen, Fortbildungen zu gartenbaulichen Themen sowie der didaktischen Umsetzung, umfassende Materialien zur Durchführung der wöchentlichen „AckerStunden" von 90 min, wie z. B. wöchentliche E-Mails mit Infos, welche Arbeiten auf dem Acker zu tun sind, sowie Bildungsmaterialien, die eingesetzt werden können. Je nach Erkenntnis- und Erfahrungszuwachs der Pädagog*innen können die Leistungen in den Folgejahren reduziert werden, sodass der Acker durch den Lernort irgendwann selbstständig betreut werden kann. Aktuell nehmen 463 Schulen und 155 Kitas an der GemüseAckerdemie teil. Seit der Pilotierung des Programms wurden insgesamt knapp 65.000 Kinder und Jugendliche erreicht (Stand August 2020).

2 Ziele und Strategien zur Förderung von Gesundheit

Ziel des Vereins Ackerdemia ist es, die Wertschätzung für Natur und Lebensmittel in der Gesellschaft zu steigern. Durch einzigartige Erlebnisse rund um Lebensmittel ist das Ziel, eine Generation „ackerdemischer Changemaker" (Kita-Kinder und Schüler*innen) ausbilden, die ein grundlegendes Verständnis der Lebensmittelproduktion und landwirtschaftlicher Zusammenhänge besitzt sowie ein bewusstes und nachhaltiges Konsumverhalten zeigt. Kinder und Jugendliche sollen erleben, lernen und erfahren, wo unsere

---

[1]Laut Studienergebnisse des Bundesministeriums für Ernährung und Landwirtschaft (BMEL) werden pro Jahr knapp 12 Mio. Tonnen Lebensmittel in Deutschland weggeworfen. Knapp mehr als die Hälfte davon (52 %) entstehen in privaten Haushalten mit etwa 75 kg pro Kopf pro Jahr (BMEL 2015). Lebensmittelabfälle in Deutschland. Übersicht verschiedener Studienergebnisse. Stand: September 2019).

Lebensmittel herkommen und wie diese angebaut werden. Die Programme wirken einem Wissens- und Kompetenzverlust im Bereich Lebensmittelproduktion, der Entfremdung von der Natur, ungesunden Ernährungsgewohnheiten sowie Lebensmittelverschwendung entgegen. Ackerdemia arbeitet dabei wirkungsorientiert und setzt bei der Verfolgung der Programme den Fokus auf den gesellschaftlichen Impact.

Dabei ist das Thema Gesundheit bei der GemüseAckerdemie in erster Linie inhaltlich verankert. Die jährliche Wirkungsanalyse der Programme, die vom Team „Wirkung" bei Ackerdemia in Kooperation verschiedener Universitäten durchgeführt wird, bestätigte in den letzten sechs Jahren sieben Wirkungsfelder, in denen Ackerdemia positive Auswirkungen bei den Teilnehmenden erzielt. Aspekte der Gesundheitsförderung finden sich übergreifend in allen Feldern, von denen ausgewählte im Folgenden näher dargestellt werden.

Besonders positiv sind die Auswirkungen auf das *Ernährungsverhalten* der Kinder hervorzuheben. 2018 wurde bestätigt, dass 83 % der Kinder zunehmend neugierig sind, neue Gemüsearten zu probieren, und sogar mehr als 60 % der Kinder gaben an, jetzt Gemüse zu essen, das ihnen vorher nicht geschmeckt hatte. Vielen wird auf dem Acker bewusst, woraus ihre tägliche Nahrung besteht und sie eignen sich neues *Wissen* durch praktisches Handeln an – wobei der Acker als lebensnaher Lernort eine Verbindung zwischen Gelerntem und Realität schafft. Darüber hinaus wird die *körperliche Aktivität* auf dem Acker von nahezu allen Schüler*innen als willkommene Abwechslung zum Klassenzimmer begrüßt. Der Acker wird dem Bewegungs- und Entdeckungsdrang gerecht und stellt einen Ausgleich zum kognitiven und routinierten Schulalltag dar, sodass das Ackern tendenziell die Konzentrationsfähigkeit in den nachfolgenden Unterrichtsstunden fördert. Auch Kita-Kinder sind nach dem Ackern ausgeglichener, entspannter und zufrieden mit der eigenen Leistung. Das Ackern unterstützt außerdem die Entwicklung eines gesunden Selbstbewusstseins, indem die Kinder ihre Stärken entdecken und sich als kompetent erfahren. Dass in Kooperation vieles leichter ist, entdecken die Kinder recht schnell und entwickeln sich im Bereich *sozialer Kompetenzen* weiter. Schüler*innen, die es im Klassenzimmer mit Stift und Heft nicht immer einfach haben, blühen auf, zeigen außerordentliches Interesse und erfahren Anerkennung und Wertschätzung von ihren Mitschüler*innen. Der Acker ist ein inklusiver Lernort, an dem jede*r mit den eigenen Fähigkeiten zum Gemüsewachstum beiträgt. Durch die positiven Erfahrungen ihrer Selbstwirksamkeit kehren die Kinder nach der „AckerStunde" gestärkt zurück in ihren Alltag. Die *Naturerfahrungen* auf dem Acker werden besonders von den Kita-Kindern mit allen Sinnen aufgenommen und sind auch für die Schulkinder eine wertvolle Inspirationsquelle (Lutz 2018). Während manche Kinder zu Beginn der Ackersaison noch Berührungsängste haben und sich vor Erde und deren tierischen Bewohnern ekeln, legen sie diese Ängste mit zunehmender Zeit ab und werden entspannter und vertrauter mit der Umgebung des Ackers. Das Überwinden solcher Ängste stellt eine wichtige Erfahrung für Kinder dar (Lutz 2018). Am Ende des Programms sind mehr als 70 % der Schüler*innen motiviert, auch zu Hause Gemüse anzubauen (Lutz 2018). Auf diese Weise wird der Gedanke einer gesunden und nachhaltigen Ernährungsweise in die Familien getragen.

Insgesamt stärkt das Bildungsprogramm GemüseAckerdemie neben der körperlichen ebenfalls die psychische Gesundheit von Kita- und Schulkindern, indem es die Resilienz[2] durch das Fördern von personalen und sozialen Schutzfaktoren sowie solchen bezogen auf Bildungsinstitutionen stärkt.[3] In der Natur zu sein, tut den Kindern sichtlich gut. Spielerisch werden Erlebnisse rund um das Thema Gemüse positiv besetzt und dadurch ein Zugang geschaffen, der ganz ohne „erhobenen Zeigefinger" auskommt.

3 Aktivitäten

Bei der Vermittlung dieser Erlebnisse erhält Ackerdemia Unterstützung von Partner*innen auf unterschiedlichen Ebenen und Bereichen. Denn die inhaltliche Vielfalt der GemüseAckerdemie spiegelt sich ebenfalls in der Zusammensetzung der Partner*innen wieder, die das Programm begleiten, fördern und kooperativ unterstützen. Auf umsetzender Ebene sind vor allem die pädagogischen Fachkräfte in den teilnehmenden Lernorten von Bedeutung. Motivierte Pädagog*innen sind für eine gelungene Ackersaison und die Wirkung bei den Kindern unerlässlich. Ackerdemia legt großen Wert darauf, engen Kontakt mit ihnen zu pflegen, weshalb pro Jahr drei Pädagog*innen-Fortbildungen stattfinden. Ihre Expertise wird z. B. ebenfalls in Bezug auf die Bildungsmaterialien eingeholt, und die Erfahrungen in den Lernorten sind zentral für die Weiterentwicklung und Optimierung der GemüseAckerdemie, die stark an den Bedürfnissen der Pädagog*innen orientiert ist.

Eine andere Form der Partnerschaft pflegt die GemüseAckerdemie mit ihren Förderpartner*innen, die sowohl aus dem öffentlichen wie dem privaten Sektor kommen. Sie unterstützen das Programm in erster Linie finanziell und ermöglichen damit die Umsetzung. Darüber hinaus profitiert das Programm in Form von Kontakten und Empfehlungen von der Unterstützung seiner Netzwerkpartner*innen. Der Austausch ist z. B. durch ein jährliches Beiratstreffen oder über Partner*innen-Events organisiert. Förder- und Netzwerkpartner*innen der GemüseAckerdemie sind u. a. Bundes- und Landesministerien, Krankenkassen, Stiftungen, Unternehmen, Universitäten und Forschungseinrichtungen sowie weitere zahlreiche Sponsoren und Lernortförderer.[4] Diese verfolgen mit einer Förderung unterschiedliche Zielvorstellungen, sei es die

---

[2]Resilienz wird verstanden als die „Fähigkeit von Menschen […], Krisen im Lebenszyklus unter Rückgriff auf persönliche und sozial vermittelte Ressourcen zu meistern und als Anlass für Entwicklung zu nutzen" (Welter-Enderlin 2006, S. 13).
[3]Zum Konzept der Schutzfaktoren vgl. Fröhlich-Gildhoff und Rönnau-Böse (2015), S. 29 ff.
[4]Eine aktuelle Darstellung der Partner*innen der GemüseAckerdemie ist bei Ackerdemia e. V. (o. J.) veröffentlicht.

Gesundheitsvorsorge durch Prävention, Förderung frühkindlicher Bildung, Förderung von Bewegung und gesunder Ernährung, Chancengleichheit, Landwirtschaft usw.

4   Erfahrungen

Im Rahmen der GemüseAckerdemie kommt ein Ensemble an unterschiedlichen Kooperationspartner*innen zusammen. Aus Ackerdemias Erfahrung ist es deshalb zielführend, von Beginn an gemeinsam die Zielstellung und Erwartungen, die an ein Engagement für das Bildungsprogramm geknüpft sind, im Detail herauszuarbeiten und ein gemeinsames Verständnis davon zu entwickeln. Dieses Vorgehen erleichtert den Anschluss an inhaltliche Diskussionen über den Programmverlauf hinweg ungemein. Das Fundament der Kommunikation stellt dabei die Bereitschaft dar, ergebnisoffen an die Partnerschaft heranzugehen und dennoch verbindliche Ziele zu formulieren. Es gilt zu eruieren, welche die bestmöglichen Ziele sind, die in einer Partnerschaft realisiert werden können, um dann die Bereitschaft einzugehen, diese verbindlich zu verfolgen. Dabei sollte nicht nur über die Ziele, sondern zugleich intensiv über den Weg dorthin gesprochen werden. Aus Ackerdemias Erfahrung ist es wichtig, auch organisatorische und strukturelle Eckpunkte frühzeitig zu adressieren. Damit wird einerseits festgelegt, was jede Partei einbringt und wie das jeweilige Engagement aussieht, andererseits findet eine Abstimmung bezüglich des Miteinanders statt.

Förderlich für eine ressortübergreifende Zusammenarbeit ist generell eine offene und lösungsorientierte Kommunikation auf Augenhöhe sowie das Wissen um die eigenen Stärken und Wirkungen. In diesem Zusammenhang verfolgt Ackerdemia eine wirkungsorientierte Strategie. Mit der jährlichen Wirkungsanalyse werden fundierte und evidenzbasierte Erfahrungswerte geschaffen, die auch über das Feld der Partnerschaften hinaus Vertrauen bilden und überzeugen. Dass das Bildungsprogramm GemüseAckerdemie zudem von externer, objektiver Seite beurteilt wird und z. B. das Phineo-Wirkt-Siegel erhielt, stärkt das Vertrauen in die Wirkung des Programms ebenfalls.

Als hemmend werden die begrenzten Ressourcen für die Umsetzung empfunden. Die GemüseAckerdemie hat starke Partner*innen an ihrer Seite. Doch die grundsätzliche Logik von Förderungen erschwert eine langfristig gesicherte Umsetzung des Bildungsprogramms. In der Regel werden Fördergelder für einen Zeitraum von ein bis drei Jahren vergeben. Im Anschluss kann eine weitere Förderung beantragt werden, welche allerdings häufig von einer innovativen Neuausrichtung des Programms abhängig ist. Diese Anforderung erschwert es, Bewährtes weiterzuführen, zu festigen und die Kontinuität herzustellen, die für den Bereich der Prävention besonders wichtig ist.

Zum Abschluss zwei Empfehlungen, die aus Ackerdemias Sicht für eine gelungene ressortübergreifende Zusammenarbeit ausschlaggebend sind: Einerseits betrifft dies ein bedarfsorientiertes Arbeiten mit den Partner*innen und Zielgruppen, damit ein maßgeschneidertes Konzept entsteht, das sich an realen Anforderungen orientiert. Andererseits erfordert die Umsetzung innovativer und neuer Ideen einen toleranten

Umgang mit Fehlern. Diese als „Learnings" zu begreifen, bietet großes Potenzial zur Weiterentwicklung und Optimierung (Lutz und Schmitz 2016).

Literatur

Ackerdemia e. V. (Hrsg.) (o. J.). Danke – Unsere Partner. https://www.gemueseackerdemie.de/unterstuetzen/danke. Zugegriffen: 15. Jan. 2020.

BMEL (Bundesministerium für Ernährung und Landwirtschaft). (2015). Lebensmittelabfälle in Deutschland. Übersicht verschiedener Studienergebnisse. Stand: September 2019.

Brämer, R., Koll, H., & Schild, H.-J. (2016). *Natur Nebensache? 7. Jugendreport Natur 2016. Erste Ergebnisse.* Köln: Universität zu Köln.

Eberle, U., Hayn, D., Rehaag, R., & Simshäuser, U. (Hrsg.). (2006). *Ernährungswende – Eine Herausforderung für Politik, Unternehmen und Gesellschaft.* München: oekom.

Fröhlich-Gildhoff, K., & Rönnau-Böse, M. (2015). *Resilienz* (4. Aufl.). München: Ernst Reinhardt Verlag.

Lutz, F., & Schmitz, C. (2016). Ackern schafft Wirkung. Potsdam. https://www.gemueseackerdemie.de/fileadmin/Redaktion/06_Ueber-uns/PDFs/GemueseAckerdemie_Wirkungsbericht_2016.pdf. Zugegriffen: 15. Jan. 2020.

Lutz, F. (2018). 5 Jahre Ackern 5 Jahre Wirkung. Potsdam. https://www.gemueseackerdemie.de/fileadmin/Redaktion/06_Ueber-uns/PDFs/GemueseAckerdemie_Wirkungsbericht_2018.pdf. Zugegriffen: 15. Jan. 2020.

Robert Koch-Institut. (Hrsg.) (2018a). KiGGS Welle 2 – Gesundheitsverhalten von Kindern und Jugendlichen. *Journal of Health Monitoring, 2,* 2–28.

Robert Koch-Institut. (Hrsg.) (2018b). KiGGS Welle 2 – Übergewicht und Adipositas im Kindes- und Jugendalter in Deutschland. *Journal of Health Monitoring, 3,* 16–22.

Welter-Enderlin, R. (2006). Resilienz aus der Sicht von Beratung und Therapie. In R. Welter-Enderlin & B. Hildenbrand (Hrsg.), *Resilienz – Gedeihen trotz widriger Umstände* (S. 7–19). Heidelberg: Carl-Auer.

Julia Günther Master in Bildungswissenschaft, Studium der Pädagogik und Political and Social Studies, sie ist wissenschaftliche Mitarbeiterin in einem bundesweiten Forschungsprojekt zum Thema Bildung für nachhaltige Entwicklung und erforscht außerdem die Wirkung der Bildungsprogramme der GemüseAckerdemie bei Ackerdemia e. V. in Berlin.

Franziska Lutz ist Erziehungswissenschaftlerin und arbeitet bei Ackerdemia, einem Verein, der sich mit dem Ziel gegründet hat, die Wertschätzung für Lebensmittel in der Gesellschaft zu steigern. Dort ist sie für die Wirkungsanalyse der Bildungsprogramme zuständig. Zudem ist sie in der Konzeption der Bildungsprogramme mit dem Schwerpunkt auf Bildung für nachhaltige Entwicklung tätig.

Naturerfahrungsräume in Großstädten – Eine Möglichkeit für Gesundheitsförderung in der Nachbarschaft

Claudia Friede, Dörte Martens, Jutta Heimann, Maren Pretzsch, Heike Molitor, Bettina Bloem-Trei und Jürgen Peters

1 Das Konzept der Naturerfahrungsräume

Naturerfahrungsräume sind überwiegend ungestaltete, naturbelassene Flächen, auf denen sich Pflanzen und Tiere frei entwickeln können und die gleichzeitig Kindern aus der fußläufigen Nachbarschaft als unreglementierter Spielraum zur Verfügung stehen (Schemel 2008). Naturerfahrungsräume bieten vor allem der natürlichen Sukzession überlassene Grünstrukturen und keine gestalteten Spielelemente (Schemel 2008). Das Konzept der Naturerfahrungsräume wurde in den 90er-Jahren in kleineren Städten in Deutschland entwickelt und umgesetzt. In Berlin wurden im Rahmen des Projekts „Naturerfahrungsräume in Großstädten am Beispiel Berlin", das vom Bundesamt

---

C. Friede (✉) · D. Martens · J. Heimann · M. Pretzsch · H. Molitor · B. Bloem-Trei · J. Peters
Hochschule für nachhaltige Entwicklung Eberswalde, Schicklerstraße, Deutschland
E-Mail: claudia.friede@hnee.de

D. Martens
E-Mail: Doerte.Martens@hnee.de

J. Heimann
E-Mail: jutta.heimann@hnee.de; jutta.heimann@gmx.net

M. Pretzsch
E-Mail: maren.pretzsch@hnee.de

H. Molitor
E-Mail: heike.molitor@hnee.de

B. Bloem-Trei
E-Mail: bettina.bloem-trei@hnee.de

J. Peters
E-Mail: juergen.peters@hnee.de

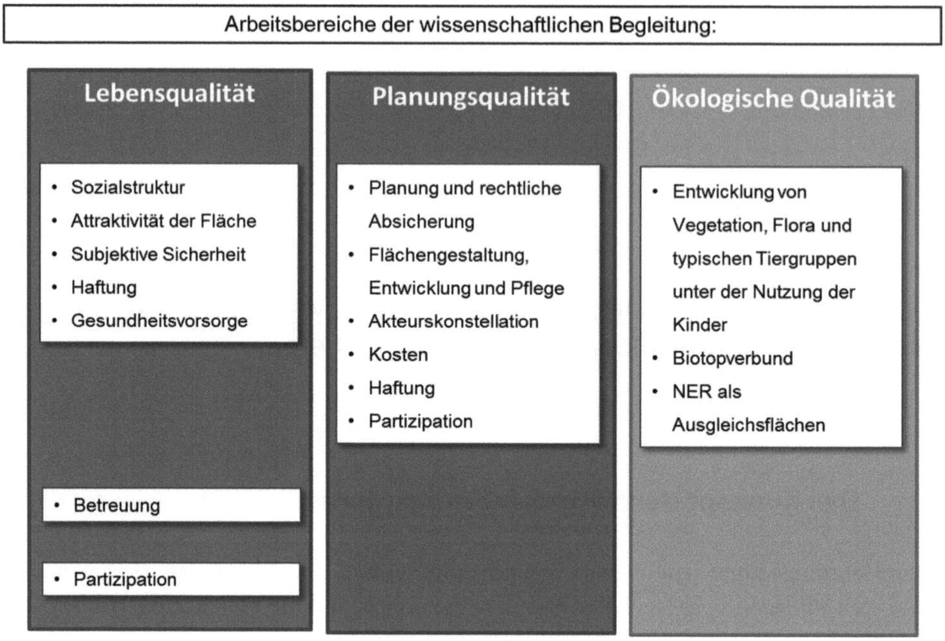

Arbeitsbereiche der wissenschaftlichen Begleitung:

Lebensqualität
- Sozialstruktur
- Attraktivität der Fläche
- Subjektive Sicherheit
- Haftung
- Gesundheitsvorsorge

- Betreuung
- Partizipation

Planungsqualität
- Planung und rechtliche Absicherung
- Flächengestaltung, Entwicklung und Pflege
- Akteurskonstellation
- Kosten
- Haftung
- Partizipation

Ökologische Qualität
- Entwicklung von Vegetation, Flora und typischen Tiergruppen unter der Nutzung der Kinder
- Biotopverbund
- NER als Ausgleichsflächen

Abb. 1 Interdisziplinäre Begleitung der Naturerfahrungsräume in Berlin. (Quelle: eigene Darstellung)

für Naturschutz finanziert wird, drei solcher Spielorte von der Stiftung Naturschutz eingerichtet und mit Hilfe von Kinder- und Jugendeinrichtungen betrieben. Die Naturerfahrungsräume befinden sich in den Bezirken Spandau, Pankow und Marzahn-Hellersdorf. Die Hochschule für nachhaltige Entwicklung Eberswalde begleitet die Flächenentwicklung wissenschaftlich aus planerischer, psychologischer und ökologischer Perspektive (siehe Abb. 1).

1.1 Wer waren die Initiator*innen?

Initiiert wurden die drei neuen Naturerfahrungsräume auf der Grundlage einer Vorstudie zur Analyse von Flächenpotentialen in Berlin (Stopka und Rank 2013) durch die Stiftung Naturschutz Berlin. Eine wichtige Rolle für den laufenden Betrieb spielt auch die Trägereinrichtung. Jeder Naturerfahrungsraum wird von einer Trägereinrichtung betreut, die für drei Jahre eine pädagogisch ausgebildete Fachkraft, eine*n sogenannten Kümmerer*in, mit 40 h in der Woche eingestellt hat. Um das Ziel einer Verstetigung der Naturerfahrungsräume zu erreichen, finanzierte die Berliner Senatsverwaltung für Umwelt, Verkehr und Klima die Stelle um ein weiteres Jahr mit 20 h in der Woche.

2 Grundlegende Ziele

Naturerfahrungsräume sollen in erster Linie Kindern, die im urbanen Umfeld aufwachsen und dadurch möglicherweise wenig Naturkontakt haben, Naturerleben und freies Spiel ermöglichen. Studien zeigen, dass dies ein wichtiger Aspekt in der kindlichen Entwicklung ist und physische, psychische wie soziale Kompetenzen der Kinder unterstützt. Außerdem zeigen Erwachsene eine höhere Bereitschaft, umweltverträglich zu handeln, wenn sie als Kinder Naturerfahrungen gemacht haben (Bögeholz 2001). Zur Einrichtung eines Naturerfahrungsraumes werden Kinder eingeladen, ihn partizipativ mit zu gestalten. Damit werden die Kinder befähigt, ihre eigenen Bedürfnisse zu reflektieren, einzubringen und nach Möglichkeit umzusetzen. Bereits hier wird Gesundheit über die Möglichkeit der Selbstwirksamkeitserfahrung unterstützt.

Im Vergleich zu Spielplätzen regen Naturerfahrungsräume kreativeres Spiel an, das die Aufmerksamkeit der Kinder länger bindet (Reidl et al. 2005). Darüber hinaus spielen Kinder in Naturerfahrungsräumen komplexer und haben damit höhere Lerneffekte durch vielfältige, komplexe Erfahrungen (Martens et al. 2019). Im Mittelpunkt der Naturerfahrungsräume steht das freie Spiel. Die Kinder lernen, ihre eigenen Fähigkeiten sowie Gefahren von außen einzuschätzen und erwerben dadurch eine breite Handlungskompetenz. Sie machen Selbstwirksamkeitserfahrungen, indem sie selbstständig Hütten bauen und nutzen können oder indem sie Strategien entwickeln, mit Risiken wie schmerzenden Brennnessel-Kontakten umzugehen. Diese Lerneffekte und die Anregung zu körperlicher Bewegung sind wichtige Bestandteile der Gesundheitsförderung.

3 Aktivitäten: Zusammenarbeit über Ressortgrenzen hinweg in der täglichen Praxis

Die drei Pilotflächen in Berlin entstanden durch Kooperation verschiedener Akteure. Sowohl bei der Flächensuche und -einrichtung als auch im Betrieb zeigen sich unterschiedliche erfolgreiche Konzepte in den verschiedenen Stadtbezirken:

- In Spandau entstand der Naturerfahrungsraum „Wilde Welt Spieroweg" auf einer Fläche des Grünflächenamts. Die Pflege wird durch das Grünflächenamt übernommen. Der Kümmerer, der bei einer Kinder- und Jugendeinrichtung angestellt ist, inspiziert die Fläche regelmäßig und veranlasst größere Pflegemaßnahmen durch das Grünflächenamt.
- In Pankow entstand der Naturerfahrungsraum „Wilde Welt Moorwiese" auf einer Fläche des Jugendamtes. In Zusammenarbeit mit dem Jugendamt übernimmt die Trägereinrichtung hier auch die Pflege der Fläche. Arbeit mit Schulen und Einrichtungen für Geflüchtete stehen auf dem Programm.

- In Marzahn-Hellersdorf entstand der Naturerfahrungsraum „Wilde Welt Kienberg" auf einer Fläche des Grünflächenamtes. Die Pflege wird vom landeseigenen Unternehmen Grün Berlin GmbH durchgeführt. Kinder, Lehrkräfte und Eltern werden unter anderem durch das Angebot des kooperierenden nahen Umweltbildungszentrums angesprochen. Im Rahmen der Internationalen Gartenausstellung IGA wurden Projekte von der Heinz und Heide Dürr Stiftung in Kooperation mit Familienzentren zur Förderung der kindlichen Entwicklung durch Naturerfahrungen finanziert.

In allen drei Gebieten variiert die Nachbarschaft von Großwohnsiedlungen bis hin zu Einfamilienhäusern. Das Angebot der Naturerfahrungsräume richtet sich an alle Kinder und eine soziale Durchmischung wird angestrebt. Gerade Kinder mit geringem Zugang zu Grünflächen sollen durch das Angebot der Naturerfahrungsräume angesprochen werden, um einen Beitrag zur Umweltgerechtigkeit zu leisten.

3.1 Wer sind die zentralen Akteur*innen?

Das Bundesamt für Naturschutz als finanzierende Einrichtung, die Kommunen mit der Bereitstellung der Flächen und weiterer Finanzmittel und die Stiftung Naturschutz zur Koordinierung der Einrichtung der Naturerfahrungsräume sind zentrale Akteure. Darüber hinaus gewährleisten die Trägereinrichtungen den Betrieb auf den z. B. von Kommunen zur Verfügung gestellten Flächen.

Bereits in der Vorstudie von Stopka und Rank aus dem Jahr 2013 wurde formuliert, dass unterstützende Personen benötigt werden, um einen Naturerfahrungsraum im Betrieb zu etablieren. Hier treten Kümmerer*innen als wichtige Akteure in Erscheinung. Sie sind ein Bindeglied zwischen den mit dem Naturerfahrungsraum verbundenen Akteur*innen (Kommune als Verwalter, Flächeneigentümer), den Trägereinrichtungen als Betreiber*innen und nicht zuletzt den Nutzer*innen.

Eine realistische Option, wie sie auch auf den Berliner Pilotflächen umgesetzt wird, ist die Anbindung eines*r Kümmerer*in an die Trägereinrichtung, also den Flächenbetreiber oder den Flächenverwalter (z. B. die Kommune). Je nach individueller Sachlage kann die Einsatzintensität des/der Kümmerer*in variieren. Die Kooperation zwischen öffentlicher Hand (Grünflächen- und Jugendamt) und freien Trägern der Jugendhilfe ist hier ein Erfolgskonzept.

3.2 Mit welchen Ressourcen werden die Aktivitäten ermöglicht?

Das Projekt wurde insbesondere durch das Bundesamt für Naturschutz ermöglicht, das sowohl die Stiftung Naturschutz als auch die Hochschule für nachhaltige Entwicklung finanziell förderte. Dadurch wurden die Planung und Einrichtung wie auch die Ressourcen des/der Kümmerer*innen geschaffen sowie die interdisziplinäre wissenschaftliche Begleitung ermöglicht. Für den Einsatz der vorab bereits beschriebenen Kümmerer*innen müssen einige Voraussetzungen geschaffen werden: Die Arbeit der Kümmerer*innen umfasst vier Hauptaufgaben:

1. Im Naturerfahrungsraum unterstützt er/sie Pflege und Wartung, z. B. indem er/sie in Abstimmung mit der Verwaltung Sichtkontrollen durchführt und verantwortliche Stellen benachrichtigt.
2. Er/sie schafft regelmäßig konkrete Angebote zu Partizipation im Betrieb und zu Spielaktionen.
3. Seine/ihre Aktivitäten im Bereich Netzwerk- und Informationsarbeit erfordern einen Arbeitsplatz mit Schreibtisch, um Aufgaben zu koordinieren und Öffentlichkeitsarbeit zu entwickeln.
4. Die anfallenden Aufgaben sind recht vielfältig, sodass sie gegebenenfalls durch mehrere Personen mit unterschiedlichen Qualifikationen am besten zu bewältigen sind.

Es ist empfehlenswert, wenn Kümmerer*innen eine pädagogische Ausbildung aufweisen und darüber hinaus über Naturkenntnisse und einen Naturbezug verfügen. Das ist zum einen vorteilhaft, wenn Pädagog*innen angesprochen werden, z. B. für Multiplikator*innen-Fortbildungen. Zum anderen können Pädagog*innen im Umgang mit Kindern im breiten Altersspektrum von drei bis zwölf Jahren erfahrener und qualifizierter reagieren.

Die Zusammenarbeit mit Krankenkassen wurde im Rahmen der wissenschaftlichen Begleitung geprüft. Eine Verhältnisprävention, etwa durch eine Unterstützung von Flächen wie Naturerfahrungsräumen für freies Spiel, ist zum derzeitigen Zeitpunkt aufgrund der Ausrichtung der Krankenkassen auf Verhaltensprävention ausgeschlossen, während gesundheitsförderliche Interventionen in Naturerfahrungsräumen möglicherweise denkbar sind.

4   Erfahrungen

Ein wichtiger Aspekt in der erfolgreichen Kooperation über Ressortgrenzen hinweg ist der persönliche Kontakt zwischen den verschiedenen Beteiligten. Regelmäßige Austauschrunden können vom Kümmerer*in organisiert werden, um die verschiedenen Perspektiven aus Grünflächenämtern, Bildungseinrichtungen und Verwaltung zu integrieren und mögliche Bedenken zu diskutieren und abzubauen. Ergänzend sollten auch Gesundheitsämter angesprochen werden. Kümmerer*innen bringen wichtige Akteure an einen Tisch, um die Entwicklung des Naturerfahrungsraums gemeinsam zu begleiten.

Das Konzept der Naturerfahrungsräume in Großstädten ist in der Praxis ohne Kümmerer*innen kaum vorstellbar. Der/die Ansprechpartner*in vor Ort sorgt insbesondere in der direkten Arbeit mit den Kindern und den Eltern sowie Erzieher*innen für eine breite Akzeptanz des Konzeptes, da die Möglichkeit besteht, Gefahrenquellen sofort zu entfernen, Fragen zu beantworten oder an den Erlebnissen der Kinder Anteil zu nehmen.

Möglichst unterschiedliche Akteure sollten in die Planung und Gestaltung von Naturerfahrungsräumen einbezogen werden, dies war in Berlin ein wichtiger Erfolgsfaktor zur Initiierung und für den Betrieb von Naturerfahrungsräumen. Auch die wissenschaftliche Begleitung sollte interdisziplinär aufgestellt sein, etwa durch Planung, Ökologie, Pädagogik und Psychologie. Dies kann auch die Argumentation zur Einrichtung von Naturerfahrungsräumen in den Kommunen unterstützen, da die Wirkung unter unterschiedlichen Perspektiven aufgezeigt wird.

Die wissenschaftliche Begleitung wird durch das Bundesamt für Naturschutz mit Mitteln des Bundesministeriums für Umwelt, Naturschutz, Bau und Reaktorsicherheit gefördert.

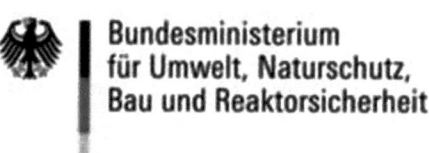
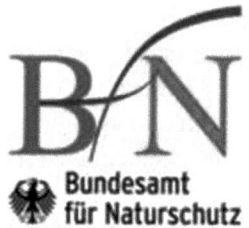

Literatur

Bögeholz, S. (2001). Möglichkeiten und Grenzen von empirischen Naturerfahrungstypen. In G. de Haan (Hrsg.), *Lehrtexte Soziologie. Typenbildung in der sozialwissenschaftlichen Umweltforschung* (S. 243–259). Opladen: Leske + Budrich.

Martens, D., Friede, C., & Molitor, H. (2019). Nature experience areas: Rediscovering the potential of nature for children's development. In A. Cutter-Mackenzie, K. Malone, & E. Barratt Hacking (Hrsg.), Springer international handbooks of education. Research handbook on childhoodnature: Assemblages of childhood and nature research. Cham: Springer International Publishing. https://doi.org/10.1007/978-3-319-51949-4_79-1.

Reidl, K., Schemel, H. J., & Blinkert, B. (Hrsg.). (2005). *Naturerfahrungsräume im besiedelten Bereich: Ergebnisse eines interdisziplinären Forschungsprojekts. Nürtinger Hochschulschriften, 24*. Nürtingen: Hochschulbund Nürtingen/Geislingen.

Schemel, H. J. (2008). Das Konzept der städtischen Naturerfahrungsräume und Thesen zu seiner Umsetzung. In Bundesamt für Naturschutz (BfN) (Hrsg.), Kinder und Natur in der Stadt: Spielraum Natur: Ein Handbuch für Kommunalpolitiker, Planer sowie Eltern und Agenda-21-Initativen. Dokumentation der wichtigsten Beiträge zum Kongress „Kinder und

Natur in der Stadt" vom 24. und 25. November 2005 in München. BfN-Skripten No. 230 (S. 79–93). Bonn: Kongress „Kinder und Natur in der Stadt".

Stopka, I., & Rank, S. (2013). Naturerfahrungsräume in Großstädten: Wege zur Etablierung im öffentlichen Freiraum. Abschlussbericht zur Voruntersuchung für das Erprobungs- und Entwicklungsvorhaben „Naturerfahrungsräume in Großstädten am Beispiel Berlin". BfN-Skripten Vol. 345. Bonn: BfN.

Claudia Friede Dipl.-Geografin, MSc. Regionalentwicklung und Naturschutz, ist wissenschaftliche Mitarbeiterin im Fachgebiet Umweltbildung und Bildung für nachhaltige Entwicklung an der Hochschule für nachhaltige Entwicklung, Eberswalde. Ihre Arbeitsschwerpunkte sind Umweltbildung, Bildung für nachhaltige Entwicklung und Erwachsenenbildung.

Dörte Martens Dr., Dipl.-Psychologin, ist wissenschaftliche Mitarbeiterin im Fachgebiet Umweltbildung und Bildung für nachhaltige Entwicklung an der Hochschule für nachhaltige Entwicklung, Eberswalde. Ihr Forschungsschwerpunkt ist die Wirkung von natürlichen Umwelten auf Erholung, Gesundheit und kindliche Entwicklung und ihre Lehrschwerpunkte sind Umwelthandeln und Methoden.

Jutta Heimann Dr., Dipl.-Biologin, ist wissenschaftliche Mitarbeiterin im Projekt „Naturerfahrungsräume in Großstädten am Beispiel Berlin", Bereich Partizipation und ökologische Qualität, an der Hochschule für nachhaltige Entwicklung, Eberswalde.

Maren Pretzsch Dipl.-Ingenieurin für Landschaftsarchitektur mit mehrjähriger Tätigkeit in der Planungspraxis, ist wissenschaftliche Mitarbeiterin im Projekt „Naturerfahrungsräume in Großstädten am Beispiel Berlin" an der Hochschule für nachhaltige Entwicklung, Eberswalde.

Heike Molitor Dr., ist Professorin für Umweltbildung und Bildung für nachhaltige Entwicklung an der Hochschule für nachhaltige Entwicklung, Eberswalde und leitet das Projekt „Naturerfahrungsräume in Großstädten am Beispiel Berlin" und den Bereich „Lebensqualität" im Projekt. Ihre Forschungsschwerpunkte sind Wirkung von Natur auf den Menschen, Bildung für nachhaltige Entwicklung und ihre Lehrschwerpunkte sind Bildung für nachhaltige Entwicklung und Umweltbildung.

Bettina Bloem-Trei ist administrative Mitarbeiterin im Projekt „Naturerfahrungsräume in Großstädten am Beispiel Berlin" an der Hochschule für nachhaltige Entwicklung, Eberswalde.

Jürgen Peters Dr., ist Professor für Landschaftsplanung und Regionalentwicklung. Er leitet den Bereich „Planungsqualität" und „ökologische Qualität" im Projekt „Naturerfahrungsräume in Großstädten am Beispiel Berlin" sowie den Masterstudiengang Regionalentwicklung und Naturschutz an der Hochschule für nachhaltige Entwicklung, Eberswalde. Er ist berufenes Mitglied in der Deutschen Akademie für Städtebau und Landesplanung (DASL).

Gesundheitsfolgenabschätzung

Odile Mekel

1   Hintergrund

Gesundheitsfolgenabschätzung (GFA) ist ein international etabliertes Instrument zur systematischen Analyse und Bewertung geplanter Vorhaben. Die Weltgesundheitsorganisation (WHO) sowie die Europäische Union sehen in der vorausschauenden GFA ein wichtiges Instrument für Gesundheitsschutz und -förderung. Im GFA-Konsenspapier einer WHO-Konferenz in Göteborg wurde 1999 Gesundheitsfolgenabschätzung (Health Impact Assessment) definiert als „eine Kombination von Verfahren, Methoden und Werkzeugen, durch welche eine Strategie, ein Programm oder ein Projekt hinsichtlich möglicher gesundheitlicher Auswirkungen und deren Verteilung in der Bevölkerung beurteilt werden können" (ECHP 1999, Übersetzung durch die Autorin).

Gesundheitsfolgenabschätzung hat seinen Ursprung in drei unterschiedlichen Bereichen (siehe Abb. 1): dem umweltbezogenen Gesundheitsschutz, dem sozialwissenschaftlichen Verständnis von Gesundheit sowie der gesundheitlichen Chancengleichheit (Harris-Roxas und Harris 2011).

Bereits in der ersten Hälfte des letzten Jahrhunderts wurde erkannt, dass Großprojekte Auswirkungen auf die Gesundheit der Bevölkerung haben können. Zudem führten Umweltkatastrophen zu massiven umweltbedingten Schäden auch für die Bevölkerung. Hieraus entwickelten sich international, aber auch in Deutschland, unterschiedliche Maßnahmen wie die ersten Umweltgesetze, aber auch die Prüfung der Umweltverträglichkeit neuer Vorhaben. Umweltprüfungen sind mittlerweile in vielen Ländern – auch in Deutschland und in der gesamten EU – bei definierten Projekten (Umweltverträglichkeitsprüfung – UVP) und Planungen (Strategische Umweltprüfung – SUP), insbesondere

O. Mekel (✉)
Landeszentrum Gesundheit Nordrhein-Westfalen, Bochum, Deutschland
E-Mail: odile.mekel@lzg.nrw.de

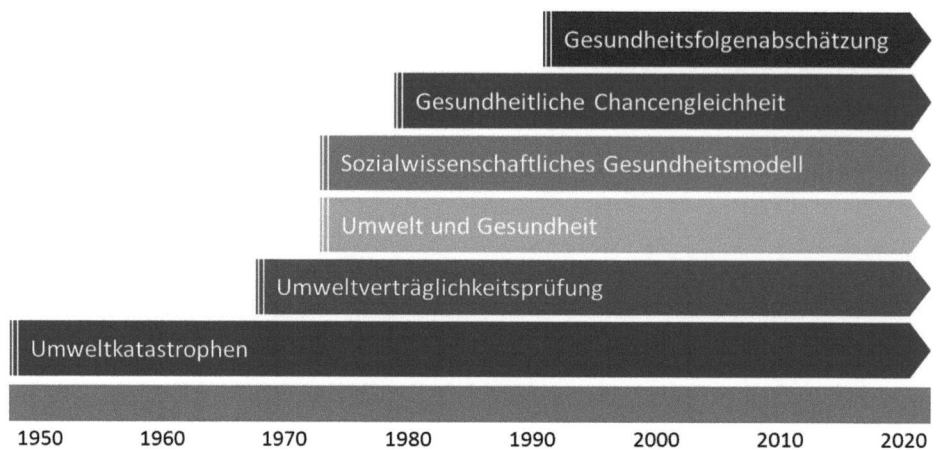

Abb. 1 Ursprünge der Gesundheitsfolgenabschätzung. (Eigene Darstellung, nach Harris-Roxas und Harris 2011)

größeren Infrastruktur- und Verkehrsprojekten, gesetzlich verpflichtend vorgeschrieben, um die Umweltauswirkungen zu überprüfen. In dieser Prüfung ist ebenfalls Auswirkungen auf die Gesundheit der Menschen nachzugehen. Hierbei wird jedoch zumeist ein enges Verständnis von Gesundheit zu Grunde gelegt, welches sich vorwiegend auf bio-physikalische Umweltaspekte wie Boden, Wasser, Luft und ihre Auswirkung auf den Menschen bezieht (Nowacki et al. 2010; UVP AG 2014).

Die zunehmende Erkenntnis, dass Aktivitäten außerhalb des traditionellen Gesundheitssektors einen wichtigen Einfluss auf die Gesundheit haben, führte zu der stärker sozialwissenschaftlichen Sichtweise auf Gesundheit: soziale, ökonomische und Umweltfaktoren und/oder institutionelle Faktoren haben einen Einfluss auf die Gesundheit (Gesundheitsdeterminanten) (Dahlgren und Whitehead 1991). Diese Faktoren werden wiederum durch Programme, Projekte und andere Vorhaben beeinflusst. Daher sollten dessen Auswirkungen in einer GFA geprüft werden.

Seit den 1980er-Jahren entwickelte sich ein eigenes Untersuchungsfeld der gesundheitlichen Chancengleichheit. Dies knüpft an dem breiten Verständnis von Gesundheitsdeterminanten an und kann als dritte Grundlage einer GFA gesehen werden. Gerechtigkeit ist eines der vier Grundprinzipien des Göteborger Konsenspapiers zu GFA. Die Betrachtung der Auswirkungen von geplanten Vorhaben auf die Gesundheit von vulnerablen Gruppen und Empfehlungen zur Reduktion von vermeidbaren gesundheitlichen Ungleichheiten abzuleiten ist Kern jeder GFA. Zur Stärkung dieser Betrachtung hat sich insbesondere im angelsächsischen Raum das sogenannte Equity Focused Health Impact Assessment entwickelt (Mahoney et al. 2004).

Die GFA-Aktivitäten in den drei Anwendungsbereichen haben sich komplementär entwickelt zu dem, was wir heute unter GFA verstehen[1]. Ihre unterschiedliche Schwerpunktlegung hat in der Vergangenheit zu lebhaften Diskussionen darüber geführt, warum, wie und wann eine GFA durchzuführen ist. Mittlerweile hat sich jedoch eine Übereinstimmung der Verfahrensschritte eingestellt.

2 Ziele

GFA hat das Ziel, die gesundheitlichen Auswirkungen von neu geplanten Vorhaben zu schätzen, Empfehlungen zur Reduktion negativer Auswirkungen und zur Optimierung positiver gesundheitlicher Auswirkungen im Kontext des betrachteten Vorhabens abzuleiten, um so die Gesundheit der Bevölkerung positiv zu unterstützen. Sie bietet damit eine Grundlage für informierte und transparente politische Entscheidungen.

GFA findet seine Anwendung in Bereichen, die i. d. R. außerhalb des direkten Wirkkreises des Gesundheitssektors liegen. Anfänglich vorwiegend im Umweltbereich eingesetzt, findet es zunehmend auch in allen anderen Bereichen wie z. B. Landwirtschaft, Bildung, Wohnungsbau, Wirtschaft, Stadt- und Verkehrsentwicklung etc. Anwendung. Insbesondere in seiner Anwendung auf Vorhaben außerhalb des Gesundheitswesens unterstützt GFA die Umsetzung von Health in All Policies. Durch die differenzielle Betrachtung der positiven sowie negativen gesundheitlichen Auswirkungen auf besonders empfindliche Teilgruppen der Bevölkerung trägt sie zudem dazu bei, gesundheitliche Ungleichheiten zu reduzieren (siehe Abb. 2).

Bei der GFA geht es darum, im Vorfeld eines neu geplanten Vorhabens dessen Auswirkungen auf die zukünftige Gesundheit vorherzusagen. Hiermit unterscheidet sich GFA von gesundheitswissenschaftlichen Evaluationen, die ein bereits existierendes Vorhaben auf gesundheitliche Wirkung hin untersuchen und damit eine retrospektive statt prospektive Perspektive einnehmen.

3 Aktivitäten

GFA zeichnet sich durch eine systematische Vorgehensweise in mehreren Schritten aus, die in Abb. 3 dargestellt sind. Im ersten Schritt (*Screening* oder *Sichtung*) findet ein erstes Sichten der potenziellen gesundheitlichen Auswirkungen statt. Dies dient der

---

[1] Anfänglich wurde Gesundheitsverträglichkeitsprüfung als Übersetzung für Health Impact Assessment verwendet (Kobusch et al. 1997). Durch die Ähnlichkeit mit dem Begriff Umweltverträglichkeitsprüfung (UVP) wurde der Anwendungsbereich vermeintlich nur im Rahmen der UVP gesehen. Im deutschsprachigen Raum hat sich deshalb inzwischen der Begriff GFA durchgesetzt, der neutraler ist.

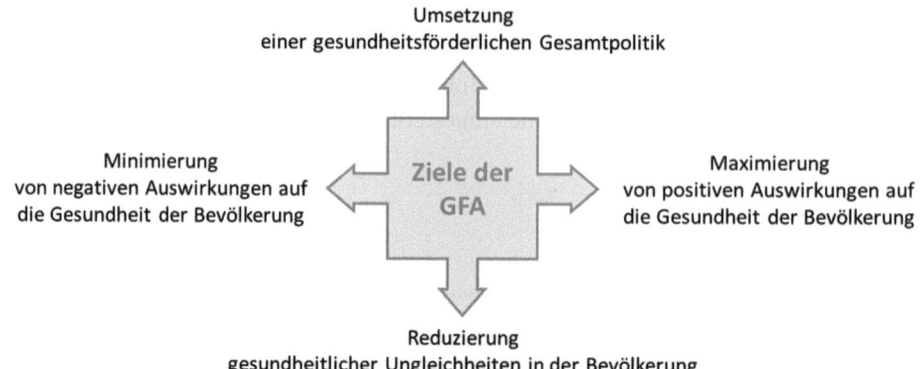

Abb. 2 Ziele einer Gesundheitsfolgenabschätzung. (Quelle: Gesundheit Österreich GmbH, https://hiap.goeg.at/GFA_Ziele_Nutzen)

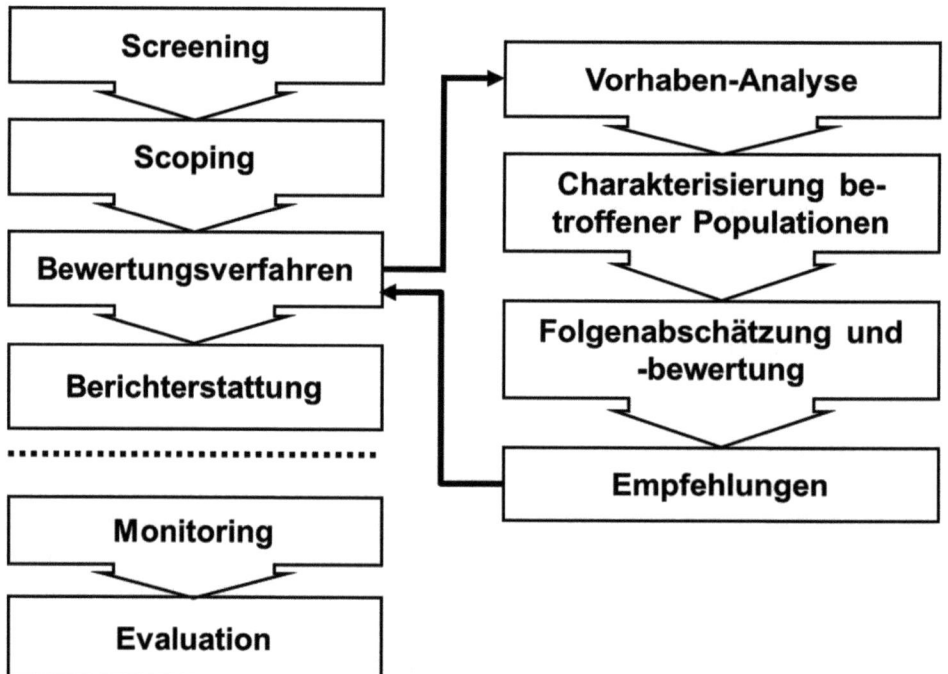

Abb. 3 Allgemeines GFA-Verfahren – Abfolge von Schritten, die von den GFA-Akteuren unternommen werden. (Eigene Darstellung, nach Abrahams et al. 2004; Nowacki und Mekel 2012)

Entscheidung, ob eine GFA aufgrund der initial zu erwartenden gesundheitlichen Auswirkungen des Vorhabens durchzuführen ist. Üblicherweise werden hierfür einfache sogenannte GFA-Screening-Checklisten und Matrizen verwendet. In der *Scoping-Phase* werden Umfang, Tiefe und die anzuwendenden Methoden der GFA gemeinsam mit den beteiligten Akteuren festgelegt. In vielen Fällen wird eine Steuerungsgruppe zur Begleitung des ganzen Prozesses eingerichtet. Die Wichtigkeit eines Scopings kann mit folgendem Beispiel erläutert werden: Wenn eine GFA zur Energiewende durchgeführt werden soll, kann im Scoping festgelegt werden, nur die Auswirkungen des Ausbaus von Windenergie zu betrachten. Eine Bilanzierung der gesundheitlichen Auswirkungen anderer Teilbereiche der Energiewende (z. B. Kohleausstieg) würde bei dieser Festlegung nicht stattfinden.

Die tatsächliche Analyse der potenziell positiven oder negativen Gesundheitsauswirkungen erfolgt dann in der *Bewertungsphase*. Zunächst ist hier ein Verständnis für das betrachtete Vorhaben (Politik, Programm, Strategie oder Projekt) zu entwickeln. Ebenfalls gehört eine (quantitative) Beschreibung der derzeitigen gesundheitlichen Lage der potenziell betroffenen Bevölkerung oder Bevölkerungsgruppen zu den Grundlagen für die anschließende prospektive Betrachtung. Zur Schätzung der gesundheitlichen Auswirkungen wird in einer GFA den folgenden Fragen nachgegangen: Welche Gesundheitsdeterminanten oder Einflussfaktoren sind im vorliegenden Fall relevant? Wie wirkt das Vorhaben auf diese Einflussgrößen und mit welchen gesundheitlichen Auswirkungen stehen sie in Verbindung. Zur Beantwortung dieser Fragen sind in einer GFA Brücken zu bauen: von Strategien, Plänen, Projekten hin zu Gesundheitsdeterminanten und von Gesundheitsdeterminanten hin zu gesundheitlichen Wirkungen. Das Methodenrepertoire hierfür variiert von (systematischen) Literaturanalysen, qualitativen Verfahren (Bürger-Befragungen, Fokusgruppen, Expertenmeinungen usw.) bis hin zu mathematischen Modellrechnungen. Häufig wird ein Mix unterschiedlicher Methoden eingesetzt. Die Gesamtaufgabe einer GFA besteht darin, die diversen Informationen aus einer Vielzahl von Quellen zu einer in sich stimmigen evidenzbasierten Prognose und Bewertung von Veränderungen der Gesundheit zusammenzufügen. Alle identifizierten Auswirkungen auf die Gesundheit werden mit Hinweis auf Stärke, Wahrscheinlichkeit des Eintritts, betroffene Bevölkerung(sgruppe) und Richtung (positiv oder negativ) dargestellt. Diese und ggf. weitere Kriterien sind vorzugsweise mit der Steuerungsgruppe abgestimmt. Anschließend werden Handlungsempfehlungen abgeleitet, die darauf abzielen, positive Auswirkungen zu verstärken und negative Wirkungen zu minimieren. Diese Ergebnisse werden in einem Bericht zusammengefasst.

Monitoring und Evaluation sind zwei weitere Schritte, die im engeren Sinne nicht zur GFA gehören. Jedoch sollte jede GFA Hinweise für ein anschließendes wirksames Monitoring und Evaluation enthalten.

Der Umfang einer GFA kann von einer „Schreibtisch-GFA", einer kompakten GFA bis hin zu einer umfassenden GFA reichen. Dieser Umfang ist abhängig von der Fragestellung, dem Schwerpunkt, den verfügbaren Ressourcen und der vorhandenen Zeit.

GFA werden in der Regel durch Gesundheitswissenschaftler*innen durchgeführt. In einigen Ländern wurden fachliche Leitstellen (support units) in behördlichen Instituten oder Universitäten eingerichtet. Diese support units führen selber GFA durch, geben sie in Auftrag, begleiten GFA und bieten Training an. Neben Universitäten werden GFA auch von Gutachterbüros durchgeführt. Die Bandbreite der Themen, die für GFA in Betracht kommen, kann selbst von einer gut qualifizierten Einzelperson kaum bearbeitet werden. Daher werden Beiträge von Spezialist*innen für die betreffenden Lebensbereiche, z. B. Ingenieur*innen, Planer*innen, Ökonom*innen usw. herangezogen. In der Regel wird eine Steuerungsgruppe eingerichtet, die Akteure aus unterschiedlichen Bereichen mit einbindet.

Die Durchführung einer GFA wird idealerweise vom Zeitpunkt her so gewählt oder beauftragt, dass die Umsetzung des Vorhabens noch beeinflusst werden kann. Nur so kann GFA einen Beitrag zur Entscheidungshilfe liefern. Das Vorhaben sollte ein solches Entwicklungsstadium haben, welches Deutlichkeit über die Eigenschaften und Zweck des Vorhabens erlaubt. Aber auch sehr ungewisse Vorhaben, wie zum Beispiel der Brexit, lassen sich von erfahrenen GFA-Kolleg*innen auf ihre gesundheitlichen Auswirkungen hin analysieren (Green et al. 2019).

Eine GFA kann als eigenständiges Verfahren durchgeführt werden oder in andere Folgenabschätzungen oder Prüfungen eingebettet sein. Die Finanzierung einer GFA erfolgt in der Regel durch den Vorhabenträger. Dies ist jedoch nicht der Fall, wenn Interessensgruppen eine GFA beauftragen (Harris-Roxas und Harris 2011).

Zwei Hauptstränge lassen sich international bezüglich der verwendeten Methoden identifizieren. Einerseits gibt es einen maßgeblich qualitativ ausgerichteten Entwicklungsstrang, der einen starken Fokus auf den Prozess samt Akteuren, Interessensgruppen und Betroffenen legt. Andererseits gibt es einen eher quantitativ ausgerichteten Entwicklungsstrang. In diesem werden anhand mathematischer Modellierungen die gesundheitlichen Auswirkungen geschätzt (Mensing und Mekel 2016). Beide Entwicklungsstränge bewegen sich in letzter Zeit deutlich aufeinander zu (Fehr et al. 2012; 2016).

4   Erfahrungen

Im internationalen Raum ist GFA ein etabliertes Verfahren und Instrument, welches zunehmend auch als Mittel zur Unterstützung von HiAP eingesetzt wird. In mehreren Ländern (z. B. Großbritannien, Österreich, USA, Australien, Neuseeland – aber nicht in Deutschland) hat sich eine GFA-Kultur mit Akteuren, Methoden, Werkzeugen, Tagungen und sonstiger Infrastruktur entwickelt (Tab. 1). Eine Fülle an Leitfäden zur Durchführung von GFA liegt vor, auch in deutscher Sprache (Abrahams et al. 2004; Amegah et al. 2013). Viele durchgeführte GFA sind durch die öffentliche Hand in Auftrag gegeben und finanziert worden und sind öffentlich zugänglich. Bis 2014 wurden mehr als 300 solcher Berichte in einer Datenbank, der sogenannten HIA Gateway, auf-

Tab. 1 GFA-Websites mit Praxismaterialien und GFA-Berichten sowie Fachgesellschaften. (Eigene Darstellung)

GFA-Websites		URL
Weltgesundheitsorganisation		
WHO global		www.who.int/hia
WHO Europa	Environment & Health Impacts Hub	www.impactshub.com
Vereinigtes Königreich		
Vereinigtes Königreich	HIA Gateway	webarchive.nationalarchives.gov.uk/20170106081010/http://www.apho.org.uk/default.aspx?QN=P_HIA
Schottland		www.scotphn.net/networks/scottish-health-and-inequalities-impact-assessment-network-shiian
Wales		whiasu.publichealthnetwork.cymru/en
Deutschsprachige Websites		
Österreich	Gesundheit Österreich	hiap.goeg.at
Schweiz	Schweizer Verein für Gesundheitsfolgenabschätzung	www.impactsante.ch
Vereinigte Staaten von Amerika		
Centers for Disease Control	Healthy places – HIA	www.cdc.gov/healthyplaces/hia.htm
Health Impact Project		www.healthimpactproject.org
Australien	HIA Connect	hiaconnect.edu.au
Neuseeland		www.health.govt.nz/our-work/health-impact-assessment
Fachgesellschaften mit GFA-Arbeitsgruppen		URL
AG Menschliche Gesundheit der UVP-Gesellschaft		www.uvp.de/de/uvp-gesellschaft/arbeitsgemeinschaften/ag-menschliche-gesundheit
International Association for Impact Assessment – IAIA		iaiaconnect.iaia.org/groups/profile/view/groupid/1241
European Public Health Association – EUPHA		eupha.org/health-impact-assessment
International Union for Health Promotion and Education – IUHPE		www.iuhpe.org/index.php/en/global-working-groups-gwgs/gwg-on-health-impact-assessment
Society of Practitioners of Health Impact Assessment – SOPHIA (USA)		hiasociety.org

Tab. 2 Exemplarische GFA durchgeführt von LZG.NRW bzw. Vorläuferinstitutionen

Vorhaben	Typus	Ortsbezug
Erweiterung einer bestehenden Deponie	Projekt	Vier Ortschaften
Straßenbauvorhaben: Stadtumgehung	Projekt	Stadt/Stadtrand
Trinkwasserprivatisierung	Policy	Bundesland/Deutschland/Europa
Europäische Beschäftigungsstrategie	Policy	Deutschland/Europa
Regionaler Flächennutzungsplan	Plan	Städteregion aus 6 Städten
Wohnraumförderungsprogramm	Programm	Bundesland

(Quelle: Fehr und Mekel 2010; Fehr 2010)

genommen. Diese bietet einen Schatz an Informationen für noch durchzuführende GFA. Ebenfalls ist eine Vielzahl an Leitfäden, die bis zu dem Zeitpunkt erschienen sind, dort abrufbar. Der Impacts Hub, eine neue europäische Initiative, verfolgt ebenfalls das Ziel, GFA-Berichte und andere Praxis-Materialien verfügbar zu machen; jedoch mit einem stärkeren Fokus auf GFA von Umwelt- bzw. Planungsvorhaben. Zudem stellen mehrere Einrichtungen GFA-Berichte auf ihren Webseiten zur Verfügung (Tab. 1).

Eine gesetzliche Regelung wird in manchen Ländern als förderlich für die Durchführung und Institutionalisierung von GFA gesehen. Als jüngstes Beispiel kann die spanische autonome Region Andalusien genannt werden, die GFA verpflichtend im andalusischen ÖGD-Gesetz für alle andalusischen politischen Vorhaben, Stadtplanungsprojekte sowie UVP-pflichtige Projekte vorschreibt (WHO 2019). Eine gesetzliche Regelung ist auch in Wales geplant, damit die starke GFA-Tradition dort gesichert und nicht durch geänderte politische Bedingungen gefährdet wird. Im walisischen Gesetz soll präzise beschrieben werden, unter welchen Bedingungen eine GFA durchzuführen ist, damit nicht die Gefahr besteht, dass eine GFA auf Bewertung anhand standardisierter Checklisten reduziert wird. Mehrere deutsche Bundesländer sehen in ihren ÖGD-Gesetzen ebenfalls die Möglichkeit einer GFA vor (Neus 2002), jedoch häufig als freiwillige und nicht als hoheitliche Aufgabe. Auch im Rahmen von Umweltprüfungen gibt es in Deutschland die Möglichkeit einer GFA-Anwendung. Die Berücksichtigung des Schutzguts menschliche Gesundheit ist Pflichtbestandteil einer jeden Umweltprüfung, auch wenn hier verfahrenstechnische und methodische Aspekte der GFA noch Optimierungspotenzial besitzen (UVP AG 2014; Cave et al. 2020).

Auch in Deutschland liegen Erfahrungen mit GFA-Ansätzen sowie Beteiligungen an internationalen GFA-Projekten vor (Tab. 2). Im Gegensatz zu einer Reihe anderer Länder ist in Deutschland das mit GFA verbundene Potenzial für Gesundheitsschutz und -förderung jedoch noch weitgehend ungenutzt.

Das Methodenrepertoire, welches in GFA eingesetzt wird, gehört zum Instrumentenkoffer von Public Health: Literaturanalysen, integrierte Zusammenarbeit, Fokusgruppen, aber auch Gesundheitsberichterstattung und (mathematische) Modellierung usw. Damit stellt die Durchführung von GFA kein Hexenwerk dar. Deutschsprachige Leitfäden und Beispiele liegen vor und können Berührungsängste nehmen. GFA ist eine Chance, Health in All Policies zum Leben zu erwecken und verdient auch in Deutschland mehr Beachtung.

Literatur

Abrahams, D., Pennington, A., Scott-Samuel, A., Doyle, C., Metcalfe, O., den Broeder, L., Haigh, F., Mekel, O., & Fehr, R. (2004). *EPHIA – European Policy Health Impact Assessment – Gesundheitsverträglichkeit Europäischer Politikentscheidungen – Empfehlungen zum Vorgehen.* Luxemburg: European Commission – Directorate General for Health and Consumer Protection.

Amegah, T., Amort, F. M., Antes, G., Haas, S., Knaller, C., Peböck, M., Reif, M., Spath-Dreyer, I., Sprenger, M., Strapatsas, M., Türscherl, E., Vyslouzil, M., & Wolschlager, V. (2013). *Gesundheitsfolgenabschätzung. Leitfaden für die Praxis.* Hrsg. Bundesministerium für Gesundheit 2013. Wien. https://hiap.goeg.at/sites/gfa.goeg.at/files/inline-files/GFA-Leitfaden_Publikation_3.pdf. Zugegriffen: 24. August 2020.

Cave, B., Claßen, T., Fischer-Bonde, B., Humboldt-Dachroeden, S., Martín-Olmedo, P., Martuzzi, M., Mekel, O., Nowacki, J., Pyper, R., Silva, F., Viliani, F., & Xiao, Y. (2020). *Addressing Human Health in Environmental Impact Assessment. As per EU Directive 2011/92/EU amended by 2014/52/EU. International Association for Impact Assessment and European Public Health Association.* In Druck.

Dahlgren, G., & Whitehead, M. (1991). *Policies and strategies to promote social equity in health.* Stockholm: Institute for Future Studies.

ECHP (European Centre for Health Policy). (1999). *Gothenburg consensus paper on health impact assessment: Main concepts and suggested approach.* Brussels: WHO Regional Office for Europe & European Centre for Health Policy.

Fehr, R. (2010). Gesundheitliche Wirkungsbilanzen (Health Impact Assessment, HIA) als Beitrag zur nachhaltigen Gesundheitsförderung. In E. Göpel, GesundheitsAkademie (Hrsg.), Nachhaltige Gesundheitsförderung (S. 138–160). Frankfurt/Main: Mabuse-Verlag.

Fehr, R., & Mekel, O. (2010). Zehn (partielle) Beispiele für Health Impact Assessment (HIA) in Deutschland. Gesundheitswesen, 2010, 72, P40, (S. 620). doi: https://doi.org/10.1055/s-0030-1266548.

Fehr, R., Hurley, F., Mekel, O.C.L., & Mackenbach, J.P. (2012). Quantitative health impact assessment: taking stock and moving forward. J Epidemiol Community Health, 66 (12), (S. 1088–91). doi:https://doi.org/10.1136/jech-2011-200835.

Fehr, R., Mekel, O.C.L., Hurley, F., & Mackenbach, J. (2016). Health impact assessment – a survey on quantifying tools. Environmental Impact Assessment Review, 57 (February), (S. 178–186). doi: https://doi.org/10.1016/j.eiar.2016.01.001.

Green, L., Edmonds, N., Morgan, L., Andrew, R., Ward, M., Azam, S., & Bellis, M. A. (2019). *The public health impact of Brexit in wales: A health impact assessment approach. Main findings.* Cardiff: Public Health Wales NHS Trust.

GÖG (Gesundheit Österreich GmbH). Ziele und Nutzen von GFA: Ziele der Gesundheitsfolgenabschätzung. Wien: Gesundheit Österreich GmbH. https://hiap.goeg.at/GFA_Ziele_Nutzen. Zugegriffen: 24. August 2020.

Harris-Roxas, B., & Harris, E. (2011). Differing forms, differing purposes: A typology of health impact assessment. Environ Impact Asses Rev, 31(4), (S. 396–403). doi: https://doi.org/10.1016/j.eiar.2010.03.003.

Kobusch, A. B., Fehr, R., & Serwe, H. J. (Hrsg.). (1997). *Gesundheitsverträglichkeitsprüfung. Grundlagen – Konzepte – Praxiserfahrungen.* Baden-Baden: Nomos.

Mahoney, M., Simpson, S., Harris, E., Aldrich, R., & Stewart Williams, J. (2004). *Equity Focused Health Impact Assessment Framework.* Newcastle (AUS): Australasian Collaboration for Health Equity Impact Assessment (ACHEIA).

Mensing, M., & Mekel, O. (2016). *DYNAMO-HIA – International experiences, results & further perspectives.* Workshop-documentation, 27 – 28 May 2015, NRW Centre for Health, Bielefeld, Germany. LZG.NRW, Bochum. https://www.lzg.nrw.de/_media/pdf/service/Pub/2016_df/lzg-nrw_dynamo-hia_2016.pdf. Zugegriffen: 15. Apr. 2020.

Neus, H. (2002). GVP aus der Perspektive der Landesgesundheitsbehörden. In R. Welteke & R. Fehr (Hrsg.), *Workshop Gesundheitsverträglichkeitsprüfung – Health Impact Assessment, Berlin 2001. Tagungsband* (S. 27–37). Bielefeld: lögd NRW.

Nowacki, J., Martuzzi, M., & Fischer, T.B. (Hrsg.) (2010). *Health and strategic environmental assessment. Background information and report of the WHO consultation meeting,* Rome 08/09 June 2009. Kopenhagen: WHO Regional Office for Europe. https://www.euro.who.int/__data/assets/pdf_file/0006/112749/E93878.pdf. Zugegriffen: 15. Apr. 2020.

Nowacki, J., & Mekel, O. (2012). Health Impact Assessment und Umweltgerechtigkeit. In G. Bolte, C. Bunge, & C. Hornberg (Hrsg.), *Umweltgerechtigkeit. Chancengleichheit bei Umwelt und Gesundheit: Konzepte, Datenlage und Handlungsperspektiven* (S. 283–293). Bern: Hans Huber Verlag.

UVP AG (2014). *Leitlinien Schutzgut Menschliche Gesundheit – Für eine wirksame Gesundheitsfolgenabschätzung in Planungsprozessen und Zulassungsverfahren.* Hamm: AG Menschliche Gesundheit der UVP-Gesellschaft.

WHO (2019). *The versatility of health impact assessment: experiences in Andalusia and other European settings.* Copenhagen: WHO Regional Office for Europe. https://apps.who.int/iris/bitstream/handle/10665/329896/9789289054560-eng.pdf?ua=1. Zugegriffen: 15. Apr. 2020.

Odile C.L. Mekel ist promovierte Gesundheitswissenschaftlerin und leitet den Fachbereich Gesunde Lebenswelten und zugleich die Fachgruppe Grundsatzfragen, Internationale Zusammenarbeit im Landeszentrum Gesundheit Nordrhein-Westfalen (LZG.NRW). Sie ist Präsidentin der Section Health Impact Assessment der European Public Health Association (EUPHA) und Mitglied der Kommission Umweltmedizin und Public Health am Robert Koch-Institut.

Good Practice-Kriterien: ein Werkzeug für die politikfeldübergreifende Zusammenarbeit

Holger Kilian, Jennifer Hartl und Susanne Jordan

1 Entwicklung der Good Practice-Kriterien

Die Good Practice-Kriterien des Kooperationsverbundes Gesundheitliche Chancengleichheit unterstützen Akteure in allen Handlungsfeldern der Gesundheitsförderung, qualitätsorientierte Maßnahmen zur Förderung gesundheitlicher Chancengleichheit zu konzipieren und umzusetzen. Die Kriterien fördern insbesondere die Entwicklung eines ressort- und politikfeldübergreifenden Verständnisses von guter Praxis der soziallagenbezogenen Gesundheitsförderung und können im Rahmen der praktischen Arbeit als Werkzeug zur Selbstreflexion genutzt werden.

1.1 Aufbau einer Praxisdatenbank: Transparenz über die Angebotslandschaft in der Gesundheitsförderung

Der Startschuss zur Entwicklung der Good Practice-Kriterien fiel im Jahr 2000, als die gesetzlichen Krankenkassen im §20 des SGB V erneut den Auftrag erhielten, Gesundheitsförderung umzusetzen. Erstmals wurde ausdrücklich die Stärkung gesundheitlicher

H. Kilian (✉) · J. Hartl
Gesundheit Berlin-Brandenburg e. V., Berlin, Deutschland
E-Mail: kilian@gesundheitbb.de

J. Hartl
E-Mail: hartl@gesundheitbb.de

S. Jordan
Robert Koch-Institut, Berlin, Deutschland
E-Mail: JordanS@rki.de

© Springer Fachmedien Wiesbaden GmbH, ein Teil von Springer Nature 2020
K. Böhm et al. (Hrsg.), *Gesundheit als gesamtgesellschaftliche Aufgabe*,
https://doi.org/10.1007/978-3-658-30504-8_38

Chancengleichheit integriert, wodurch die fachliche Beschäftigung mit dem Thema zunahm (Mielck 2000).

Zu diesem Zeitpunkt gab es noch wenige deutschsprachige Konzepte für die Entwicklung und Durchführung von soziallagenorientierter Gesundheitsförderung oder sektorübergreifenden Ansätzen. Aber für Politik, Praxis und Wissenschaft stieg der Bedarf, die Ziele, Inhalte und eingesetzten Methoden der soziallagenorientierten Projekte in Deutschland zu kennen: einerseits, um einen Überblick über die Qualität von Maßnahmen zu erhalten und diese ggf. zu fördern, andererseits, um einen Lernprozess auf der Grundlage von Beispielen guter Praxis anzustoßen.

Um Transparenz über die heterogene Angebotslandschaft und das Handlungsfeld der soziallagenbezogenen Gesundheitsförderung zu schaffen, entwickelten die Bundeszentrale für gesundheitliche Aufklärung (BZgA) und Gesundheit Berlin e. V. im Herbst 2002 eine bundesweite Praxisdatenbank zu Projekten der soziallagenbezogenen Gesundheitsförderung (Lehmann et al. 2003). Ende des Jahres hatten die Anbieter bereits mehr als 2200 Angebote in die Online-Datenbank unter www.gesundheitliche-chancengleichheit.de/praxisdatenbank eingetragen (Kilian et al. 2003).

Die als Adressaten der Datenbank-Erhebung ausgewählten und angeschriebenen Einrichtungen umfassten neben Institutionen des Gesundheitssektors (z. B. Gesundheitsämter, Krankenkassen oder Aids-Hilfen) und Kommunen mit Soziale Stadt-Quartieren auch beispielsweise die Handlungsfelder Arbeitsförderung (Gewerkschaften, Arbeitsloseninitiativen), soziale Arbeit (Wohlfahrtsverbände), Jugend (Jugendämter), Sport (Landessportbünde) oder Bildung (Volkshochschulen) (Kilian et al. 2003).

1.2 Weiterentwicklung von Qualitätsentwicklung und -sicherung im Feld der Gesundheitsförderung

Die Einträge der gesundheitsfördernden Maßnahmen in der Datenbank, welche die Anbieter selbst vornahmen, wurden durch einen Kreis von Expertinnen und Experten ausgewertet. Das Ergebnis zeigte einen deutlichen Entwicklungsbedarf hinsichtlich der Qualitätsentwicklung der eingetragenen Projekte. Nur etwa die Hälfte der Projektzuständigen gab an, die eigene Arbeit z. B. in Form eines Jahresberichtes zu dokumentieren. Mehr als 70 % der Angebote wurden weder intern noch extern evaluiert (Kilian et al. 2003). Die Einträge in der Datenbank machten deutlich, dass weder ein einheitliches, systematisiertes Verständnis von Qualitätsentwicklung noch ein Konsens darüber existierte, was gute Praxis in der soziallagenbezogenen Gesundheitsförderung charakterisiert.

Ausgehend von diesen Befunden wurden in den Folgejahren als vernetzende, koordinierende und unterstützende Strukturen der bundesweite Kooperationsverbund

Gesundheitliche Chancengleichheit sowie in den Bundesländern die Koordinierungsstellen Gesundheitliche Chancengleichheit (KGC) aufgebaut.[1]

Eine zentrale Aufgabe des Kooperationsverbundes und der Koordinierungsstellen besteht bis heute darin, die Qualitätsentwicklung in der gesundheitsfördernden Praxis zu unterstützen. Die Expertinnen und Experten der Arbeitsgruppe Qualitätsentwicklung und Good Practice im Kooperationsverbund entwickelten hierzu zwölf Kriterien für gute Praxis der soziallagenbezogenen Gesundheitsförderung. Eine wesentliche Grundlage und Inspiration waren die Qualitätskriterien aus dem Bund-Länder-Programm *Soziale Stadt* (Difu 2003) (siehe auch die Beiträge von Baumgart und von Graf in diesem Band).

Die zwölf Good Practice-Kriterien lassen sich, wie in Tab. 1 veranschaulicht, in drei Gruppen gliedern: Basiskriterien, Kriterien zur Zielgruppenorientierung der Maßnahmen und Kriterien zur Nachhaltigkeit und Qualitätsentwicklung der Maßnahmen (Kilian et al. 2016, S. 269).

Eine ausführliche Darstellung der Kriterien findet sich in der Broschüre „Kriterien für gute Praxis der soziallagenbezogenen Gesundheitsförderung" (Kooperationsverbund Gesundheitliche Chancengleichheit 2017).

2 Anwendungsmöglichkeiten der Good Practice-Kriterien

Die Good Practice-Kriterien sollen die Entwicklung eines ressortübergreifenden Verständnisses fördern und können als Werkzeug zur (Selbst-)Reflexion der eigenen Arbeit genutzt werden.

Eine wesentliche Überlegung bei der Entwicklung der Good Practice-Kriterien war, sie anschlussfähig an die fachliche Praxis unterschiedlicher Handlungsfelder wie auch an die dort ggf. bereits praktizierten Ansätze der Qualitätsentwicklung zu gestalten. Aus diesem Grund sind die Bezeichnungen und Erläuterungen ohne ausdrücklich gesundheitsbezogene Inhalte (Kilian et al. 2016; BZgA 2016).

Besonders das Kriterium *Integriertes Handlungskonzept/Vernetzung* verdeutlicht das Ziel, ressortübergreifende Kooperationen für gesundheitliche Chancengleichheit aufzubauen und zu verstetigen (BZgA 2016). Integrierte Handlungskonzepte beziehen unterschiedliche Fach- und Politikbereiche, Gesundheitsdeterminanten, Ressourcen,

---

[1] Bei seiner Gründung 2003 trug der Kooperationsverbund den Titel „Kooperationsverbund Gesundheitsförderung bei sozial Benachteiligten". Die in den Folgejahren aufgebauten Koordinierungsstellen in den Bundesländern hießen „Regionale Knoten". Auf dem Kooperationstreffen 2012 wurden Kooperationsverbund und Koordinierungsstellen zu „Gesundheitliche Chancengleichheit" umbenannt, u. a. um die Defizitperspektive und ungewollte Diskriminierung zu vermeiden. Alle Aktivitäten auf Bundes- und Länderebene dokumentiert die Website www.gesundheitliche-chancengleichheit.de. (Siehe auch den Beitrag von Köpke und Wiedemuth zur KGC Rheinland-Pfalz in diesem Band.)

Tab. 1: Die zwölf Kriterien guter Praxis der soziallagenbezogenen Gesundheitsförderung, vgl. Kooperationsverbund Gesundheitliche Chancengleichheit 2017

Basiskriterien	1. Konzeption *Ziele, Wirkungsweisen und -wege werden klar benannt*
	2. Zielgruppenbezug *Die Personengruppen, deren gesundheitliche Situation durch die Maßnahme verbessert werden soll, werden klar benannt*
	3. Setting-Ansatz *Lebenswelten werden gesundheitsgerecht gestaltet*
Zielgruppenorientierung der Maßnahmen	4. Empowerment *Personen und Personengruppen werden befähigt, informierte Entscheidungen zu treffen und umzusetzen*
	5. Partizipation *Entscheidungsbefugnisse werden an die Mitglieder der Zielgruppe übertragen*
	6. Niedrigschwellige Arbeitsweise *Zugangshürden werden vermieden*
	7. Multiplikatorenkonzept *Multiplikator*innen werden systematisch qualifiziert und einbezogen*
Nachhaltigkeit und Qualitätsentwicklung der Maßnahmen	8. Nachhaltigkeit *Die Maßnahme wird verstetigt und dabei kontinuierlich weiterentwickelt*
	9. Integriertes Handlungskonzept/Vernetzung *Die Maßnahme wird in kommunale und andere komplexe Strategien eingebunden*
	10. Qualitätsmanagement *Methoden der Qualitätsentwicklung werden systematisch angewendet*
	11. Dokumentation und Evaluation *Arbeitsergebnisse werden dokumentiert und kritisch reflektiert*
	12. Erfassung des Kosten-Wirksamkeits-Verhältnisses *Indikatoren zur Bewertung der Kosten und der Wirksamkeit des Angebotes werden ermittelt*

räumliche Ebenen, Handlungsebenen und Empfängerkreise in die Konzeptentwicklung und -umsetzung ein und sollen den Grundstein für eine ressortübergreifende HiAP-Strategie legen (Kooperationsverbund Gesundheitliche Chancengleichheit 2017).

Die Kriterien fokussieren vor allem darauf, dass gesundheitsfördernde Angebote bedarfsgerecht für und mit Menschen in schwieriger sozialer Lage entwickelt und umgesetzt werden. Kriterien wie *Partizipation, Empowerment* oder *niedrigschwellige Arbeitsweise* betonen die Haltung und Perspektive einer Gesundheitsförderung, die nicht wohlmeinend-bevormundend *für* Menschen in schwieriger sozialer Lage umgesetzt wird, sondern diese als Subjekte ernst nimmt und *mit* ihnen arbeitet.

Weiterhin thematisieren die Kriterien auch die Relevanz des Sozialraums und der Lebensverhältnisse wie Wohnen, Wohnumfeld, Infrastruktur u. a. (Setting).

Auf Ebene der konkreten Maßnahmen sollen die Good Practice-Kriterien eine fortlaufende Qualitätsentwicklung und -sicherung in der Gesundheitsförderung unterstützen, indem sie Lern- und Entwicklungsprozesse bei Praktikerinnen und Praktikern anstoßen und Werkzeug zur kritischen Reflexion sind (BZgA 2016). Dies geschieht zum Beispiel durch die Vermittlung der Kriterien im Rahmen von Good Practice-Lernwerkstätten, die im folgenden Abschnitt vorgestellt werden.

3 Arbeit mit den Kriterien

3.1 Vermittlung der Kriterien für gute Praxis

Seit 2015 liegen die Good Practice-Kriterien, gebündelt in einer Broschüre, als zwölf kompakte Steckbriefe vor. Diese umfassen jeweils eine kurze Definition sowie eine Stufenleiter der Umsetzung. Dies verdeutlicht den prozesshaften Charakter der Arbeit mit den Kriterien (Kooperationsverbund Gesundheitliche Chancengleichheit 2017).

Zur Vermittlung der Kriterien bieten die KGC, die mittlerweile in allen Bundesländern existieren, seit 2017 Good Practice-Lernwerkstätten an. Diese sollen bei den Teilnehmenden die Kenntnis der Kriterien fördern und ermöglichen ihnen den Austausch ihrer Praxiserfahrungen. Die Lernwerkstätten stehen Institutionen und Akteuren aus allen Handlungsfeldern der Gesundheitsförderung offen. Sie können homogen mit Akteuren aus nur einem Handlungsfeld (z. B. der Stadtentwicklung) besetzt sein. Besonders dynamisch und inspirierend ist jedoch ein Kreis von Teilnehmenden aus unterschiedlichen Handlungsfeldern, in dem die verschiedenen fachlichen Perspektiven in den Austausch kommen.

3.2 Auszeichnung guter Beispiele

Um Theorie und Praxis der soziallagenbezogenen Gesundheitsförderung eng verzahnt zu betrachten, wurde bei der Entwicklung und Etablierung der Kriterien ein systematisiertes Verfahren zur Auszeichnung von Projekten mitgedacht. Der Beratende Arbeitskreis des Kooperationsverbundes entwickelte einen strukturierten und mehrstufigen

Auswahlprozess[2], bei dem der Hintergrund, das Vorgehen und die Zielgruppen der ausgewählten Angebote dargestellt und die Umsetzung dreier ausgewählter Kriterien ausführlich beschrieben werden (BZgA 2016, S. 10–11).

3.3 Unterstützung einer intersektoralen gesundheitsfördernden Praxis im Sinne des Health in All Policies-Ansatzes

Die Good Practice-Kriterien unterstützen in drei Perspektiven die Entwicklung und Umsetzung einer intersektoralen gesundheitsfördernden Praxis im Sinne des Ansatzes Health in All Policies:

1. *Vermittlung der zentralen Haltung der soziallagenbezogenen Gesundheitsförderung*
   In der Außenperspektive wird Gesundheitsförderung oft mit standardisierten Handlungsansätzen wie der Förderung gesunder Ernährung, Stressprävention oder Bewegungsförderung gleichgesetzt. Die Lebensweltorientierung als zentraler Ansatz der Gesundheitsförderung ist in vielen gesundheitsrelevanten Handlungsfeldern wenig bekannt. Er eröffnet aber Akteuren innerhalb wie und außerhalb des Gesundheitsbereiches (z. B. Stadt- und Verkehrsplanung oder Bildung) eine Perspektive auf den Gesundheitsbezug ihres Handlungsfeldes und zeigt Möglichkeiten auf, einen Beitrag zur Gesundheitsförderung zu leisten, indem sie z. B. gesunde Wohn- und Arbeitsverhältnisse schaffen.
   Aufgrund des generischen Charakters der Kriterien tauchen Begriffe wie Ernährung oder Stressprävention in der Definition der Kriterien nicht auf. Die Kriterien betonen vielmehr eine professionelle Haltung, die auf der intensiven Auseinandersetzung mit den gesundheitlichen Belastungen und Ressourcen der betroffenen Personengruppen gründet *(Zielgruppenbezug)* und diese Personengruppen aktiv in die Entwicklung von Handlungsansätzen einbezieht *(Partizipation)*, sie durch angepasste Ansätze möglichst umfassend erreicht *(Niedrigschwellige Arbeitsweise)*, befähigt *(Empowerment)* und dabei stets die Lebensbedingungen *(Setting-Ansatz)* und die Bedingtheit strategischer Ansätze *(Integriertes Handlungskonzept/Vernetzung)* in den Blick nimmt.
2. *Betonung einer politikfeldübergreifenden Perspektive*
   Gesundheitliche Chancengleichheit ist multifaktoriell bedingt, wie das Determinanten-Modell von Dahlgren und Whitehead veranschaulicht (Dahlgren und

---

[2]Das Auswahlverfahren beinhaltet eine Selbsteinschätzung der ausgewählten Projekte mittels einer Checkliste, ein ausführliches Telefoninterview sowie die Begutachtung der Projektbeschreibung durch zwei Expert*innen. Die inzwischen mehr als 120 ausgezeichneten Angebote stehen in der bundesweiten Praxisdatenbank www.gesundheitliche-chancengleichheit.de/praxisdatenbank zur Recherche bereit und veranschaulichen die vielfältigen Anwendungsmöglichkeiten der Kriterien in der jeweiligen Praxis (vgl. BZgA 2016, S. 10–11).

Whitehead 1991, S. 11). Die beiden Kriterien *Setting-Ansatz* und *Integriertes Handlungskonzept/Vernetzung* greifen dies explizit auf, indem sie die Gestaltung von Lebenswelten und die Einbindung gesundheitsfördernder Ansätze in übergreifende (kommunale) Handlungskonzepte thematisieren. Weitere Kriterien wie *Niedrigschwellige Arbeitsweise* und *Multiplikatorenkonzept* verdeutlichen die Bedeutung der Rahmenbedingungen (z. B. soziale, räumliche oder kommunikative Bedingungen) und die Notwendigkeit, auch und gerade diejenigen Politikfelder in die Entwicklung gesundheitsfördernder Strategien einzubeziehen, zu denen Akteure des Gesundheitssektors keinen Zugang haben.

3. *Vermittlung der Anschlussfähigkeit soziallagenbezogener Gesundheitsförderung*

Der generische Charakter und die gezielte Ausrichtung der Good Practice-Kriterien auf gesundheitliche Chancengleichheit unterstützen die Entwicklung gesundheitsfördernder Aktivitäten mit Akteuren aus „gesundheitsfernen" Handlungsfeldern. Die Good Practice-Kriterien bieten ein Instrument, sich aus unterschiedlichen fachlichen Perspektiven den gesundheitsbezogenen Problemen, Bedarfslagen und Ressourcen der jeweiligen Zielgruppe zu nähern und abgestimmte Handlungsansätze zu entwickeln. Der Fokus liegt hierbei zunächst darauf, gemeinsame Zielsetzungen zu formulieren, die dann durch abgestimmte Aktivitäten erreicht werden können. Im Feld der Arbeitsförderung etwa wird Gesundheitsförderung für Langzeiterwerbslose unvollständig bleiben, wenn nicht auch die gesundheitsgerechte(re) Gestaltung der Settings Jobcenter oder Arbeitsagentur in den Blick genommen wird. Umgekehrt ist die Erhaltung und Stärkung der Gesundheit ihrer „Kundinnen und Kunden" ein wichtiges Vermittlungskriterium für die Einrichtungen der Arbeitsförderung.

4 Erfahrungen

Als Instrument zur Unterstützung von Qualitätsentwicklung in der Gesundheitsförderung sind die Good Practice-Kriterien mittlerweile ein fest etabliertes Angebot (BMEL 2017; Kolip 2019). Die Relevanz, Akzeptanz und Nutzung der Kriterien spiegeln sich auf verschiedene Weise wider.

Die Good Practice-Kriterien sind in verschiedenen relevanten Dokumenten der soziallagenbezogenen Gesundheitsförderung als Referenz aufgeführt. So nimmt ein Abschnitt des Leitfadens des GKV-Spitzenverbandes zur Umsetzung des § 20 SGB V explizit Bezug auf die Good Practice-Kriterien (GKV-Spitzenverband 2018). Auch der erste Präventionsbericht der Nationalen Präventionskonferenz führt sie an verschiedenen Stellen auf (Träger der Nationalen Präventionskonferenz 2019).

Auch auf Landesebene haben die Good Practice-Kriterien einen hohen Stellenwert. So benennt die Gemeinsame Stelle der GKV für Prävention und Gesundheitsförderung in Hessen die Erreichung bestimmter Stufen einzelner Good Practice-Kriterien als Mindestanforderung für eine Förderung von Projekten in Lebenswelten durch die GKV (GKV Bündnis für Gesundheit Hessen 2019).

Das Interesse am Themenfeld Qualitätsentwicklung und insbesondere an den Good Practice-Kriterien wird auf der Website des Kooperationsverbundes Gesundheitliche Chancengleichheit (www.gesundheitliche-chancengleichheit.de) deutlich. Hier sind Informationen und Materialien rund um Good Practice und Qualitätsentwicklung sowie die Praxisdatenbank zu finden. Die Zugriffszahlen zeigen, dass diese Seiten einen hohen Zulauf finden, was auf das Interesse am Themenfeld hindeutet. Weiterhin unterstreicht auch die große Nachfrage nach der Broschüre „Kriterien für gute Praxis der soziallagenbezogenen Gesundheitsförderung" das Interesse an und die Bedeutung der Good Practice-Kriterien im Feld der Gesundheitsförderung: Seit der Veröffentlichung Ende 2015 wurden bei der BZgA 14.000 Druckexemplare der Broschüre abgerufen.

Um einen tiefergehenden Überblick zu erhalten, in welchem Maße die Good Practice-Kriterien zu einer intersektoralen Gesundheitsförderung im Sinne des Health in All Policies-Ansatzes beitragen, bedarf es systematischer Erhebungen. Diese liegen bislang noch nicht vor (Kilian et al. 2016). Eine erste explorative Befragung zur Nutzung der Kriterien erfolgte im März 2019 im Rahmen des Kongresses Armut und Gesundheit. Mehr als 75 % der Befragten (n = 146) geben an, die Kriterien zu kennen. Rund 40 % setzen die Kriterien nach eigenen Angaben regelmäßig im Berufsalltag ein und ein Drittel gibt an, einen Mehrwert dadurch erfahren zu haben (Grassmann 2019).

5 Ausblick

Die Good Practice-Kriterien sind eine wichtige Orientierung für die Konzeption und Qualitätsentwicklung in der soziallagenbezogenen Gesundheitsförderung und leisten damit einen Beitrag zur Stärkung gesundheitlicher Chancengleichheit. Indem sie die zentrale Perspektive und Haltung der soziallagenbezogenen Gesundheitsförderung vermitteln, schaffen sie einen Referenzrahmen dafür, politikfeld-integrierende Konzepte und Strategien zu entwickeln. Um die Entwicklung dieser Health in All Policies-Ansätze zu fördern, sollten die Good Practice-Kriterien verstärkt Grundlage für die Entwicklung und Umsetzung politikfeld-übergreifender Ansätze zur Stärkung gesundheitlicher Chancengleichheit werden.

Qualitätsentwicklung ist ein dynamischer und schrittweise fortlaufender Prozess, der niemals abgeschlossen ist. Deshalb gilt es, die Wirkungen der Good Practice-Kriterien und deren Vermittlung sowie die Bedarfe der Akteure in den unterschiedlichen Handlungsfeldern kontinuierlich zu erfragen und das Angebot entsprechend anzupassen.

Literatur

Bundesministerium für Ernährung und Landwirtschaft (BMEL). (Hrsg.) (2017). IN FORM Leitfaden Qualitätssicherung. Berlin: BMEL.

Bundeszentrale für gesundheitliche Aufklärung (BZgA). (Hrsg.) (2016). Gute Praxis für gesundheitliche Chancengleichheit – Die Good Practice-Kriterien und Praxisbeispiele. Köln: BZgA.

Dahlgren, G., & Whitehead, M. (1991). *Policies and strategies to promote social equity in health*. Stockholm: Oxford University Press.

Deutsches Institut für Urbanistik (Difu). (2003). Good Practice in Altbau- und gemischten Quartieren. Eine Analyse im Rahmen des Bund-Länder-Programms „Stadtteile mit besonderem Entwicklungsbedarf – die soziale Stadt". Arbeitspapiere zum Programm Soziale Stadt Band 10. Berlin: Difu.

GKV Bündnis für Gesundheit Hessen. (2019). Kriterien für die gute Praxis der soziallagenbezogenen Gesundheitsförderung – Mindestanforderungen der GKV Hessen. www.gkv-buendnis.de/fileadmin/user_upload/Good_Practice_Kriterien_Mindestanforderungen_GKV_Hessen_2019.pdf. Zugegriffen: 5. Dez. 2019.

GKV-Spitzenverband. (2018). Leitfaden Prävention. Handlungsfelder und Kriterien nach § 20 Abs. 2 SGB V. Berlin: GKV-Spitzenverband.

Grassmann, G. (2019). Wie bekannt sind die Good Practice-Kriterien in der Praxis? www.gesundheitliche-chancengleichheit.de/service/meldungen/good-practice-kriterien-in-der-praxis. Zugegriffen: 5. Dez. 2019.

Kilian, H., Brendler, C., Geene, R., et al. (2003). Abschlussbericht Projektphase 1: „Erhebung von Projekten und Maßnahmen zur Gesundheitsförderung bei sozial Benachteiligten in der Bundesrepublik Deutschland". In F. Lehmann, M. Meyer-Nürnberger, T. Altgeld, et al. (Hrsg.), *Forschung und Praxis der Gesundheitsförderung* (Bd. 22, S. 65–100). Köln: BZgA.

Kilian, H., Lehmann, F., Richter-Kornweitz, A., Kaba-Schönstein, L., & Mielck, A. (2016). Gesundheitsförderung in den Lebenswelten gemeinsam stärken. Der Kooperationsverbund „Gesundheitliche Chancengleichheit". *Bundesgesundheitsblatt, 59*, 266–273.

Kolip, P. (2019). *Praxishandbuch Qualitätsentwicklung und Evaluation in der Gesundheitsförderung*. Weinheim: Beltz Juventa.

Kooperationsverbund Gesundheitliche Chancengleichheit. (Hrsg.) (2017). Kriterien für gute Praxis der soziallagenbezogenen Gesundheitsförderung. Köln: BZgA & Gesundheit Berlin-Brandenburg e. V.

Lehmann, F., Meyer-Nürnberger, M., Altgeld, T., et al. (2003). *Gesundheitsförderung für sozial Benachteiligte, Aufbau einer Internetplattform zur Stärkung der Vernetzung der Akteure Forschung und Praxis der Gesundheitsförderung* (Bd. 22). Köln: BZgA.

Mielck, A. (2000). *Soziale Ungleichheit und Gesundheit*. Bern: Hans Huber.

Träger der Nationalen Präventionskonferenz. (Hrsg.) (2019). Erster Präventionsbericht nach § 20d Abs. 4 SGB V. Berlin.

Holger Kilian ist Dipl.-Soziologe und Master of Public Health. In der Geschäftsstelle des Kooperationsverbundes Gesundheitliche Chancengleichheit bei Gesundheit Berlin-Brandenburg e. V. ist er für das Thema Qualitätsentwicklung und Good Practice zuständig.

Jennifer Hartl hat einen Masterabschluss in Europäische Ethnologie mit Schwerpunkt Wissenschafts- und Technikforschung. In der Geschäftsstelle des Kooperationsverbundes Gesundheitliche Chancengleichheit bei Gesundheit Berlin-Brandenburg e. V. ist sie u. a. für das Thema Qualitätsentwicklung und Good Practice zuständig.

Dr. Susanne Jordan ist Dipl.-Sozialwirtin und MPH und arbeitet als stellvertretende Leiterin des Fachgebietes 27 „Gesundheitsverhalten" in der Abteilung für Epidemiologie und Gesundheitsmonitoring des Robert Koch-Instituts in Berlin. Sie hat im Bereich Gesundheitsverhalten, Gesundheitsförderung, Prävention, Gesundheitskompetenz und Public Health Surveillance vielfältige berufliche Erfahrung in Forschung und Praxis und leitet verschiedene Projekte, z. B. zur Gesundheitskompetenz, partizipativen Gesundheitsforschung oder Präventionsberichterstattung.

Fachplan Gesundheit und Leitfaden Gesunde Stadt – Instrumente für eine gesundheitsorientierte kommunale Planung in Nordrhein-Westfalen

Thomas Claßen und Odile Mekel

1 Hintergrund

In den vergangenen zwei Jahrzehnten hat sich in der kommunalen Planungs- und Entwicklungspraxis in Deutschland ein grundlegender Wandel vollzogen. Zu den traditionellen Planungsinstrumenten der Bauleitplanung und den Entwicklungsansätzen im Bestand (Sanierung, Innenverdichtung etc.) sind auf kommunaler Ebene weitere, zumeist integrierte Ansätze hinzugetreten. Bei diesen wird zunehmend auch die Schaffung sozial gerechter und gesundheitsförderlicher Lebensbedingungen, insbesondere in Quartieren, mit adressiert, und entsprechend werden Kooperationen mit anderen kommunal planenden Akteuren, wie z. B. der Sozial- und Bildungsplanung, aufgebaut (Baumgart et al. 2018; Böhme und Reimann 2018). Als übergreifende städtebauliche Programme, welche diese Entwicklung fördern, sind u. a. das Bund-Länder-Arbeitsprogramm Soziale Stadt sowie das Programm Zukunft Stadtgrün zu nennen.

Der Öffentliche Gesundheitsdienst (ÖGD) in Deutschland hatte sich über lange Zeit selbst im Wesentlichen über die amtsärztlichen Aufgaben der Gesundheitsaufsichtsbehörden (Gesundheitsämter) definiert mit dem Ziel, Gesundheitsrisiken zu minimieren und möglichst unbedenkliche Lebensbedingungen zu schaffen. Mit diesem Gesundheitsschutz-Selbstverständnis brachte sich der ÖGD als Akteur auch in Vorhaben der Stadt- und Raumplanung ein (LIGA 2011; Rodenstein 2012). In dieser Weise wurde zunächst auch das Gesetz über den öffentlichen Gesundheitsdienst des Landes Nordrhein-Westfalen (ÖGDG NRW) ausgelegt, welches 1998 in Kraft trat. Für Deutschland war das ÖGDG

T. Claßen (✉) · O. Mekel
Landeszentrum Gesundheit Nordrhein-Westfalen (LZG.NRW), Bochum, Deutschland
E-Mail: thomas.classen@lzg.nrw.de

O. Mekel
E-Mail: odile.mekel@lzg.nrw.de

NRW damals insofern wegweisend, dass hier – über die eher „klassischen" Aufgaben des Infektionsschutzes, der Hygiene, der gesundheitlichen Aufklärung der Bevölkerung und der Aufsicht über Berufe und Einrichtungen des Gesundheitswesens hinausgehend – folgende Aufgaben verpflichtend festgelegt wurden:

- die modellhafte Erprobung neuer Formen der Aufgabenwahrnehmung sowie neuer Organisationsformen inklusive einer verstärkten Beteiligung der Öffentlichkeit (§ 2 Abs. 4)
- die „Mitwirkung an der Gesundheitsförderung, der Prävention und dem Gesundheitsschutz" (§ 6 Abs. 1 (1))
- die Gesundheitsberichterstattung (§ 6 Abs. 1 (5)) sowie die regelmäßige Erstellung kommunaler Gesundheitsberichte (§ 21)
- die Mitwirkung „an der Gestaltung gesundheitsförderlicher Umwelt-, Arbeits- und Lebensverhältnisse und an der Förderung gesundheitsdienlicher Lebensweisen" (§ 7 Abs. 1)
- die Mitwirkung an Planungen (§ 8)
- die Einführung Kommunaler Gesundheitskonferenzen (§ 24).

In § 8 (Mitwirkung an Planungen) wird ausgeführt, dass sich die unteren Gesundheitsbehörden (uGB), dies sind im Regelfall die Gesundheitsämter und unteren Immissionsschutzbehörden der Kreise und kreisfreien Städte, über Stellungnahmen an kommunalen Planungsprozessen beteiligen müssen, sofern „gesundheitliche Belange der Bevölkerung berührt werden, um Feststellungen zur gesundheitlichen Verträglichkeit des Vorhabens zu treffen." Konkrete Vorgaben, wie dies genau zu leisten sei, wurden bis zum heutigen Tage jedoch nicht verbindlich festgelegt. Zudem ist zahlreichen Planungsbehörden, insbesondere in kreisangehörigen Kommunen, diese Aufgabenzuschreibung zum ÖGD, der auf der Kreisebene angesiedelt ist, bis dato unbekannt.

In den vergangenen zwei Jahrzehnten war das einseitige Bild der Gesundheitsschutzbehörde, auch vor dem Hintergrund der Erkenntnisse aus Wissenschaft und Praxis, einem grundlegenden Wandel unterworfen. Das Selbstverständnis als Gesundheitsaufsichtsbehörde wird zunehmend ergänzt um Setting bezogene Ansätze der Verhältnisprävention und Gesundheitsförderung (Böhme und Reimann 2018). Mit der Novelle des Leitfadens Prävention des Spitzenverbandes der Gesetzlichen Kranken versicherungen und mit dem Inkrafttreten des Präventionsgesetzes 2015 wird der Kommune insgesamt als auch den kommunalen Quartieren als einem übergreifenden „Setting Kommune" nunmehr besondere Aufmerksamkeit geschenkt (GKV-Spitzenverband 2018). Hieraus ergeben sich neue Chancen für den ÖGD und insbesondere die kommunalen Gesundheitsämter, das Thema Gesundheit im Sinne von Health in All Policies im Rahmen integrierter kommunaler Entwicklungsstrategien einzubringen und damit als wichtiger Akteur einer raumwirksamen gesundheitsorientierten Planung wahrgenommen zu werden (Köckler 2016). Denn um Kommunen im Sinne einer gesunden Kommune weiterentwickeln zu können, ist – und dies ist in der Stadtplanung längst bekannt – eine an die jeweilige Ausgangslage angepasste strategische Planung und Steuerung unerlässlich.

Um den ÖGD und insbesondere die kommunalen Gesundheitsämter als Akteur einer gesundheitsorientierten kommunalen Planung zu unterstützen, wurden durch das Landeszentrum Gesundheit NRW (LZG.NRW) und dessen Vorläuferinstitutionen in NRW verschiedene Instrumente entwickelt.

2 Ziele

Das LZG.NRW unterstützt die Kommunen bei der Entwicklung und Durchführung gesundheitsorientierter Planungen mit folgenden Zielen (Claßen und Mekel 2018):

- Sensibilisierung der kommunal planenden Institutionen für die Notwendigkeit einer räumlich und bevölkerungsgruppenspezifisch differenzierenden Betrachtung gesundheitlicher Belange (auch im Hinblick auf vulnerable Bevölkerungsgruppen)
- Förderung integrierter Verfahrensweisen im kommunalen Verwaltungs- und Planungshandeln als Baustein zur Entwicklung eines gesundheitsförderlichen Settings Kommune (Health in All Policies- und Whole-of-Government-Strategie der WHO),
- besseres Verständnis der Gelingensfaktoren ebenso wie potenzieller Barrieren und Fallstricke gesundheitsorientierter kommunaler Planung
- verhältnispräventive Verbesserung der Gesundheit und der gesundheitlichen Chancengleichheit der Bevölkerung.

Gelingen soll dieser Anspruch auf zwei Wegen: über Planungsvorhaben, die aus dem ÖGD heraus entwickelt werden, d. h. in denen der ÖGD Initiator ist, sowie im Rahmen übergreifender kommunaler Planungen, in denen der ÖGD beteiligt wird oder sich aktiv einbringt. Hierbei kann der ÖGD auf ein eigenes Set an etablierten Instrumenten und methodischen Ansätzen zurückgreifen, die sich im Public Health Action Cycle ebenso wie im kommunalen Steuerungs- und Planungszyklus verorten lassen (siehe Abb. 1).

So sind u. a. die kommunale Gesundheitsberichterstattung (und u. a. die Ergebnisse der jährlich durchgeführten Schuleingangsuntersuchungen der 5–6-jährigen Kinder als wesentlicher Bestandteil) als Monitoring- und Bedarfsermittlungsinstrument ebenso zu nennen wie die kommunalen Gesundheitskonferenzen, deren Ziel die gremiengeleitete Diskussion, Planung und Organisation der Gesundheitsförderung und der gesundheitlichen Versorgung auf der Ebene der Kreise und kreisfreien Städte ist. Qualitätssicherungsinstrumente setzen insbesondere bei der Prozess- und Ergebnisevaluation von Vorhaben an. Darüber hinaus wurden das Konzept eines lokalen Fachplans Gesundheit sowie der Leitfaden Gesunde Stadt entwickelt (siehe Kap. 3).

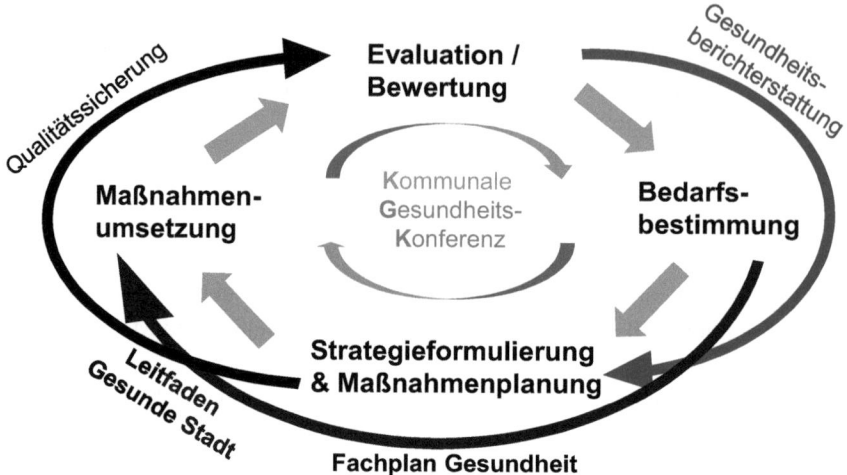

Abb. 1 Beitrag des Öffentlichen Gesundheitsdienstes im kommunalen Steuerungs- und Planungszyklus (© LZG.NRW. Quelle: Claßen und Mekel 2018, S. 16)

3 Aktivitäten

3.1 Lokaler Fachplan Gesundheit

Seit 2009 wird ein Konzept zur *Einführung des lokalen Fachplans Gesundheit* erarbeitet (Claßen und Mekel 2016; siehe auch www.lzg.nrw.de/versorgung/ges_plan/fachplan_gesundheit). Dieser soll als Instrument des ÖGD im kommunalen Steuerungs- und Planungszyklus (siehe Abb. 1) als Motor von der Problemanalyse und Bedarfsermittlung bis hin zur Maßnahmenplanung und -umsetzung wirken. Das Ziel besteht u. a. darin,

- gesundheitsbezogene Anliegen, sozialräumliche Besonderheiten und quartiersbezogene Handlungsbedarfe aktuell und vor allem prospektiv (räumlich) darzustellen sowie
- gesundheitsbezogenem, verhältnisorientiertem Handeln in kommunalen Planungen mehr Stringenz, Transparenz, Konsens und vor allem Verbindlichkeit zu verleihen.

Zum Fachplan Gesundheit wurden Vorarbeiten (LIGA.NRW 2011) sowie zwei „fiktionale Fachpläne" (für den Kreis Gesundbrunnen und die Stadt Healthhausen) publiziert, die auf die jeweiligen Besonderheiten von kreisfreier Stadt- und Landkreisebene eingehen (Abb. 2).

In den fiktionalen Fachplänen wurden Aufbau und mögliche Inhalte des Fachplans umrissen (LZG.NRW 2012a, b). So kann er – auf raumbezogenen gesundheitsrelevanten Informationen basierend – Voraussetzungen zur Verbesserung der körperlichen Aktivität

Fachplan Gesundheit und Leitfaden Gesunde ...

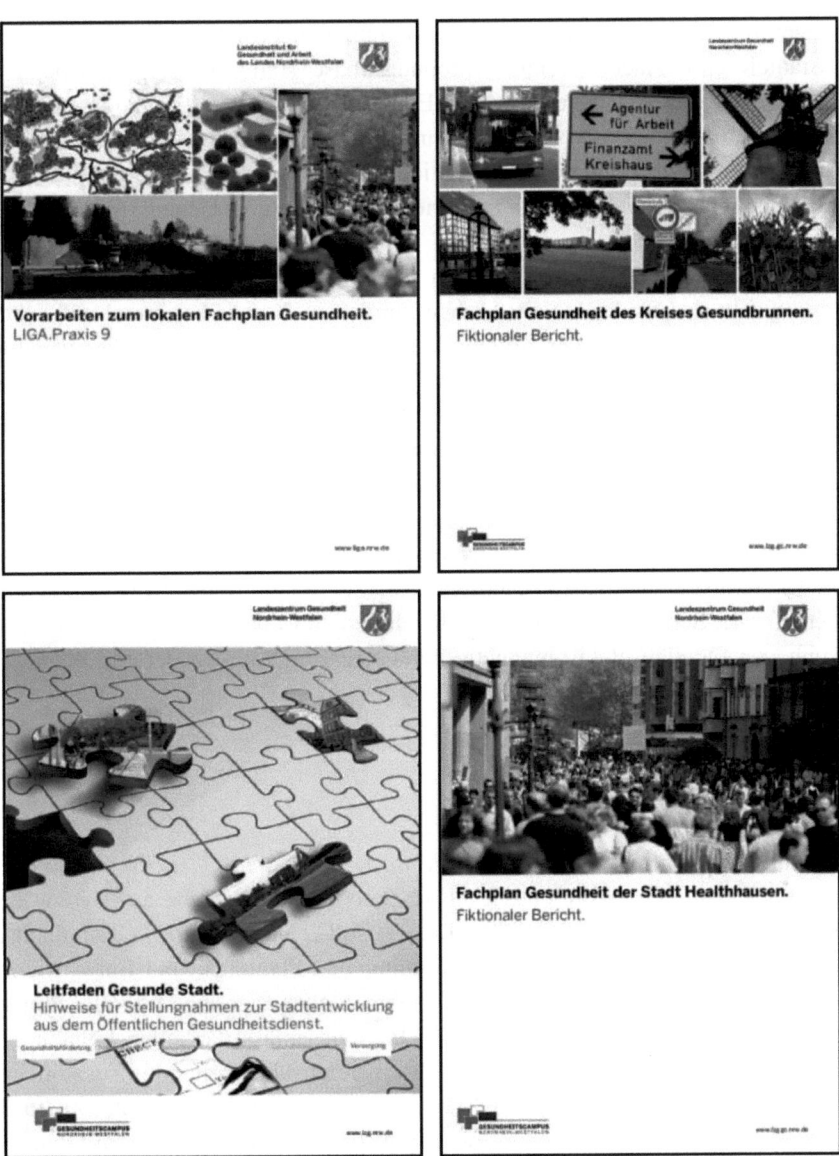

Abb. 2 Auswahl an LZG-Publikationen zum Fachplan Gesundheit und zum Leitfaden Gesunde Stadt (© LZG.NRW)

der Bevölkerung oder zur Gesundheitsförderung und gesundheitsbezogenen Versorgung von vulnerablen Bevölkerungsgruppen beispielsweise in mehrfach belasteten Situationen identifizieren und daraus entsprechende Maßnahmenvorschläge ableiten.

Im Zeitraum 2013–2014 fand in zwei kommunalen Projekträumen in NRW (Kreis Unna, StädteRegion Aachen) eine Erprobungsphase statt, bei der Teilaspekte eines Fachplans Gesundheit erarbeitet wurden (Enderle et al. 2015). Die konkrete Themenauswahl, Zusammenstellung von Arbeitsteams und Wahl der einzuschlagenden Arbeitsweisen erfolgte in kommunaler Eigenregie. Zudem wurden die Erprobungsarbeiten durch eine planungsfachliche Beratung sowie eine wissenschaftliche Evaluation begleitet (Baumgart et al. 2015).

In den zwei Projekträumen ergaben sich unterschiedliche Erprobungsansätze und -verläufe. In der StädteRegion Aachen wurde ein Ansatz basierend auf Daten der Gesundheitsberichterstattung der Kommune mit dem Schwerpunkt Kinder- und Jugendgesundheit entwickelt. Durch die Nutzung Geographischer Informationssysteme (GIS) in den Arbeitsprozessen war es möglich, in der größten Kommune (Aachen) quartiersbezogene Sozialräume im Hinblick auf dringliche präventive Maßnahmen zu analysieren und zu bewerten. Zwischenzeitig wurde dieser Ansatz auch auf alle Kommunen der StädteRegion erweitert. Für alle Kommunen der Region konnten zudem Maßnahmen zur Verbesserung der Zahngesundheit analysiert und bewertet sowie u. a. ein fokussierter Einsatz des schulzahnärztlichen Dienstes angeregt werden. Im Kreis Unna erfolgte eine thematische Schwerpunktsetzung umweltmedizinischer Art auf die Analyse und Bewertung von Quellen elektromagnetischer Felder im Rahmen der Flächennutzungsplanung (Hartlik et al. 2016).

3.2 Leitfaden Gesunde Stadt

Basierend auf der Australischen *Healthy Urban Development Checklist* wurde der *Leitfaden Gesunde Stadt* für NRW entwickelt (LZG.NRW 2016, siehe auch www.lzg.nrw. de/versorgung/ges_plan/gesunde_stadt). Dieser soll einerseits die Gesundheitsämter darin unterstützen, eine aktive Rolle bei kommunalen Planungs- und Entwicklungsvorhaben einzunehmen, entweder über Stellungnahmen oder aber auch über die Benennung gesundheitsbezogener Missstände, die einen Planungsanlass darstellen können. Er soll andererseits aber auch dazu beitragen, die bereichsübergreifende Zusammenarbeit in der kommunalen Verwaltung, z. B. aus den Bereichen Gesundheit, Stadtplanung, Umwelt und Soziales, zu stärken, um potenziell gemeinsame Projekte zu identifizieren und gemeinsam Orte zu schaffen und zu gestalten, in denen Menschen gesund und zufrieden leben können. Insofern kann und soll der Leitfaden auch dazu genutzt werden, um gerade in Kreisen mögliche administrative Grenzen zwischen kreisangehörigen Kommunen und der Kreisverwaltung zu überwinden.

In unabhängig voneinander nutzbaren Kapiteln werden Informationen und Checklisten zu unterschiedlichen gesundheitsrelevanten Aspekten aufbereitet. Die Themen reichen von Mobilität über Grün- und Freiräume, öffentliche Plätze, Arbeitsbedingungen und dem Zugang zu gesunden Lebensmitteln bis zu sozialem Zusammenhalt, Sicherheit und zur sozialen Infrastruktur. Der Leitfaden Gesunde Stadt bietet über einen umfangreichen Katalog an Schlüssel- und Detailfragen konkrete Anhaltspunkte und praxisorientierte Empfehlungen, um gesundheitsrelevante Aspekte bei der Planung zu erkennen, zu bewerten und zu berücksichtigen. Darüber hinaus bietet er auch die Möglichkeit, Defizite zu erkennen und stärker gesundheitsorientierte Planungen anzustoßen.

4 Erfahrungen

Das Konzept zum Fachplan Gesundheit wurde bereits mehrfach erprobt und zeigte hierbei vielfältige Potenziale gerade auch im Hinblick auf das kommunale Gestaltungspotenzial, den Mehrwert integrierter Verfahrensweisen im kommunalen Verwaltungs- und Planungshandeln und letztlich eine gesundheitsförderliche Kommunalentwicklung auf. Jedoch wurden auch rechtlich-administrative ebenso wie ressourcenbezogene Grenzen des bisherigen Fachplankonzeptes ersichtlich. So ist ein Fachplanprozess trotz erwarteten Mehrwerts kaum ressourcenneutral anschiebbar und erfordert ein starkes Commitment auf verwaltungspolitischer Ebene. Ohne Rats- oder Kreistagsbeschluss droht die Gefahr, dass der Fachplan wirkungslos bleibt. Zwischenzeitig haben weitere Kommunen in NRW die Fachplanerstellung in Angriff genommen. Dokumentierte Ergebnisse sind spätestens 2022 zu erwarten.

Der Leitfaden Gesunde Stadt hat seit seiner Veröffentlichung zum Jahreswechsel 2016–2017 bereits eine starke Resonanz sowohl in wissenschaftlichen Kreisen und anderen Bundesländern als auch und insbesondere in der Verwaltungspraxis erfahren. Zwar fehlen aufgrund der Langfristigkeit vieler kommunaler Planungen derzeit noch dokumentierte Erfahrungsberichte zum Einsatz bei konkreten Planungsvorhaben; erste Rückmeldungen zum Einsatz aus verschiedenen Kommunen unterschiedlicher Größe in NRW zeigen jedoch, dass der Leitfaden – trotz seiner Dicke und Vielzahl an zum Teil redundant aufbereiteten gesundheitsrelevanten Aspekten – den sektorübergreifenden Dialog exzellent fördern kann, und dies auch allein schon innerhalb von Gesundheitsämtern.

Aufgrund der bisherigen Erfahrungen bleibt vorerst festzuhalten:

- Gesundheitsorientierte Planung besitzt weiterhin Optimierungspotenzial.
- Die Erfahrungen mit den Instrumenten zeigen, wie bedeutsam integrierte Ansätze für eine nachhaltige und gesundheitsförderliche Kommunalentwicklung sind.
- Eine weitere Sensibilisierung und Qualifizierung für das Thema „Gesundheitsorientierte Planung" ist erforderlich, so u. a. auch im kommunalpolitischen Raum.
- Eine Weiterentwicklung von Angeboten und Instrumenten des LZG.NRW gewinnt ungemein, wenn sie gemeinsam mit den Kommunen und über Erfahrungsberichte geschieht.

Ende 2017 wurde die „AG Gesundheitsorientierte Planung des ÖGD in NRW" ins Leben gerufen, um diese Herausforderungen konsequent anzugehen und Wege aufzuzeigen, wie eine gesunde Kommune gelingen kann. In dieser AG treffen sich regelmäßig Akteure des kommunalen ÖGD u. a. aus den Bereichen Gesundheitsförderung, Gesundheitsplanung, Gesundheitsberichterstattung, Umweltmedizin und Immissionsschutz. Eine Öffnung in Richtung Sozial und Stadtplanung ist bereits vereinzelt erfolgt. Die bisherige Resonanz ist vielversprechend.

Literatur

Baumgart, S., Köckler, H., & Rüdiger A. (2015). Wissenschaftliche Evaluation „Erprobungsphase Fachplan Gesundheit". Bochum. (unveröffentlicht).

Baumgart, S., Köckler, H., Ritzinger, A., & Rüdiger, A. (2018). Gesundheitsförderung – ein aktuelles Thema für Raumplanung und Gesundheitswesen. Einführung. In S. Baumgart, H. Köckler, A. Ritzinger, & A. Rüdiger (Hrsg.), *ARL-Forschungsbericht „Planung für gesundheitsfördernde Städte". Forschungsberichte der ARL, 08* (S. 5–19). Hannover: ARL.

Böhme, C., & Reimann, C. (2018). *Integrierte Strategien kommunaler Gesundheitsförderung.* Berlin: Difu.

Claßen, T., & Mekel, O. (2016). Fachplan Gesundheit – ein neues Konzept für eine nachhaltige, gesundheitsförderliche Kommunalentwicklung. *Public Health Forum, 24*(4), 275–277.

Claßen, T., & Mekel, O. (2018). Lokaler Fachplan Gesundheit und Leitfaden Gesunde Stadt Instrumente für gesundheitsorientierte Planung aus Nordrhein-Westfalen (NRW). *HAG Stadtpunkte, 2,* 16–17.

Enderle, M., Dickersbach, M., & Welteke, R. (2015). Zukunftskonzept Lokaler Fachplan Gesundheit. Innovation an der Schnittstelle zwischen Planungs- und Gesundheitssektor. *UVP-report 2015, 29,* 25–33.

GKV-Spitzenverband. (2018). *Leitfaden Prävention. Handlungsfelder und Kriterien des GKV-Spitzenverbandes zur Umsetzung der §§ 20 und 20a SGB V vom 21. Juni 2000 in der Fassung vom 1. Oktober 2018.* Berlin: GKV-Spitzenverband.

Hartlik, J., Machtolf, M., & Scholz, C. (2016). Der Fachplan Gesundheit in der praktischen Erprobung – Teil 1: Anwendungsbereich Elektromagnetische Felder – wissenschaftliche und fachrechtliche Grundlagen. *UVP-report, 30*(1), 23–32.

Köckler, H. (2016). Das Präventionsgesetz: Die Krankenkassen als neuer Akteur der Stadtentwicklung. *RaumPlanung, 186*(4), 1–6.

LIGA NRW (Landesinstitut für Gesundheit und Arbeit Nordrhein-Westfalen) (2011). *Vorarbeiten zum lokalen Fachplan Gesundheit. LIGA.Praxis 9.* Düsseldorf: LIGA NRW.

LZG.NRW (Landeszentrum Gesundheit Nordrhein-Westfalen) (2012a). *Fachplan Gesundheit der Stadt Healthhausen. Fiktionaler Bericht.* Bielefeld: LZG.NRW.

LZG.NRW (Landeszentrum Gesundheit Nordrhein-Westfalen) (2012b). *Fachplan Gesundheit des Kreises Gesundbrunnen. Fiktionaler Bericht.* Bielefeld: LZG.NRW.

LZG.NRW (Landeszentrum Gesundheit Nordrhein-Westfalen) (2016). *Leitfaden Gesunde Stadt – Hinweise für Stellungnahmen zur Stadtentwicklung aus dem Öffentlichen Gesundheitsdienst.* Bielefeld: LZG.NRW.

Rodenstein, M. (2012). Stadtplanung und Gesundheit – ein Rückblick auf Theorie und Praxis. In C. Böhme, C. Kliemke, B. Reimann, & W. Süß (Hrsg.), *Handbuch Stadtplanung und Gesundheit* (S. 15–26). Bern: Huber.

Thomas Claßen promovierter Diplom-Geograph und Gesundheitsforscher, arbeitet als Referent für Gesundheit und Planung im Fachbereich Gesunde Lebenswelten des Landeszentrums Gesundheit Nordrhein-Westfalen (LZG.NRW). Zuvor war er langjährig an der Fakultät für Gesundheitswissenschaften der Universität Bielefeld, u. a. als Leiter der Juniorforschungsgruppe „StadtLandschaft & Gesundheit". Er berät Kommunen und das Land zur Förderung gesundheitsorientierter Planungsinstrumente und ist u. a. Mitglied der Landesarbeitsgemeinschaft (LAG) NRW der Akademie für Raumentwicklung in der Leibniz-Gemeinschaft.

Odile C.L. Mekel ist promovierte Gesundheitswissenschaftlerin und leitet den Fachbereich Gesunde Lebenswelten und zugleich die Fachgruppe Grundsatzfragen, Internationale Zusammenarbeit im Landeszentrum Gesundheit Nordrhein-Westfalen (LZG.NRW). Sie ist Präsidentin der Section Health Impact Assessment der European Public Health Association (EUPHA) und Mitglied der Kommission Umweltmedizin und Public Health am Robert Koch-Institut.

Abschluss

Wie kommt Gesundheit auf die Agenda der Politikfelder? Das Beispiel der Stadtentwicklung

Rainer Fehr

Gesundheit ist vielfältig mit anderen Politikfeldern verknüpft (siehe diese Buchpublikation). Die Bemühungen, das Thema „Gesundheit" in allen Sektoren und insbesondere im Politikfeld „Stadtplanung und -entwicklung" besser sichtbar zu machen, waren und sind zahlreich. Da es sich großenteils um kooperative Aktionen handelt, wäre es reizvoll, die entsprechenden Entwicklungslinien gemeinsam mit diesen Akteuren nachzuzeichnen. Das vorliegende Kapitel ist ein Beitrag aus persönlicher Sicht. Die Struktur des Textes ist an die Arbeitsbiographie des Autors angelehnt und fokussiert daher auf Strukturen und Prozesse in Hamburg und Nordrhein-Westfalen. Die eigenen Erfahrungen sind eingebettet in übergreifende Trends wie den Ausbau einer bevölkerungsbezogenen Interpretation der Medizin, die Wiederentdeckung der Epidemiologie in Deutschland, die nach wie vor zögerliche Integration von physischem und sozialem Umweltverständnis und die engere Verschränkung von Gesundheit, sozialer Gerechtigkeit und ökologischer Nachhaltigkeit. Im Beitrag geht es außer um rezipierende Aktivitäten vor allem um Projekt- und Strukturarbeit sowie Kooperation und Kommunikation. Um die chronologische Orientierung zu erleichtern, wird nach Dekaden periodisiert.

1   1970er und 1980er Jahre

Stadtentwicklung/-planung einerseits und Gesundheitsschutz/-förderung andererseits weisen jahrhundertealte Gemeinsamkeiten auf (Baumgart et al. 2018a; Rodenstein 1988). Dennoch spielten in der Medizin-Ausbildung der 1970er und 1980er Jahre

R. Fehr (✉)
Hamburg, Deutschland
E-Mail: rainer.fehr@uni-bielefeld.de

weder diese Verbindung noch aktuelle Entwicklungen wie der Bericht „Grenzen des Wachstums" des Club of Rome oder die erste Umweltkonferenz der Vereinten Nationen im Jahr 1972 eine erkennbare Rolle. Außerhalb des Faches Hygiene war von einer Orientierung auf Vorsorge generell wenig zu spüren. Die fachlichen Entwicklungen der 1980er Jahre brachten zahlreiche spannende Anregungen, beispielsweise das neue Format urbaner „Gesundheitstage", die sich außer an Fachkreise auch an Betroffene und Zivilgesellschaft richteten (1980 Berlin, 1981 Hamburg). Bis heute wirkmächtig ist die aus der ersten internationalen WHO-Konferenz zur Gesundheitsförderung 1986 in Ottawa hervorgegangene Charta (WHO 1986), mit klaren Aussagen zur gesundheitlichen Bedeutung der Lebensumwelt in Stadt und Land. Inspiriert durch diese Charta bildeten sich kurz darauf das internationale Healthy Cities Network (HCN) und das deutsche Gesunde-Städte-Netzwerk (GSN; siehe Beitrag von Weth in diesem Band). Für einen Überblick über einschlägige programmatische Konferenzen und Dokumente siehe Köckler und Fehr (2018, S. 72–76) und den Beitrag von Trojan in diesem Band.

Neue Akzente auf lokaler Ebene wurden gesetzt mit der Einrichtung (genauer: Wiederbelebung) des Referates Epidemiologie in der Abteilung Gesundheitsvorsorge und -fürsorge der Gesundheitsbehörde Hamburg im Jahre 1981[1]. Soweit erkennbar, war damals eine über Infektionsthemen hinausgehende Disziplin Epidemiologie bundesweit kaum vertreten. In Hamburg sollte nun gesundheitsorganisatorische und -politische Planungs- und Entscheidungshilfe geleistet werden; damit gewann das Thema Stadt(staat) und Gesundheit definitiv an Sichtbarkeit. Beispielhaft sei das Hamburger Krebsregister genannt. Für diese seit den 1920er Jahren (als eine der ersten ihrer Art) arbeitende Einrichtung war damals dringend eine gesetzliche Arbeitsgrundlage zu schaffen; daher entstand erstmals ein Hamburgisches Krebsregistergesetz (HmbKrebsRG). Parallel dazu erfolgten Auswertungen der Registerdaten, u. a. zur Regionalverteilung im Stadtgebiet, wie z. B. „Krebs bei Anwohnern verkehrsreicher Straßen" (Ippen et al. 1989).

Mitte der 1980er Jahre bot das damals gestartete Programm „Epidemiologie" des Deutschen Akademischen Austauschdienstes (DAAD) die Möglichkeit, sich im Ausland entsprechend zu qualifizieren. Sowohl Großbritannien als auch die USA galten als Vorreiter für eine gesellschaftlich relevante „Kultur" von Epidemiologie und Public Health. Für den Autor entstand eine neue, auf „Input" ausgerichtete Phase (1985–1989). Aus dem Graduiertenstudium an der University of California in Berkeley erschien – über die regulären Kurse hinaus – u. a. das Nebenfach Anthropologie wichtig, welches in dortiger Interpretation weitgehend mit Humanökologie gleichgesetzt wurde. Besonders bemerkenswert erschien mir dort u. a. eine Doppelprofessur in den Bereichen Public Health und City Planning, die Leonhard Duhl innehatte (Duhl 1963, 1986).

---

[1]Dies ging auf eine Initiative des damaligen Abteilungsleiters E.-O. Krasemann zurück.

2   1990er Jahre

Ähnlich wie in Hamburg 1981 bot sich in Bielefeld 1989 die Gelegenheit, an der Nahtstelle von Wissenschaft und Politik einen neuen Bereich aufzubauen, nämlich die neu zu schaffende „Stabsstelle Gesundheitsplanung" im dem Gesundheitsministerium NRW unterstellten Institut für Dokumentation und Information, Sozialmedizin und Öffentliches Gesundheitswesen (idis). Dabei galt es auch, mit dem an der Universität Bielefeld neu entstehenden Bereich „Gesundheitswissenschaften" zu kooperieren.

In dieser Stabsstelle bildeten sich folgende vier Arbeitsbereiche heraus: Gesundheitsplanung im engeren Sinne, Gesundheitsstatistik, Noxen-Informationssystem und Gesundheitsverträglichkeitsprüfung (Stabsstelle Gesundheitsplanung 1994). Aus heutiger Sicht handelt es sich um transdisziplinäre Aufgaben an der Nahtstelle von Wissenschaft und Praxis; für die Ausgestaltung spielten die internationalen Entwicklungen eine zentrale Rolle. Alle vier Bereiche wiesen deutliche Bezüge auch zur Stadt- und Regionalentwicklung auf. So lautete in dem von der Stabsstelle erstellten Entwurf das NRW-Gesundheitsziel Nr. 3: Bis zum Jahr 2000 sollten alle Lebens- und Tätigkeitsbereiche wie Stadt, Schule, Arbeitsplatz, Nachbarschaften und eigenes Zuhause bessere Möglichkeiten zur Förderung der Gesundheit bieten. Gesundheitsstatistisch wurde auch über Kreise und kreisfreie Städte berichtet. Das Noxen-Informationssystem war (und ist bis heute) vor allem auf die Unterstützung der Behörden bei lokal auftretenden Fragestellungen ausgelegt, einschließlich Altlastenproblematik. Die Gesundheitsverträglichkeitsprüfung (siehe Beitrag von Mekel in diesem Band) zielt darauf ab, bei relevanten Bau- und Entwicklungsvorhaben aller administrativen Ebenen Gesundheitsaspekte frühzeitig und kompetent zu berücksichtigen (Stabsstelle Gesundheitsplanung 1994).

Zum Januar 1995 entstand aus dem IDIS zusammen mit anderen Einrichtungen das Landesinstitut für den Öffentlichen Gesundheitsdienst Nordrhein-Westfalen (lögd NRW). Die bisherige Arbeit der Stabsstelle Gesundheitsplanung wurde durch die neu gebildete Abteilung Umweltmedizin, Umwelthygiene (in Kombination mit neuen Aufgaben) sowie durch andere lögd-Abteilungen fortgesetzt.

Zu Beginn der 1990er Jahre etablierte sich an der Universität Bielefeld ein Bereich Public Health, der einen Studiengang Gesundheitswissenschaften anbot. Hier stellte sich den am Aufbau des Studienganges beteiligten Personen die Aufgabe, parallel zu den anderen entstehenden Arbeitsbereichen auch einen Bereich „Umwelt und Gesundheit" aufzubauen und damit sowohl für akademische Lehre als auch für Gelegenheit zu wissenschaftlicher Projektarbeit zu sorgen. Nach Einrichtung der Fakultät für Gesundheitswissenschaften 1994 lieferte der Autor 1995 ein Konzept zum Ausbau des Arbeitsbereiches Umwelt und Gesundheit, welches die Fakultät verabschiedete. In diesem Konzept ging es u. a. um „Lebensbereiche (z. B. Wohnen, Verkehr, Abfallwesen), in denen durch individuelles, soziales und politisches Handeln laufend ... über Alternativen mit spezifischen Emissionsspektren und damit auch gesundheitlichen Wirkungsprofilen entschieden wird" (S. 7–8); vorgeschlagen wurde u. a. die Einrichtung eines Surveillance-Labors für die „kontinuierliche Lagebeobachtung einer Region ... Hierbei sind vorliegende Daten aus Expositions- ... und Effektmonitoring (z. B. Schuluntersuchungen, Beobachtungspraxen...) zu ergänzen durch Modellierungen..." (S. 19). Das Konzept wies auch darauf hin, dass sowohl „die ‚Agenda 21' der Rio-Konferenz ... als auch die Helsinki-Deklaration (1994) ... eine integrierte Gesundheits- und Umweltprogrammatik, insbesondere auch für die kommunale Ebene" forderten (S. 21).

In den frühen 1990er Jahren hatte die Stabsstelle Gesundheitsplanung vor allem die Aufgabe, zur Unterstützung der fachlichen Arbeit in den Gesundheitsämtern der kreisfreien Städte und der Landkreise ein Noxen-Informationssystem zu entwickeln und zu betreuen. Die Ämter benötigten eine verlässliche Informationsbasis, um ihr Aufgaben kompetent wahrzunehmen, einschließlich der Mitwirkung an lokalen Planungsprozessen[2]. In dieser Frühzeit behördlicher Datenverarbeitung wurden alle 54 Gesundheitsämter in NRW mit Informationsarbeitsplätzen ausgestattet, die den Zugriff auf lokal verfügbare Informationen verbanden mit Online-Zugang zu umfassenden Datenbanken, u. a. aus Kanada (siehe z. B. Fehr et al. 1994). Andere Bundesländer schlossen sich an, sodass deutschlandweit ca. 600 Installationen entstanden. Diese – nur vordergründig technischen – Entwicklungen waren im Kern inhaltlich begründet; beispielsweise dienten sie im Sinne des WHO-Gesundheitszieles Nr. 19 (Umwelthygiene-Management) auch der Unterstützung bezüglich „policies and strategies in urban planning, energy, transport" (Fehr et al. 1996, S. 126).

Ein zweiter Arbeitsstrang der Stabsstelle umfasste Gesundheitsindikatoren, Gesundheitsberichterstattung (GBE) und Verträglichkeitsprüfungen – also Themen, die wir heute als „Gesundheitsanalysen" zusammenfassen. Die GBE-Entwicklungen waren darauf ausgerichtet, neben Analysen auf Landesebene auch die Berichterstattung der Städte und Landkreise zu unterstützen. Hier wurden unterschiedlichste EDV-Techniken eingesetzt, um die von einer Vielzahl von Datenhaltern übermittelten Informationen aufzubereiten, auszuwerten und für externe Analysen bereitzustellen. Auf dieses Angebot wird – auch für lokale Analysen – häufig zurückgegriffen. Für die Gesamtheit deutscher Städte und Landkreise wurde die Möglichkeit erkundet, Prädiktoren lokaler Sterblichkeit mit Hilfe von Regressionsanalysen zu identifizieren und auf dieser Basis ggf. lokal angepasste Gesundheitsziele zu formulieren. Im Jahr 1999 ließ das Büro für Technikfolgenabschätzung des Deutschen Bundestages ein Gutachten zum Thema „Umweltbezogene Gesundheitsberichterstattung" erstellen (Fehr und Vogt 2001), welches die

---

[2] Ab 1997 gesetzlich vorgeschrieben durch § 8 ÖGD-Gesetz NRW, www.lexsoft.de/cgi-bin/lexsoft/justizportal_nrw.cgi?xid=146870,1: Mitwirkung an Planungen. Die vom Kreis oder von der kreisfreien Stadt abzugebenden Stellungnahmen zu Planungs- und Genehmigungsverfahren werden unter Beteiligung der unteren Gesundheitsbehörde erstellt, wenn gesundheitliche Belange der Bevölkerung berührt werden, um Feststellungen zur gesundheitlichen Verträglichkeit des Vorhabens zu treffen.

Potenziale lokaler GBE für Städte und Gemeinden unterstreicht, beispielsweise zur Prioritätensetzung bei Planungsprozessen, und auch die „Grenzlage zwischen verschiedenen Fachdisziplinen bzw. ministeriellen Ressorts (z. B. Gesundheit, Umwelt, Stadtentwicklung, Verkehr)" anspricht (S. 93).

Während Indikatoren und Berichterstattung vor allem der (lokalen) Zustandsbeschreibung dienen, geht es bei Verträglichkeitsprüfungen darum, die Auswirkungen geplanter Vorhaben (z. B. der Stadtentwicklung) abzuschätzen und absehbare negative Auswirkungen vor Ort nach Möglichkeit abzumildern oder zu vermeiden, vgl. die oben genannte Umweltverträglichkeitsprüfung (UVP). Hierzu lief an der Universität Bielefeld in Kooperation mit der Stabsstelle Gesundheitsplanung in der ersten Hälfte der 1990er Jahre ein BMBF-gefördertes Projekt „Gesundheitsverträglichkeitsprüfung (GVP): Weiterentwicklung von Umweltverträglichkeitsprüfung (UVP) zu angemessener Berücksichtigung der Gesundheitsbelange". Konkret wurden u. a. die Erweiterung einer Zentraldeponie und ein innerstädtisches Straßenbauvorhaben (Umgehungsstraße) untersucht (Kobusch et al. 1997, S. 201–232, 233–264). Hierbei kam auch Spezialsoftware zum Einsatz, die uns aufgrund bestehender Kontakte zur kalifornischen Umweltbehörde (Cal-EPA) zur Verfügung stand. Wegen seiner bedeutenden Rolle für umfassende Gesundheitsförderung wurde dieses Thema auch mit einer Reihe von Beispielen bearbeitet. Bei dem von der WHO veranstalteten Workshop "Health Impact Assessment: from theory to practice" in Göteborg im Oktober 1999 wurden durch die Veranstalter mehrere Ansätze vorgestellt: zunächst unser Bielefelder Ansatz, dann das Modell der British Medical Association, das Merseyside-Modell, ein lokales schwedisches Modell und zwei weitere Ansätze (Lehto und Ritsatakis 2000). Zusätzlich wurde von unserer Seite – am Beispiel von Verkehr und Gesundheit – über Praxiserfahrungen berichtet und eine Übersicht über entsprechende EDV-Werkzeuge gegeben (Fehr 2000). Auf diesen Göteborg-Workshop nehmen die WHO und andere Institutionen bei Äußerungen zum Impact Assessment bis heute Bezug. Auch bei der von WHO und International Labor Organisation (ILO) 1999 in Genf durchgeführten Konsultation „Methods for Health Impact Assessment in Environmental and Occupational Health" konnten Ergebnisse vorgestellt werden.

Sowohl für prospektive Verträglichkeitsprüfungen als auch in anderen Zusammenhängen, wie z. B. Gefahrenbewertung bei städtischen Bodenbelastungen, spielt quantitative Risikoanalyse (QRA) eine wichtige Rolle. In einem vom Gesundheits- und später vom Umweltministerium NRW geförderten Projekt wurden durch die Universität Bielefeld in Verbindung mit dem Landesinstitut für den Öffentlichen Gesundheitsdienst die Möglichkeiten und Grenzen des Einsatzes von QRA für umweltbezogenen Gesundheitsschutz erkundet, bspw. zur Problematik Cadmium-kontaminierter Hausgärten (Mekel et al. 2004) oder zur Modellierung von Dioxin-Belastungen. Soweit erkennbar, hat sich die Risikoanalyse beispielsweise zur Gefährdungsabschätzung von Altlasten inzwischen als Standardverfahren etabliert. In anderen Bereichen, wie z. B. Emissionen des Straßenverkehrs, wird diese Methodik nach wie vor selten eingesetzt, sodass – beispielsweise kürzlich im Kontext innerstädtischer Fahrverbote – ungelenk wirkende

Debatten entstehen, welche die fehlende Vertrautheit mit dieser Methodik allzu deutlich erkennen lassen.

Ein dritter Arbeitsbereich der Stabstelle betraf die Verbindung von Wissenschaft und Praxis/Politikentwicklung, insbesondere wissenschaftlich fundierte Steuerung (Governance). Wichtige Impulse gab die UN-Konferenz in Rio de Janeiro 1992 mit der Aufforderung, sich für das 21. Jahrhundert auf einen nachhaltig und dauerhaft gangbaren Weg zu begeben. Hierbei wurde in Kap. 28 insbesondere auch die subnationale Ebene angesprochen („Lokale Agenda 21"). In einem vom Gesundheits- und dann vom Umweltministerium NRW geförderten Projekt „Agenda 21 und Gesundheit/Umweltmedizin" wurde die Anwendbarkeit auf Landes- und Bezirksebene sowie für einzelne Städte oder Kreise erkundet (Wolf et al. 2001; Philippsen et al. 2003). Zu diesem Zeitpunkt lagen bundesweit mehr als 1600 kommunale *Agenda*-Beschlüsse vor.

Um wichtige Entwicklungen und Arbeitsergebnisse der Stabstelle an die Zielgruppen zu kommunizieren, wurden neben den Arbeitstagungen für den Öffentlichen Gesundheitsdienst breiter gestreute „Infobriefe Umweltmedizin, Umwelthygiene" eingesetzt (1998–2006) und eine Publikationsreihe „Materialien Umwelt und Gesundheit" mit ca. 65 Bänden aufgelegt (1999–2007) (siehe Textbox A).

Textbox A: Ausgewählte Beiträge aus der Reihe Materialien Umwelt und Gesundheit, 1999–2007
- Gesundheit und Straßenverkehr – Ansätze umweltbezogener Gesundheitsberichterstattung in Ostwestfalen-Lippe am Beispiel kanzerogener Inhaltsstoffe von KFZ-Abgasen
- Das Gesunde-Städte-Projekt der WHO und die Lokale Agenda 21 – Gemeinsamkeiten und Kooperationsmöglichkeiten
- Straßenverkehrslärm und Gesundheit – Analyse zur Datenlage und Möglichkeiten einer Lärmminderung
- Agenda 21 und Gesundheit – Auswahl geeigneter Nachhaltigkeitsindikatoren für gesundheitsrelevante Projekte, dargestellt an einem Beispiel aus dem Bergischen Städtedreieck
- Rettungsdienst und Katastrophenschutz aus Public Health-Perspektive – Ansatzpunkte für den ÖGD
- Untersuchung zu Allergien und Atemwegserkrankungen bei Gütersloher Kindern
- Planungsverfahren mit Relevanz für den kommunalen umweltbezogenen Gesundheitsschutz
- Exemplarische Quantitative Risikoanalyse: Wohnen auf einer Altlast
- Untersuchungen in NRW zu Auswirkungen der Hitzewelle 2003 auf die kurzzeitige Mortalität

3 2000er Jahre

Organisatorisch wechselte im Jahr 2000 die Zuständigkeit für Umweltmedizin vom Gesundheits- zum Umweltministerium NRW. 2008 ging das lögd NRW im neuen Landesinstitut für Gesundheit und Arbeit (LIGA NRW) auf. Zahlreiche Aspekte bisheriger Arbeit fanden ihren Platz im integrativen Konzept von „Ökologischer Prävention und Gesundheitsförderung" (Fehr 1996, 2001), welches auf die Verbindungen zu anderen Sektoren hin orientiert ist. Ausgehend davon, dass Gesundheit „zu großen Teilen …in vielen anderen Sektoren ‚produziert' oder auch beeinträchtigt wird", steht in diesem Konzept das über den Setting-Ansatz hinausgehende Konzept der „Lebensbereiche" im Mittelpunkt; hierzu gehören auch Ernährung, Transportwesen, Energieversorgung, Abfallwesen – jeweils mit ihren Handlungsalternativen, deren relative Verteilung (z. B. auf verschiedene Verkehrsmittel) als „Modal split" weitreichende gesellschaftliche Auswirkungen hat (Fehr et al. 2005, S. 15). Aus der strategischen (im Gegensatz bspw. zur ätiologischen oder klinischen) Orientierung des Konzeptes folgt eine Fokussierung auf die Public Health-Aufgabentrias, heute meist als Policy-Zyklus angesprochen. Dieser Zyklus von Analyse, Strategieentwicklung und Umsetzung bietet in jeder Phase intersektorale Ansatzpunkte (z. B. zwischen Berichterstattungen; für Fachplanungen; als Umsetzungspartnerschaften) und bildet das Gliederungsprinzip für die Buchpublikationen zur ökologischen Gesundheitsförderung (Fehr 2001; Fehr et al. 2005).

2003 wurden entsprechende Einträge in das Glossar zur Gesundheitsförderung (BZgA) aufgenommen.

Arbeiten zum Thema Informationsmanagement setzten sich u. a. durch die Beteiligung der lögd-Abteilung Umweltmedizin, Umwelthygiene an dem EU-kofinanzierten Projekt „European Environment and Health Information System" (ENHIS, 2004–2007) fort, bei dem es u. a. um Folgenabschätzung von Lärmbelastung bei Kindern ging. Gemeinsam mit der Stadt Bielefeld wurde unter der Überschrift „Umweltbezogene Gesundheitsberichterstattung" ein Berichtsmodul Verkehr, Umwelt und Gesundheit erstellt (Stadt Bielefeld et al. 2001). In Kooperation mit der Universität Hamburg wurde das Konzept einer integrierten Basis-Berichterstattung für gesündere Städte und Kommunen entwickelt (Süß et al. 2004). Von 2006 bis 2013 lief unter Beteiligung des Landesinstitutes ein EU-kofinanziertes Projekt „Urban Health Indicator System" (URHIS). Am Ende der Projektarbeit zur Quantitativen Risikoanalyse entstand 2002 ein zehnter (aus Abstimmungsgründen unveröffentlichter) Bericht, diesmal zum Thema „Folgenabschätzung straßenverkehrsbedingter Luftverunreinigung". Im Sinne einer verteilungsbasierten Methodik folgte 2002–2005 ein vom Umweltbundesamt gefördertes Projekt „Evaluation von Standards & Modellen zur probabilistischen Expositionsabschätzung" (Xprob), welches für Einflussgrößen wie Aufenthaltszeiten, Wohndauer und -fläche – insbesondere zur Verwendung in Risikoanalysen – verteilungsbasierte Referenzwerte erarbeitete.

Gleich zu Beginn der 2000er Jahre, gefördert im Rahmen des Aktionsprogrammes Umwelt und Gesundheit (APUG) des Bundes, erfolgte 2001 beim Umweltbundesamt in Berlin ein Workshop über Gesundheitsverträglichkeitsprüfung (Welteke et al. 2002). Wir konnten das Thema durch mehrere EU-kofinanzierte Projekte vertiefen, so in den Projekten EPHIA (European Policy Health Impact Assessment, ab 2001), HIA effectiveness (The effectiveness of Health Impact Assessment, ab 2004, mit Forschungsgruppen aus 19 Ländern) und RAPID (Risk Assessment from Policy to Impact Dimension, ab 2009). Die internationalen Entwicklungen wurden auch in die hiesige Fachdiskussion eingebracht. Als inhaltliches Beispiel sei aus dem Projekt „HIA effectiveness" folgende Fallstudie genannt: „The controversial Berlin Brandenburg International Airport: time- and resource-consuming efforts concerning health within planning approval in Germany" (Welteke et al. 2007). Ein weiteres Anwendungsbeispiel stellte die Beteiligung als Träger Öffentlicher Belange bei der Vorbereitung eines (ansonsten unüblichen) Regionalen Flächennutzungsplanes (RFNP) Ruhrgebiet dar.

Zum Thema Integrierte Programme fanden zu Beginn der Dekade zwei fachgesellschaftsübergreifende Veranstaltungsreihen statt. Unter der Überschrift "Integrierte Programme für Gesundheit, Umwelt und Entwicklungsplanung" erfolgten 2001 koordinierte Workshops bei zwei Jahrestagungen, nämlich einerseits der Gesellschaft für Hygiene und Umweltmedizin (GHU) in Garmisch-Patenkirchen, zweitens der Deutschen Gesellschaft für Sozialmedizin und Prävention (DGSMP) in Bielefeld. Dieser Ansatz wurde im Folgejahr fortgesetzt unter der intensivierten Überschrift „Gemeinsam! Weiter! Denken! Integrierte Programme für Gesundheit, Umwelt und Entwicklungsplanung", mit koordinierten Workshops bei drei Tagungen, darunter die 10. Jahreskonferenz der Europäischen Public Health Gesellschaft in Dresden.

Das von 1999 bis 2002 auf Landesebene geförderte Projekt „Agenda 21 und Gesundheit" an der Universität Bielefeld fokussierte auf die Leitidee Nachhaltigkeit und die Beteiligung des Gesundheitssektors (inkl. ÖGD) am Umsetzungsprozess (Wolf et al. 2001). Hier ging es, wie die Vertiefungsbeiträge aus Duisburg und Münster zeigen, vor allem um die sogenannte „Lokale Agenda 21" (Philippsen et al. 2003), die in ihrem integrierenden Ansatz als eine Aufgabe der Stadtentwicklung verstanden wurde und wird; ferner um Indikatorensysteme und Datensätze zur Nutzung im Nachhaltigkeits- und Agenda 21-Kontext. Ergebnisse unserer Arbeit (Wolf et al. 2001) wurden auch in eine Diskussion eingeführt, welche – koordiniert von einem Institut für Politikwissenschaft – Gesundheit als „ein noch unentdecktes Politikum" bezeichnete (Kellermann et al. 2001, S. 9) und „die Rückgewinnung von Definitionsmacht der Bürgerinnen über ihre Gesundheit und Lebensgestaltung sowie die Vernetzung … mit lokalen sozialen Bewegungen" als eine der vornehmsten Aufgabe der Bürgergesellschaft erkannte (Kellermann et al. 2001, S. 295).

Ein weiteres, von 2000 bis 2003 entsprechend gefördertes und angesiedeltes Projekt diente dem Aufbau eines Aktionsprogrammes Umwelt und Gesundheit (APUG) für Nordrhein-Westfalen und beinhaltete die Funktion einer Wissenschaftlichen APUG-Geschäftsstelle an der Universität Bielefeld. Ähnlich wie zur Agenda 21 wurde auch hier die Anwendbarkeit für NRW geprüft; anschließend wurde durch das Umweltministerium NRW ein langjährig (bis 2010) laufendes APUG NRW eingesetzt, welches inzwischen zu einem Masterplan Umwelt und Gesundheit NRW ausgebaut wurde. – Neben dem nationalen APUG blieb das NRW-APUG eine Singularität; die anderen Bundesländer verzichteten auf entsprechende Programme, und nur wenige Städte (wie z. B. München) richteten ein APUG auf lokaler Ebene ein.

Mit Förderung durch das Umweltbundesamt erarbeiteten im Projekt „Lokale Agenda 21 – Umwelt und Gesundheit" (2004–2005) mehrere Institutionen gemeinsam eine Expertise zur kommunalen Praxis, einschließlich Fallstudien aus Heidelberg, Magdeburg, München und Viernheim sowie über 30 detailliert beschriebenen Gute-Praxis-Beispielen (Böhme et al. 2006).

Vom Ende der Dekade seien exemplarisch noch genannt: eine aktive Teilnahme an der WHO-Ministerkonferenz „Gesundheitssysteme, Gesundheit und Wohlstand" 2008 in Tallinn (Estland) im Rahmen des *Regions for Health*-Netzwerkes, die Initiierung der (bis heute fortbestehenden) Arbeitsgruppe Menschliche Gesundheit der UVP-Gesellschaft, und die gemeinsam mit Claudia Hornberg entwickelte Fokussierung auf Tagungsorte – und ihre Gesundheitsbezüge – als Informationsquelle und Inspiration.

4   2010er Jahre

Zum Jahr 2012 wurde aus dem LIGA NRW der Bereich Arbeitsschutz wieder herausgelöst und es entstand das Landeszentrum Gesundheit (LZG.NRW). Zu diesem Anlass wurden die inhaltlichen Entwicklungslinien der Vorläufer-Institutionen der Fachabteilung Öffentliches Gesundheitswesen im LZG rekonstruiert, um Lernerfahrungen zu bewahren und Anregungen für künftige Entwicklungen zu geben (LZG.NRW 2012, S. 5–164).

Zum Thema Gesundheitsanalysen ging es uns in diesen Jahren vermehrt darum, für unterschiedliche Ansätze von Folgenabschätzung (Impact Assessment) die Gemeinsamkeiten und Unterschiede besser zu erkennen und auf ihr gemeinsames Potenzial („to inform urban policies") zu fokussieren, bspw. 2012 bei der EURO-URHIS-Tagung in Amsterdam, der Fünften European Public Health-Konferenz in St. Julian's (Malta) und im Handbuch Stadtplanung und Gesundheit (Böhme et al. 2012).

Nach Vorarbeiten einer halben Dekade trat seit 2011 stärker auch die größere Gruppe von „governance-unterstützenden Analysen" in unseren Arbeitsfokus. Hierzu zählen wir Statusanalyse/Berichterstattung, Evaluationen und eine Reihe explizit so bezeichneter Assessments (Needs/Impact/Technology/Systems Performance…). Dies führte – in Zusammenarbeit mit sieben EUPHA-Arbeitsgruppen – zu einer Originalpublikation (Fehr et al. 2017) und einem Handbuchkapitel. Diese Ansätze werden sowohl in der Wissenschaft als auch in der Politik oft nur marginal wahrgenommen; dabei könnten sie an der inzwischen vieldiskutierten Nahtstelle von Wissenschaft und Politik eine zentrale Rolle spielen – vor allem, wenn sie nicht mehr als eher langweilige Routineübungen verkannt würden, sondern als Prozessbereiche, in denen „Transdisziplinarität" seit geraumer Zeit erprobt wird.

Ähnliches gilt für die quantitative (Gesundheits-)Modellierung. Um die Möglichkeiten – für Folgenabschätzungen und darüber hinaus – auszuloten, erfolgten international-kooperativ durchgeführte Workshops, so in Düsseldorf, in Granada (Andalusien) 2011, unter der Überschrift "Health foresight and prudence – Role of quantifying tools" bei der HIA-Konferenz in Genf 2013, ferner ein Kolloquium zu Health Impact Quantification beim Wiener Bertalanffy Center for the Study of Systems Science (BCSSS) und bei der European Public Health Conference 2016 in Wien ein Doppelworkshop zum Thema „Health Impact Quantification for a culture of foresight?". Im selben Jahr wurden auch die Ergebnisse unseres mit weltweiter Beteiligung durchgeführten Surveys zu Quantifizierungswerkzeugen publiziert (Fehr et al. 2016).

An der Nahtstelle von Wissenschaft und Praxis/Politikentwicklung rückten in diesen Jahren Stadt- und RegionalGesundheit deutlicher in den Vordergrund. Seit 2009 erfolgten Exkursionen von Studierenden und Wissenschaftlerinnen der Gesundheitswissenschaften (aus Bielefeld) und teilweise auch der Planungswissenschaften (aus Dortmund) nach Hamburg. Diese Exkursionen katalysierten weitere Kooperationen, u.a zu Fachplänen Gesundheit für Städte und Landkreise.

Als neuer Faktor für das Themenfeld Stadt- und RegionalGesundheit kam seit Beginn dieser Dekade das Förderprogramm der Fritz und Hildegard Berg-Stiftung „Stadt der Zukunft – Gesunde, nachhaltige Metropolen" ins Spiel. Dieses von einem wissenschaftlichen Beirat begleitete Programm startete im Oktober 2011 mit einer Fachtagung an der Hafencity-Universität in Hamburg. Wie es in der jüngsten Ausschreibung[3] heißt, erfordert die „urbane Transformation … Strategien für die gesunde und ökologisch tragfähige Gestaltung von Metropolen. Obwohl die Ziele der Gesundheitsförderung mit denen des Umwelt-, Natur- bzw. Ressourcenschutzes häufig übereinstimmen, gibt es auch Felder mit divergierenden Interessen … Zudem sind in urbanen Räumen Umweltressourcen und Gesundheitschancen oft sehr ungleich verteilt. Integrierte Ansätze liegen erst vereinzelt vor. Vor diesem Hintergrund will die … Stiftung … den Dialog zwischen Gesundheitswissenschaften, Stadt- und Umweltforschung, Natur-, Technik- und Sozialwissenschaften sowie Akteuren aus der Praxis stärken". Für die Konzipierung dieses Programmes spielten die in diesem Kapitel geschilderten Arbeiten eine wichtige Rolle. Inzwischen wurden an vier Orten mehrjährig geförderte Juniorforschungsgruppen etabliert und ein Spezialprojekt "StadtGesundheit – Disziplinärer und sektoraler Brückenbau" eingerichtet[4], welches u. a. zu einer kooperativen durchgeführten Fallstudie Hamburg führte. Auch die Edition „Nachhaltige Gesundheit in Stadt und Region" (Fehr und Hornberg 2018; Fehr und Trojan 2018) wird vom Projekt Brückenbau betreut.

---

[3] www.deutsches-stiftungszentrum.de/aktuelles/2019_05_23_berg-stiftung_stadt_der_zukunft
[4] www.urban-health.de/www.stadt-und-gesundheit.de

Als Beispiel für das Aufgreifen von Gesundheitsthemen in den Planungswissenschaften sei eine die gegenwärtige Praxis analysierende Arbeit zu einem Sanierungsbiet in München (Mertens 2010) genannt. Im größeren Stil wurde das Thema durch den Arbeitskreis "Gesundheitsförderliche Stadtregionen" der Akademie für Raumforschung und Landesplanung – Leibniz Forum für Raumwissenschaften (ARL) 2013 bis 2017 bearbeitet (Baumgart et al. 2018b) und bei der ARL-Jahrestagung 2017 in Potsdam behandelt.

Ein praktisch wichtiges Werkzeug für das Einbringen des Themas Gesundheit in den Sektor Stadtentwicklung wurde 2014 unter der Überschrift „Leitlinien Schutzgut Menschliche Gesundheit" von der Arbeitsgruppe „Menschliche Gesundheit" der UVP-Gesellschaft herausgebracht. In sinnvoller Ergänzung dazu erschien 2016 der „Leitfaden Gesunde Stadt" (Baumeister et al. 2016), welcher auf der „Healthy Urban Development Checklist" aus New South Wales in Australien (NSW DoH 2009) beruht und im Rahmen des Masterplanes Umwelt und Gesundheit NRW an hiesige Verhältnisse angepasst wurde (siehe Beitrag von Claßen und Mekel in diesem Band). Im selben Jahr nahm die Bundeszentrale für gesundheitliche Aufklärung „Urban Health/StadtGesundheit" in ihre „Leitbegriffe der Gesundheitsförderung und Prävention" (www.leitbegriffe.bzga.de) auf.

Abschließend sei exemplarisch ein Blick auf Entwicklungen im Stadtstaat Hamburg geworfen. Hier gibt es seit 1798 wiederkehrend eine „medizinisch-geografische" Berichterstattung (z. B. Rambach 1801). Seit 1896 erinnert die Rathaus-Hygieia an die Rolle von Gesundheit und Krankheit für die Geschicke der Stadt. 2015 bildete sich eine kleine informelle Arbeitsgruppe zum Thema StadtGesundheit, die sich aus der Gesundheitsbehörde und zwei Universitäten rekrutierte. Zunächst wurden mehrere Tagungsbeiträge und ein Fachaufsatz (Fehr et al. 2016a) erarbeitet. Dann gelang es, auf dieser Basis mit insgesamt 100 Fachkolleg*innen aus ca. 50 Institutionen in Wissenschaft und Gesundheitspraxis einen Buchband zu erstellen, der in 70 Beiträgen unterschiedlichste Facetten von StadtGesundheit integrierend analysiert (Fehr und Trojan 2018), darunter auch die Hamburgische Arbeitsgemeinschaft für Gesundheitsförderung und den Pakt für Prävention (siehe auch Beitrag von Stender in diesem Band). Hieran anknüpfend entstand eine „transdisziplinäre", Wissenschaft und Praxis verbindende Themengruppe bei der Patriotischen Gesellschaft, der nach eigener Angabe ältesten zivilgesellschaftlichen Organisation im deutschen Sprachraum, die sich umfangreich an Hamburger Stadt- und Quartiersentwicklung beteiligt. Die Gruppe will dazu beitragen, dass Gesundheit und Nachhaltigkeit gemeinsam zur Sprache kommen, wo Vorstellungen für Hamburgs Zukunft entwickelt werden (Bienenkorb 2019).

5 Zusammenfassung der Arbeitsansätze und Resümee

Wie die vorangehenden Abschnitte zeigen, lässt sich das Ziel eines Brückenbaus zwischen wissenschaftlichen Disziplinen und gesellschaftlichen Sektoren in unterschiedlichsten Arbeitszusammenhängen verfolgen. Ungeachtet organisatorischer Veränderungen setzte sich die in diesem Beitrag geschilderte Arbeit stets aus Komponenten zusammen, die sich vereinfacht in folgende Hauptstränge gliedern lassen: Rezeption (Input), Aktion und Kooperation (Verarbeitung), Output-Produktion. Alle drei Stränge waren für die verfolgten Arbeitsziele unentbehrlich, wobei die Verteilung der verfügbaren (zeitlichen, finanziellen und motivationalen) Ressourcen immer wieder neu auszubalancieren war.

(a) Rezeption externer Entwicklungen und Erkenntnisse
Ohne auf die übliche Rezeption des Wissensstandes und relevanter Neuerungen durch Aus- und Fortbildung, Fachlektüren und Peer-to-peer-Austausch einzugehen, seien hier nur einige Spezialpunkte angesprochen. Aufgrund der über innerwissenschaftliche Themen hinausgehenden Frage- und Aufgabestellungen erstellten wir – vor breiter Verfügbarkeit elektronischer Suchmöglichkeiten – einen Pressespiegel, um ausgewählte gesellschaftliche Entwicklungen und Diskussionen vor allem zur abteilungsinternen Nutzung zu erschließen. Auch zogen wir anregende Quellen von außerhalb der Wissenschaft heran, z. B. das „Sierra Club Environmental Health sourcebook" (Samuels und Bennett 1983). In diesem rezipierenden Modus führten wir bspw. in den 1990er Jahren eine umfangreiche Institutionen-Dokumentation über Akteure im Themenfeld „Umwelt und Gesundheit" – auch dies vor allem zur Unterfütterung der eigenen Arbeit. Im Kontrast zu „regulären" wissenschaftlichen Arbeitsgruppen galt unsere Aufmerksamkeit immer auch der (internationalen) (Gesundheits-)Programmatik, insbesondere den Aktivitäten und Verlautbarungen der WHO und der Europäischen Kommission; Unterlagen wurden exzerpiert und häufig (auch annotiert) in Beratungsprozesse mit Politikvertreter*innen hineingegeben. Auf diese Weise wurde z. B. der Weg gebahnt für Landesgesundheitsziele NRW. Insgesamt lag der Schwerpunkt der Rezeptionsarbeit bei Gesundheits- und Umweltthemen. Initiativen aus der Stadt- und Regionalentwicklung zu erkennen und zu rezipieren, fiel uns – auch weil die Kooperation mit diesen Bereichen sich nur sporadisch entwickeln ließ – deutlich schwerer.

(b) Aktion und Kooperation
Zum großen Teil erfolgte die inhaltliche Arbeit – wie üblich – durch Projekte variablen Umfanges, oft mit externer Förderung, prominent z. B. durch die Europäische Kommission. Wesentliche Weichenstellungen fanden allerdings auch bei anderen Gelegenheiten statt, nämlich durch den Auf- und Ausbau neuer institutioneller Einheiten (Referat Epidemiologie, Stabsstelle Gesundheitsplanung, Abteilung Umweltmedizin, universitäre Arbeitsgruppe Umwelt & Gesundheit sowie Abteilung Prävention

und Innovation). Der seit 1971 durchgeführte akademische Unterricht (Vorlesungen, Seminare, Praktika) verlangte immer wieder die Aufbereitung von Wissensbeständen und half bei der konstruktiven Hinterfragung verschiedenster Gedankengänge; Exkursionen katalysierten wichtige fachliche Entwicklungsschritte.

Nahezu alle Projekte waren auf Kooperation mit externen Partnern angelegt; und im gesamten Zeitraum 1989 bis 2012 bildete die Kooperation zwischen Landesinstitut und Universität Bielefeld oft auch die organisatorische Projektbasis. Weitere kooperative Kernelemente waren: Durchführung von Fachveranstaltungen, Initiierung von Arbeitsgruppen und Mitwirkung in in- und ausländischen Fachgesellschaften. Mehrfach bestand Gelegenheit, neue Gruppen (mit)anzustoßen. Einen hohen Stellenwert für die gesamte fachliche Arbeit hatte die beständige Rückkopplung mit internationalen Entwicklungen, insbesondere auch die Zusammenarbeit mit der Weltgesundheitsorganisation (WHO). Zustimmung institutsintern und von ministerieller Ebene gab es für politikfeldübergreifende Aktionen am ehesten, wenn jeder Anschein einer Verletzung von Ressort-Grenzen vermieden wurde und der gesundheitliche Mehrwert klar benannt werden konnte.

(c) Produktion
Konkrete Arbeitsaufträge betrafen häufig Recherchen, Analysen, Fallstudien, Expertisen und Bewertungen, die stetig abzuarbeiten waren. Ferner ging es um die Entwicklung und Umsetzung von Konzepten, z. B. – in der Pionierzeit von Datenverarbeitung in Ämtern und Behörden – innovative umweltmedizinische Informationsarbeitsplätze betreffend. In Verallgemeinerung einzelner Arbeitsaufträge entstanden Konzepte wie „Integrierte (Policy-)Programme", „Ökologische Prävention und Gesundheitsförderung", „Fachplan Gesundheit" und entsprechende Leitfäden sowie „Health assessments/Gesundheitsanalysen". In anderen Fällen wurden bestehende Konzepte weiterentwickelt und angepasst, z. B. Urban Health, Regional Health/Stadt- und RegionalGesundheit sowie (governance-unterstützendes) Health Impact Assessment/Gesundheitliche Folgenabschätzung.

Formal gehörten zur Produktion unterschiedlichste Tagungsbeiträge (Präsentationen, Poster, Workshops), ferner Aufsätze (und Editorials) für Fachzeitschriften sowie Buchkapitel und Bücher. Exemplarisch erwähnt sei ein kooperativ erstelltes Handbuchkapitel „Umwelt und Gesundheit", dessen Vorläufer 1992 in der Reihe Arbeitsberichte und Forschungsmaterialien (Nr. 3) des damaligen Public Health Forschungsverbundes Nordrhein-Westfalen startete und seit der ersten Ausgabe 1993 zahlreiche Aktualisierungen durchlief. Hier ließen sich für ein weites Fachpublikum die wesentlichen Entwicklungen des Feldes – bis hin zu Stadt- und RegionalGesundheit in der aktuellen Überarbeitung – ansprechen. Ebenfalls weite Fachkreise erreichen die inzwischen von Druckform auf Online-Ausgabe gewechselten „Leitbegriffe der Gesundheitsförderung und Prävention" der Bundeszentrale für gesundheitliche Aufklärung (BZgA). Hier gab es zunächst zwei Einträge zu Ökologischer Gesundheitsperspektive inkl. Ökologischer Gesundheitsförderung, die später zu einem Eintrag „Ökologische und humanökologische Perspektive" fusionierten (Fehr 2015). Inzwischen ist, wie bereits erwähnt, ein Eintrag „Urban Health/StadtGesundheit" (Fehr 2016) hinzugekommen.

Zur Frage, ob „regulär" wissenschaftlich publiziert werden sollte, herrschten in den verschiedenen Arbeitskontexten und insbesondere bei vorgesetzten (ministeriellen) Stellen unterschiedliche Ansichten. Zumindest zeitweilig wurden Publikationen in Fachzeitschriften und Fachbüchern bestenfalls als „Kür" angesehen, während die Pflichtarbeiten sich auf andere Informationsprodukte bezogen: Zum einen spielten problem- und lösungsbezogene, zielgruppenspezifische Berichte („graue Literatur") eine große Rolle, zum anderen ging es um Datenbankinhalte, Informationssysteme (insbesondere das Noxen-Informationssystem NIS) und später auch Webinhalte/-auftritte. Aus der grauen Literatur seien die „Infobriefe Umweltmedizin, Umwelthygiene" (1998–2006, 22 Ausgaben) und die Publikationsreihe "Materialien Umwelt und Gesundheit" (1999–2007, ca. 65 Bände, siehe oben) erwähnt, welche viele Facetten der damaligen Entwicklungen erkennen lassen.

6 Resümee

Heute wird leicht übersehen, dass bis zur Mitte der 1980er Jahre weder Ottawa-Charta noch Gesunde-Städte-Programm und auch keine Agenda 21 existierten. Das Konzept „Nachhaltigkeit" war weithin unbekannt. In Wissenschaft, Behörden und Ämtern war der EDV-Zugang zumeist Spezialabteilungen vorbehalten; das Internet war gerade im Entstehen, das World Wide Web noch ca. 5 Jahre entfernt – die Welt war auf Kurs in Richtung spannender, zum Teil extrem folgenreicher Entwicklungen. Dieser Beitrag blickt aus der Arbeitsperspektive einer Einzelperson auf Entwicklungen der letzten Jahrzehnte zum Thema Stadt(entwicklung) und Gesundheit und beschreibt insbesondere das Streben nach „Brückenbau" zwischen wissenschaftlichen Disziplinen und gesellschaftlichen Sektoren. Zum Spektrum eingesetzter Methoden gehören Epidemiologie, Biostatistik und Modellierung sowie diverse Spezialformen von Gesundheitsanalysen, beispielsweise Monitoring (inkl. Krankheitsregister) und Berichterstattung, Folgenabschätzung sowie auch Evaluationen.

Sowohl den Aufgabenstellungen der entsprechenden Institutionen als auch den persönlichen Forschungsinteressen entsprechend ging es vor allem um Fragestellungen zur Nahtstelle von Wissenschaft, Praxis und Politik, einschließlich Intersektoralität (Health in All Policies), Integrierte Governance-Programme wie z. B. Agenda 21 und „Gesunde Städte" sowie um nach wie vor unternutzte Ansätze wie z. B. Verträglichkeitsprüfungen. Eine Bündelung unterschiedlicher Aspekte unter den Überschriften „Stadt" und „Region" erschien uns immer wieder nützlich, u. a. als notwendiges Korrektiv gegenüber einseitiger Fokussierung auf Verhaltens- und Versorgungsfragen. So setzte sich „Stadt- und RegionalGesundheit" – in Einklang mit internationalen Entwicklungen – in jüngerer Vergangenheit als ein Förderrahmen („Stadt der Zukunft") und auch als ein Hauptthema für die eigene Arbeit durch. Zur Stärkung dieses Themas dürften auch die folgenden (eher unspezifischen) Ansätze von Vorteil gewesen sein: die Zusammenarbeit mit zahlreichen engagierten Fachkolleg*innen, Mitarbeiter*innen und Praxispartner*innen; die strukturelle, in weiten Teilen vertraglich begründete und vielfältig ausgestaltete Zusammenarbeit von Landesinstituten mit der Universität Bielefeld; und die langjährigen und vielfältigen Kooperationen im internationalen Raum – einerseits als Inspirationsquelle und andererseits als autoritative Unterstützer hiesiger Bemühungen.

Literatur

Baumeister, H., Rüdiger, A., Köckler, H., et al. (2016). *Leitfaden Gesunde Stadt. Hinweise für Stellungnahmen zur Stadtentwicklung aus dem Öffentlichen Gesundheitsdienst*. Bielefeld: Landeszentrum Gesundheit Nordrhein-Westfalen (LZG.NRW).

Baumgart, S., Hornberg, C., & Fehr, R. (2018a). Räumliche Planung und StadtGesundheit – eine wechselvolle Geschichte. In R. Fehr & C. Hornberg (Hrsg.), *Stadt der Zukunft – Gesund und nachhaltig* (Edition Nachhaltige Gesundheit in Stadt u. Region Bd.1 S. 33–53). München: oekom verlag.

Baumgart, S., Köckler, H., Ritzinger, A., & Rüdiger, A. (Hrsg.). (2018b). *Planung für gesundheitsfördernde Städte*. Forschungsberichte der ARL 08. Akademie für Raumforschung und Landesplanung (ARL): Hannover.

Bienenkorb. (Juni 2019). Nachhaltige StadtGesundheit Hamburg. Neue Themengruppe in der Patriotischen Gesellschaft. Nachrichten aus der Patriotischen Gesellschaft von 1765. www.patriotische-gesellschaft.de/webfile/show/2458/PG_Bienenkorb_02_19_RZ_WEB_190611.pdf. Zugegriffen: 12. Nov. 2019.

Böhme, C., Fehr, R., Girmann-Russ, W., Pierk, M., Reimann, B., Schuleri-Hartje, U.-K., & Süß, W. (2006). Lokale Agenda 21 – Umwelt und Gesundheit. Teil 1, Expertise: Kommunale Praxis. Teil 2, Gute-Praxis-Beispiele in Kommunen – Mitmachen lohnt! Umweltforschungsplan des Bundesministeriums für Umwelt, Naturschutz und Reaktorsicherheit. Forschungsbericht 204 61 218/01, UBA-FB 00876. Umweltbundesamt, Text 03/06, (S. 498ff.). www.umweltbundesamt.de/sites/default/files/medien/publikation/long/3005.pdf. Zugegriffen: 12. Nov. 2019.

Böhme, C., Kliemke, C., Reimann, B., & Süß, W. (Hrsg.). (2012). *Handbuch Stadtplanung und Gesundheit*. Bern: Verlag Hans Huber, Hogrefe AG.

Duhl, L. J. (1963). *The urban condition. People and policy in the metropolis*. New York: Basic Books.

Duhl, L. J. (1986). *Health planning and social change*. New York: Human Sciences Press.

Fehr, R. (1996). Ökologische Gesundheitsförderung in Nordrhein-Westfalen. In R. Fehr & A. Vogt (Hrsg.), *Vernetzung von Informationsstrukturen für umweltbezogenen Gesundheitsschutz. Tagungsband Forum Umweltmedizin NRW Bielefeld, 17.5.1995. Landesinstitut für den Öffentlichen Gesundheitsdienst NRW und Fakultät für Gesundheitswissenschaften, Universität Bielefeld* (S. 5–8). Bielefeld: Eigenverlag, LÖGD.

Fehr, R. (2000). Environmental health impact assessment: The example of transportation. In V. Diwan & M. Douglas et al. (eds.). Health impact assessment: From theory to practice. Report on the Leo Kaprio workshop, Gothenburg, 28–30 October 1999 (S. 213–229). WHO Europe, Nordic School of Public Health, NHV-Report 2000: 9.

Fehr, R. (2001). *Ökologische Gesundheitsförderung. Analysen – Strategien – Umsetzungswege*. Bern: Verlag Hans Huber.

Fehr, R. (2015). Ökologische und humanökologische Perspektive. BZgA-Leitbegriffe der Gesundheitsförderung, Stand: 13.3.2015, www.leitbegriffe.bzga.de/alphabetisches-verzeichnis/oekologische-und-humanoekologische-perspektive. Zugegriffen: 12. November 2019.

Fehr, R. (2016). Urban health/Stadtgesundheit. BZgA-Leitbegriffe der Gesundheitsförderung, Stand: 14.1.2016. www.leitbegriffe.bzga.de/alphabetisches-verzeichnis/urban-health-stadtgesundheit. Zugegriffen: 12. November 2019.

Fehr, R., & Hornberg, C. (2018). *Stadt der Zukunft – Gesund und nachhaltig. Brückenbau zwischen Disziplinen und Sektoren* (Edition Nachhaltige Gesundheit in Stadt u. Region Bd.1). München: Oekom-Verlag.

Fehr, R., & Trojan, A. (Hrsg.). (2018). *Nachhaltige StadtGesundheit Hamburg. Bestandsaufnahme und Perspektiven* (Edition Nachhaltige Gesundheit für Stadt u. Region, Bd.2). München: Oekom-Verlag.

Fehr, R., & Vogt, A. (2001). Umweltbezogene Gesundheitsberichterstattung – Verbesserung der Informationsgrundlagen im Bereich Umwelt und Gesundheit. Gutachten im Auftrag des Büro für Technikfolgenabschätzung des Deutschen Bundestages, Bielefeld, 26.2.1999. Landesinstitut für den Öffentlichen Gesundheitsdienst Nordrhein-Westfalen, Wissenschaftliche Reihe Bd. 11, www.lzg.nrw.de/_php/login/dl.php?u=/_media/pdf/service/Pub/wr/wr11_infogrundlagen_umwelt.pdf. Zugegriffen: 12. Nov. 2019.

Fehr, R., Kobusch, A.-B., & Kohn-Schulze, E. (1994). A Noxious Agents Information System (NIS) with statewide participation of the Public Health Service. *Methods of information in medicine, 33,* 237–242.

Fehr, R., Prätor, K., van der Veen, A., & Jukes, G. (1996). Environmental Health Information Management (EHIM) – Development of a European system. In R. Frentzel-Beyme, U. Ackermann-Liebrich, P. A. Bertazzi, et al. (Hrsg.), *Environmental epidemiology in Europe 1995* (S. 125–145). Bremen: Bremen Institute for Prevention Research and Social Medicine (BIPS).

Fehr, R., Neus, H., & Heudorf, U. (2005). *Gesundheit und Umwelt – Ökologische Prävention und Gesundheitsförderung. Reihe Handbuch Gesundheitswissenschaften.* Bern: Verlag Hans Huber.

Fehr, R., Fertmann, R., Stender, K.-P., Lettau, N., & Trojan, A. (2016a). StadtGesundheit (Urban Health) – Eine Blickfelderweiterung am Beispiel Hamburgs. *Das Gesundheitswesen, 78*(8/9), 498–504. http://dx.doi.org/10.1055/s-0042-112458.

Fehr, R., Mekel, O., Hurley, F., & Mackenbach, J. (2016b). Health impact assessment – A survey on quantifying tools. *Environmental Impact Assessment Review, 57* (February), 178–186. doi:10.1016/j.eiar.2016.01.001.

Fehr, R., Alexanderson, K., Favaretti, C., de Jong, J., La Torre, G., Lim, T.-A., Martin Olmedo, P., Mekel, O., Michelsen, K., Rosenkötter, N., Verschuuren, M., de Waure, C., & Zeegers Paget, D. (2017). Health assessments for health governance – Concepts and methodologies. *European Journal of Public Health, 27*(4), 609–616. https://doi.org/10.1093/eurpub/ckx062.

Ippen, M., Fehr, R., & Krasemann, E. O. (1989). Krebs bei Anwohnern verkehrsreicher Straßen. *Versicherungsmedizin, 41,* 39–42.

Kellermann, K., Konegen, N., & Staeck, F. (Hrsg.) (2001). Aktivierender Staat und aktive Bürger – Plädoyer für eine integrative Gesundheitspolitik. Frankfurt/M.: Mabuse-Verlag.

Kobusch, A.-B., Fehr, R., & Serwe, H.-J. (Hrsg.). (1997). *Gesundheitsverträglichkeitsprüfung. Grundlagen – Konzepte – Praxiserfahrungen.* Baden-Baden: Nomos Verlagsgesellschaft.

Köckler, H., & Fehr, R. (2018). Health in all Policies; Gesundheit als integrales Thema von Stadtplanung und -entwicklung. In S. Baumgart, et al. (Hrsg.), *Planung für Gesundheitsfördernde Städte. Forschungsberichte der ARL 08* (S. 70–86). Hannover: Akademie für Raumforschung und Landesplanung (ARL).

Lehto, J. & Ritsatakis, A. (2000). Health impact assessment as a tool for intersectoral health policy. In V. Diwan, M. Douglas et al. (eds.), Health Impact Assessment: From theory to practice.

Report on the Leo Kaprio workshop, Gothenburg, 28–30 October 1999 (S. 23–87). WHO Europe, Nordic School of Public Health, NHV-Report 2000: 9.

Mekel, O., Nolte, E., & Fehr, R. (2004). *Quantitative Risikoabschätzung (QRA). Möglichkeiten und Grenzen ihres Einsatzes für umweltbezogenen Gesundheitsschutz in Nordrhein-Westfalen. Exemplarische QRA: Wohnen auf einer Altlast Materialien „Umwelt und Gesundheit", Nr. 52.* Bielefeld: Lögd NRW.

Mertens, I. (2010). *Gesundheitsfördernde Stadtentwicklung. Akteure, Programme, Vernetzung – Praxisanalyse in einem Sanierungsbiet in München. Dortmunder Beiträge zur Raumplanung, Nr. 134.* Institut für Raumplanung (IRPUD): TU Dortmund.

New South Wales (NSW), Department of Health. (2009). Healthy urban development checklist. A guide for health services when commenting on development policies, plans and proposals. North Sydney, New South Wales, Australia. www.health.nsw.gov.au/urbanhealth/Publications/healthy-urban-dev-check.pdf. Zugegriffen: 12. Nov. 2019.

Landeszentrum Gesundheit Nordrhein-Westfalen (LZG.NRW). (2012). Im Dienst der Öffentlichen Gesundheit. Entwicklungslinien von den hygienisch-bakteriologischen Untersuchungsämtern bis zum Landeszentrum Gesundheit NRW. Bielefeld. www.lzg.nrw.de/_php/login/dl.php?u=/_media/pdf/service/Pub/2012_df/entwicklungslinien_lzg-nrw_2012.pdf. Zugegriffen: 12. Nov. 2019.

Philippsen, D., Möller, H., Fehr, R. unter Mitarbeit von D. Freer und C. Weth. (2003). *Infoband 2 – Gesundheit in der Lokalen Agenda 21 – Praxisbeispiele. Projekt „Agenda 21 und Umweltmedizin".* Bielefeld: Fakultät für Gesundheitswissenschaften, Universität Bielefeld; Landesinstitut für den Öffentlichen Gesundheitsdienst NRW.

Rambach, J. J. (1801). *Versuch einer physisch-medizinischen Beschreibung von Hamburg.* Hamburg: Carl Ernst Bohn.

Rodenstein, M. (1988). *„Mehr Licht, mehr Luft" – Gesundheitskonzepte im Städtebau seit 1750.* Frankfurt/Main: Campus Verlag.

Samuels, M., & Bennett, H. Z. (1983). *Well body, well earth. The Sierra Club Environmental Health sourcebook.* San Franciso: Sierra Club Books.

Stabsstelle Gesundheitsplanung. (1994). *Stabsstelle Gesundheitsplanung 1989–1994 im IDIS.* Informationsbroschüre: Bielefeld.

Stadt Bielefeld, Universität Bielefeld, lögd NRW. (2001). *Bielefelder Gesundheitsberichterstattung.* Berichtsmodul Verkehr, Umwelt und Gesundheit.

Süß, W., Möller, H., Trojan, A., & Fehr, R. (2004). *Integrierte Basis-Berichterstattung für gesündere Städte und Kommunen. Quellen, Auswahlprozess und Profile für einen Indikatorensatz* (Nr. 17, S. 4–19). Bielefeld: Lögd Wissenschaftliche Reihe.

World Health Organization. (1986). The Ottawa charter for health promotion. World Health Organization www.who.int/healthpromotion/conferences/previous/ottawa/en/index2.html. Zugegriffen: 12. Nov. 2019.

Welteke, R., & Fehr, R. (Hrsg.). (2002). Workshop Gesundheitsverträglichkeitsprüfung/Health Impact Assessment. Berlin, 19. und 20. November 2001. Im Rahmen des Aktionsprogramms Umwelt und Gesundheit (APUG). BgVV, lögd, BZPH, Gesundheit Berlin.

Welteke, R., Classen, T., Mekel, O., & Fehr, R. (2007). The controversial Berlin Brandenburg International Airport: time- and resource-consuming efforts concerning health within planning approval in Germany. Case study 11. In M. Wismar, J. Blau, K. Ernst, & J. Figueras (Hrsg.), *The effectiveness of health impact assessment. Scope and limitations of supporting decision-making in Europe* (S. 207–223). Kopenhagen: European Observatory on Health Systems and Policies, WHO Regional Office for Europe.

Wolf, U., Philippsen, D., & Fehr, R. (2001). *Agenda 21 und Gesundheit: Strategien, Kooperationen und Exempel.* In K. Kellermann, N. Konegen, & F. Staeck (Hrsg.), *Aktivierender Staat und aktive Bürger – Plädoyer für eine integrative Gesundheitspolitik* (S. 271–292). Frankfurt/M.: Mabuse-Verlag.

Rainer Fehr Arzt und Epidemiologe, apl. Prof. Dr. med., MPH, Ph.D. – im Ruhestand mit Projekt an der Universität Bielefeld / Fakultät für Gesundheitswissenschaften und freier wissenschaftlicher Tätigkeit zu humanökologischer Gesundheitsperspektive, Nachhaltiger StadtGesundheit und governance-unterstützenden Gesundheitsanalysen, www.rfehr.eu

Health in All Policies: Wo stehen wir und was braucht es für die weitere Entwicklung?

Katharina Böhm, Janina Lahn, Heike Köckler, Raimund Geene und Stefan Bräunling

Health in All Policies ist eine Strategie, die vielfältige Herangehensweisen zur Berücksichtigung von gesundheitlichen Aspekten umfasst. Diese unterscheiden sich erheblich zwischen den Politikfeldern und -ebenen. Trotz der Vielfalt der Perspektiven und der zwangsläufig unvollständigen Inhalte dieses Sammelbandes lassen die Beiträge einige Gemeinsamkeiten erkennen, die auf Politikfelder und -ebenen übergreifende Charakteristika, hinderliche und förderliche Faktoren der Umsetzung von HiAP sowie deren Chancen und Risiken hindeuten.

K. Böhm (✉)
Ruhr Universität, Bochum, Deutschland
E-Mail: katharina.boehm@ruhr-uni-bochum.de

J. Lahn · S. Bräunling
Gesundheit Berlin-Brandenburg e.V., Berlin, Deutschland
E-Mail: lahn@gesundheitbb.de

S. Bräunling
E-Mail: braeunling@gesundheitbb.de

H. Köckler
Hochschule für Gesundheit, Bochum, Deutschland
E-Mail: heike.koeckler@hs-gesundheit.de

R. Geene
Alice Salomon Hochschule, Berlin, Deutschland
E-Mail: geene@ash-berlin.eu

1 Charakteristika der HiAP-Umsetzung in Deutschland

Die Beiträge beschreiben viele HiAP-Aktivitäten auf allen politischen Ebenen und zeigen gleichzeitig, dass die Umsetzung von HiAP in Deutschland erst am Anfang steht.

Gesundheit und gesundheitliche Chancengleichheit werden bislang in kaum einem der beschriebenen Politikfelder umfassend und systematisch im Sinne von HiAP thematisiert. Es gibt jedoch viele Politikfelder, wie zum Beispiel Umweltschutz oder Bildung, bei denen Gesundheit in gesetzlichen Grundlagen, Strategien, Programmen und Konzepten mitgedacht und mitbehandelt wird. In anderen Politikfeldern bleibt der Gesundheitsbezug auf einzelne Themen beschränkt oder wird nicht explizit benannt. Wenn Gesundheit Berücksichtigung findet, zielen die Maßnahmen, wie in der Stadtplanung oder der Umweltpolitik, zudem oft eher auf die Vermeidung von gesundheitlichen Schäden und sind damit einseitig auf Gesundheitsschutz ausgerichtet. Gesundheitsförderliche Aspekte werden hingegen weniger adressiert, was auch daran liegt, dass gesetzliche Vorgaben meist auf Gesundheitsschutzaspekte beschränkt bleiben. Gesundheitsschutz ist zwar primärpräventiv ausgerichtet, zielt aber vorrangig auf die Vermeidung von Erkrankungen. Gesundheitsbezogene Maßnahmen außerhalb des Gesundheitsschutzes sind, wie zum Beispiel der Beitrag von Christiane Dienel (Familienpolitik) zeigt, häufig eher auf das Individuum gerichtet. Neben medizinischer Prävention finden sich vor allem Maßnahmen, die auf eine Verhaltensänderung der/des Einzelnen zielen.

Es gibt aber auch differenziert entwickelte, ermutigende Beispiele. In der Bildungspolitik hat, wie Beate Proll in ihrem Beitrag aufzeigt, ein Wandel von der Gesundheitserziehung hin zu einer an der Lebenswelt der Schüler*innen und dem Bildungsauftrag orientierten ganzheitlichen Gesundheitsbildung stattgefunden. Ein weiteres Beispiel ist die Arbeitsmarktförderung. Hier wird, wie der Beitrag von Alfons Hollederer darlegt, zunehmend versucht, die Erwerbslosen in ihren Lebenswelten zu adressieren.

Viele der in den Beiträgen beschriebenen Verschärfungen von Grenzwerten gehen auf Initiativen der EU zurück. Über den Gesundheitsschutz hinausgehende, gesundheitsförderliche Maßnahmen werden häufig von internationalen Organisationen initiiert, da sich dort ein breites Gesundheitsverständnis etablieren konnte. Zu nennen sind hier die Sustainable Development Goals (SDGs), von denen zahlreiche Impulse zur Umsetzung von HiAP ausgehen. Ein weiteres Beispiel ist die Europäische Charta „Umwelt und Gesundheit" der WHO-Region Europa, die ihre Umsetzung in einem nationalen Aktionsplan auf Bundesebene, in NRW und vereinzelt auch auf kommunaler Ebene gefunden hat.

Für die nationale, Länder- und lokale Ebene in Deutschland hat sich das Präventionsgesetz als Impulsgeber für die Umsetzung von HiAP gezeigt. Gerade im Bereich der Arbeitsmarktförderung, der Bildung und der kommunalen Prävention und Gesundheitsförderung konnten mithilfe des Präventionsgesetzes neue Initiativen und Programme gestartet werden. Auch einige der Praxisbeispiele in diesem Band (z. B. Präventionsnetzwerk Ortenaukreis, Pakt für Prävention Hamburg) zeigen, dass durch das Präventionsgesetz Angebote ausgebaut und neu initiiert werden konnten.

2 Hindernisse

Die Beiträge aus den Politikfeldern haben zahlreiche Faktoren benannt, die eine stärkere Berücksichtigung von Gesundheitsaspekten verhindern. Immer wieder scheitert der Einbezug gesundheitlicher Belange am Widerstand etablierter Interessen und bestehender Machtstrukturen (z. B. Energieunternehmen beim Braunkohle-Ausstieg, Automobilindustrie in der Verkehrspolitik), an (vermeintlich) entgegenstehenden Wählerinteressen (z. B. Verkehrspolitik zur Reduzierung von Feinstaub) oder an Zielkonflikten, die sich zwischen den Politikfeldern ergeben (z. B. Verdichtung von Innenstädten versus gesunde Stadt). Gesundheitsbelangen wird insbesondere auf kommunaler Ebene, aber nicht nur dort, mitunter zu wenig Rechnung getragen, weil Gesundheitsbehörden und -expert*innen nicht ausreichend in Entscheidungsprozesse einbezogen werden. Vielfältige Hindernisse ergeben sich zudem im Zuge der, für HiAP unerlässlichen, intersektoralen Kooperation und Steuerung. Diese ist, wie u. a. der Beitrag von Alexander Mavroudis zur Kinder- und Jugendhilfe zeigt, enorm voraussetzungsvoll und scheitert nicht selten an unterschiedlichen Zielen und Interessen der Beteiligten, unterschiedlichen Fachkulturen oder ungleicher Ressourcenverteilung. Christiane Bunge zeigt in ihrem Beitrag zur Umweltpolitik, dass auch innerhalb eines Politikfeldes sektorale Denk- und Handlungsweisen einer integrierten Betrachtung von Gesundheitsdeterminanten im Wege stehen können. Ein weiteres Hindernis bei der Umsetzung gesundheitlicher Ziele in den Politikfeldern ist die mangelnde Operationalisierung, beispielsweise in Form von Grenzwerten im Umweltbereich. Grenzwerte können, wenn sie gesundheitsbezogen formuliert sind, eine Chance zu Berücksichtigung von Gesundheit sein, da sie in einer Abwägung verschiedener Belange nicht unterliegen können und bei einzelnen Entscheidungsvorbereiter*innen oder Entscheidungsträger*innen keine umfassenden Detailkenntnisse gegeben sein müssen.

Als hinderlich werden von den Autor*innen der Praxisbeiträge vor allem fehlende bzw. nicht ausreichende Ressourcen und eine ungenügende Kommunikation beschrieben. Gerade auf kommunaler Ebene fehlen zudem Ressourcen, da Gesundheitsförderung häufig zusätzlich zu den Pflichtaufgaben geleistet werden muss. Auch bedarf es oft eines langen Atems, um eine Strategie zu entwickeln und durchzusetzen, wie viele der Beispiele in diesem Band verdeutlichen.

3 Förderliche Faktoren

Als förderlich für die Umsetzung von HiAP erweist sich, wenn mit der HiAP-Maßnahme zugleich andere, grundlegendere Politikziele erreicht werden können, wie Alfons Hollederer in seinem Beitrag zur Arbeitsmarktförderung zeigt: Gesundheitsförderung ist dort inzwischen breit verankert, weil eine Verbesserung des Gesundheitszustandes von Arbeitslosen (bzw. schon allein der Erhalt der Gesundheit) die Chancen auf eine Integration in den Arbeitsmarkt signifikant erhöht. Grundsätzlich zeigt sich, dass es für die Umsetzung von HiAP hilfreich ist, wenn Gesundheit in die Zieldefinition des Politikfeldes aufgenommen und als Ziel rechtlich verankert ist (wie z. B. im Umweltschutz, der Wasserwirtschaft, der Bildung oder der Kinder- und Jugendhilfe).

Machtvolle Instrumente zur Umsetzung von gesundheitsförderlichen Politiken, auch gegen durchsetzungsstarke Interessen, sind die Beteiligungs- und vor allem die Klagemöglichkeiten von Verbänden, wie die Beiträge von Dirk Jansen (Braunkohle-Ausstieg), Christiane Bunge (Umweltpolitik) sowie Petra Fuhrmann und Kai Helge Vogel (Verbraucherschutz) in diesem Band deutlich machen. Durch entsprechende Klagen konnten nicht nur einzelne Eingriffe verhindert bzw. deren schädlicher Impact reduziert werden, sondern die Klagen entfalteten auch eine Wirkung über den Einzelfall hinaus, indem sie eine Weiterentwicklung der Rechtsprechung und der politischen Vorgaben initiiert haben. Das starke Instrument der Verbandsklage wurde dort eingeführt, wo Recht im Sinne der *Allgemeinheit* zu vertreten ist (Umweltschutz, Tierschutz). Eine Möglichkeit der Verbandsklage in Vertretung von Personen(gruppen), die sich potenziell selbst vertreten könnten, ist aktuell nicht absehbar.

Förderlich ist weiterhin zivilgesellschaftlicher Druck innerhalb eines Politikfeldes, wie Heike Köckler exemplarisch am Beispiel des Politikfeldes Klima aufzeigt.

In den Praxisbeispielen wird deutlich, wie voraussetzungsvoll intersektorale Kooperation ist (z. B. ämterübergreifende Zusammenarbeit in Kassel, Gesunde-Städte-Netzwerk, Koordinierungsstelle kommunale Gesundheit Leipzig, Präventionsnetzwerke in Baden-Württemberg). Die Beiträge benennen zahlreiche Faktoren, die gegeben sein müssen, damit die Kooperation über Sektor- und Fachgrenzen hinweg gelingt. Grundlegend scheinen eine transparente Kommunikation und eine offene und verständnisvolle Haltung der Beteiligten. Besonders hilfreich ist zudem, wenn alle Beteiligten von der Kooperation profitieren. Dabei sollten die Bedürfnisse und Ressourcen aller Beteiligten Berücksichtigung finden. Förderlich ist auch eine gemeinsame Definition realistischer Ziele und, „wenn jeder Anschein einer Verletzung von Ressort-Grenzen vermieden wurde und der gesundheitliche Mehrwert klar benannt werden konnte" (Rainer Fehr, in diesem Band).

4 Herausforderungen und Chancen

Unsere komplexe und vernetzte Gesellschaft erfordert zunehmend eine integrierte Bearbeitung von Problemen. Eine gesundheitsfördernde Gesamtpolitik ist dabei, wie von Sabine Baumgart für die Stadtentwicklung, von Heike Köckler für die Klimapolitik und von Beate Proll für den Bildungssektor aufgezeigt, nur eine von vielen Querschnittspolitiken. Gesundheit ringt mit anderen Themen wie Nachhaltigkeit, demographischem Wandel oder sozialer Ungleichheit um mediale und politische Aufmerksamkeit. Aus dieser Konkurrenz ergibt sich aber auch eine Chance, wenn es gelingt, über bestehende inhaltliche Zusammenhänge Gesundheit mit den anderen „Themen unserer Zeit" zu verknüpfen bzw. die Problembearbeitung zu integrieren und so die Aufmerksamkeit und Bearbeitungsressourcen zu bündeln. Dies erfolgt bislang, wie die Beiträge zeigen, jedoch noch nicht in umfassendem Maße. Hier wäre, so hebt Heike Köckler in ihrem Beitrag zur Klimapolitik hervor, aufgrund der engen inhaltlichen Verbindung ökologischer und gesundheitlicher Belange insbesondere eine stärkere Integration dieser beiden Bereiche sinnvoll. Zudem ist der Umweltschutz im Unterschied zur Gesundheitsförderung inzwischen in der Mitte der Gesellschaft angekommen, wie Christiane Bunge in ihrem Beitrag zur Umweltpolitik deutlich macht, und kann daher mit breiter Unterstützung rechnen, was auch der Umsetzung von HiAP zugutekommt. Und umgekehrt: Wenn globale und langfristige Wirkungsketten wie im Klimawandel im Hier und Jetzt gesundheitliche Folgen aufgrund von starker Hitze oder Eichenprozessionsspinnern haben, erhöht dies die Aufmerksamkeit für solche Themen wie den Klimawandel.

5 Schlussfolgerungen

Im Zuge der Erstellung des Sammelbandes haben wir uns lange und intensiv mit dem HiAP-Ansatz und seiner Umsetzung in Deutschland auseinandergesetzt. Beim Lesen und Redigieren der Beiträge fanden wir viele unserer Ansichten bestätigt, haben aber auch neue Perspektiven kennengelernt und unser Wissen über die Umsetzung von HiAP erweitert. Unsere zentralen Erkenntnisse haben wir in acht Thesen gebündelt:

HiAP bedarf der politischen Unterstützung
Damit HiAP nachhaltig umgesetzt werden kann, muss es strukturell verankert werden (z. B. in Gesetzen, Etats, Zieldefinitionen, durch Ressortzuschnitte). Hierfür sind politische Entscheidungen notwendig. Ein politisches Bekenntnis zu HiAP, z. B. durch einen Parlaments- oder Ratsbeschluss, erhöht dessen Legitimität und erleichtert die Umsetzung auf der Arbeitsebene.

Die Kommune ist der Vorreiter, was die Umsetzung von HiAP betrifft
Auf keiner anderen föderalen Ebene finden wir derart breit angelegte Beispiele intersektoraler Zusammenarbeit wie in der Kommune. Hier „spielt die Musik", hier wird HiAP umgesetzt und gelebt. Allerdings können nicht alle Kommunen dies aus eigener Kraft leisten. Sie benötigen hierfür ausreichend Ressourcen und ggf. inhaltliche Unterstützung. Diese erhalten sie bislang nur vereinzelt, wie z. B. durch das Programm Soziale Stadt (zukünftig: Sozialer Zusammenhalt) und begleitende Förderungen.

HiAP erfordert eine Politikfelder und Politikebenen übergreifende Strategie
Zentrales und definitorisches Element von HiAP ist das koordinierte Handeln aller relevanten politischen Akteure über alle politischen Ebenen hinweg (Whole-of-Government). Gerade in unserem föderalen System mit seinen vielen Akteuren und Ebenen ist es besonders wichtig, das Handeln der Akteure und Ebenen aufeinander abzustimmen, um ein gemeinschaftliches Vorgehen zu erreichen und

Effizienzverluste zu vermeiden. Hierzu bedarf es einer übergreifenden Strategie, wie sie zum Beispiel vom Zukunftsforum Public Health vorgeschlagen wird.

Gesundheitsexpert*innen benötigen Policy-Wissen für die Kooperation
Damit Gesundheit integraler Bestandteil eines Politikfeldes werden kann, ist es wichtig, dass Gesundheitsexpert*innen eine Sensibilität für die Akteursstrukturen, Handlungsweisen, Haltungen und rechtlichen Grundlagen der jeweiligen Politik- und Handlungsfelder entwickeln und vermitteln. So ist es möglich, gesundheitsbezogene Ziele und Erkenntnisse adäquat in das jeweilige Politikfeld einzubringen und kooperativ zusammenzuarbeiten.

Akteure anderer Politikfelder sind mit einem salutogenetischen Gesundheitsverständnis vertraut zu machen
Häufig verfügen Akteure jenseits des Gesundheitsbereichs über ein enges Verständnis von Gesundheit, denken an Krankheit und deren Bekämpfung. Daher ist es wichtig, dass ein umfassendes Gesundheitsverständnis, das neben Krankheitsbekämpfung und Gesundheitsschutz auch Gesundheitsförderung, Selbstbestimmung und Empowerment beinhaltet, Teil von Aus-, Fort- und Weiterbildung ist. Zudem sollte es in verschiedenen Fachgesetzen verankert sein, sodass Funktionsweisen, die bereits für den Gesundheitsschutz tragen, auch einem salutogenetischem Gesundheitsverständnis nachkommen.

Die Sustainable Development Goals (SDGs) und deren Umsetzung bieten einen guten Bezugspunkt, um HiAP voranzubringen
Ein wichtiger Bezugspunkt für HiAP ist insbesondere Ziel 3 der SDGs, „ein gesundes Leben für alle Menschen jeden Alters gewährleisten und ihr Wohlergehen fördern". Zur Umsetzung dieses Ziels hat sich die Bundesregierung in der Deutschen Nachhaltigkeitsstrategie verpflichtet. Aufgrund des sektorübergreifenden Ansatzes der SDGs bieten auch die weiteren Ziele Potenzial, Gesundheit und gesundheitliche Chancengleichheit zu verbessern. Hier hat das SDG 11, Nachhaltige Städte und Siedlungen, im Sinne des oben erwähnten verhältnispräventiven, kommunalen Ansatzes eine besondere Bedeutung.

Ein erhöhter Problemdruck bietet die Chance, HiAP substanziell weiterzuentwickeln
Dringende Problemlagen können Handeln anstoßen, was eine günstige Gelegenheit, ein „Window of Opportunity", darstellen kann, um Arbeitsstrukturen in Richtung HiAP fortzuentwickeln. Die AIDS-Kampagne in den 1980er-Jahren zeigt exemplarisch die Kraft von gesellschaftlichen Lernprozessen (siehe Beitrag von Raimund Geene in diesem Band). Vielerorts ist dies auch an den breit angelegten „Koalitionen", u. a. zwischen staatlichen Organen und solchen der Zivilgesellschaft, zur Bekämpfung der Folgen von Kinderarmut zu erkennen. „Fridays for Future" als Reaktion auf den fortschreitenden Klimawandel kann eine ähnliche Kraft entwickeln, wenn soziale Ungleichheit und ihre gesundheitlichen Auswirkungen auf vulnerable Gruppen berücksichtigt werden. Wichtig dabei ist, nicht nur punktuelle Maßnahmen zur Problembekämpfung zu entwickeln, sondern Krisen als Anstoß für integrierte Public Health-Strategien zu nutzen.

HiAP erfordert häufig die Aushandlung gegenläufiger Interessen
Die Umsetzung von HiAP ist u. a. deshalb schwierig, weil sie die Interessen vieler Akteure berührt, d. h. häufig mit Vor- und Nachteilen für die beteiligten Akteure

verbunden ist. Dies gilt insbesondere für Maßnahmen, die auf gesundheitliche Chancengleichheit zielen. Sollen sich alle Akteure freiwillig an der Umsetzung von HiAP beteiligen, ist es notwendig, Modelle für den Ausgleich verschiedener Interessen zu schaffen.

Die Ausarbeitung von überregionalen, aber auch kommunalen Gesundheitsstrategien wird der nächste Schritt auf dem Weg zu HiAP in Deutschland sein. Einen konzeptionellen Rahmen könnten sie durch die Initiativen des Zukunftsforums Public Health zur Entwicklung einer Public Health-Strategie erhalten. Aber auch auf der fachlichen Ebene sind wir alle gefordert, den Prozess zum intersektoralen Denken und Handeln kontinuierlich zu sichern, transparent zu machen und auszubauen.

Wir Herausgeber*innen haben durch den Sammelband neue Motivation für das Engagement für HiAP gewonnen und werden versuchen, in den unterschiedlichen Zusammenhängen, in denen wir uns bewegen, HiAP weiter voranzubringen. Wir sind gespannt, ob – wie in der Einleitung von uns als Ziel gesetzt – unser Buch zur Diskussion über die Weiterentwicklung und Umsetzung des HiAP-Konzeptes in Deutschland beiträgt und zur Perspektiverweiterung anregt. Für die Diskussion werden wir verschiedene Formate schaffen, freuen uns aber auch über direkte Rückmeldungen.

Wir hoffen, dass dieser Sammelband auch Sie motiviert hat, sich für HiAP in Ihrem Bereich zu engagieren, denn nur, wenn wir alle Gesundheitsförderung als unsere Aufgabe verstehen, werden wir Gesundheit für alle erreichen.

Katharina Böhm ist Juniorprofessorin für Gesundheitspolitik an der Ruhr Universität Bochum. Sie lehrt und forscht insbesondere zur Umsetzung von HiAP, Gesundheitsförderung und Prävention, zu kommunaler Gesundheitspolitik und zum internationalen Vergleich von Public Health.

Janina Lahn Master der Öffentlichen Kommunikation, arbeitet als Mitarbeiterin der Geschäftsstelle des bundesweiten Kooperationsverbundes Gesundheitliche Chancengleichheit und im Projekt zur Qualitätsentwicklung und Projektdatenbank bei „Gesund & aktiv älter werden" bei Gesundheit Berlin-Brandenburg e. V. in Berlin.

Heike Köckler ist Professorin für Sozialraum und Gesundheit am Department of Community Health der Hochschule für Gesundheit in Bochum. Sie hat Raumplanung studiert und arbeitet zu gesundheitsfördernder Stadtentwicklung, umweltbezogener Gerechtigkeit und partizipativen Methoden digitaler Sozialraumanalyse. Sie ist ordentliches Mitglied der Akademie für Raumforschung und Landesplanung und der IAPS (International Association of People and Environment Studies).

Raimund Geene ist Professor für Gesundheitsförderung und Prävention an der Alice Salomon Hochschule und der Berlin School of Public Health. Zuvor war er Professor für Kindergesundheit an der Hochschule Magdeburg-Stendal (2005–2018) und Geschäftsführer von Gesundheit Berlin e. V. (1998–2005). Seine Promotion im Jahre 2000 an der FU Berlin behandelte das Thema „AIDS-Politik – Ein neues Krankheitsbild zwischen Politik, Medizin und Gesundheitsförderung".

Stefan Bräunling Diplom-Psychologe und Master of Public Health, leitet die Geschäftsstelle des bundesweiten Kooperationsverbundes Gesundheitliche Chancengleichheit und die Redaktion des Austauschportals inforo.online bei Gesundheit Berlin-Brandenburg e. V. in Berlin.

MIX
Papier aus verantwortungsvollen Quellen
Paper from responsible sources
FSC® C105338

If you have any concerns about our products,
you can contact us on
ProductSafety@springernature.com

In case Publisher is established outside the EU,
the EU authorized representative is:
**Springer Nature Customer Service Center GmbH
Europaplatz 3, 69115 Heidelberg, Germany**

Printed by Libri Plureos GmbH
in Hamburg, Germany